U0209776

全国高等医学院校规划教材精讲与习题丛书编委会

总 主 编 孙庆伟

副总主编 何 蔚 李良东 谢水祥 陈懿建

编 委（按姓氏笔画为序）

王小农 王建忠 甘 滔 叶 军 叶和杨

朱亚飞 刘 铮 刘先发 许春鹃 孙庆伟

李良东 李启华 杨庆春 何 珏 何 蔚

宋 涛 张文平 陈水亲 陈同强 陈学洪

陈懿建 罗开源 罗晓婷 周爱琴 钟小明

钟有添 钟善全 袁 娲 徐小琴 黄 樱

黄彬红 蒋绍祖 温二生 谢水祥 谢晓英

谢富华 谢新华 赖燕蔚 廖红群 缪作华

全国高等医学院校规划教材精讲与习题

生理学

Physiology

孙庆伟　蒋绍祖　李良东　主编

化学工业出版社

·北京·

本书分十二章讲述生理学知识，章节编排与第9版规划教材基本一致。本书对教材内容进行了全面系统的归纳总结，突出重点、难点、考点；章节后附有同步练习及参考答案。书后附有2套综合模拟试卷，以供学习者检查自己对知识的掌握程度。

本书适用于全国高等院校基础、临床、预防、口腔等医学类专业本科学生使用，也可作为报考研究生的专业课复习用书，及教师教学、临床医师的参考用书。

图书在版编目（CIP）数据

生理学/孙庆伟，蒋绍祖，李良东主编. —北京：
化学工业出版社，2019.10
全国高等医学院校规划教材精讲与习题
ISBN 978-7-122-34922-4

Ⅰ.①生… Ⅱ.①孙…②蒋…③李… Ⅲ.①人体
生理学–医学院校–教学参考资料 Ⅳ.①R33

中国版本图书馆 CIP 数据核字（2019）第 151811 号

责任编辑：邱飞婵　满孝涵　　　　　　　　　装帧设计：刘丽华
责任校对：王　静

出版发行：化学工业出版社（北京市东城区青年湖南街 13 号　邮政编码 100011）
印　　装：三河市延风印装有限公司
787mm×1092mm　1/16　印张 16¾　字数 469 千字　　2019 年 11 月北京第 1 版第 1 次印刷

购书咨询：010-64518888　　　　　售后服务：010-64518899
网　　址：http://www.cip.com.cn
凡购买本书，如有缺损质量问题，本社销售中心负责调换。

定　　价：49.00 元
版权所有　违者必究

编写人员名单

主　　编　　孙庆伟　　蒋绍祖　　李良东

副 主 编　　温二生　　谢新华　　胡志苹

编　　者　　（以姓氏笔画为序）

　　　　　　王亚虹　　刘万蓉　　孙庆伟　　李良东

　　　　　　邹晓琴　　岳　霞　　赵婧瑶　　胡志苹

　　　　　　夏阳阳　　黄志华　　蒋绍祖　　温二生

　　　　　　谢新华

前言

　　生理学是一门重要的基础医学主干课程，现行的生理学教材内容多、繁杂，理论深奥，学生在有限的学习时间内难以全面复习、理解和掌握，所以学生普遍感到难学。为了帮助学生们学好生理学，抓住重点、要点，加深对一些重要概念和难点的理解，用较少的时间记住和掌握生理学教材中的基本内容，减轻学生的学习负担，特编写了这本"缩影本"生理学。本书基本上包括了国家卫生健康委员会"十三五"规划教材《生理学》（第9版）的全部内容，文字简练、明了，内容叙述循序渐进、通俗易懂，部分较复杂难懂的内容配有示意性好的插图。每章后附有本章主要内容的习题（包括第9版规划教材《生理学》中的思考题），并作了解答，书后还附有2套综合模拟试卷及其答案，供学生自行模拟考试用。本书不但是第9版《生理学》教材的一本很好的配套、辅导书，也可单独供本、专科学生（包括成教生）作生理学教材使用。

　　由于编写时间较仓促，书中不当之处和疏漏在所难免，希望广大读者指正，以便再版时加以改进。

编者

2019 年 3 月

目录

第一章　绪　论

第一节　生理学的研究对象和任务

一、生理学的研究对象

生理学（physiology）是生物学的一个分支，是研究生物体及其各个组成部分生命活动即正常功能活动规律的科学。生理学根据研究对象不同可分为人体生理学、动物生理学、植物生理学等。人体生理学是研究人体及其组成部分的生命活动规律的科学。根据研究对象所处环境状态不同，又可分为太空生理学、潜水生理学、高原生理学等。按研究的器官、系统来划分，又产生了神经生理学、心血管生理学、消化生理学、肾脏生理学等。随着研究手段的不断发展和研究深度的不断深入，又派生出电生理学、生理心理学、神经生物学、神经科学等。

二、生理学的研究任务

生命活动即生命现象，如呼吸、心跳、血液循环、胃肠运动和分泌、泌尿、出汗、生殖、行为表现和思维活动等。生理学要研究的就是这些生命活动产生的原理和条件，正常活动规律、体内外环境变化对它们的影响以及机体为适应环境变化和维持整体生命活动所作的相应调节。而研究人体各种异常即患病机体的生命活动的科学称为病理生理学。

三、生理学与医学的关系

生理学是一门重要的医学基础论理课，它与医学有密切的关系。因为只有了解和掌握机体正常的生命活动规律，才能理解和掌握机体异常的生命活动规律，对患病时所发生的一切病理现象才能理解，并通过医务人员和患者的主观努力，使异常向正常方面转化。这样我们才能在防病治病中掌握主动，不会盲从，不但知其然，而且知其所以然，提高医疗水平。而且，认识和掌握了机体的正常生命活动规律，就能更好地维持它的正常进行，防止它发生异常，从而达到预防疾病和延年益寿的目的。再则，生理学本身的发展可促进临床医学和预防医学的发展，例如，胰岛素的发现及其作用机制的研究促进了糖尿病的防治。而临床医学的长期实践又为生理学的发展提供了许多宝贵资料，促进了生理学发展。此外，一些基础医学，如病理学、病理生理学、微生物学、药理学等，均需要生理学作基础，要学好这些学科，必须先学好生理学。正因为生理学与医学的关系如此密切，所以在诺贝尔生理学或医学奖中，将生理学和医学放在一起。此外，基础医学中许多研究方法是从生理学研究方法发展而来。

四、生理学的研究层次

由于人体的功能十分复杂，而人体的结构又可分为许多层次（细胞→组织→器官→系统→整体），因此，研究人体的生理功能时可以从不同的结构水平出发。目前生理学的研究内容大致可以分为三个不同的层面，即分子和细胞层面、器官和系统层面、整体层面。

（一）器官和系统层面

该层面主要研究体内各个器官、系统活动的规律、内在机制、影响因素及其调节，以及其在整体生命活动中的意义和作用。有关这一层面的研究内容称为器官生理学（organ physiology）和系统生理学，例如，心脏生理学、肾脏生理学、呼吸生理学、消化生理学等。

（二）分子和细胞层面

细胞是构成人体的最基本的结构功能单位。因此，整个机体的生命活动或器官、系统的功能活动都与其结构单位细胞的功能活动有关，而细胞的功能活动归根到底又取决于构成细胞的各个物质，特别是大分子物质，如蛋白质（包括酶）和核酸的物理-化学过程。蛋白质和酶又是由细胞核染色质上的基因（gene）决定的。为了研究各器官活动的本质和产生的机制，还要深入到细胞亚细胞水平和分子与基因水平，来探讨生命活动最基本的物理-化学过程。有关这方面的研究内容传统上称为**普通生理学**（general physiology）或细胞和分子生理学（cellular and molecular physiology）。近几十年来分子水平的研究取得很大进展，但是分子水平的研究成果并不能说明这些分子在完整的生命机体中的意义，需要与器官、系统乃至整体水平的研究结果结合起来，才能更全面、更深入地阐明生命活动的本质。

（三）整体层面

机体的正常生命活动，首先是机体本身作为一个完整的统一体而存在的，同时机体的生命活动与周围环境也是密切联系的。环境的变化会影响机体的生命活动，机体的生命活动则必须与环境变化相适应。整体水平的研究就是研究完整机体各个系统功能活动之间的相互关系和协调性，以及完整机体与环境之间的对立统一关系。近年来，由于电子计算机遥控、遥测技术、体表无创伤检测技术的应用，如磁共振成像、正电子发射成像、彩色多普勒、功能性磁共振成像等，使整体生理学研究水平有了很大发展。

上述三个不同层面的研究是紧密相关的，彼此可以相互补充。将这三方面研究的结果结合起来进行整合，才能更全面、更深刻地认识人体作为一个整体的生命活动规律。将不同层面的研究结果联系和综合起来，以求得对机体功能更全面和整体性的认识，称为整合生理学（integrative physiology）。本书主要介绍器官和系统层面以及整体层面研究（主要是有关机体功能活动的调节）的生理学知识，对于一些基本的生命现象适当介绍分子和细胞层面的知识。

第二节　生理学的常用研究方法

生理学是一门实验性科学，它的所有知识都来自临床实践和实验研究。而生理学真正成为一门实验性科学是从 17 世纪开始的。17 世纪初，英国医生哈维（Harvey）首先在动物身上用活体解剖和科学实验的方法研究了血液循环，证明心脏是血液循环的中心，血液由心脏射入动脉，再由静脉回流入心。1628 年，哈维出版了他的著作《关于动物心脏与血液运动的解剖研究》，是历史上第一次基于实验的生理学著作。随后显微镜的发明和毛细血管的发现，证实了哈维对血液循环的正确推论。

生理学实验主要在动物身上进行，仅在不损害健康，并得到受试者同意的情况下，才允许进行有限的人体实验。由于人与动物的基本结构和功能有许多相似之处，因此利用动物实验结果来推断人体生理功能是完全可能的。但是，人体的许多功能活动，尤其高级神经活动与动物相比，有质的不同，因此不能将动物实验结果直接套用于人体。

一、动物实验

（一）急性实验

以完整动物或动物材料为研究对象，在人工控制的实验环境条件下，在短时间内对动物某些生理活动进行观察和记录。

1. 在体实验　在动物清醒或麻醉条件下，手术暴露某些所需研究部位，观察和记录某些生理功能在人为干预条件下的变化。在体实验的优点是实验条件比较简单，易控制，便于进行直接的观察和细致的分析。缺点是可能与正常生理条件下的完整机体的功能活动仍有差别。

2. 离体实验 从活着或刚处死的动物身上取出所需的器官、组织、细胞或细胞中的某些组分，置于一个能保持其正常活动的人工环境中，观察某些人为干预因素对其功能活动的影响。离体实验的优点是更能深入到分子和细胞层面，有助于揭示生命现象中最为本质的基本规律。缺点是实验结果与整体中的真实情况会有很大差异。

（二）慢性实验

在无菌条件下对健康动物进行手术，暴露要研究的器官或摘除或破坏某一器官，然后尽可能在接近正常生活的条件下，观察所暴露器官的功能，观察摘除或破坏的某器官的功能改变。其优点是便于观察某一器官在正常情况下的功能以及在整体功能活动中的作用。缺点是不便于具体分析该器官功能的详细机制。

二、人体生理研究

人体生理研究由于受到伦理学的限制，目前主要是进行人群资料调查，例如，血压、心率、肺通气功能、肾小球滤过率以及血液成分的正常数值等，是通过对大批人群采样，再进行数据的统计学分析而得到的。有些生理研究可在志愿者中进行，例如测试人体在特殊环境（如高温、低温、失重、低压、高压等）中某些生理功能的变化。

第三节 生命活动的基本特征

一、新陈代谢

新陈代谢是机体与环境之间进行物质与能量交换的过程，包括同化作用（合成代谢）和异化作用（分解代谢）两个方面。一般地说，同化作用中贮存能量，异化作用中释放能量。新陈代谢是生命最基本的特征。

二、兴奋性

兴奋性是机体组织细胞受到刺激后产生反应的能力或特性。体内外环境的变化称为刺激，而机体对刺激所产生的应答性变化称为反应。

兴奋性的表现形式：由相对静止状态变为明显的活动，或由活动弱变为活动强，称为兴奋。由活动变为相对静止，或由活动强变为活动弱，称为抑制。

可兴奋组织：神经、肌肉及腺体组织对刺激发生反应的能力比其他组织大，发生反应较明显、较迅速，即兴奋性较高，称之为可兴奋组织。兴奋性的高低可用刺激的阈值来表示，兴奋性高的组织细胞对较小（弱）的刺激能产生反应，刺激的阈值较低；反之，兴奋性低的组织细胞要用较大（强）的刺激才能产生反应（兴奋），刺激的阈值较高。兴奋性与刺激阈值呈反变关系，即兴奋性∝1/阈值。

三、适应性

环境条件发生变化时，机体或其组成部分的功能与结构在一定限度内随着发生相应的改变，以适应所处的环境。适应性是在进化过程中发展起来的，动物越高等，适应性越强，而人类不仅能适应环境，还能改造环境。

四、生殖

生物体生长发育到一定阶段后，能产生与自己相似的个体，这种能力称为生殖。生物个体的寿命是有限的，只能通过生殖过程产生新个体来延续种系。

五、衰老

衰老是成熟机体结构和功能随着年龄的增长而进行性衰退，对内外环境刺激的适应性降低，导致机体生存能力减弱的综合性进程。

第四节　机体的内环境、稳态和生物节律

一、机体的内环境

人体的结构很复杂，大约由 100 万亿个结构和功能不同的细胞组成不同的组织、器官和系统。因此，除了少数细胞外，人体绝大多数细胞并不直接与外环境接触，而是浸浴在细胞外液之中。这样，细胞外液就成为细胞生活的直接液体环境，细胞新陈代谢所需要的养料由细胞外液提供，细胞的代谢产物也排到细胞外液之中。法国著名生理学家克劳德·伯纳德（Claude Bernard，1813—1878）称之为机体的内环境（internal environment），以区别整个机体所生存的外环境。

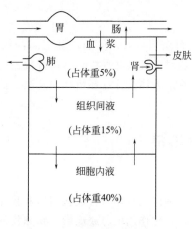

图 1-1　体液分布及其物质交换示意图

人体内的水分（称体液总量）占体重的 50%～70%，平均为 60%，其中 40% 位于细胞内（称细胞内液），20% 位于细胞外（称细胞外液）。细胞外液包括血浆（占 5%）和组织间液（组织液，占 15%）（图 1-1）。体液总量与体内脂肪总量呈反相关，由于女性体内脂肪含量一般多于男性，故女性体液总量比男性少。

二、内环境的稳态

内环境本身的一个很大的特点是它的物理-化学特性，如温度、渗透压、酸碱度、各种化学成分变化得非常小，比较恒定（例如，人的正常体温只在 37℃ 上下波动，每日波动范围不超过 1℃，血浆 pH 维持于 7.35～7.45，血 K^+ 浓度仅在 3.5～5.5mmol/L 等）。也正由于内环境变动得非常小，才使得机体在外环境不断变化的情况下，仍能维持正常的生命活动。伯纳德说过："内环境恒定是机体自由和独立生存的首要条件。"但内环境理化性质的恒定是相对的，是在不断变化中所达到的相对平衡状态，即动态平衡。美国生理学家坎农（W. B. Cannon）将这种平衡状态称为稳态或自稳态（homeostasis）。这是因为一方面细胞不断进行着新陈代谢，不断消耗细胞外液中的养料和 O_2，并不断向细胞外液排出代谢产物、CO_2 和释放热量，所以细胞的新陈代谢本身不断破坏着内环境的稳定；另一方面，外环境的强烈变化也直接或间接通过机体活动的改变而影响内环境的稳定，例如，大气压的迅速下降可以使机体很快减少 O_2 的供应，从而使细胞外液中 O_2 含量下降。但内环境的变化，机体通过血液循环、呼吸、消化、排泄等功能协调活动，又能使之恢复，例如，呼吸系统摄入 O_2 与排出 CO_2，消化系统提供营养物质、水和电解质，肾排泄代谢终产物、调节水盐平衡，心血管系统推动血液在全身循环往复运输营养物质和代谢产物，沟通全身各器官。这样便使细胞外液中的理化因素保持相对稳定（图 1-1）。因此，稳态的维持是机体自我调节的结果。内环境的变化都必将引起机体的各种调节机制精确地调节，以限制与恢复这种变化，稳态的维持需要全身各系统和器官的共同参与和相互协调。

稳态具有十分重要的意义。由于细胞的各种代谢活动都是酶促生化反应，因此不但需要细胞外液有足够的营养物质、O_2 和水，也需要适宜的温度、离子浓度、酸碱度和渗透压等。细胞膜两侧一定的离子浓度分布是可兴奋细胞保持其正常兴奋性和产生生物电的重要保证。稳态的破坏将影响细胞功能活动的正常进行，如高热、低体温、低氧、水和电解质以及酸碱平衡紊乱等都将导致细胞功能的严重损害，引起疾病，甚至危及生命。例如，血浆中的钾浓度过高或过低时可引起心律失常；氢离子浓度过高时会导致酸中毒，过低时会导致碱中毒；体温过高会影响中枢神经系统的功能及代谢等。不仅如此，稳态机制长期紊乱还可引起细胞的异常生长（可能引起肿瘤）、产生自身抗体（引起自身免疫性疾病）和细胞过早死亡等。因此，稳态是保证机体正常生

命活动的必要条件。

稳态不仅指细胞外液理化性质保持相对稳定的状态，还包括细胞内进行的各种生化反应的精细调节。例如，细胞内的酶促化学反应，底物被酶分解为产物，产物增加又反过来抑制该酶活性，使产物不致过多。而且，现在稳态发展到包括机体内各种生理功能保持协调、稳定的生理过程，例如血压的调节、各种反射活动的协调等。这种广义的稳态是通过机体的调节机制即稳态机制（主要是负反馈机制）实现的。因此稳态及其调节是生理学的中心议题，也是本书每一章的基本内容之一。

三、生物节律

生物机体内的各种生理功能活动除保持稳态外，又常按一定的时间顺序周而复始地发生变化，这种变化称为节律性变化，其节律称为生物节律（biorhythm）。人和动物的生物节律可按其频率的高低而分为高、中、低频三类。高频节律其节律周期低于一天，如心脏活动的周期性变化、呼吸自动节律等。中频节律是周期为一天的节律（又叫昼夜节律、日律），体内最常见，例如，觉醒与睡眠、体温、一些激素的分泌、血细胞数、血压、尿液离子含量和各种代谢过程的强度均有昼夜变化。低频节律有月周期（例如女性的月经周期）和年节律（例如候鸟的迁徙）等。

生物节律是由机体内部启动的，是机体在长期进化中形成的生物固有节律，同时也受外部环境变化的影响，如月球、太阳引力的影响。生物节律的调节中枢（生物钟）可能在下丘脑的视交叉上核，其传入信息来自眼和神经系统的某些部位。

生物节律给稳态控制系统添加一个"预见性"成分，使前馈反应在没有监测装置的情况下起作用。负反馈是"纠正"反应，即它是在稳态遭到破坏之后启动的，而生物节律使稳态在很可能遭到破坏之前就立即自动地启动。例如，尿排钾节律为白天排钾高，夜间排钾低，这是因为从食物中摄入钾是在白天，而不是在夜间睡眠时，因此尿排钾的昼夜节律可使体内钾的总量波动减小。此外，一些生理功能活动（如激素分泌）的周期性变化可影响机体对细菌和药物的耐受性，因此临床上可根据生理功能活动和药物反应的日周期变化的特征来提高药物治疗效果。

第五节 机体生理功能的调节

机体的调节功能主要有神经调节、体液调节和自身调节。

一、神经调节

神经调节（nervous regulation）是通过神经系统进行的调节，其基本方式是反射（reflex）。反射就是机体在中枢神经系统的参与下对体内外环境变化的刺激发生规律性的反应。反射活动的结构基础是反射弧（reflex arc），它由感受器、传入神经、神经中枢、传出神经和效应器五个部分组成（图1-2）。感受器是专门接受各种刺激的结构，是一种能量转换器，可把各种能量形式的刺激转变为生物信号——神经冲动。效应器是产生反应的器官。神经中枢是位于脑和脊髓内参与某一反射活动的神经细胞群或神经元网络，它综合、分析来自传入神经的传入冲动，并发出传出冲动经传出神经传至支配的效应器。传入和传出神经是将中枢与感受器和效应器联系起来的通路。当感受器受到刺激时，即把刺激的信息转变为神经冲动，经传入神经传至中枢，经中枢整合、处理后，产生新的神经冲动，再经传出神经传至一定的效应器，使产生适应性反应。例如，伤害性刺激作用于肢体皮肤引起该肢体屈曲，强光作用于视网膜引起瞳孔缩小，食物入口引起唾液分泌等都是反射的例子。反射弧任何环节如发生障碍或被破坏，这一反射活动就会发生紊乱或不出现。

神经反射又可分为非条件反射和条件反射两类。非条件反射是先天遗传的同一种族所共有的反射，有固定的反射弧，所以当某刺激作用于某一感受器时，就规律地呈现相应的反射。其反射中枢在中枢神经系统的较低级部位，但通常在高级中枢大脑皮质的存在下，要受到高级中枢

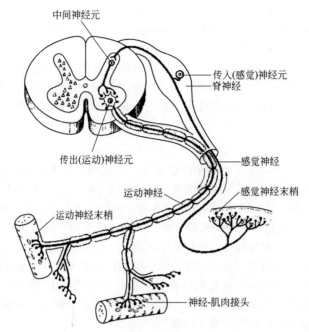

图 1-2 反射弧及其组成示意图

的影响。上面举例的反射都是较简单的非条件反射。条件反射是后天获得的，是个体在生活过程中按照所处的生活条件，在非条件反射的基础上建立起来的，因此是个体所特有的，是一种高级神经活动，例如，见到或谈论食物时引起唾液分泌。

神经调节的特点：神经调节作用迅速而准确，作用部位有局限性，作用时间比较短暂。

二、体液调节

体液调节（humoral regulation）主要是内分泌细胞所分泌的激素，经血液或淋巴循环到全身各处，以影响对激素敏感的器官、组织和细胞的活动。例如，甲状旁腺分泌的甲状旁腺素经血液运输到骨组织，使骨钙释放入血，血钙升高。受激素作用的器官、组织和细胞分别称为靶器官、靶组织和靶细胞。有些内分泌细胞产生的激素，不经过血液循环的运输，而是通过组织液扩散，作用于邻近的效应细胞，这称为旁分泌（paracrine）。例如，胰岛的 D 细胞分泌的生长抑素，可通过组织液扩散，作用于邻近的 A 细胞和 B 细胞，分别抑制其分泌胰高血糖素和胰岛素。此外，组织细胞可产生一些化学物质（如组胺、缓激肽、5-羟色胺等）或代谢产物（如 CO_2、乳酸等），对局部的细胞或血管的活动进行调节，称为局部体液调节。这种调节的作用可使局部与全身的功能活动相互配合、协调一致。

一些内分泌腺或内分泌细胞本身也直接或间接地接受中枢神经系统的控制，这样，体液调节就成为神经调节的传出径路的延长部分，这称为神经-体液调节（neurohumoral regulation）。例如，运动时交感神经兴奋，肾上腺素分泌增加，引起心跳加快加强、心输出量增加、血压升高、血液循环加快等反应，就属于神经-体液调节。

体液调节的特点：体液调节作用缓慢，受影响部位广泛，作用时间持久，它主要调节新陈代谢、生长、发育、生殖等较为缓慢的生理过程。

三、自身调节

自身调节（autoregulation）指内外环境变化时，组织、细胞可不依赖于神经或体液的调节而由该组织细胞本身活动的改变产生的适应性反应。例如，脑血液量的调节，血压变动于 60～140mmHg 范围内，脑血流量仍可维持恒定，因为血压升高，脑血管自发收缩，阻力增加，使脑血流量不致因血压升高而增加过多；血压下降，脑血管舒张，使脑血流量不致因血压降低而过多减少。自身调节的调节幅度和范围虽较小，也不十分灵敏，但对生理功能调节仍有一定的重要意义。

上述三种调节方式以神经调节为主，体液调节为辅，自身调节作为必要的补充。

第六节　人体内自动控制系统

人体功能的调节过程与工程技术的自动控制过程具有共同的规律，根据控制论原理，把人体的功能调节分为两个控制系统。

一、反馈控制系统

神经或体液因素对效应器或靶器官进行了调节，调节的效果（反应）如何，有无过度或是不足，即是否符合神经中枢或内分泌腺要达到的预定值（理想值、调定点），往往还要由效应器或靶器官发出信息（即由效应器或邻近的感受器发出神经冲动，或效应器、靶器官本身的活动）返回到神经中枢或内分泌腺，以便随时纠正和调整效应器或靶器官的活动，如反应过度便抑制之，反应不足加强之，使调节（反应）更为精确。这个过程称为反馈（feed back）。因此，反馈是沿着闭环传导的信息流。神经调节和体液调节基本上都是一个闭环（closed loop）系统，极少是开环（open loop）系统，犹如工程学中的自动控制系统（图1-3）。一个反馈环路包括控制器（控制部分）、输出变量、传感器（感受器、监测装置）和效应器（受控部分），每一个成分控制下一个成分。

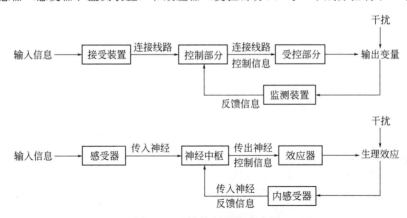

图1-3　反馈控制系统示意图

（一）定义

受控部分在产生输出变量时，此变化信息返回作用于控制部分，影响其活动，称为反馈。来自受控部分反映输出变量变化情况的信息称为反馈信息。控制部分所设定的一个期望值（正常值），称为调定点（set point）。

（二）分类

根据反馈信息的作用效果将反馈分为两类。

1. 负反馈　反馈信息作用所引起的反应是使输出变量向原来变化相反的方向变化，以维持稳态，称为负反馈（negative feedback）。它是维持稳态的重要方式，体内大多数调节属于负反馈。如体温、血压和血糖的恒定。

在常温下，产热器官和散热器官（受控系统）在体温调节中枢（控制系统）的控制下，使产热与散热维持平衡，从而维持正常的体温。当环境温度突然降低时（干扰因素的作用），机体散热增加，致使体温降低；体温降低刺激体内的温度感受器（监测装置）并使之产生神经冲动（反馈信息），神经冲动经传入神经传至下丘脑的体温调节中枢（控制系统），体温调节中枢到有关效应器的传出冲动增加，引起皮肤血管收缩、身体蜷曲（可减少散热）、战栗以及代谢率增加（增加产热），从而使体温回升到原有的水平（图1-4）。又如，正常时血钙浓度能保持相对恒定也是一种负反馈调节。血钙降低时，刺激甲状旁腺分泌甲状旁腺素，使血钙升高（使骨钙→血钙）；而当血钙浓度过高时，又可反过来作用于甲状旁腺，抑制其分泌甲状旁腺素。

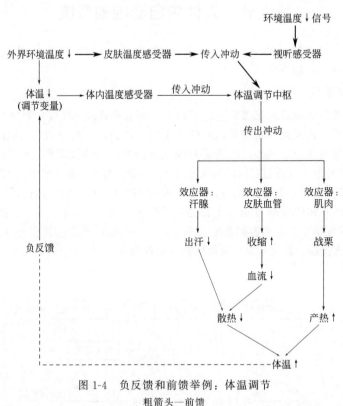

图1-4　负反馈和前馈举例：体温调节

粗箭头—前馈

2. **正反馈**　反馈信息的作用与控制信息的作用方向一致，使输出变量更加向原来相同的方向变化，起促进与加强作用，称为正反馈（positive feedback）。它使某一生理过程逐步加强直至完成。正常情况下，体内发生的正反馈过程较少，主要有排尿、分娩、血液凝固、钠通道开放过程和卵巢激素分泌的调节等（参见有关章节）。

膀胱储尿达到一定程度时，刺激膀胱壁内的牵张感受器，产生神经冲动，通过传入神经传到脊髓排尿中枢，反射地引起逼尿肌收缩（排尿）。尿液流经尿道又刺激尿道壁感受器，使传入冲动传递到排尿中枢，排尿中枢进一步发出传出冲动，使逼尿肌收缩进一步增强，直至尿液排完为止（图1-5）。

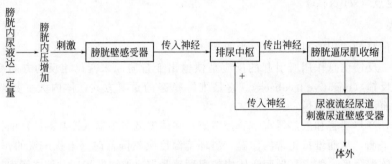

图1-5　排尿反射的正反馈调节

＋表示刺激或兴奋

在病理情况下正反馈可导致恶性循环。例如，人急性大出血→心输出量减少、血压下降→冠脉血流减少→心肌缺血→心肌收缩力降低→心输出量进一步减少、血压进一步降低，如此循环下去可导致死亡。医生的责任是要采取必要的措施中断有害的正反馈循环即恶性循环。

二、前馈控制系统

（一）定义

前馈控制系统指控制部分在反馈信息尚未到达前已受到干扰信息（通过监测装置发出的前馈信息）的作用，在输出变量发生变化前，及时纠正其指令可能（预期）出现的偏差。前馈控制系统可以避免负反馈调节时矫枉过正产生的波动和反馈的滞后现象，使调节控制更快、更准确。前馈调节是一个开环系统，它不感受输出变量（图1-6）。

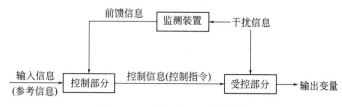

图 1-6 前馈控制系统示意图

举例：条件反射就是一种前馈系统的活动。在上述环境温度改变（干扰因素）引起体温降低的例子中，触发体温负反馈调节的温度感受器是在身体内部的，此外，皮肤上也有温度感受器，其作用是感受外部环境温度的。当环境温度突然降低时，虽然这时尚未引起体温下降（输出变量改变），但体表温度感受器（监测装置）已把这一信号转换成前馈信息输送体温调节中枢，甚至将环境温度降低的一些信号，通过视、听监测装置输送到体温调节中枢，后者发出控制信息到皮肤血管和肌肉，从而预先采取了相应的"措施"，即加强机体的产热和减少散热（图1-4）。

（二）意义

前馈系统的冲动能对输出变量（例如体温）的变化进行前瞻性（超前）的调节，可加快机体稳态反应的速度，防止干扰信号的干扰，使输出变量的变化减到最小。反馈机制是对输出变量的变化产生反应，前馈是对输出变量预料的变化产生反应，即预先采取措施防止输出变量的变化。又如，当食物还在消化道时，刺激胃肠道激素分泌，后者促进胰岛素分泌，胰岛素可促进细胞摄取和贮存从消化道吸收的营养物，从而有助于限制血中营养物（如葡萄糖）浓度的升高（输出变量预料的变化）。

同步练习

1. 人体生理学与医学两者之间有何关系？
2. 生理学研究为何必须在器官和系统层面、分子和细胞层面及整体层面进行？
3. 人体生命活动有哪些基本特征？
4. 何谓稳态？稳态的维持有什么生理意义？
5. 通过比较正反馈、负反馈与前馈之间的异同，试说明其各自的生理意义。

参考答案

1. 见本章第一节。
2. 由于人体功能取决于各器官系统的功能，各器官系统的功能取决于组成这些器官系统的细胞的功能，细胞功能又取决于构成细胞的各个物质，特别是大分子物质，如蛋白质（包括酶）和核酸的物理-化学过程。蛋白质和酶又是由细胞核上的基因决定的。为了研究各器官和细胞活动的本质，还要深入到亚细胞水平和分子基因水平，来探讨生命活动最基本的物理-化学过程。所以要全面探索人体生理学，研究应在整体、器官和系统以及分子和细胞层面上进行，并将各个层面的研究结果加以整合。

3. 见本章第三节。

4. 稳态是指机体内环境的理化特性（温度、渗透压、酸碱度、各种化学成分等）和各种生理功能活动维持相对稳定的状态。稳态具有十分重要的意义，是维持机体正常生命活动的必要条件。因为细胞的各种代谢活动都是酶促生化反应，因此细胞外液中需要有足够的营养物质、O_2和水，以及适宜的温度、离子浓度、酸碱度和渗透压等。细胞膜两侧一定的离子浓度和分布是可兴奋细胞保持其正常兴奋性和产生生物电的重要保证。稳态的破坏将影响细胞功能活动的正常进行，如高热、低氧、水和电解质以及酸碱平衡紊乱等都将导致细胞功能的严重障碍，引起疾病，甚至死亡。

5. 正反馈和负反馈都属于反馈，是受控部分在产生输出变量时，此变化信息（反馈信息）返回作用于控制部分，影响其活动。负反馈是反馈信息所引起的作用是使输出变量向与原来变化相反的方向变化，它是维持稳态的重要方式，体内大多数调节属于负反馈，如体温、血压和血糖的恒定。正反馈是反馈信息的作用与控制信息的作用方向一致，使输出变量更加向原来相同的方向变化，起促进与加强作用。它使某一生理过程逐步加强，直至完成，如排尿、分娩、血液凝固、钠通道开放等。在某些病理情况下，发生的正反馈如果没受到抑制，可形成恶性循环。前馈是指控制部分在反馈信息尚未到达前已受到干扰信息（通过监测装置发出前馈信息）的作用，在输出变量出现偏差产生反馈之前，对可能出现的偏差预先调整控制信息，对输出变量超前调节，使调节更快、更准确，使调节具有前瞻性。前馈是一个开环系统，它不感受输出变量。

（孙庆伟）

第二章 细胞的基本功能

第一节 细胞膜的物质转运功能

一、细胞膜的化学组成和分子排列形式

细胞膜（cell membrane）又称质膜（plasma membrane），一般为 7～8nm 厚，在电镜可见它由三层组成，其内外两侧各有一层致密带，致密带的中间有一层透明带。细胞膜主要由脂类、蛋白质和少量的糖类组成。其中蛋白质 55％，磷脂 25％，胆固醇 13％，其他脂类 4％，糖类 3％。它们在细胞膜中排列的方式，目前用液态镶嵌模型（fluid mosaic model）来说明。该模型的基本内容是以液态的脂质双分子层为基架，其中镶嵌着具有不同分子结构和不同功能的蛋白质，糖类分子与脂质、蛋白质结合后附在膜的外表面（图 2-1）。

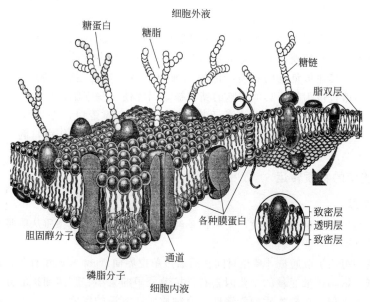

图 2-1 细胞膜分子组成模型

（一）细胞膜的脂质

1. 成分 膜的脂类包括三类：第一类是磷脂，是含磷酸的脂类，含量最多（占 70％），如磷脂酰胆碱（卵磷脂，为含胆碱的磷脂，含量最高）、磷脂酰丝氨酸、磷脂酰乙醇胺（两者为含氨基酸的磷脂，含量其次）及磷脂酰肌醇（含量最少，但在细胞信号转导中起重要作用）等；第二类是胆固醇（不超过 30％）；第三类是糖脂（不超过 10％）。

2. 存在形式 膜中脂质呈双分子层形式排列，其脂质为双嗜性分子。以磷脂为例，它一端的磷酸和碱基是亲水性基团，朝向细胞膜的内外表面，与细胞外和胞质液体中的极性水分子接触；另一端的两条长链脂肪酸，则是疏水性基团，朝向脂质双分子层内部，形成膜内部的疏水区（图 2-1）。

3. 特点 ①稳定性：热力学上的稳定性。②流动性：膜在人体内呈溶胶状态，具有一定程度的流动性，使细胞膜能承受相当大的张力和变形而不至于破裂。膜的流动性使嵌入的膜蛋白能

发生侧向移动、聚集和相互作用以及完成细胞膜的许多功能。而膜中的胆固醇可降低膜的流动性，胆固醇含量愈高，膜流动性就愈小。

(二) 细胞膜的蛋白

1. 存在形式　脂质双分子层中蛋白质有两类。

(1) 整合膜蛋白　占膜蛋白总量的 70%～80%，又称镶嵌膜蛋白、跨膜蛋白，也是双嗜性分子，蛋白质分子的肽链可以一次或反复多次贯穿整个脂质双分子层。贯穿膜的肽链的氨基酸相互吸引形成 α 螺旋，其长度大致相当于膜的厚度，并且与脂质双分子层内部的疏水性的脂肪酸烃链相互吸引，使之较稳定地镶嵌在膜内。

(2) 表面膜蛋白　占 20%～30%，不是双嗜性的，它们紧密地附着于细胞膜的内、外表面。

2. 功能　一些跨膜蛋白形成允许某些物质通过的通道（channel），有的起载体蛋白（carrier protein）作用，可顺着电-化学梯度转运某些物质；有的还起着离子"泵"（pumps）作用，能逆着电-化学梯度主动转运一些离子跨越细胞膜；还有的起酶的作用和作为黏附分子在细胞与基质、细胞与细胞之间发挥作用。

(三) 细胞膜的糖类

1. 成分　主要为一些寡糖和多糖链。

2. 存在形式　细胞膜糖类几乎总是与蛋白质和脂类结合形成糖蛋白和糖脂。大多数整合膜蛋白是糖蛋白，约 1/10 的膜脂分子是糖脂。这些分子的"糖"部分几乎都是伸出细胞外侧，悬挂在细胞外表面（被称为细胞"天线"），形成细胞的糖包被（glycocalyx）。

3. 功能　细胞外表面的糖部分具有重要的功能：①它们许多带负电，使大多数细胞膜表面带负电，因此可以排斥其他带负电的物质，例如红细胞不易发生叠连就与膜上唾液酸带负电荷有关；②某些细胞的糖包被附着于其他细胞的糖包被，因此使这些细胞连接在一起；③许多糖类起受体物质的作用，可与激素结合，继之激活其所附着的整合膜蛋白，再激活一系列细胞内的酶系，起到信号传递分子的作用；④某些糖类参与免疫反应，即起抗原作用，例如，A 型血和 B 型血的抗原，就是人类红细胞膜上神经节苷脂的糖类部分。

二、跨细胞膜的物质转运

(一) 单纯扩散

1. 概念　单纯扩散又称简单扩散，是一种单纯的物理过程，是指物质从质膜高浓度一侧通过脂质分子间隙向低浓度一侧进行的跨膜扩散。

2. 表示方法　可用扩散通量［单位时间物质通过单位界面（cm^2）的量称为扩散通量］表示。

3. 影响因素　影响扩散通量的主要因素有：扩散分子的大小、膜两侧扩散分子的浓度差、膜的厚度、膜的有效面积、扩散物质的脂溶性以及物质所在溶液的温度。

4. 扩散的物质　主要是一些脂溶性非极性（疏水性）分子，例如 O_2、CO_2、脂肪酸、类固醇激素等可进行由高浓度向低浓度的跨膜扩散。

(二) 易化扩散

在跨膜蛋白的帮助（中介）下，非脂溶性的小分子或带电离子顺浓度梯度和（或）电位梯度进行的跨膜转运，称为易化扩散。根据跨膜蛋白的不同可分为以"通道"为中介的易化扩散和以载体为中介的易化扩散。

1. 经通道的易化扩散　离子通道具有两个重要的基本特征。

(1) 离子选择性　某一种通道（如 K^+ 通道）只允许某种离子（K^+）通过，对其他离子不通透。但也有的通道（如 K^+、Na^+ 通道）允许几种离子（Na^+、K^+）通过。这是由于不同通道的直径、形状及通道壁的内表面所带的电荷不同所造成的。例如，Na^+ 通道的直径为 0.3～0.5nm，通道内壁带强的负电荷，能吸引去水的 Na^+ 进入通道。

（2）门控特性（构象可以改变）　有的通道是持续（或随机）开放的，因此允许某些离子顺着电-化学梯度持续扩散，称为非门控通道或渗漏通道，其他大多数是门控的（gated），即它们具有"门"（gate），通道能打开和关闭，犹如"闸门"（"门"由一组带电的氨基酸残基组成），能开放或关闭。开放时允许离子通过；关闭时即使本来能通过的离子也不让通过。大多数通道的开放时间短促，一般持续几毫秒或几十毫秒，然后进入关闭（失活）状态。有四个因素可通过改变门控通道蛋白的构型从而改变通道开放的频率或持续时间，它们是：①特异性化学物质结合于通道蛋白，能结合于通道蛋白的物质称为配基或配体（ligand）；②跨膜电位的改变；③机械牵张细胞膜；④通道磷酸化。据此，可将通道分为化学或配体门控通道、电压门控通道、机械门控通道和磷酸化门控通道（图 2-2）。

通道介导的转运速度极快，每个通道最大可允许每秒 $10^6 \sim 10^8$ 个离子通过。通道的开放引起的带电离子跨膜移动，可以形成跨膜电流（离子电流）；移位的带电离子在不导电的膜两侧的聚集，会造成膜两侧电位即跨膜电位的改变，而跨膜电位的改变以及进入膜内的离子，特别是 Ca^{2+}，将会引起该通道所在细胞一系列功能改变。非门控通道总是打开的，其数量决定静息时膜对该离子的通透性大小。例如，质膜对 K^+ 通透性比对 Na^+ 大（50～100 倍）就是由于质膜上的 K^+ 渗漏通道比 Na^+ 渗漏通道多得多所造成。

被转运的物质：Na^+、K^+、Ca^{2+}、Cl^- 等离子。

阻断剂：不同的离子通道一般都有专一阻断剂，如河豚毒素能阻断 Na^+ 通道，而四乙铵能阻断 K^+ 通道。

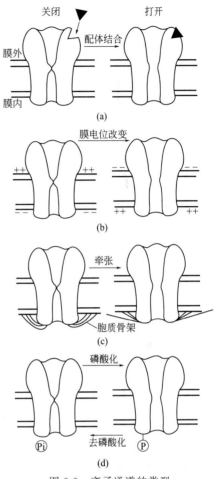

图 2-2　离子通道的类型

（a）化学门控通道；（b）电压门控通道；（c）机械门控通道；（d）磷酸化门控通道

细胞膜上除离子通道外，还存在水通道，所以有些细胞通过水通道对水的转运速率很高。组成水通道的蛋白称为水通道蛋白。

2. 经载体的易化扩散

载体（carrier）也称转运体（transporters），也是一种整合蛋白，它具有能与被转运物质（分子或离子）相结合的位点（结合部位）。当被转运物质与位点相结合时，引起载体蛋白构型改变，使结合的位点移到膜对侧，然后被转运物质脱离位点，完成转运过程（图 2-3）。载体介导的易化扩散有以下特点。

① 结构特异性：一种载体只能转运某种或结构上相似的某几种特定化学结构的物质。

② 饱和现象：即物质跨膜转运率（扩散通量）随着膜两侧浓度差的加大而增加，但当浓度差达到某一限度（最大值称为 V_{max}）时转运率就不再随之增大，即发生饱和现象（简单扩散的扩散通量则随着被扩散物质的浓度差的增加而成比例地持续增加）。这是因为膜上有关载体的数量，或载体蛋白上与被转运物质结合的位

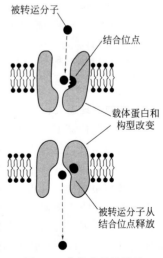

图 2-3　载体介导的转运

点的数目在短时间是不变的，即载体能结合的转运物质的数量是有限的。在达到这个限度后，再增加膜两侧的浓度差，转运率也不再随之增加。

③ 竞争性抑制：如果某一种载体对甲和乙两种结构类似的物质都有转运能力，那么在环境中加入乙物质将会减弱它对甲物质的转运，这是因为有一定数量的结合位点竞争地被乙物质所占据。反之亦然。

④ 转运速度：低于离子通道或水通道的转运速度（每秒 200～50000 个分子或离子）。

被转运的物质：葡萄糖、氨基酸等。例如葡萄糖转运体（GLUT）可将胞外的葡萄糖转运到细胞内。

（三）主动转运

细胞膜通过本身的某种耗能过程，将物质分子或离子逆浓度差和电位差转运过膜的过程称为主动转运，这种转运体喻为"泵"，能转运某物质（主要是离子）的泵就叫某泵，例如钠泵、钙泵、氢泵、碘泵等。

被转运的物质：Na^+、K^+、Ca^{2+}、H^+、I^-、Cl^-、葡萄糖和氨基酸。

主动转运也表现化学结构特异性和饱和现象，主动转运载体也能改变它的构型。主动转运又可根据能量来源的不同分为原发性主动转运和继发性主动转运。

1. 原发性主动转运　其能量直接来自 ATP，载体起 ATP 酶的作用，它催化 ATP 水解为 ADP 和磷酸，同时出释放能量，其自身获得磷酸而被磷酸化。载体蛋白在某一部位的磷酸化和去磷化可改变载体其他部位对被转运物的亲和力。通过原发性主动转运的物质有 Na^+、K^+、Ca^{2+}、I^-、Cl^-、尿素离子。现已分离鉴定的原发性主动转运体主要有 Na^+,K^+-ATP 酶（钠-钾泵），Ca^{2+}-ATP 酶（钙泵）以及 H^+-ATP 酶（质子泵）和 H^+,K^+-ATP 酶等。下面介绍 Na^+,K^+-ATP 酶即钠-钾泵（简称钠泵）及钙泵的转运机制和意义。

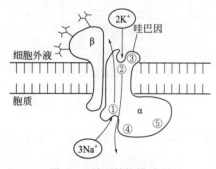

图 2-4　钠泵结构模式图
①Na^+结合部位；②K^+结合部位；③哇巴因
结合部位；④磷酸化部位；⑤ATP 结合部位

（1）钠泵　钠泵是由一个 α 亚单位和一个 β 亚单位组成的异二聚体蛋白质。α 亚单位多次跨越细胞膜，在膜内侧有 3 个 Na^+ 结合部位，Na^+ 结合部位附近有 ATP 酶结合部位；外侧有 2 个 K^+ 结合部位和哇巴因（ouabain，又名毒毛花苷 G，钠泵的一种抑制剂）结合部位（图 2-4）。β 亚单位具有一个跨膜段和 3 个糖基化部位，它的功能可能是把整个钠泵蛋白固定于脂质双分子层。钠泵可被细胞内 Na^+ 和细胞外 K^+ 所激活，所以又称为 Na^+-K^+ 依赖式 ATP 酶，膜内缺 Na^+ 或膜外缺 K^+ 都可使它的活性减弱。一般情况下，每分解 1 分子的 ATP 可以使 3 个 Na^+ 移出膜外，同时有 2 个 K^+ 移入膜内。结果使膜外正电荷增加产生电位差，此时的钠泵称为生电钠泵。钠泵转运一个周期约需 10ms，最大转运速度可达每秒 500 离子。

钠泵的生理意义：①通过钠泵活动形成和保持细胞内外 Na^+、K^+ 的不均匀分布（即细胞外高 Na^+，细胞内高 K^+），从而建立一种浓度势能贮备（即泵出膜外的 Na^+ 由于其高浓度而有再进入膜内的趋势，膜内高浓度的 K^+ 则有再移出膜的趋势），这是可兴奋细胞产生生物电活动的基础（见本章第三节）。②维持胞内的渗透压和细胞容积。在静息状态下钠泵不断将渗入细胞内的 Na^+ 转运出细胞，可防止细胞内高浓度 Na^+ 造成的水从细胞外渗透性进入细胞，具有维持细胞正常容积和防止细胞水肿的作用。③钠泵活动造成的细胞内高 K^+ 是许多代谢反应进行的必需条件，而阻止细胞内 K^+ 过量地移出细胞又可避免高血钾的形成。④钠泵活动建立的 Na^+ 跨膜浓度梯度可为继发性主动转运提供势能储备。此外，钠泵活动还可促进 ATP 的生成，钠泵活动加强，ADP 生成增加，通过氧化磷酸化生成的 ATP 就增多。

（2）钙泵 位于质膜或内质网膜上，其活动原理类似钠钾泵。当胞质内 Ca^{2+} 浓度升高时钙泵每分解 1 分子 ATP 可将 $1\sim2$ 个 Ca^{2+} 由胞质内转运出胞外，维持胞内 Ca^{2+} 低水平（比胞外低10000 倍）。

（3）质子泵 包括 H^+, K^+-ATP 酶（氢-钾泵）及 H^+-ATP 酶（氢泵）。氢-钾泵主要功能是分泌 H^+，摄入 K^+，逆浓度梯度将 H^+ 分泌到胃液或尿液中；氢泵可将 H^+ 由胞质转运到细胞器内，维持胞质中性、细胞器内酸性。

2. 继发性主动转运 继发性主动转运的能量来自钠泵形成的细胞外高 Na^+ 势能储备。继发性转运蛋白有 2 个结合部位，一个结合 Na^+，另一个结合被转运物质，而且 Na^+ 的结合可改变它对被转运物质的亲和力。Na^+ 和被转运物质结合于转运蛋白时，引起其构象改变，使 Na^+ 和被转运物做跨膜运动，即 Na^+ 从膜外高浓度一侧向膜内低浓度一侧移动，其释放的势能供被转运物质从低浓度一侧移向高浓度一侧（图 2-5）。就像从高处落下的物体可以推动在低处物体向上运动一样。溶质跨细胞器膜转运的动力来自质子泵运动建立的 H^+ 跨膜浓度梯度。继发性主动转运分为同向转运和反向转运两种形式。

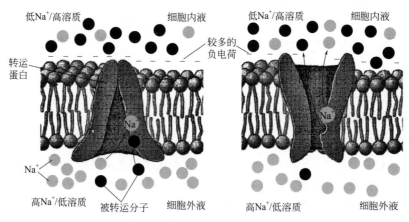

图 2-5　继发性主动转运示意图

（1）同向转运 被转运物质与 Na^+ 转运方向相同，即从膜外到膜内（图 2-6），例如 Na^+ 与葡萄糖或氨基酸在小肠上皮细胞的跨膜转运。

（2）反向转运 被转运物质与 Na^+ 转运方向相反，即从膜内移到膜外（图 2-6），如肾小管上皮细胞上的 Na^+-H^+ 交换（1 个 Na^+ 进入胞内，1 个 H^+ 排到胞外即肾小管液）及心肌细胞上的 Na^+-Ca^{2+} 交换机制（3个 Na^+ 进入胞内，伴有 1 个 Ca^{2+} 排出胞外）。

由上述可见，原发性主动转运和继发性主动转运都要直接依赖钠泵，它们的能量直接或间接来自 ATP。因此能阻断 ATP 合成代谢的抑制剂，对这两种主动转运都有抑制作用。

（四）膜泡运输

1. 出胞 是指胞质内的大分子物质以分

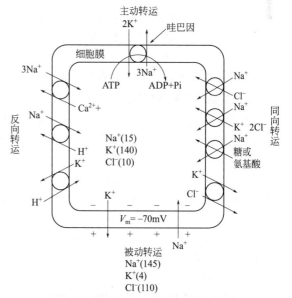

图 2-6　主要的继发性主动转运示意图

括号中的数字表示离子浓度，单位为 mmol/L；V_m 为膜电位泌囊泡的形式排出细胞的过程。各种腺细胞的分泌活动、神经递质的释放就是以出胞的形式进行的。这些物质在粗面内质网进行生物合成，在被运输到高尔基复合体的过程中，逐渐被一层膜性结构所包裹，形成分泌颗粒或分泌囊泡，并逐渐移向细胞膜特定部位内侧面。分泌时，囊泡膜和细胞膜先互相融合，然后在融合处出现裂口，将这些物质移出胞外。出胞作用需要 Ca^{2+} 参与和能量供应。出胞可使细胞膜表面积增加。

2. 入胞 是指细胞大分子物质或物质团块（如侵入人体内的细菌、病毒、异物或血浆中脂蛋白颗粒、大分子营养物质等）进入细胞的过程，也称内化。

（1）吞噬 被转运的物质是固态物质，如中性粒细胞和巨噬细胞对细菌、组织碎片和异物等的吞噬。

（2）吞饮 被转运的物质是液态物质，常见于毛细血管内皮细胞，小肠、肝上皮细胞等。吞饮分为两种方式。①液相入胞：指溶质连同细胞外液连续不断进入细胞，入胞没有特异性，转运溶质的量与胞外溶质的浓度成正比。②受体介导入胞：被转运物质首先被细胞膜上受体"辨认"，发生特异结合，结合后的配体-受体复合物横向移到有被小窝处集中，然后该处膜凹入胞内形成吞饮小泡，再与胞内体相融合。之后被转运物质再被转运到利用它们的细胞器，而细胞膜受体与一部分膜结构形成较小的再循环小泡，返回细胞膜，成为细胞膜的组成部分。如运铁蛋白、低密度脂蛋白的入胞就是受体介导入胞。

第二节　细胞的信号转导

一、信号转导概述

（一）信号转导的概念

生物活性（信号）分子，如激素、神经递质、细胞因子等通过细胞受体或通道的作用，激活或抑制细胞功能的过程，即从信号分子作用于细胞到细胞产生最终反应的全过程，称为细胞跨膜信号转导，简称信号转导。参与细胞间通讯或细胞内信号转换的化学物质称为信号分子，参与细胞间或细胞内生物信息转换和传递的信号分子链称为信号转导通路。

（二）信号转导的生理意义

细胞信号转导是机体生命活动中实现功能调节的基础。无论是神经调节、体液调节或自身调节，最终都要引起细胞产生适当的生理、生化反应，这只有通过细胞转导过程才能完成。因此，不但机体各种生理功能需要通过细胞转导机制才能完成，而且如果这些转导功能发生异常，还可导致疾病的发生，许多药物的作用也是通过机体的信号转导机制实现的。

（三）主要的信号转导通路

化学信使或化学信号分子（激素、神经递质或细胞因子等）作用于细胞，首先必须该信号分子结合于它所作用的细胞膜或细胞内的特定部位，并使之激活，然后才能引起细胞产生各种反应或效应。这个结合部位称为受体（receptor）。受体是主要位于细胞膜（膜受体）、少数位于胞质或核内（分别称为胞质受体和核受体）的一种具有接受和转导信息功能的蛋白质或糖蛋白，它能与某种特定的信号分子（称为配体）结合。信号转导途径可分为两大类，一类是水溶性配体或物理信号分子，先作用于膜受体，再经过跨膜信号转导途径产生效应。根据膜受体的特性不同，此类信号转导又有多种通路，主要是由离子通道型受体、G蛋白偶联受体、酶联型受体和招募型受体介导的信号转导（图 2-7）。另一类是脂溶性配体直接与胞质受体或核受体结合，通过影响基因表达而产生效应。

二、离子通道型受体介导的信号转导

离子通道型受体介导的信号转导指信号分子与受体结合引起膜受体构型改变，导致膜离子通道的开放或关闭。受体本身就是组成离子通道蛋白质的一部分，配体与受体结合引起受体构象改变，受体构象的改变再引起通道开放或关闭（图2-7）。通道的开放或关闭引起离子（如 Na^+、K^+）跨膜流动的增加或降低，进而改变膜电位，或者改变胞浆中某种离子的浓度，例如升高胞浆 Ca^{2+} 浓度，最后引起该通道所在细胞一系列生理变化和功能的变化。这类受体在骨骼肌和中枢神经系统大量存在，它接受的化学信号绝大多数是神经递质，故又称递质门控通道，又由于激活后可引起离子的

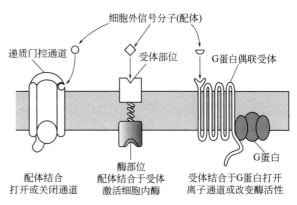

图 2-7 三类膜受体结构示意图

跨膜流动，所以又称促离子型受体。例如，骨骼肌终板膜中的 ACh 受体阳离子通道，由运动神经末梢释放的 ACh 激活，产生 Na^+ 内流和 K^+ 外流（以 Na^+ 内流为主），导致膜电位变化，最终引起肌细胞兴奋（收缩）。

一些氨基酸类递质，包括谷氨酸、门冬氨酸、γ-氨基丁酸（GABA）和甘氨酸等，主要是通过同上述 ACh 门控通道结构相类似的化学门控通道作用于靶细胞。其中 GABA 和甘氨酸分别与相应受体结合后均打开 Cl^- 通道（Cl^- 内流），使细胞出现超极化，使突触后神经元兴奋性降低，而产生抑制效应。

离子通道型受体介导的信号转导还包括电压门控通道、机械门控通道和磷酸化门控通道介导的信号转导，它们与化学门控通道有类似的信号转导功能。

三、G 蛋白偶联受体介导的信号转导

有些激素、神经递质和细胞因子作用靶细胞时，首先作用于细胞膜上的特异性受体分子（这是一些真正可称作受体的物质）后，再通过膜内的 G 蛋白中介，激活或抑制膜内侧的效应器蛋白，导致第二信使物质生成增加或减少，最终产生细胞功能的改变（图2-8）。由于 G 蛋白偶联受体既无通道结构，又无酶活性，它们所介导的信号转导主要是一系列生物化学过程，故又称促代谢型受体。

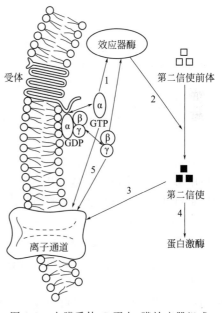

图 2-8 由膜受体-G 蛋白-膜效应器组成的跨膜信号转导系统

（一）主要的信号蛋白和第二信使

1. G 蛋白偶联受体 G 蛋白偶联受体（G protein-linked receptor）种类繁多，包括多种激素、神经递质（包括神经肽）、臭气物质、促味剂、细胞因子和物理性的信号分子（如光量子）的受体。它们具有类似的分子结构，也属于同一蛋白家族，即都具有 7 个跨膜 α 螺旋，每个 α 螺旋含 20～27 个主要是疏水性的氨基酸，形成一个螺旋形蛋白质（受体）分子。其 N 末端在细胞外，C 末端在细胞内。受体因结合某种外来化学信号而激活后，通过改变分子构象而结合并激活 G 蛋白。

2. G 蛋白（G protein） 是鸟嘌呤核苷酸结合蛋白的简称，是一种能与 GTP 和 GDP 可逆性结合且具有 GTP 酶活性的膜蛋白，存在于质膜的胞质面，由 α、β 和 γ 三个亚基组成的异三聚体。配体未与受体结合和激活时，GDP 结合于 α 亚单位 [图2-9(a)]。根据其 α 亚单位基因序列的同源性

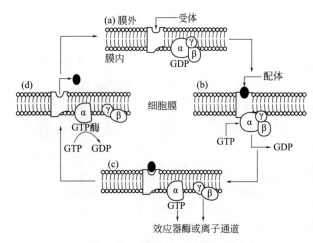

图 2-9　G 蛋白的激活和失活循环示意图

可将 G 蛋白分为 4 类：G_s、G_i、G_q、G_{12} 家族，每类又分若干亚型，总计 20 多种。当配体与受体结合时，受体与 G 蛋白相互作用，引起其构象改变，使 GDP 释放、GTP 与 α 亚单位结合 [图 2-9(b)]。GTP 结合于 α 亚单位引起 α 亚单位与 β、γ 亚单位分离（β、γ 亚基以二聚体的形式存在），游离的 α-GTP 和 βγ 复合体单独或协同对膜结构中参与信号转导过程的下游分子效应器蛋白（它们大多数是酶或离子通道）起作用，改变它们的活性 [图 2-9(c)]。随后，α 亚单位的内在 GTP 酶活性水解 GTP 为 GDP [图 2-9(d)]，使 α 亚基成为失活状态，并对 βγ 复合体的亲和力增加，与 βγ 复合体重新结合成无活性的 G 蛋白，终止效应器的作用 [图 2-9(a)]。

3. G 蛋白效应器　是指 G 蛋白直接作用的靶标，包括效应器酶、膜离子通道以及膜转运蛋白等。主要的效应器酶有腺苷酸环化酶（adenylate cyclase，AC）、磷酸二酯酶（phosphodiesterase，PDE）、磷脂酶 C（phospholipase C，PLC）、磷脂酶 A_2（phospholipase A_2，PLA_2）等。效应器酶的作用是催化生成（或分解）第二信使物质。激活态 G 蛋白的 α 亚单位或 βγ 复合体不仅可直接门控离子通道，还可通过第二信使间接调节离子通道的活动。

4. 第二信使　第二信使是激素、神经递质、细胞因子等细胞外信号分子（第一信使）作用于膜受体后产生的细胞内信号分子。第二信使可进一步激活蛋白激酶。蛋白激酶使靶蛋白（包括酶、离子通道等）磷酸化而使其构象改变，最终导致细胞功能改变。主要的第二信使有环磷酸腺苷（cyclic adenosine monophosphate，cAMP）、环磷酸鸟苷（cyclic guanosine monophosphate，cGMP）、三磷酸肌醇（inositol triphosphate，IP_3）、二酰甘油（diacylglycerol，DG）、Ca^{2+}、花生四烯酸（arachidonic acid，AA）及其代谢产物。

5. 蛋白激酶　蛋白激酶（protein kinase，PK）是一类能将 ATP 分子上的末端磷酸转移到底物蛋白而产生磷酸化的酶类。若底物蛋白也是一种蛋白激酶，便可触发瀑布样依次磷酸化反应，称为磷酸化级联反应。蛋白激酶引起的磷酸化作用，可通过胞内存在的蛋白磷酸酶使底物蛋白去磷酸化而终止。由第二信使激活的蛋白激酶称为第二信使依赖性蛋白激酶，如 cAMP 依赖性蛋白激酶（又称蛋白激酶 A，PKA）。蛋白激酶还可根据蛋白质磷酸化所在的氨基酸而分类，例如使蛋白质的酪氨酸磷酸化的激酶称为酪氨酸激酶，使蛋白质丝氨酸和苏氨酸磷酸化的称为丝氨酸/苏氨酸蛋白激酶。

（二）主要的信号转导通路

1. 受体-G 蛋白-AC-cAMP-PKA 通路　G 蛋白可激活或抑制膜内侧面的 AC，激活 AC 的 G 蛋白称为 G_s，抑制 AC 的 G 蛋白称为 G_i。AC 可催化胞浆中的 ATP 转化为 cAMP，后者是一种重要的第二信使，它可激活蛋白激酶 A（PKA），使一些功能蛋白质（包括酶）磷酸化，改变其构象，而导致酶活性改变和生理功能变化（图 2-10）。例如，在肝细胞内，PKA 通过激活磷酸化酶激酶，使肝糖原分解；在心肌细胞，PKA 使钙通道磷酸化而打开钙通道。cAMP 除通过激活 PKA 磷酸化信号转导过程中的下游蛋白而产生生物效应外，还可直接作用于膜离子通道产生信号转导作用。

2. 受体-G 蛋白-PLC-IP_3（DG）-Ca^{2+} 通路　G 蛋白可激活磷脂酶 C（PLC），激活的 PLC 又使膜的二磷酸磷脂酰肌醇（phosphatidytinositole bisphosphate，PIP_2）水解，生成三磷酸肌醇（IP_3）

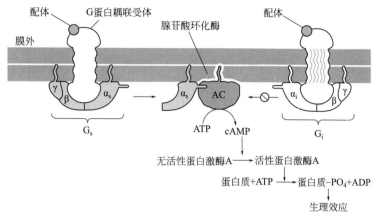

图 2-10 受体-G 蛋白-AC-cAMP-PKA 通路

和二酰甘油（DG）两种第二信使，影响细胞内生理生化过程，完成跨膜信号转导。IP_3 可与内质网或肌质网上特异的配体门控 Ca^{2+} 释放通道（IP_3 受体）结合，打开通道，引起 Ca^{2+} 释放，升高胞浆 Ca^{2+}，从而启动 Ca^{2+} 信号系统而产生 Ca^{2+} 依赖的生理效应；DG（和 Ca^{2+}）可激活胞浆中的蛋白激酶 C（PKC），后者可使某些功能性蛋白磷酸化，从而可调节许多的细胞功能（图 2-11）。DG 还可水解产生花生四烯酸，后者可生成前列腺素，进一步发挥信号分子的作用。

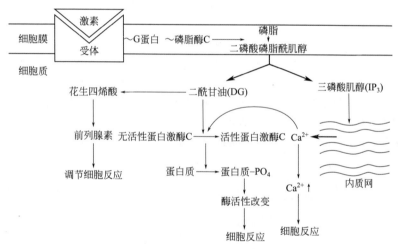

图 2-11 受体-G 蛋白-PLC-IP_3（DG）-Ca^{2+} 通路

3. Ca^{2+} 信号系统 由 IP_3 触发胞内钙库释放至胞质内的 Ca^{2+}，以及经细胞膜中的钙通道由胞外进入胞内的 Ca^{2+}，不但可作为带电离子影响膜电位而直接改变细胞的功能，还是一种重要的第二信使，通过与胞内多种底物蛋白相结合而发挥作用，参与多种胞内信号转导过程。Ca^{2+} 与细胞内的钙结合蛋白（Ca^{2+}-binding protein，CaBP）结合而发挥其调节作用，CaBP 种类很多，其中分布最广、功能最多的是钙调蛋白（calmodulin，CaM）。Ca^{2+} 与 CaM 结合形成 Ca^{2+}-CaM 复合物。这种复合物可激活或抑制依赖于 Ca^{2+}-CaM 的蛋白激酶，通过对参与细胞最终反应（如收缩、分泌、酶促反应等）的蛋白的磷酸化，导致细胞功能活动的改变（图 2-12）。如 Ca^{2+}-CaM 通过激活平滑肌粗肌上的肌球蛋白轻链激酶引起平滑肌收缩，激活血管内皮细胞内的一氧化氮合酶，催化生成 NO，后者扩散至血管平滑肌细胞，引起血管舒张。除 CaM 外，Ca^{2+} 还可以通过其他 CaBP 发挥作用，如 Ca^{2+} 与骨骼肌细胞上的肌钙蛋白结合引起骨骼肌收缩，与肌浆网上的钙释放通道结合，诱发肌浆网释放 Ca^{2+}（见本章第四节）。

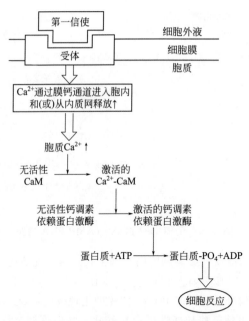

图 2-12 Ca^{2+}、CaM 和 CaM 依赖的蛋白激酶系统

G 蛋白偶联受体介导的信号转导除上述 AC-cAMP-PKA 通路、PLC-IP$_3$（GD）-Ca^{2+} 通路及 Ca^{2+} 通路外，还有 PLA$_2$-PG、DG-PDE 以及调节离子通道等通路。

现将受体 G 蛋白偶联受体介导的信号跨膜传递途径简单归纳如下：激素或其他化学信号分子（统称为配体）结合于细胞膜受体→受体-配体复合物与 G 蛋白结合，并使之激活，激活的 G 蛋白与 GTP 结合→激活的 G 蛋白与下列一种或几种效应器蛋白（AC、PDE、PLC、PLA$_2$、离子通道等）相互作用，使之激活或抑制→升高或降低下列一种或几种第二信使的水平：cAMP、cGMP、IP$_3$、DG、Ca^{2+}→改变一种或几种第二信使依赖的蛋白激酶的活性或激活离子通道→改变某种酶或离子通道的磷酸化水平→改变酶或离子通道的活性→细胞产生最终反应（图 2-13）。

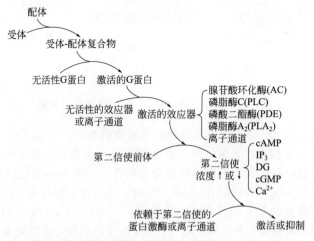

图 2-13 G 蛋白偶联受体介导的跨膜信号转导途径全过程

四、酶联型受体介导的信号转导

酶联型受体是指其本身就具有酶活性或能与胞质内酶结合的膜受体。它由三部分组成：细胞外结构域、跨膜部分（跨膜一次）和细胞内结构域。细胞内结构域本身具有内在的酶活性或与

胞浆酶结合的位点；配体与受体结合，激活这些酶，产生催化效应，称之为酶联型受体或催化型受体。酶联型受体有许多类型（图 2-14），主要有酪氨酸激酶受体（tyrosine kinase receptor，TKR）、酪氨酸激酶结合型受体（tyrosine kinase associated receptor，TKAR）、鸟苷酸环化酶受体（guanylate cyclase receptor）和丝氨酸/苏氨酸激酶受体。

（一）酪氨酸激酶受体和酪氨酸激酶结合型受体

TKR 又称受体酪氨酸激酶。受体的细胞内结构域具有内在的酪氨酸激酶活性，因此受体与酶是同一分子。配体与受体结合形成受体二聚体，激活受体的酪氨酸激酶（此酶转移 ATP 终末磷酸到蛋白质的酪氨酸残基上而使该蛋白磷酸化），导致受体自身磷酸化而使受体激活；活化的受体又使一些特定胞浆蛋白的酪氨酸残基磷酸化，这些胞浆蛋白再结合激活信号转导中的下游效应器蛋白而完成信号转导 [图 2-14(b)]。通过这一信号转导而发挥作用的配体有胰岛素及各种生长因子（如表皮生长因子、神经生长因子、血小板衍生的生长因子、血管内皮生长因子、成纤维细胞生长因子、肝细胞生长因子、胰岛素样生长因子等）。酪氨酸激酶结合型受体则有所不同，其本身不具酪氨酸激酶活性，而是激活后与胞质非受体的酪氨酸激酶结合，激活胞质内的某种或几种酪氨酸激酶，激活的酪氨酸激酶再使处于信号转导过程下游的信号蛋白（分子）磷酸化而产生生物学效应。酪氨酸激酶结合型受体一般由多个亚单位组成同型或杂二聚体或异三聚体 [图 2-14(c)]。

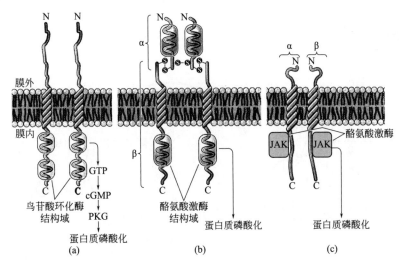

图 2-14　酶联型受体示意图

(a) 鸟苷酸环化酶受体；(b) 酪氨酸激酶受体（胰岛素受体）；(c) 酪氨酸激酶结合型受体

（二）鸟苷酸环化酶受体

此类膜受体蛋白也是跨膜一次，分子的 N 末端有配体结合位点，位于膜外侧，膜内的 C 末端具有 2 个相同的鸟苷酸环化酶（GC）结构域。配体与受体结合引起受体构象改变（二聚化）而激活 GC，后者催化 GTP 转化为 cGMP，升高细胞内 cGMP 水平；激活的 cGMP 又激活 cGMP 依赖的蛋白激酶 G（PKG）而使某些蛋白的丝氨酸和苏氨酸残基磷酸化而实现信号转导 [图 2-14 (a)]。心房肌细胞释放的心房钠尿肽（atrial natriuretic peptide，ANP）就是通过此受体起作用（增加肾脏排钠、排水，舒张血管平滑肌）。还有一种 GC，它存在于胞质内，称为可溶性 GC，它是一氧化氮（nitric oxide，NO）的受体。NO 作用于 GC 后，升高胞质内 cGMP 的浓度和 PKG 的活性，引起血管平滑肌舒张。

（三）丝氨酸/苏氨酸激酶受体

此类受体胞质内的结构域具有丝氨酸/苏氨酸激酶活性，受体激活后通过磷酸化下游蛋白的丝氨酸/苏氨酸残基而启动信号转导通路。属于这类受体的有转化生长因子-β受体等。

五、招募型受体介导的信号转导

招募型受体（recruitment receptor）也是单个跨膜受体，受体分子的胞内结构域没有酶的活性，配体与受体结合引起胞内域招募激酶或转接蛋白（adaptor protein），激活下游不涉及经典第二信使的信号转导通路，如细胞因子介导的 JAK-STAT 信号通路等。招募型受体其实也是一种酪氨酸激酶结合型受体。

六、核受体介导的信号转导

许多重要的脂溶性信号分子，包括类固醇激素、维生素 D、甲状腺激素和维甲酸（视黄酸）等不是作用于膜受体，而是进入细胞内与胞质或核受体结合，然后通过调控 DNA 的转录和诱导蛋白质合成功能产生细胞反应。因此核受体实际上是激素调控特定蛋白质转导的一类转导调节因子。

在正常生理条件下，胞质受体是与一种称为伴侣蛋白（又称为热休克蛋白，heat shock protein，HSP）结合的复合物。当亲脂质激素（如类固醇激素）进入细胞后，与胞质受体结合，受体构象改变，使热休克蛋白与受体分离，同时暴露出受体中的核转运信号，使激素-受体复合物转移到核内，并以二聚体的形式与 DNA 上特定的激素反应元件（hormone response element，HRE）结合（即二分子激素-受体复合物与 HRE 结合），然后启动特定基因转录，生成新的 mRNA，mRNA在核糖体翻译，从而促进某些特定功能蛋白（包括酶）的合成，最终导致细胞功能改变。甲状腺激素、雌激素、视黄酸的受体定位于核内，结合于相应的 DNA 激素反应元件上，配体与受体结合，启动基因转录（图 2-15）（详见第十一章）。

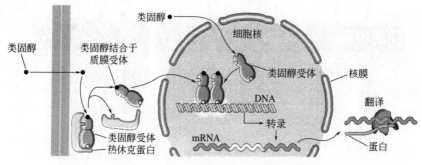

图 2-15　核受体介导的信号转导示意图

第三节　细胞的电活动

活的细胞或组织无论在安静时还是在活动过程中均表现有电活动现象，即细胞处于相对静止状态的静息电位和细胞活动时的局部电位和动作电位，总称之为生物电。临床上广泛应用的心电图、脑电图、肌电图、胃肠电图和视网膜电图等就是心脏、大脑皮质、骨骼肌、视网膜等器官活动时所记到的生物电变化。这些电变化是构成该器官的细胞电变化的综合反映。

一、静息电位

（一）生物电的记录方法

为了从细胞水平分析电变化的数值和产生的原理，常采用单个细胞或单根神经纤维进行实验，以及用微电极进行细胞内记录来研究细胞的电变化，即用一个细玻璃管制成的充有导电液体（KCl）的尖端直径只有 $0.5\sim1\mu m$ 的微型测量电极，刺入细胞或神经纤维的膜内，另一个参考电极位于膜外并接地，记录该细胞在不同功能状态时膜内外两电极之间的电位差的变化（即膜内电位变化，由于膜外电极已接地，其电位为零，因此这种电位差变化就是膜内电位变化），并把这种微小的电位变化经放大器放大后加到示波器的垂直偏转板上，使电子束在做横向扫描（由电子扫描电路，通过水平偏转板控制）的同时又做垂直方向的移动，以反映膜内电位的变化（图 2-16）。

（二）静息电位的概念和正常值

未受到刺激时，存在于细胞膜内外两侧的电位差，称跨膜静息电位。当细胞外液固定于零电位时各种细胞的膜内电位在安静时均为负值（图 2-17）。骨骼肌细胞为 $-90mV$，神经细胞为 $-70mV$，平滑肌细胞为 $-50\sim-60mV$，腺细胞为 $-40\sim-70mV$，红细胞为 $-10mV$。

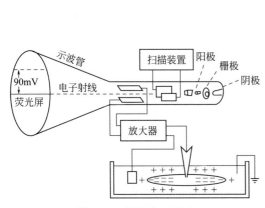

图 2-16 细胞内记录法

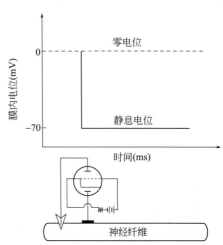

图 2-17 静息电位及其记录装置示意图

极化： 细胞膜外是正电位，细胞膜内是负电位，并使两者的电位差稳定于静息电位水平的状态。

超极化： 静息电位负值增大的过程或状态称为超极化，即极化状态加强。

去极化： 静息电位负值减小的过程或状态称为去极化，即极化状态减弱。

复极化： 如果细胞先发生去极化或超极化，然后再向安静时膜内所处的负值恢复，则称为复极化。

反极化： 去极化至零电位后膜电位进一步变成正值，使膜两侧的电位的极性与原来的极化状态相反，称为反极化。

由于静息电位是指跨膜电位差的大小，因此其大小可用膜内负电位的大小表示，负值（绝对值）越大表示静息电位越大；负值越小，表示静息电位越小。

（三）静息电位的产生机制

静息电位的产生主要是由于细胞膜内外各种离子分布极不均匀，以及静息时细胞膜对各种离子的通透性不同造成的。

1. 细胞膜两侧离子的浓度差与平衡电位 细胞内的正离子主要是 K^+，负离子是有机离子（蛋白质、氨基酸），由于它们分子量大，故不能通过细胞膜。细胞外的正离子主要是 Na^+ 和 Ca^{2+}，负离子是 Cl^-。细胞内液和细胞外液的正负离子是相等的（电中性）。现假设细胞膜只对某种离子（如 K^+）通透，对其他离子不通透，由于膜内 K^+ 比膜外高 30 倍，K^+ 必然顺着向膜外扩散，结果膜外侧正电荷增加，膜内侧相对有较多的负电荷，使膜外表面电位变得较正，内表面电位变得较负。但另一方面，扩散出细胞的 K^+ 建立的膜外侧正电位要阻止 K^+ 外流，且 K^+ 外流越多，阻止 K^+ 外流的电位差越大。当使 K^+ 向膜外扩散的力量和膜外侧正电位阻止 K^+ 向外扩散的力量相等时，也就是两种力量达到平衡时，就不再有 K^+ 的跨膜净移动，即达到 K^+ 的电-化学平衡，膜两侧由已外流的 K^+ 所形成的膜内外电位差也就稳定于某一数值，这称为 K^+ 的扩散电位，也

称 K^+ 的平衡电位（K^+ equilibrium potential，用 E_K 表示）。在神经、骨骼肌细胞其值为 $-90mV$（当膜内外 K^+ 浓度比值为 4/140 时）。同理，如果假设细胞膜只对 Na^+ 通透，对其他离子不通透，Na^+ 将顺着浓度差进入膜内，使膜内侧正电荷增加，膜外侧剩下相对较多的负离子，电位变负。随着 Na^+ 内流建立起来的膜内正电位又会阻止 Na^+ 继续向膜内扩散，当浓度差使 Na^+ 内流与膜内外电位差阻止 Na^+ 内流的力量达到相等（精确平衡）时，也即达到 Na^+ 的电-化学平衡。此为 Na^+ 的平衡电位（E_{Na}），其数值约为 $+70mV$（当膜内外的 Na^+ 浓度比值为 10/140 时）。

由于离子的平衡电位（扩散电位）是由于离子作跨膜扩散产生的，因此其大小与该离子膜内外浓度差有关，并可用著名的 Nernst 公式计算而得到。

$$E_X = \frac{61}{Z} \log \frac{X_o}{X_i}$$

式中，E_X 为某离子（X）的平衡电位，单位为 mV；X_o 为细胞膜外该离子浓度；X_i 为细胞膜内该离子浓度；Z 为离子价。

如果把 K^+、Na^+、Cl^- 膜内外浓度分别代入上述公式，很容易计算出它们的平衡电位，即 $E_K = -98mV$，$E_{Na} = 67mV$，$E_{Cl} = -90mV$。

2. 静息时细胞膜对离子的相对通透性 由于细胞静息时不只对某一种离子通透，而对其他离子也有不同程度的通透性，因此细胞的静息电位不等于某种离子的扩散（平衡）电位，而是由这些可通透的离子共同扩散形成的。通透性大的离子对静息电位形成的作用（贡献）大，通透性小的离子作用就小，无通透性的离子对静息电位不产生作用。由于细胞静息时细胞膜对 K^+ 的通透性极大（由于膜上 K^+ 渗漏通道数量多），对 Na^+ 的通透性极小，对 Ca^{2+} 不通透。因此，静息电位主要是由 K^+ 向膜外扩散形成的。由于静息时少量 Na^+ 内流可使膜内正电位小幅增加，生电钠泵又可使膜内负电位小幅增加。因此，静息电位不等于 K^+ 的平衡电位，只接近 K^+ 的平衡电位，在骨骼肌和心肌细胞为 $-90mV$，神经细胞为 $-70mV$。虽然膜外 Cl^- 浓度远高于膜内，且膜对 Cl^- 通透，其浓度差促使 Cl^- 移入膜内。但 $-90mV$ 的静息电位对 Cl^- 产生外向排斥力，两种力量相等，方向相反，所以 Cl^- 处于电-化学平衡状态，对静息电位的形成不产生影响。

由于静息电位主要是由 K^+ 向膜外扩散形成的，所以静息电位易受细胞外液中 K^+ 浓度及膜对 K^+ 和 Na^+ 的通透性的影响：当细胞外液中的 K^+ 浓度升高时，膜内外 K^+ 浓度差减少，使移向膜外的 K^+ 减少，静息电位负值就减小；反之，当细胞外液中 K^+ 浓度降低时，膜内外的 K^+ 浓度差加大，移向膜外的 K^+ 增加，静息电位负值就增大。如果膜对 K^+ 的通透性相对增大，静息电位将增大，反之，膜对 Na^+ 的通透性相对增大，则动作电位减小。

细胞内液能保持高浓度 K^+ 是钠泵不断消耗 ATP 主动转运的结果，而 ATP 的产生则要靠细胞的正常新陈代谢。因此，凡缺 O_2、低温、使用某种代谢抑制剂或者使用直接抑制钠泵的哇巴因，皆可使细胞内 K^+ 浓度降低而使静息电位降低。

（四）影响静息电位水平的因素

1. 细胞外 K^+ 的浓度 细胞外液中的 K^+ 浓度升高时，膜内外 K^+ 浓度差减少，使移向膜外的 K^+ 减少，静息电位负值就减小；反之，当细胞外液中 K^+ 浓度降低时，膜内外的 K^+ 浓度差加大，移向膜外的 K^+ 增加，静息电位负值就增大。

2. 膜对 K^+ 和 Na^+ 的相对通透性 膜对 K^+ 的通透性增大，静息电位将增大；反之，膜对 Na^+ 的通透性增大，则静息电位减小。

3. 钠泵活动水平 钠泵活动增强时，其生电效应增强，膜发生一定程度的超极化（细胞内负值增大）。

二、动作电位

（一）动作电位的概念及特点

动作电位（action potential，AP）是指可兴奋细胞受到一次有效刺激时，膜电位会在静息电位基础上产生一次短暂可逆的扩布性电位变化，它是细胞兴奋的标志。它包括锋电位和后电位（图 2-18）。

1. 锋电位 神经纤维和骨骼肌细胞等的动作电位去极化时相和复极化时相历时短，形成一个短促而尖锐的脉冲，称为锋电位，它是动作电位的主要部分。

2. 超射 膜受刺激产生动作电位时，在去极时相，膜内电位由零值变为正值的过程，接近 Na^+ 的平衡电位。

3. 后电位 锋电位在恢复到静息电位水平之前，所经历的一些微小而缓慢的波动。分后去极化和后超极化。

4. 动作电位的"全或无"（all or none）现象 不论何种性质的刺激，如果引起的去极化达不到阈强度便不能引起动作电位，而达到或超过阈强度，它们在同一一细

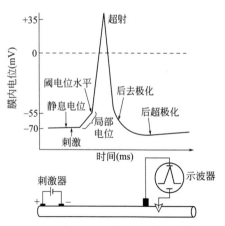

图 2-18　动作电位及其记录装置示意图

胞则引起相同幅度的动作电位，刺激强度增加不会增大动作电位的幅度。动作电位沿着细胞膜传导时，其大小也不随传导距离的增加而衰减。

（二）动作电位的产生机制

动作电位的产生是由于膜对离子的通透性在受到刺激后发生短暂的、可逆性改变。在静息状态下细胞膜对 K^+ 通透（通过 K^+ 渗漏通道），对 Na^+ 相对不通透，因此静息电位接近于 K^+ 的平衡电位。而在动作电位的去极化时，膜对 Na^+ 的通透性增加 $500\sim5000$ 倍，大大超过膜对 K^+ 的通透性，大量 Na^+ 快速流入细胞膜内，即进入膜内的正电荷大大超过移出膜的正电荷，因此膜内侧负电位减小，以至消失，进而出现正电位。此时在示波器上出现动作电位的上升支即去极相。很快膜对 Na^+ 的通透性又下降，而对 K^+ 的通透性则增大，K^+ 又顺其浓度差由膜内流向膜外，造成动作电位的下降支即复极相，使膜两侧的电位差又恢复到它原先的静息电位水平（图 2-19）。

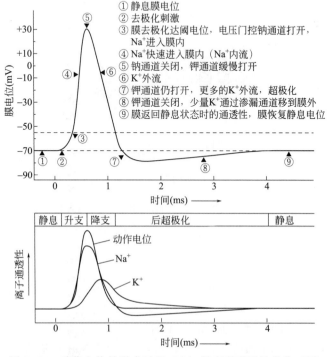

图 2-19　动作电位的形成过程（上）及离子通透性变化（下）

因此，动作电位的去极相和复极相的出现，是在钠泵造成的 Na^+、K^+ 不均衡分布的前提下，由于膜对 Na^+、K^+ 的通透性有选择性地增高或降低，而这种通透性改变的实质是膜钠、钾通道状态的改变。电压门控的钠通道有 2 个门：激活门（m）和失活门（h），只有 2 个门都打开时 Na^+ 才能通过。电压门控钠通道有三种构型（状态）（图 2-20）：①静息态，通道关闭但能打开（激活门关闭，失活门打开）；②激活态，通道打开（激活门和失活门都打开）；③失活态，通道关闭且不能打开（激活门打开，失活门关闭）。电压门控钾通道只有一个门，能打开或关闭，因此只有打开和关闭 2 种构型（图 2-20）。当膜处于静息电位（神经纤维为 $-70mV$）时，钠通道处于静息状态，钠通道关闭，膜外 Na^+ 不能流入膜内；电压门控的钾通道也关闭，阻止 K^+ 经此通道由膜内移向膜外（但 K^+-Na^+ 渗漏通道仍开放）。当膜电位从 $-70mV$ 去极化达到 $-50mV$ 左右时，钠通道激活门打开，膜对 Na^+ 的通透性迅速增大，大量 Na^+ 经钠通道流入膜内。这一电压变化也使失活门开始关闭，但其关闭速度较慢，在钠通道维持开放零点几毫秒后失活门关闭（因此激活状态就是在激活门迅速打开而失活门尚未完全关闭之前出现的），Na^+ 内流停止（此外，流入膜内的正电荷也阻止 Na^+ 内流）；与此同时，电压门控钾通道已完全打开，K^+ 外流增加，大大加速复极化过程。当复极化完成约 70％ 时，由于膜外堆积大量由膜内外流的 K^+，使 K^+ 外流速度减慢，形成后去极化电位。由于钾通道开放持续到复极化至静息电位后数毫秒，从而造成后超极化电位。钠通道失活门在膜电位没有恢复到或接近原初的静息电位之前不会重新开放。

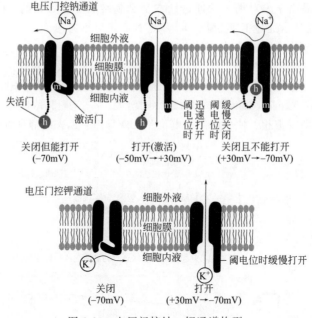

图 2-20　电压门控钠、钾通道构型

钠通道可被河豚毒素（tetrodoxin，TTX）特异性地阻断，而四乙铵（tetraethylammonium，TEA）则可特异性地阻断钾通道。局部麻醉药，如盐酸普鲁卡因（procaine）和利多卡因（lidocaine）由于可阻断感觉神经纤维上的电压门控钠通道，故可阻止动作电位的产生及传导，而产生局部麻醉作用。

动作电位发生后膜内外离子浓度的恢复：动作电位复极化后，虽然膜电位已恢复至静息电位水平，但膜两侧原有的离子浓度尚未恢复。此时，通过钠-钾泵的作用，逆着浓度差，将 Na^+ 移至膜外，K^+ 移入，以恢复原有膜两侧 Na^+、K^+ 离子分布。

从上述可知，膜对某种离子通透性的大小，实质上是由该离子通道的开放状态决定的。由于离子是带电的，因此当离子通道的状态发生改变时，必然引起跨膜离子电流的变化。离子电流的方向通常规定为正离子流通的方向，正电荷移出膜外或负电荷移入膜内都称之为外向电流，外向电流使膜内电位负值增大，引起膜复极化或超极化；而正电荷移入膜内或负离子移出膜外称为内向电流，内向电流使膜内电位负值减小，引起膜的去极化。跨膜离子电流的大小可用离子的电导（G）来表示，它是电阻的倒数。G_{Na} 为 Na^+ 的电导，G_K 为 K^+ 的电导，电导大，表示膜对该离子运动的电阻小，膜对该离子的通透性大；反之亦然。

（三）动作电位的触发和阈电位

凡是能引起组织细胞产生动作电位的刺激（包括机械的、化学的及电的等），都是先引起细胞膜去极化，使膜电位（负值或绝对值）降低。当细胞膜去极化达一定水平时才能引起动作电位。这个能够触发动作电位的临界膜电位叫作阈电位。阈电位值一般比静息电位小 $10\sim20mV$。神经和骨骼肌细胞的静息电位分别为 $-70mV$ 和 $-90mV$，它们的阈电位分别约为 $-50mV$ 和 $-70mV$。注意阈电位与阈强度的区别，后者是指能使细胞膜去极化达到阈电位即产生动作电位的最小刺激强度。因此，不论什么刺激，只要能使静息电位值减小到阈电位水平，都能诱发出动作电位。膜去极化到阈电位水平之所以会引起动作电位，是因为膜电位降至阈电位水平时，由于作用于膜的电场力的改变，引起部分电压门控的钠通道开放（激活门打开），使膜对 Na^+ 的通透性增加，使 Na^+ 内流超过通过渗漏通道的 K^+ 外流；Na^+ 快速内流使膜进一步去极化，而膜的去极化又导致更多的钠通道开放，使更多的 Na^+ 内流，形成所谓钠通道开放的再生性循环（正反馈环），只要此反馈足够强，可直至全部钠通道开放。由此可使去极化速度增加 $500\sim5000$ 倍，使膜产生快速的去极化而形成动作电位的上升支。接着，由于钠通道失活门关闭和电压门控的钾通道开放而终止动作电位（即恢复到静息电位），钠通道又转变为能再打开的静息状态（激活门关闭，失活门打开）。如果刺激引起的膜去极化达不到阈电位时，尽管 Na^+ 内流增加，但因通过渗漏通道的 K^+ 外流超过 Na^+ 内流，不能发动上述正反馈，只要刺激一撤除，膜便又恢复其静息电位。

总之，动作电位的去极相是由于钠通道开放而使细胞外 Na^+ 扩散进入细胞内而形成的；复极相是由于钠通道关闭，Na^+ 内流停止和钾通道开放，细胞内的 K^+ 扩散到膜外而形成的。

（四）动作电位的传播

1. 动作电位在同一细胞上的传导　可兴奋细胞的膜上任何一处接受刺激产生动作电位，即可沿着细胞膜传播，使整个细胞膜均经历一次快速而可逆的电位波动。细胞膜两侧的溶液均为导电的，所以当细胞膜某处兴奋时，兴奋部位膜两侧出现电位倒转，变为内正外负，和相邻未兴奋部位（内负外正）之间出现电位差，这种电位差将引起电荷移动，称为局部电流。局部电流的方向是：膜外正电荷由未兴奋部位流向已兴奋部位，膜内正电荷由已兴奋部位流向未兴奋部位，这种电荷流动的结果，使未兴奋部位膜内电位升高而膜外电位降低而去极化，引起该处产生动作电位（即已兴奋部位膜通过局部电流"刺激"了未兴奋部位的膜），此时原兴奋部位膜开始复极化。而此后产生的动作电位又与其邻近膜之间形成局部电流，再产生动作电位，形成动作电位在整个细胞膜上的传导。

有髓神经纤维轴突外包裹一层髓鞘，髓鞘不导电，只有在髓鞘中断处郎飞结处，轴突膜可与细胞外液接触，且钠通道非常密集，离子可产生跨膜移动，所以当有髓神经纤维受刺激时，动作电位只能在邻近郎飞结处产生，局部电流也只发生在相邻的郎飞结之间（即一种较大范围的局部电流）。动作电位跨过髓鞘在相邻郎飞结处相继出现，称兴奋的跳跃式传导。跳跃式传导传导兴奋的速度比一般细胞传导速度快得多。而且由于单位长度内每传导一次所涉及的跨膜离子转运总数少得多，所以又是一种"节能"形式的传导。

2. 动作电位在细胞之间的传播　细胞之间的电阻很大，无法形成有效的局部电流，因此动作电位一般不能由一个细胞传播到另一个细胞。但在某些组织的细胞之间存在缝隙连接，使动作电位可在细胞之间传播。在缝隙连接处，相邻细胞的质膜靠得很近（$<3nm$），其中一个细胞产生动作电位后，局部电流可以通过缝隙连接传播到另一个细胞。缝隙连接的意义在于使某些同

类细胞发生同步化活动。神经细胞之间的缝隙连接称为电突触，电突触具有兴奋传播速度快和双向传播的特点，可使某些功能相同的神经元发生同步化活动。

（五）兴奋性及其变化

可兴奋细胞，例如，神经纤维在接受一次刺激产生兴奋（动作电位）后（包括兴奋的即时及以后的一段极短的时间），其兴奋性也要发生一系列有规律的变化，如果在这期间细胞再次受到刺激，其反应能力将与静息时不同（图 2-21）。

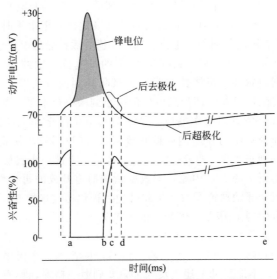

图 2-21　动作电位时相与兴奋性周期的对应关系

静息时兴奋性为 100%，在锋电位时兴奋性为 0，即为绝对不应期（ab），在后去极化前期为相对不应期（bc），
后期为超常期（cd），在后超极化时为低常期（de）

1. 绝对不应期　在神经纤维受到一次有效刺激（阈刺激或阈上刺激）产生兴奋的极短时间内（对应于动作电位去极化和复极化的前 1/3 时期，在粗的有髓神经纤维约为 0.4ms），给予第二个有效刺激，无论此刺激多么强大，都不能再次产生动作电位，即其兴奋性已降至零，这段时间称为绝对不应期，因为在动作电位的快速去极化期已启动的钠通道的再生性开放将继续进行到其结束，不受后续的第二个刺激的影响，在开始复极化时大多数钠通道的失活门关闭，不能被第二个刺激所打开，直到大部分钠通道返回其静息状态（接近复极化终止）才能产生第二个动作电位。由于绝对不应期的长短正好对应于锋电位发生的时期，所以锋电位不会发生融合。

2. 相对不应期　到后去极化开始其兴奋性逐渐恢复，这时受到大于阈强度的刺激可以引起细胞兴奋，即产生锋电位，这段时间称为相对不应期（为 0.1~0.2ms）。此时部分钠通道仍处于失活状态，而且电压门控钾通道广泛开放，K^+ 外流增大，膜电位更接受 K^+ 的平衡电位，因此使膜去极化到阈电位而发动下一次动作电位需要更大的内向电流。

3. 超常期　在相对不应期后（相当于后去极化的后期），兴奋性高于正常，即阈下刺激可引起细胞再次产生动作电位，此期称为超常期（此时的膜电位常未恢复到静止电位水平，它比静息电位更接近阈电位水平，因而有较高的兴奋性）。

4. 低常期　在后超极化时期兴奋性又低于正常水平（低常期），即必须受到阈上刺激才能引起兴奋，这是因为此时的膜电位比静息电位更远离阈电位水平。最后兴奋性恢复正常（图 2-21）。

由于绝对不应期的持续时间相当于动作电位主要部分的持续时间，因此有动作电位存在的期间就不可能再次产生动作电位（兴奋），亦即细胞即使受到连续的快速刺激，也不会出现两次动作电位在同一部位重合的现象。在单位时间内神经纤维产生和传导兴奋的次数取决于绝对不应期的长短，即绝对不应期短，单位时间产生和传导动作电位的次数多，反之亦然。

三、局部电位

阈刺激或阈上刺激可以引起动作电位，即扩布性兴奋，而阈下刺激虽然不能引起可传导的动作电位，但可使被刺激的膜部位对 Na^+ 通透性轻度增加（部分钠通道开放），因而造成原有静息电位的轻度减小——轻度或部分去极化，这种没有达到阈电位的电位变化称为局部电位或阈下电位。局部电位不能诱发动作电位，即不能把膜的去极化推到再生性循环，因此也就不能沿着膜传导，电荷只能在轻度去极化和邻近仍处于静息电位的膜部位之间流动，在细胞内液和细胞外液形成局部电流，它不能使邻近膜去极化到阈电位，而且随着离开局部电位部位的距离的增大而减小，以至完全消失（通常限制在产生部位的 $0.2\sim2.0\,mm$ 内），这种传导叫电紧张扩布。

局部电位的特征：①等级性电位，即局部电位不是"全或无"式的，其电位有大小等级之分，较强的阈下刺激引起较大的局部电位，较弱的阈下刺激引起较小的局部电位 [图 2-22(a) 和图 2-22(b)]，因此又称为分级电位。②衰减传导 [图 2-22(c)]。③没有不应期，因此，局部电位还可以总和，即如果在第一个阈下刺激所引起的局部电位未消失之前，再接受第二个阈下刺激，两个阈下刺激所引起的局部电位有可能叠加起来，使膜去极化达到阈电位水平，触发一次可传导的动作电位，这称之为时间性总和；另外，在细胞膜相邻两点或几点同时受到阈下刺激，它们所引起的局部电位也可同时总和而产生动作电位，这称为空间性总和 [图 2-22(d)]。

局部电位根据其所产生的细胞部位及功能不同有许多名称：感受器电位（产生于感受器细胞）、突触后电位（产生于突触后膜）、终板电位（产生于运动终板）、起搏电位（产生于心脏传导系统细胞）以及慢波电位（发生于消化道平滑肌细胞），其详细内容将在有关章节介绍。

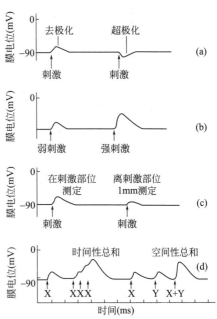

图 2-22　局部电位的一些特性示意图
(a) 去极化或超极化；(b) 有大小变化；
(c) 衰减传导；(d) 时间性总和和空间性总和

第四节　肌细胞的收缩

一、骨骼肌

（一）骨骼肌神经-肌接头的兴奋传递

1.骨骼肌神经-肌接头的结构特征　运动神经纤维在末梢部位失去髓鞘，以裸露的轴突末梢嵌入到肌细胞凹陷中，但它与肌细胞不接触，轴突末梢的膜称接头前膜，与之对应的特化的肌细胞膜称接头后膜或终板膜。接头前膜与接头后膜之间有宽 $20\sim30\,nm$ 的接头间隙，间隙内为细胞外液成分。轴突末梢的轴浆中含有许多线粒体和大量直径约为 $40\,nm$ 的囊泡（图 2-23）。囊泡内贮存一定量的 ACh。终板膜比一般肌细胞膜厚，且形成许多小皱褶凹入细胞内，称终板皱褶，其意义是可增加接头后膜与神经递质接触的面积；在终板皱褶开口处存在大量 ACh 受体，它实际上是由 ACh 控制的化学门控通道的一部分（详见本章第二节），终板膜上有胆碱酯酶。

2.骨骼肌神经-肌接头的兴奋传递过程　动作电位传到运动神经神经末梢时，在神经冲动去极相的影响下，轴突末梢膜上的电压门控钙通道打开，部分 Ca^{2+} 进入膜内，轴浆内 Ca^{2+} 浓度升高，Ca^{2+} 可启动囊泡的出胞机制，使囊泡内的 ACh 释放到接头间隙 [因为它释放的最小单位是

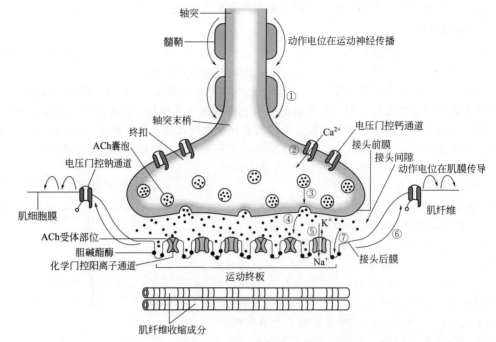

图 2-23　骨骼肌神经-肌接头的结构及兴奋的传递

①动作电位传至轴突末梢；②轴突末梢电压门控钙通道打开，Ca^{2+} 内流；③囊泡向接头前膜移动，递质释放；
④递质作用于接头后膜受体；⑤打开 ACh 受体通道，Na^+ 内流，产生终板电位；⑥去极化终板与邻近肌膜之间
的局部电流，打开肌膜电压门控钠通道，膜电位达阈电位，爆发动作电位；⑦ACh 被胆碱酯酶水解破坏

一个囊泡的内容，没有释放半个囊泡的情况，一个囊泡所含 ACh 的量称为 ACh 的一个量子（quantum），故这种释放为量子释放]。据估计，一个囊泡中约有 10000 个 ACh 分子，一次动作电位可使 125 个左右的囊泡释放，而一个轴突末梢约含有 30 万个囊泡。然后，ACh 扩散到终板膜，与该处的 ACh 受体（N 型 ACh 受体）结合，引起受体蛋白分子构象改变，通道开放。引起 Na^+ 内流和 K^+ 外流，主要是 Na^+ 内流，结果终板膜（接头后膜）内正电荷增加，静息电位负值减小，即终板膜局部去极化。这一电位变化称为终板电位。终板电位是一种局部电位，具有局部电位的性质（见本章第三节），其大小与轴突末梢释放的 ACh 量成正比，能以电紧张的形式向周围的肌膜做短距离扩布。当肌膜的静息电位由于终板电位的影响而去极化到该处膜的阈电位水平时，就使细胞膜爆发一次动作电位，此动作电位沿着整个肌细胞膜作不衰减传导，再通过"兴奋收缩耦联"（见后述），引起肌细胞出现一次机械收缩，从而完成神经纤维和肌细胞之间的信息传递（图 2-23、图 2-24）。在静息情况下，即使运动神经元无冲动到达末梢，接头前膜也会自发性发生平均每秒 1 个量子的 ACh 释放，由此约引起 0.4mV 的电位变化，称微终板电位。

ACh 与受体作用后大部分迅速被接头间隙的胆碱酯酶破坏，即大约在 2ms 内便可使一次冲动释放的

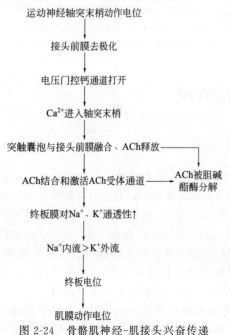

图 2-24　骨骼肌神经-肌接头兴奋传递
的主要过程

ACh 水解为乙酸和胆碱，另有小部分扩散出间隙，因而不能再作用于终板膜。在正常情况下，一次神经冲动释放的 ACh 所引起的终板电位可达 50～75mV，因此大大超过使邻近的肌膜产生动作电位所需的阈电位水平。终板膜本身没有电压门控钠通道，因而不会产生动作电位。因此，正常神经-骨骼肌接头兴奋传递是相当可靠和有效的，亦即运动神经纤维每一神经冲动到达末梢，都能使肌细胞兴奋一次，并引起一次肌肉收缩，所以，这种神经-骨骼肌接头的兴奋传递是一对一的。

3. 影响骨骼肌神经-肌接头兴奋传递的因素　凡能影响骨骼肌神经-肌接头兴奋传递过程的各个环节的因素都能影响传递过程。

（1）影响 ACh 释放的因素　在一定范围内，ACh 释放量随着细胞外液 Ca^{2+} 浓度的增高而增多，而 Mg^{2+} 则可对抗 Ca^{2+} 的作用，使 ACh 的释放减少。另外，一些细菌，如梭状孢杆菌和肉毒杆菌产生的毒素可阻止运动神经末梢释放 ACh，从而可阻止化学信使从神经传向肌肉，引起肌肉麻痹（肉毒中毒，一种很常见的食物中毒）。

（2）影响 ACh 与受体结合的因素　简箭毒碱（tubocurarine）和 α-银环蛇毒素（α-bungarotoxin）能与 ACh 竞争终板膜上的 ACh 受体，不可逆地与运动终板 ACh 受体部位结合，阻止 ACh 与受体的结合，因此 ACh 受体通道不能开放，终板电位和肌膜动作电位不能产生，从而使肌肉失去收缩能力。有类似作用的药物称为肌肉松弛剂，临床上可用于外科手术。

（3）抑制胆碱酯酶的药物　有机磷农药（如对硫磷、1065、敌敌畏、乐果、美曲磷脂等）和药物新斯的明（neostigmine）可选择性抑制胆碱酯酶，使 ACh 不能被水解而大量堆积于接头间隙和终板膜处，持续和反复刺激肌纤维，以致造成肌肉痉挛，甚至引起喉肌痉挛，人可能窒息而死。有一种病称为重症肌无力（myasthenia gravis），患者的某些骨骼肌非常容易疲劳，并产生暂时性瘫痪，其原因是患者体内产生一种能阻断或破坏自身 N 型 ACh 受体的抗体，使终板膜上能与 ACh 结合的 ACh 受体数量减少。抗胆碱酯酶药，如新斯的明，通常能使患者的症状明显改善，因为它可使更多的 ACh 堆积于接头间隙。

（二）骨骼肌细胞的结构特征

1. 肌原纤维和肌节　骨骼肌由大量的骨骼肌纤维构成。肌纤维是骨骼肌的功能单位。每一条肌纤维内含有大量的平行排列的肌原纤维。每条肌原纤维又都是由许多被称为肌节的结构串联而成（图 2-25）。

肌节指肌原纤维上位于两条 Z 线之间的区域，它由中间的暗带和两侧各 1/2 的明带所组成。在暗带中部有较亮的 H 带。肌节是肌肉收缩和舒张最基本单位。肌节由两种丝构成，暗带中含粗肌丝和细肌丝，H 带只含粗肌丝（H 带中央有 M 线），明带中只含细肌丝（图 2-25）。肌节的长度安静时为 $2.0～2.2\mu m$，变动范围是 $1.5～3.5\mu m$。

2. 肌管系统

（1）横管系统　由肌细胞膜横向深入肌纤维内部，与肌原纤维长轴互相垂直并在肌节 Z 线水平形成环绕肌原纤维的管道，称为横管（transverse tubular）或称 T 管。横管的作用是将沿肌细胞膜扩布的动作电位（即兴奋）传入肌细胞深部。

（2）纵管系统　肌原纤维周围还有一组走行方向与肌原纤维平行的肌管系统即肌质网，称为纵管（longitudinal tubule），又称 L 管。纵管在接近横管时，管腔出现膨大，称为终末池。终末池的作用是通过对 Ca^{2+} 的贮存、释放和再聚积，触发肌节的收缩与舒张。每一横管和来自两侧肌节的纵管终末池，构成了三联体。三联体是把肌细胞膜的电变化和细胞内的收缩过程耦联起来的关键部位。终池膜上有 Ca^{2+} 的释放通道，又称雷诺丁受体（ryanodine receptor，RYR），肌质网止于钙泵。肌细胞静息时，终池贮存的钙量约占细胞内 Ca^{2+} 的 90% 以上。

（三）骨骼肌细胞的收缩机制

1. 肌丝的分子结构

（1）粗肌丝　粗肌丝由肌球蛋白（又称肌凝蛋白）分子组成。每个肌球蛋白分子包含 6 条肽

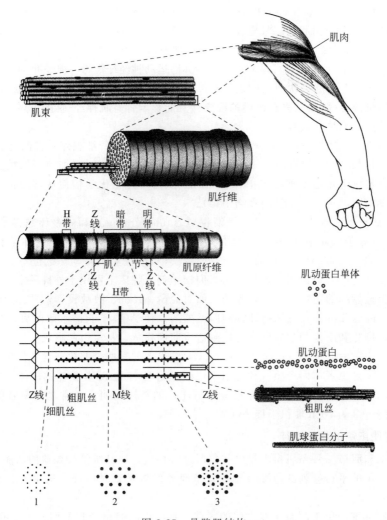

图 2-25　骨骼肌结构

1.细肌丝在肌原纤维横断面上的几何排列；2.粗肌丝在肌原纤维横断面上的几何排列；3.两种肌丝相互重叠的情况

链，其中 2 个重链 4 个轻链，2 个重链彼此螺旋状缠绕形成双股螺旋，其 N 端分开并弯曲成球形多肽结构，称为肌球蛋白头，因此有 2 个游离的头并列于双股螺旋状的肌球蛋白分子的一端，4 个轻链也是肌球蛋白头的组成部分，每侧 2 个。双股螺旋的延伸部分称为尾（图 2-26）。

　　肌球蛋白分子在组成粗肌丝时，各尾状部朝向 M 线而聚合成束，形成粗肌丝的主干，球状部则规律地裸露在 M 线两侧的粗肌丝主干的表面，而且肌球蛋白分子的双股螺旋也有一部分随着头部伸出主干，称为绞接部（桥臂），桥臂与头一起称为横桥。粗肌丝中部约 20nm（$0.2\mu m$）范围没有横桥。

　　肌球蛋白分子的头状部有两个生化特性：①有 ATP 酶的活性，它能使 ATP 分解为 ADP 和无机磷酸（Pi），同时释放贮存于 ATP 的化学能，为横桥运动提供能量；②含有能与肌动蛋白结合的部位（位点），在一定条件下可与肌动蛋白呈可逆性结合。

　　(2) 细肌丝　细肌丝由三种蛋白组成，其中约 60％是肌动蛋白（也称肌纤蛋白），它构成了细肌丝的主干，并与肌丝的滑行有直接关系。此外，还有原肌球蛋白和肌钙蛋白（图 2-26）。

　　① 肌动蛋白：肌动蛋白单体呈球状（称为球肌动蛋白或 G-肌动蛋白），这些单体聚合成两串并行的念珠状，而且拧成双螺旋链状（称为纤维状肌动蛋白或 F-肌动蛋白）（图 2-25、图 2-26）。

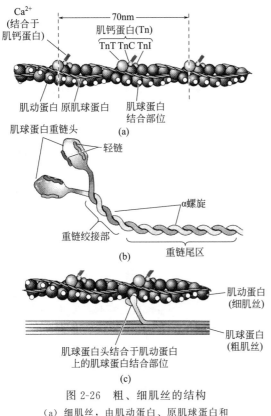

图 2-26 粗、细肌丝的结构

（a）细肌丝，由肌动蛋白、原肌球蛋白和肌钙蛋白组成；（b）肌球蛋白由 2 个重链和 4 个轻链组成，2 个重链聚合形成双螺旋，其 N 端分开形成头状部；（c）粗、细肌丝相互作用

每个 G-肌动蛋白分子上有与横桥结合的位点，能与横桥呈可逆性结合，它是细肌丝上与横桥相互作用从而引起肌肉收缩的活性部位。

② 原肌球蛋白：呈双股螺旋结构，缠绕在肌动蛋白双螺旋的"沟壁"上，并与之平行，在肌肉静息状态下，正好位于肌动蛋白和粗肌丝的横桥头部之间，覆盖着肌动蛋白的活性部位。每条原肌球蛋白分子的长度约相当于 7 个 G-肌动蛋白（因此可覆盖 7 个活性部位），端端相接。

③ 肌钙蛋白（troponin，Tn）：是一种球形蛋白，以一定的间隔定位于原肌球蛋白的双螺旋结构上。它由三个亚单位（C、T、I）组成。TnT 结合于原肌球蛋白上；TnI 附着在肌动蛋白上，抑制肌球蛋白与肌动蛋白之间的相互作用；TnC 含有 Ca^{2+} 的结合位点，对 Ca^{2+} 有很大的亲和力。

上述几种蛋白，由于肌球蛋白和肌动蛋白直接与肌丝滑行有关，故称为收缩蛋白，而肌钙蛋白和原肌球蛋白不直接参与肌丝滑行，但可影响和控制收缩蛋白之间的相互作用，所以称调节蛋白。

2. 肌丝滑行的过程

肌肉在静息状态时，肌浆中的 Ca^{2+} 浓度低于 10^{-7} mol/L，原肌球蛋白位于肌动蛋白与横桥之间，横桥头不能与肌动蛋白结合，肌肉便不能缩短。此时，横桥头已与 ATP 结合，横桥头部的 ATP 酶分解 ATP 生成 ADP、Pi 和释放化学能，贮存于头部（成为赋能的横桥）；横桥头垂直地伸向细肌丝，但还没有结合（由于肌动蛋白的横桥结合部位被原肌球蛋白覆盖）。当肌细胞膜开始去极化后的极短时间内，由于终池释放 Ca^{2+}，肌浆 Ca^{2+} 迅速升高 100 倍，达到 10^{-5} mol/L 时，作为 Ca^{2+} 受体的 TnC 与 Ca^{2+} 结合（每分子 TnC 可结合 4 个 Ca^{2+}），其分子构象变化，使 TnI 与肌动蛋白的结合力减小，Tn 以某种方式牵拉原肌球蛋白分子作侧向移动，使它移到肌动蛋白双肌螺旋的"槽底"，暴露出肌动蛋白上的横桥结合部位，横桥得以与肌动蛋白结合（图 2-27）。一旦横桥头与肌动蛋白的活性部位结合，便触发已贮存于横桥头部的能量释放，并引起头部构象改变，使头部向横桥臂弯曲（扭动），随之牵曳肌动蛋白丝（细肌丝），此时 ADP 和 Pi 也脱离横桥头部。接着在释放 ADP 的横桥部位又结合一分子 ATP（但未水解），这一结合引起横桥与肌纤蛋白丝脱离。这是一种变构调节，即 ATP 与横桥头的一个部位结合，降低横桥头的另一部位对肌动蛋白的结合。横桥头与肌动蛋白分离后，结合于横桥头的 ATP 水解，并且其能量贮存于头部，返回到它的垂直状态。然后这种供能的横桥头又与肌动蛋白丝的一个新的活性部位结合，再引起横桥扭动，如此重复下去，肌节就这样不断地缩短。因此又称为肌肉收缩的棘齿学说或肌丝滑行学说。横桥与肌动蛋白这种结合、扭动、脱离、再结合的过程称为横桥循环或横桥周期，在肌肉快速收缩时，每秒钟可进行 5 次，每一循环可使肌节缩短 1%。只要胞浆 Ca^{2+} 浓度维持在 10^{-5} mol/L 水平，这种横桥循环就一直进行下去，直到细肌丝牵曳 Z 线接触粗肌丝末端为止（或加在肌肉上的负荷太大，肌肉不能进一步牵曳为止），肌肉也就维持收缩状态。每个横桥的活动

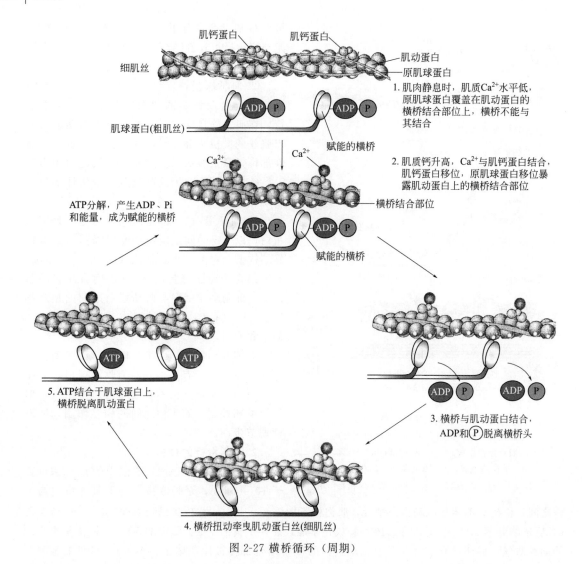

图 2-27 横桥循环（周期）

是彼此独立的，即非同步的；也不是所有的横桥都能与肌纤蛋白相互作用。由上述可见，ATP在横桥循环中起两个作用：①ATP 水解为横桥扭动提供能量；②ATP 结合于横桥头（未水解）使横桥头与肌动蛋白丝之间的结合分开，使横桥循环得以连续进行下去。

当肌浆中 Ca^{2+} 浓度降低时（低于 10^{-7} mol/L），Ca^{2+} 与 TnC 分离，Tn 与原肌球蛋白恢复原构型，后者又回到横桥与肌动蛋白分子之间的位置，阻止它们之间相互作用的继续进行，细肌丝向外回拉，肌肉舒张。

（四）骨骼肌细胞的兴奋-收缩耦联

兴奋-收缩耦联是指肌纤维膜上的动作电位通过增加胞质钙浓度导致横桥扭动而引起的肌丝滑行为基础收缩的全过程。它包括三个主要过程：①动作电位通过横管膜传向肌纤维内部——三联体，以及三联体处的信息传递；②肌质网对 Ca^{2+} 的释放和再摄取；③肌质中 Ca^{2+} 浓度升高使肌肉收缩。后一过程前面已介绍，下面着重介绍前两过程。

当神经冲动（动作电位）传到肌膜时，迅速沿着肌膜传向肌纤维内部即 T 管膜。T 管膜去极化引起肌质网释放 Ca^{2+}，肌质中的 Ca^{2+} 浓度升高，Ca^{2+} 与 TnC 结合通过前述的过程引起肌肉收缩。当没有动作电位传到 T 管膜上时，一方面肌质网停止释放 Ca^{2+}，另一方面由于肌质网上的钙泵（一种 Ca^{2+}、Mg^{2+} 依赖的 ATP 酶）主动将肌质中的 Ca^{2+} 泵回肌质网（肌质网中存在一

种称为收钙素的 Ca^{2+} 结合蛋白，后者可与 Ca^{2+} 疏松结合，从而使肌质网能贮存高浓度的 Ca^{2+}），使肌质 Ca^{2+} 浓度降低，与 Tn 结合的 Ca^{2+} 解离，肌肉终止收缩并舒张。由于 Ca^{2+} 的这种再积聚也需要分解 ATP 而耗能，所以肌肉舒张和收缩一样，都属于主动过程（图 2-28）。

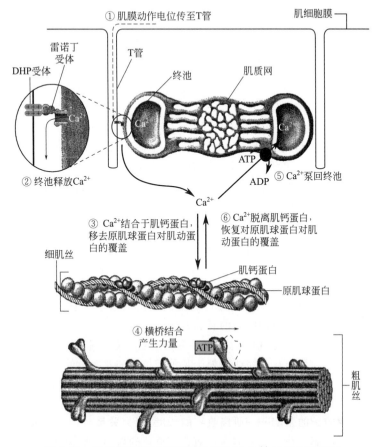

图 2-28　骨骼肌收缩与舒张期间肌质网 Ca^{2+} 释放和再摄取

T 管膜去极化引起肌质网终池释放 Ca^{2+} 的机制： T 管膜上存在有 L 型 Ca^{2+} 通道，由于它可被药物二氢吡啶（dihydropyridine，DHP）所阻断，故又称二氢吡啶受体（DHPR）。在肌质网终池膜上有钙释放通道，由于它可被植物生物碱雷诺丁（ryanodine）所阻断，故又称雷诺丁受体（RYR）通道。T 管膜动作电位的去极化激活 DHPR，使之构象改变，后者起电压传感器（voltage sensor）作用，打开邻近终池膜上的钙释放通道，引起 Ca^{2+} 释放［当 T 管膜处于静息电位时 DHPR 的胞质端像"塞子"一样塞住终池膜上的钙释放通道（RYR），当动作电位传到 T 管膜时，DHPR 构象改变，"塞子"移出，打开终池膜上的钙释放通道（图 2-29）］。在心肌细胞，DHPR 是肌膜电压敏感 L 型钙通道的一部分，动作电位传来时打开，L 型钙通道打开，小量细胞外 Ca^{2+} 通过此通道进入细胞，再触发终池膜上的钙释放通道打开和 Ca^{2+} 释放，这称为钙诱（触）发钙释放（Ca^{2+} induced Ca^{2+} release）（图 2-29）。

（五）骨骼肌的收缩功能

1. 肌肉收缩时的长度和张力变化　肌肉收缩时作用于物体的力称为张力（肌力），而物体作用于肌肉的重量称为负荷，因此肌张力和负荷是方向相反的力。骨骼肌在体内的功能，就在于它受到刺激时能产生张力或缩短，借以完成躯体运动或对抗某些外力的作用。根据肌肉收缩时肌纤维长度是否缩短和张力的变化，可将肌肉收缩分为两种形式。

（1）等张收缩　肌肉收缩时张力基本不变，长度缩短称等张收缩。

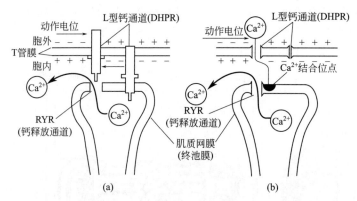

图 2-29　骨骼肌（a）和心肌（b）肌质网 Ca^{2+} 释放机制
RYR—雷诺丁受体；DHPR—二氢吡啶受体

（2）等长收缩　肌肉收缩主要发生张力变化，而长度基本不变的收缩称为等长收缩。

人体肌肉运动时，两种收缩都有，不同的肌肉收缩形式主要取决于肌肉收缩时所遇到的阻力，即负荷大小。阻力或负荷大，主要为等长收缩；反之，主要为等张收缩。大多数情况下的肌肉收缩是等长收缩与等张收缩不同程度的结合。

2. 影响骨骼肌收缩效能的因素　肌肉收缩效能表现为收缩时所产生的效力的大小、肌肉缩短的程度，以及产生张力或肌肉缩短的速度。骨骼肌的收缩效能受肌肉所承受的负荷、肌肉自身的收缩性能、运动神经发放神经冲动或肌肉受刺激的频率、参与收缩的运动单位和肌纤维的数量等因素的影响。后两者表现为肌肉收缩的总和效应。

肌肉在体内或实验条件下能遇到的负荷主要有两种：一种是肌肉在收缩之前就加在肌肉上的，称为前负荷；前负荷使肌肉在收缩前即处于某种被拉长的状态，使它在一定的初长度的情况下进入收缩。另一种负荷称为后负荷，是肌肉在开始收缩时才遇到的负荷或阻力，它不能增加肌肉收缩的初长度，但能阻碍肌肉收缩时的缩短。

（1）前负荷对肌肉收缩的影响——肌肉收缩的长度-张力关系　前负荷使肌肉在收缩之前即处于某种程度被拉长的状态。在一定范围内，随着前负荷的增加，肌肉作等长收缩时所产生的张力也增大。当超过某一负荷（或初长度）时，肌肉收缩所产生的张力反而减小（图 2-30）。能使肌肉收缩时产生最大张力的前负荷称最适前负荷，此时的初长度称最适初长度。从骨骼结构来看，所谓最适前负荷和由此决定的最适初长度，正好使肌原纤维中肌节静止长度保持在 $2\sim 2.2\mu m$ 的长度，这样的长度能使粗、细肌丝处于最理想的重叠状态，肌肉收缩时每一横桥附近都有与之结合的细肌丝存在，即结合于肌纤蛋白丝上的横桥数目达最大，肌肉收缩时起作用的横桥数目最多，因而产生的张力最大。

（2）后负荷对肌肉收缩的影响——肌肉收缩的张力-速度关系　肌肉在前负荷固定不变而有后负荷的条件下收缩，总是先产生张力，以克服负荷，然后才发生肌肉长度的缩短，并且从缩短开始到结束肌张力维持不变（等张收缩）。后负荷越大，肌肉收缩所产生的张力也越大，开始出现缩短的时间越迟，肌肉收缩的速度和缩小的长度也越小。也就是说，肌肉收缩所表现的张力与缩短的速度呈现反变关系。当后负荷增加到某一数值时，肌肉不能缩短，此时，肌肉缩短的速度和长度均为零，但产生的张力即达最大（P_0）。由于此时肌肉缩短的距离为零，故从理论上讲，肌肉没有做功，也无功率［功率（功/时间）＝力×速度］输出。相反，如后负荷越小，肌肉收缩产生的张力就越小，开始出现缩短的时间越早，缩短的速度和缩短的长度也越大。当后负荷为零时，肌肉缩短速度达到最大（V_{max}），但这时肌肉的张力为零，故肌肉也没有做功和功率输出。这两个极端之间，在不同的后负荷时，肌肉都能在产生与后负荷相同的张力的情况下移动后负荷，都可做功和有效功率输出，但当后负荷相当于最大张力的 30% 左右时，肌肉输出的功率最大（图 2-31）。

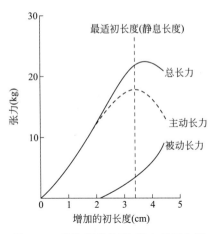

图 2-30　骨骼肌的长度-张力关系曲线

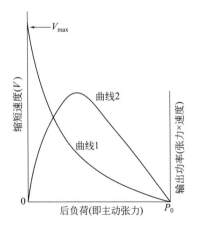

图 2-31　肌肉的张力-速度关系曲线
曲线 1 为张力-速度曲线；曲线 2 为功率曲线

（3）肌肉收缩能力的改变对肌肉收缩的影响　肌肉收缩能力是指不依赖于前、后负荷改变其力学活动（收缩强度和速度）的一种内在特性，它是由肌肉内部功能状态决定的。

影响肌肉收缩能力的因素有两类。①**降低肌肉收缩能力的因素**：缺氧、酸中毒、肌肉能源物质缺乏、兴奋-收缩耦联、肌肉内蛋白质或横桥功能特性改变等；②**提高肌肉收缩能力的因素**：Ca^{2+}、咖啡因、肾上腺素及类固醇激素等。

（4）收缩的总和　骨骼肌通过收缩的总和可以快速调节其收缩的强度。在整体内骨骼肌的收缩是在运动神经元的控制下进行的，中枢神经系统（CNS）可通过空间总和和时间总和调节肌肉收缩的强度。

①**空间总和**：一个运动神经元及其轴突分支所支配的全部肌纤维，称为一个**运动单位**。不同肌肉产生的运动单位的数量及每个运动单位所包含的肌纤维数相差很大。小的运动单位（其运动神经元体积较小），仅含数根肌纤维（如眼外肌和手部肌）；大的运动单位（其运动神经元的体积较大）多达 2000 根（如腿部肌）。一个运动单位的肌纤维分散在整块肌肉中，它们同时收缩时产生均匀分布的较弱的肌肉收缩。对于强度较小的肌肉收缩仅激活一个或几个运动单位，对于愈来愈强的收缩，则激活愈来愈多的运动单位。对于持续时间较长的肌肉收缩（如支持身体的抗重力肌的收缩），是在 CNS 的精细控制下轮流激活运动单位，即一部分运动单位参与收缩，另一部分未参与收缩，相互交替，所以持续的收缩是平稳而不是断续进行的。但当肌肉作最大强度的收缩时，由于所有的运动单位都参与收缩肌肉，不能轮换运动单位，所以这种收缩不能持久。大多数肌肉是由不同代谢类型的肌纤维混合组成，在轻度或中等强度收缩时，首先激活那些运动单位较小、较不易发生疲劳的肌纤维；在需要进一步增加收缩强度时，最后激活大运动单位（大运动单位支配的肌纤维较易发生疲劳）。这种按运动单位大小顺序激活的方式称为大小原则。而通过激活更多的运动单位参加收缩以增加肌肉收缩力（强度）的过程，称为肌肉收缩的空间总和或多纤维总和。

②**时间总和**（刺激频率与肌张力的关系，又称频率总和）：当肌肉受到刺激发生收缩时，由于刺激频率的不同，可产生两种形式的收缩。

单收缩：当骨骼肌受到一次短促的刺激（如电脉冲）时，先产生一次动作电位紧接着出现一次收缩，称为单收缩。它可分为三个时期：**a. 潜伏期**，是指施于刺激起到肌纤维开始收缩这一段无明显外部表现时间（即兴奋-收缩耦联所需时间）；**b. 收缩（缩短）期**，指肌肉收缩开始到肌肉收缩到最短或张力达到最大这段时间；**c. 舒张期**，指肌肉收缩最短或张力达到最大以后恢复到原来长度或张力的时间。

　　强直收缩：在一次单收缩中，动作电位（锋电位）持续时间仅 1～2ms，而收缩过程持续 25～200ms，如果给肌肉以连续的电脉冲刺激，或运动神经末梢连续传来一串神经冲动（动作电位）时，且刺激频率或神经冲动频率达到一定限度时，后来的刺激引起的动作电位或传来神经冲动有可能在前一次收缩的舒张期或收缩期到达肌肉，于是肌肉在一定程度的缩短或张力的基础上进行收缩，即每次后来的收缩都出现在前次收缩的舒张期或收缩期，于是各次收缩的长度缩短或张力增加融合或叠加起来，使收缩的幅度或张力比单收缩更大，这称为强直收缩。若后一次收缩出现在前一次收缩过程的舒张期称为不完全强直收缩（在刺激频率较低时），出现在前一次收缩过程的收缩期称为完全强直收缩。完全强直收缩的张力可达到单收缩的 3～4 倍（图 2-32）。

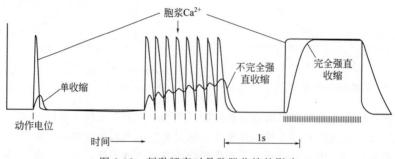

图 2-32　刺激频率对骨骼肌收缩的影响

　　正常体内的骨骼肌收缩都是强直收缩，这是因为支配骨骼肌的运动神经传来的神经冲动常常是一连串的。骨骼肌只有进行强直收缩才能完成一定的功。不论肌肉进行完全或不完全强直收缩，随刺激出现的肌膜动作电位只出现频率增快，却始终是各自分离而不能整合。这是由于肌肉动作电位只持续 1～2ms，当刺激频率增加到后一次刺激引起的动作电位落到前一次刺激引起动作电位的持续时间内，组织正好处于兴奋性的绝对不应期，这时后一刺激将无效，既不引起新的动作电位，也不引起新的收缩，因此动作电位是不可能出现叠加或总和现象的。

二、平滑肌

（一）平滑肌分类

1. 多单位平滑肌　各平滑肌细胞独立活动（如竖毛肌、虹膜肌、睫状肌）。

2. 单个单位平滑肌　各细胞间耦联同步性活动（如胃肠、子宫等器官的平滑肌）。

（二）平滑肌的结构特点

　　平滑肌细胞呈梭形，直径为 1～5μm，长度变化大，在 20～500μm。平滑肌细胞质中也有两类肌丝：含肌球蛋白的粗肌丝和含肌动蛋白的细肌丝，后者固定于肌质中的致密体或肌膜上的致密斑的结构上（两者类似骨骼肌的 Z 线结构）。粗肌丝被包绕在细肌丝之中（粗细肌丝的比例为 1∶10）。细肌丝不含肌钙蛋白。某些相邻细胞的致密斑之间通过细胞间蛋白桥连接在一起，借以实现细胞间的张力传递。平滑肌细胞没有 T 管系统，其肌膜内向凹陷，形成数量众多的小凹，相当于 T 管。平滑肌细胞的肌质网不发达，呈小管状，位于肌膜下与小凹相邻近。膜上存在两种钙释放通道，即三磷酸肌醇（IP_3）门控的钙通道和 Ca^{2+} 敏感（门控）的钙通道（雷诺丁受体，RYR）。相邻的平滑肌细胞之间还有缝隙连接，便于细胞间化学信号分子和神经冲动的传递。

（三）平滑肌的收缩机制

　　平滑肌细胞像骨骼肌一样，肌球蛋白与肌动蛋白之间通过横桥运动发动收缩，并且由 Ca^{2+} 控制横桥的活动。但 Ca^{2+} 对横桥活动的作用及肌纤维控制胞浆 Ca^{2+} 浓度的机制与骨骼肌明显不同。

　　由于平滑肌细胞的细肌丝上没有能与 Ca^{2+} 结合的肌钙蛋白，Ca^{2+} 通过调节肌球蛋白的磷酸化控制横桥的活动，即胞浆 Ca^{2+} 升高后，Ca^{2+} 与胞浆中的钙调蛋白（CaM）结合，形成 Ca^{2+}-CaM

复合物，再与一种蛋白激酶——CaM 依赖的肌球蛋白轻链激酶（MLCK）结合，并使之激活，此酶分解 ATP，使肌球蛋白磷酸化，肌球蛋白磷酸化又使肌球蛋白（横桥）上的 ATP 酶激活，并驱使横桥伸向肌动蛋白并与其结合，发动横桥运动，引起细肌丝滑行和肌肉收缩（图 2-33）。因此，平滑肌的横桥活动是依赖于 Ca^{2+} 介导的粗肌丝（肌球蛋白）的变化。平滑肌肌球蛋白 ATP 酶活性比骨骼肌低 $10 \sim 100$ 倍，因此分解 ATP 的速度很慢，以致横桥周期以及肌肉缩短的速度比骨骼肌小，这可能是平滑肌长时间收缩不易产生疲劳的原因。当肌浆中 Ca^{2+} 浓度降低时，肌球蛋白轻链激酶受抑制，存在于肌质中的肌球蛋白轻链磷酸酶使肌球蛋白去磷酸化，去磷酸化的速度超过磷酸化的速度，磷酸化的肌球蛋白数量减少，Ca^{2+}-CaM 复合物解离，横桥脱离肌动蛋白，肌肉舒张。

升高胞浆 Ca^{2+} 浓度的途径有二：①电-机械耦联途径。从肌质网释放和从细胞外液进入细胞。肌膜的动作电位可触发紧靠其内侧面的肌质网释放 Ca^{2+}，以及打开肌膜上的电压门控和化学门控的钙通道，胞外 Ca^{2+} 进入胞内。②药物-机械耦联通道。某些激素和药物通过则可通过激活细胞膜 G 蛋白偶联受体-PLC-IP_3 通路生成 IP_3 介导肌质网 Ca^{2+} 释放，升高胞质内 Ca^{2+}。平滑肌舒张过程中，肌质网中的钙泵将 Ca^{2+} 摄回肌质网，以及肌膜中的 Na^+-Ca^{2+} 交换和钙泵将 Ca^{2+} 运出细胞。

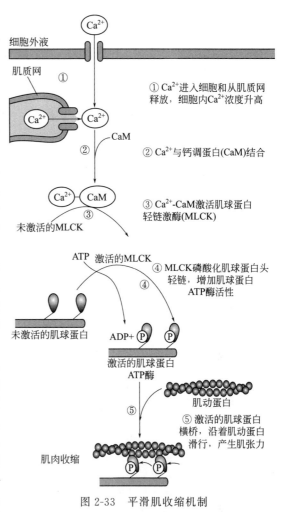

① Ca^{2+} 进入细胞和从肌质网释放，细胞内 Ca^{2+} 浓度升高

② Ca^{2+} 与钙调蛋白(CaM)结合

③ Ca^{2+}-CaM 激活肌球蛋白轻链激酶(MLCK)

④ MLCK 磷酸化肌球蛋白头轻链，增加肌球蛋白 ATP 酶活性

⑤ 激活的肌球蛋白横桥，沿着肌动蛋白滑行，产生肌张力

图 2-33 平滑肌收缩机制

同步练习

1. 举例说明原发性主动转运和继发性主动转运的区别。

2. 试用一种人类疾病为例，说明信号转导通路异常在其发病机制中的作用。

3. 比较细胞的静息电位、K^+ 平衡电位以及 Na^+ 平衡电位，并以此解释安静情况下细胞膜对 K^+、Na^+ 的通透性和电-化学驱动力的不同之处。

4. 在测定可兴奋细胞膜电位的基础上，如何设计实验证明动作电位去极相是 Na^+ 内流引起的？

5. 为什么临床上使用琥珀酰胆碱等 N_2 型 ACh 受体阳离子通道激动剂也能产生肌松作用？

6. 试比较骨骼肌收缩和平滑肌收缩的不同特点。

7. 简述钠泵活动的生理意义。

8. 试比较局部电位与动作电位不同特点。

9. 试述骨骼肌神经-肌接头兴奋的传递过程。

10. 试比较神经冲动在神经纤维上的传导与在骨骼肌神经-肌接头的传递有何不同？

11. 试用滑行学说解释骨骼肌的收缩与舒张过程。

参考答案

1.（1）原发性主动转运　细胞直接利用代谢产生的能量（ATP）将物质逆浓度梯度和（或）电位梯度转运的过程，介导这一过程的载体称为离子泵，其化学本质为ATP酶，可将细胞内的ATP水解为ADP，自身磷酸化而发生构象改变，从而完成离子逆浓度梯度和（或）电位梯度的跨膜转运。

（2）继发性主动转运　物质转运的能量不是直接来自ATP分解，而是利用原发性主动转运建立起的Na^+或H^+的浓度梯度（势能储备），在Na^+或H^+顺浓度梯度扩散的同时使其他物质逆浓度梯度和（或）电位梯度跨膜转运。分为同向转运和反向转运两种形式。

①同向转运：被转运物质与Na^+转运方向相同。例如，葡萄糖在小肠上皮细胞的转运，小肠上皮细胞存在Na^+-葡萄糖同向转运体，能与Na^+和葡萄糖结合，Na^+顺着浓度差进入细胞内，其释放的势能将葡萄糖逆着浓度差移入细胞内。

②反向转运：被转运物质与Na^+转运方向相反。如心肌细胞上的Na^+-Ca^{2+}交换，心肌细胞膜上存在Na^+-Ca^{2+}交换体，细胞外3个Na^+离子通过Na^+-Ca^{2+}交换体顺浓度差进入细胞内，同时该交换体又将细胞内的1个Ca^{2+}逆着浓度差移到细胞外。

2.G蛋白与霍乱。G蛋白易受到一些细菌毒素的侵袭，例如，引起霍乱的毒素。霍乱是由于感染霍乱弧菌引起的一种可导致死亡的严重疾病，其主要症状是严重腹泻，可引起每日多达15～20L体液丢失。霍乱毒素与小肠黏膜分泌细胞膜上的G蛋白结合，激活的G蛋白持续激活AC，形成cAMP，后者激活蛋白激酶，引起肠黏膜上皮细胞上的Cl^-通道磷酸化，打开Cl^-通道，引起Cl^-外流，继之Na^+跟着外流，最后引起水渗透性流入肠腔，导致严重腹泻。

3.由于细胞膜内外K^+、Na^+等离子浓度不同（胞外Na^+浓度比膜内高12倍，膜内K^+浓度比膜外高35倍），以及静息时细胞膜对K^+、Na^+通透性不同（由于膜上存在的K^+、Na^+渗漏通道的数量不同），造成K^+、Na^+的平衡电位不同，并决定膜的静息电位。

若质膜只对K^+离子通透，K^+离子将在浓度差（化学驱动力）的驱动下向膜外扩散，使膜外表面的电位变得更正，膜内大分子蛋白质负离子不能随K^+外移，使膜内表面变得较负。由此产生的电位差（电驱动力）将阻止K^+向外扩散。当驱动K^+向外扩散的浓度差与阻止K^+向外扩散的电位差达到精确平衡，也即电-化学驱动力为零时，没有K^+的净移动。

此平衡点的膜电位为K^+的平衡电位，在骨骼肌细胞为$-95mV$。同样，若质膜只对Na^+通透，Na^+将顺着其浓度差向膜内表面扩散，而由此产生的膜内表面的正电位将阻止其向膜内扩散。当浓度差和电位差达到平衡时，将没有净的Na^+移动，此平衡点的膜电位为Na^+的平衡电位，为$+67mV$。在静息状态情况下细胞膜内外两侧表面存在的电位差，称为静息电位。由于静息时细胞膜对K^+、Na^+都有通透性（但膜对K^+的通透性比对Na^+的通透性大50～100倍），所以少量内流的Na^+可中和部分K^+外流产生的负电位，因此产生的静息电位稍小于K^+的平衡电位，为$-90mV$。细胞两侧存在的Cl^-和Ca^{2+}对静息膜电位的影响很小或几乎没有作用。

4.利用电压钳技术，用电压钳把细胞膜电位从静息时的$-70mV$迅速钳制到$-10mV$（去极化）并保持不变时，可记录到首先向下的、随后变为向上的外向电流。在给予钠通道的特异性阻断剂河豚毒素后，只有外向电流存在，内向电流消失，证明消失的内向电流是Na^+介导的电流。

5.琥珀酰胆碱是N_2型ACh受体（AChR）阳离子通道激动剂，它对肌肉的胆碱酯酶不敏感，它与AChR结合，持续打开AChR通道，使终板附近的肌膜去极化，这种去极化开始会产生短暂的肌肉兴奋和震颤，接着由于终板附近的钠通道失活，使肌膜动作电位不能产生而引起肌肉松弛。之后可导致AChR对ACh不敏感，进一步抑制神经-肌肉接头兴奋的传递。所以临床上用作肌松剂，用于外科手术。

6.平滑肌细胞像骨骼肌一样，肌球蛋白与肌动蛋白之间通过横桥运动拖拉细肌丝发动收缩，并且由Ca^{2+}控制横桥的活动。但Ca^{2+}对横桥活动的作用及肌纤维控制胞浆Ca^{2+}浓度的机制与骨骼肌明显不同。

由于平滑肌细胞的细肌丝上没有能与Ca^{2+}结合的肌钙蛋白，胞质中有钙调蛋白（CaM）。胞质Ca^{2+}升高后，Ca^{2+}与CaM结合，形成Ca^{2+}-CaM复合物，后者再与胞质中的CaM依赖的肌球蛋白轻链激酶结合，并使之激活，此酶分解ATP，使横桥头上的肌球蛋白轻链磷酸化，肌球蛋白磷酸化使肌球蛋白（横桥）上的ATP酶活性提高，驱使横桥伸向肌动蛋白并与其结合，发动横桥运动，引起细肌丝滑行和收缩。当肌浆中Ca^{2+}浓度降低时，肌球蛋白轻链激酶受抑制，存在于肌质中的肌球蛋白轻链磷酸酶使肌球蛋白去磷酸化，去磷酸化的速度超过磷酸化的速度，磷酸化的肌球蛋白数量减少，Ca^{2+}-CaM复合物解离，横桥脱离肌动蛋白，肌肉舒张。在骨骼肌，胞质 Ca^{2+} 升高与肌钙蛋白结合，肌钙蛋白构象改变牵拉动原肌球蛋白侧向移动，暴露出肌动蛋白上的横桥结合部位，横桥与肌动蛋白结合，同时触发横桥头部的能量释放，引起横桥摆动，而引起肌肉收缩。骨骼肌胞质 Ca^{2+} 来自细胞外液，而平滑肌 Ca^{2+} 从肌质网释放和从细胞外液进入细胞，升高胞质 Ca^{2+}。

7. 见本章第一节。

8. 见下表。

局部电位与动作电位的比较

局部电位	动作电位
局部电位的变化大小随触发刺激的大小而定	全或无膜反应，一旦膜去极化达阈电位，电位大小与触发刺激大小无关
持续时间随触发刺激的持续时间变化	特定细胞在特定条件下恒定的持续时间
衰减转导，电位大小随着传播距离的增加而减小	以不衰减方式传播整个膜
无不应期	有不应期
无阈电位	有阈电位，通常比静息电位小 15mV
可去极化和超极化	总是去极化
由环境刺激(受体)、神经递质(突触)触发，或自发产生	由局部电位触发
产生机制依赖配体门控通道或其他物理或化学变化	产生机制依赖电压门控通道

9. 见本章图 2-24。

10. ①神经纤维兴奋的传导是以电信号进行的。兴奋部位与邻近未兴奋部位之间出现局部电流，在局部电流的作用下，使相邻的安静部位去极化产生动作电位。骨骼肌神经-肌接头兴奋的传递靠化学递质乙酰胆碱。②神经纤维兴奋的传导是双向的。这是由于局部电流可以出现在原兴奋段的两侧之故。骨骼肌神经-肌接头兴奋的传递是单向的。因为乙酰胆碱由接头前膜释放，通道存在于接头后膜。③神经纤维上兴奋的传导具有相对不疲劳性。骨骼肌神经-肌接头的兴奋传递易受环境因素变化的影响，如细胞外液的酸碱度、温度、药物等。④神经纤维兴奋的传导靠局部电流，传导速度快。而骨骼肌神经-肌接头兴奋的传递靠化学递质，有突触延搁。⑤神经纤维兴奋的传导符合"全或无"定律。而骨骼肌神经-肌接头兴奋传递的终板电位有总和现象。

11. 当肌细胞兴奋时，动作电位沿横管膜传到三联体，促进终末池释放 Ca^{2+}，使胞浆中游离 Ca^{2+} 浓度增到 10^{-5} mol/L 以上。Ca^{2+} 与肌钙蛋白的 Ca^{2+} 结合亚单位结合，使肌钙蛋白构象改变，进而引起原肌球蛋白的双螺旋结构发生某种扭转，暴露出肌纤蛋白上的横桥结合位点。横桥与肌纤蛋白结合，激活 ATP 酶，分解 ATP 供能并发生扭动，从而拖动细肌丝向 M 线方向滑行。此过程反复进行，则使肌节缩短，实现了肌肉的收缩。当肌浆中 Ca^{2+} 浓度下降到 10^{-7} mol/L 以下时，Ca^{2+} 又同肌钙蛋白分离，肌钙蛋白复位，原肌球蛋白又回到了横桥和肌纤蛋白分子之间的位置，阻止了它们之间的相互作用，肌肉舒张。在钙泵的作用下，将 Ca^{2+} 逆着浓度差由肌浆转运到肌浆网内腔中去。由上可见，肌肉的收缩和舒张都是主动耗能过程。

（孙庆伟）

第三章 血 液

血液具有以下功能。①运输功能：运输 O_2、营养物质和激素到各器官、组织，运输代谢产物、CO_2 以利于排出体外。②缓冲功能：正常人血液的 pH 为 $7.35 \sim 7.45$（平均 7.4）。体内代谢不断产生的酸性产物或摄入体内的酸、碱物质进入血液时，首先被血浆或红细胞中的抗酸、抗碱物质所缓冲。③调节体温功能：血液中的水比热比较大，可以吸收大量的热，有利于体温的相对恒定。④防御和保护功能：血液中的白细胞可吞噬侵入机体的细胞和异物，血小板和血浆中的凝血因子参与生理性止血功能。

第一节 血液生理概述

一、血液的组成和血容量

（一）血浆

血浆由水和溶质两大部分组成。水占 $91\% \sim 92\%$、溶质占 $8\% \sim 9\%$。溶质分为胶体物质和晶体物质（电解质）两类。

血浆中的胶体物质是血浆蛋白，它包括**白蛋白**（又叫清蛋白）、球蛋白和纤维蛋白原三类。正常成人血浆蛋白含量为 $65 \sim 85g/L$，其中白蛋白为 $40 \sim 48g/L$，球蛋白为 $15 \sim 30g/L$，纤维蛋白原为 $2 \sim 4g/L$。白蛋白与球蛋白之比值为 $(1.5 \sim 2.5):1$。球蛋白经纸上电泳又可区分为 α_1-球蛋白、α_2-球蛋白、β-球蛋白、γ-球蛋白。肝脏能合成全部的白蛋白、纤维蛋白原和部分球蛋白，浆细胞能合成 γ-球蛋白。肝病时常致白蛋白/球蛋白比值下降。

血浆蛋白的主要功能：①形成血浆胶体渗透压（其中白蛋白提供 $75\% \sim 80\%$ 的血浆渗透压）；②与一些激素（如甲状腺激素、性激素、肾上腺皮质激素等）呈可逆性结合，以维持这些激素的血浆水平相对恒定和在血浆中较长的半衰期；③作为载体运输激素、脂质、离子、维生素以及代谢产物等低分子物质（白蛋白、α-球蛋白及 β-球蛋白）；④参与凝血-纤溶的生理性止血功能；⑤营养功能；⑥免疫功能。

（二）血细胞

血细胞包括红细胞（red blood cells，RBC）、白细胞（white blood cells，WBC）和血小板（platelet）。抗凝血经离心后分可为三层：上层淡黄色透明液体为血浆，占总体积的 $55\% \sim 60\%$；下层深红色不透明的部分为红细胞；上下两层中间的灰白色薄层是白细胞和血小板。血细胞在血液中所占的容积百分比称为血细胞比容。正常成年男性的血细胞比容为 $40\% \sim 50\%$；女性为 $37\% \sim 48\%$。血细胞比容的大小主要反映红细胞和血浆的相对含量。红细胞增多或血浆量减少时，血细胞比容增大。反之，红细胞减少或血浆量增多时，血细胞比容减少。严重贫血时，血细胞比容减小；严重脱水使血浆浓缩时，血细胞比容可增大。

（三）血容量

血容量简称血量，指循环系统中存在的血液总量，是血浆和血细胞的总和。正常成年人的血液总量相当于体重的 $7\% \sim 8\%$，即每千克体重有 $70 \sim 80mL$。幼儿体内含水量较多，其血液总量约占体重的 9%。血容量保持正常是生命活动维持正常的必要前提。当出现急性大失血时，如果出血量不超过血液总量的 10%，经过机体代偿可以自行恢复，完全不会影响正常生理功能；如失血量在血液总量的 10％～15％时，也很少引起血流动力学改变，经过代偿仍可自行恢复。如失血量超过血液总量的 25％～30％时，机体难于自行恢复，必须进行输血等抢救措施，否则可危及生命。

二、血浆的理化特性

（一）血液的比重

血液的比重为 1.050～1.060，主要取决于红细胞数；血浆比重为 1.025～1.030，主要取决于血浆蛋白的含量；红细胞比重为 1.090～1.092，取决于血红蛋白含量。

（二）血液的黏度

黏度（viscosity）（又称黏滞性）主要由液体内部分子或颗粒之间的摩擦所产生。如果以水的黏度为 1，则全血的相对黏度为 4～5（即为水的 4～5 倍），主要取决于红细胞的数量及其在血浆中的分布状态；血浆的黏度为 1.6～2.4，主要取决于血浆蛋白（尤其是纤维蛋白原）的含量。血液黏度是形成血流阻力的重要因素之一。

（三）血浆渗透压

1.血浆渗透压的形成　当不同浓度的溶液被半透膜分隔时，低浓度溶液中的水分子会透过半透膜向高浓度一侧溶液扩散，这一现象称为渗透。溶液渗透压的高低取决于单位容积溶液中溶质颗粒（分子或离子）数目的多少而与溶质的种类和颗粒的大小无关。

2.血浆渗透压的分类　①晶体渗透压：是由血浆中的晶体物质，特别是电解质（主要是 Na^+、Cl^-）而形成的渗透压。血浆和组织液的晶体渗透压基本相等。②胶体渗透压：由血浆蛋白（主要是白蛋白）形成的渗透压。

3.血浆渗透压的正常值　血浆渗透压约为 300mmol/L［300mOsm/（kg·H_2O)］，相当于 770kPa 或 5790mmHg。其中血浆晶体渗透压占极大部分，约为 766.7kPa；血浆胶体渗透压为 1.3mOsm/（kg·H_2O)，约相当于 3.3kPa（25mmHg）。血浆胶体渗透压的 75％～80％来自白蛋白。

4.血浆渗透压的作用　血浆蛋白一般不能透过毛细血管壁，故血浆胶体渗透压比组织液胶体渗透压大得多，可使血浆中的水分保持在血管内，不会大量渗出血管，不但保持了循环血量的稳定，还可以防止组织水肿的产生。由于细胞外液中的晶体物质大部分不易透过细胞膜，所以细胞外液的晶体渗透压的相对稳定，对于保持细胞正常形态和细胞内外的水平衡极为重要。

5.等渗溶液与等张渗液　渗透压与血浆相等的溶液称为等渗透液，如 0.9％NaCl 溶液、5％葡萄糖溶液。渗透压低于血浆渗透压的溶液称为低渗透液，反之称为高渗溶液。能使悬浮于其中的红细胞保持正常体积和形状的盐溶液称等张溶液。所谓"张力"实际上是指溶液中不能透过细胞膜的颗粒所造成的渗透压。如 0.9％NaCl 溶液既是等渗溶液又是等张溶液。但因尿素可自由通过细胞膜，因此 1.9％的尿素溶液是等渗溶液而不是等张溶液。

（四）血浆 pH 值

正常人血浆 pH 值为 7.35～7.45。血浆 pH 值的稳定，取决于血浆的缓冲物质，血浆中主要缓冲对为 $NaHCO_3/H_2CO_3$，通常比值为 20∶1，除此之外，尚有其他缓冲对。

第二节　血细胞生理

一、造血过程

造血过程也就是各类造血细胞的发育、成熟的过程，是一个连续而又分阶段的过程。

1.造血干细胞阶段　造血干细胞具有自我复制和能分化成各系定向祖细胞的能力。

2. 定向祖细胞阶段　可区分为红系祖细胞（CFU-E）、粒-单核系祖细胞（CFU-GM）、巨核系祖细胞（CFU-MK）和淋巴系祖细胞（CFU-L）。

3. 前体细胞阶段　造血细胞已经发育成为各系幼稚细胞，这些细胞进一步分别成熟为各类终末细胞。

二、红细胞生理

（一）红细胞的数量和形态

1. 红细胞（red blood cell，RBC）的数量　成年男性为 $(4.0\sim5.5)\times10^{12}/L$，成年女性为 $(3.5\sim5.0)\times10^{12}/L$，新生儿为 $6.0\times10^{12}/L$ 以上。红细胞主要由血红蛋白（hemoglobin，Hb）构成。成年男性 Hb 浓度为 $120\sim160g/L$，女性为 $110\sim150g/L$。

2. 红细胞的形态　正常红细胞呈双凹圆碟形，直径 $7\sim8\mu m$，中央薄，周边厚。

（二）红细胞的生理特性与功能

1. 红细胞的生理特性　红细胞具有可塑变形性、悬浮稳定性和渗透脆性等生理特征。

（1）可塑变形性　红细胞的表面积大，具有很大变形的能力，可挤过口径比它小的毛细血管和血窦孔隙。

（2）悬浮稳定性　红细胞能在血液中保持悬浮状态而不易下沉的特性，称红细胞悬浮稳定性。通常以第一小时末红细胞下沉的距离（mm 数）来表示红细胞沉降速度，称红细胞沉降率（erythyocyte sedimentation rate，ESR），简称血沉。用魏氏（Westergren）法测定，正常成年男性为 $0\sim15mm/h$，女性为 $0\sim20mm/h$。血沉快，表示红细胞悬浮稳定性小。

红细胞以凹面相贴形成一叠红细胞，称红细胞叠连。红细胞叠连后血沉加快。影响红细胞叠连的因素不在红细胞本身，主要在血浆，其中血浆白蛋白、卵磷脂通过抑制叠连而使血沉减慢，而血浆球蛋白、纤维蛋白原、胆固醇等促进叠连形成而使血沉加快。

（3）渗透脆性　红细胞在低渗溶液中会发生膨胀、破裂（溶血）。正常人的红细胞在 0.42% NaCl 溶液中时开始出现溶血，在 0.35%NaCl 溶液中时完全溶血。如果红细胞开始溶血及完全溶血的 NaCl 溶液浓度均比正常人高，即红细胞对低渗盐溶液的抵抗力增大。红细胞对低渗盐溶液的抵抗力的大小叫红细胞渗透脆性。抵抗力大，脆性小；抵抗力小，脆性大。

2. 红细胞的功能　红细胞的主要功能是运输 O_2 和 CO_2。血液中 95% 的 O_2 是与血红蛋白结合而运输。血液中的 CO_2 主要以碳酸氢盐（HCO_3^-）和氨基甲酸血红蛋白的形式存在（详见第五章）。

（三）红细胞生成的调节

1. 红细胞生成所需物质　血红蛋白是红细胞的主要组成成分。合成血红蛋白的基本原料是蛋白质和铁，而维生素 B_{12} 及叶酸是促进红细胞成熟的因子。此外，红细胞生成还需要维生素 B_6、维生素 B_2、维生素 C、维生素 E 及微量元素铜、锰、钴、锌等。

（1）红细胞生成的原料　①铁：铁是合成血红蛋白的必需原料。每天需 $20\sim30mg$ 铁用于红细胞生成，铁来源有二，其一为从食物中吸收的铁，约占需要量的 5%（1mg）；其二为人体铁的再利用，约占需要量的 95%。衰老的红细胞被巨噬细胞吞噬后，Hb 被分解而释放血红素中的 Fe^{2+}。血浆中的转铁蛋白可来往于巨噬细胞与幼红细胞之间运送铁。由于慢性出血、铁吸收障碍而供铁不足，使血红蛋白合成减少，每个红细胞中血红蛋白含量不足、细胞体积变小可引起**小细胞性贫血（缺铁性贫血）**。②蛋白质。

（2）促红细胞成熟因子　促进红细胞发育成熟的因子有**叶酸**和**维生素 B_{12}**。叶酸能促进 DNA 的合成，加速细胞分裂增殖，促进红细胞发育成熟。维生素 B_{12} 的主要作用是增加叶酸在体内的利用率。一般食物中叶酸和维生素 B_{12} 的供应能满足机体需要，但维生素 B_{12} 须与胃腺壁细胞分泌的"内因子"结合成复合物，才能由回肠上皮细胞吸收入血。所以"内因子"缺乏对红细胞生

成的影响与维生素 B_{12} 和叶酸缺乏相同，都使 DNA 合成障碍，幼红细胞分裂增殖能力降低，发育成熟减慢，但红细胞合成血红蛋白及 RNA 正常，结果细胞体积大，而细胞数量明显减少，这种贫血称为巨幼细胞贫血。而由于缺乏内因子所导致的这类贫血又叫恶性贫血。

2. 红细胞生成的调节　红细胞生成的过程：红系祖细胞（早期红系祖细胞→晚期红系祖细胞）→原红细胞（红母细胞）→幼红细胞（早、中、晚幼红细胞）→网织红细胞→成熟红细胞。原红细胞和幼红细胞称红细胞的前体细胞。

（1）促红细胞生成素（erythropoietin，EPO）　①刺激晚期红系祖细胞（又称红系集落形成单位，CFU-E）增殖分化为前体细胞；②加速前体细胞的增殖、分化；③促进骨髓释放网织红细胞；④刺激早期红系祖细胞增殖分化。EPO 主要由肾脏产生（肝也生成少量 EPO），组织缺 O_2 可刺激 EPO 生成（图 3-1）。慢性肾病和肾切除患者，血中 EPO↓，红细胞生成↓，导致肾性贫血。正常人从平原进入高原低氧环境后，由于 EPO 增多，可使外周红细胞及 Hb 含量增高。

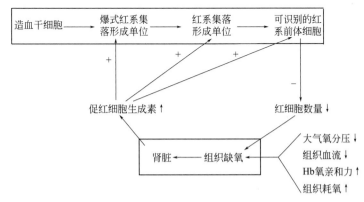

图 3-1　促红细胞生成素调节红细胞生成反馈环
＋表示促进；－表示抑制

（2）雄激素　可直接刺激骨髓造血细胞和使 EPO 生成增多。男性红细胞数和 Hb 多于女性可能与此有关。

（四）红细胞的破坏

红细胞在血液中的平均寿命约为 120 天，即每天有 1/120 的红细胞被破坏。生理条件下衰老红细胞破坏的主要场所是脾脏。

三、白细胞生理

（一）白细胞的数量与分类

1. 正常值　正常成年人白细胞（WBC）的数量是 $(4.0 \sim 10.0) \times 10^9 / L$。

2. 正常变异　①新生儿 WBC 数量较高；②下午较清晨高；③进食、疼痛、情绪激动及运动时增高；④妇女妊娠末期及分娩时显著增高。

3. 分类　白细胞可分为嗜中性粒细胞（50%～70%）、嗜酸性粒细胞（0.5%～5%）、嗜碱性粒细胞（0～1%）、单核细胞（3%～8%）和淋巴细胞（20%～40%）。

（二）白细胞的生理特性和功能

白细胞具有变形、游走、趋化、吞噬和分泌等特性。

所有白细胞都可作变形运动，凭借这种运动白细胞得以穿过血管壁，这一过程称血细胞渗出。白细胞具有趋向某些化学物质游走的特性称趋化性。能吸引白细胞发生定向运动的化学物质，称为趋化因子。体内有趋化作用的物质有：细菌毒素、细菌或人体细胞降解产物、抗原抗体复合物等。白细胞游走到这些物质的周围，把这些异物包围起来并吞入胞内的过程称为吞噬作用。此外白细胞还可分泌多种细胞因子：如白介素、干扰素、集落刺激因子等。

1. 中性粒细胞 中性粒细胞是主要的吞噬细胞，它的主要功能是在细菌感染或急性炎症反应时吞噬和杀死细菌，调节炎症反应。此外，还可吞噬和清除衰老的红细胞和抗原-抗体复合体。

2. 单核细胞 单核细胞进入组织和体腔后成为巨噬细胞，吞噬和杀菌能力强。单核-巨噬细胞能吞噬细菌、病毒、疟原虫、衰老的红细胞、血小板和坏死组织等，并有识别和杀伤肿瘤细胞等作用。参与特异性免疫反应，如能合成和释放多种细胞因子（集落刺激因子、白介素、干扰素、肿瘤坏死因子等）。

3. 嗜酸性粒细胞 嗜酸性粒细胞仅有微弱的吞噬功能，基本上没有杀伤作用，其主要作用是：①抑制由嗜碱性粒细胞及肥大细胞引起的过敏反应；②参与对寄生虫的免疫反应。

4. 嗜碱性粒细胞 嗜碱性粒细胞释放肝素、组胺、缓激肽、过敏性慢反应物质及嗜酸性粒细胞趋化因子 A 等。主要与机体的过敏反应有关。

5. 淋巴细胞 淋巴细胞具有免疫功能，其中 T 淋巴细胞主要与细胞免疫有关，B 淋巴细胞主要与体液免疫有关。

（三）白细胞的生成和调节

白细胞与红细胞及血小板均起源于骨髓中的造血细胞，在细胞发育过程中又都经历了定向祖细胞、前体细胞，而后成为各种成熟的白细胞。

白细胞的分化和增殖受到一组造血生长因子的调节。这些因子从淋巴细胞、单核细胞、成纤维细胞和内皮细胞生成并释放，是一类糖蛋白。由于这些因子在体外可刺激造血细胞生成集落，故又称为集落刺激因子（CSF）。目前已鉴定并命名的有 5 种，它们是：粒细胞集落刺激因子（G-CSF，能刺激粒系祖细胞、粒系前体细胞的增殖、分化）、巨噬细胞集落刺激因子（M-CSF）、粒-巨噬细胞集落刺激因子（GM-CSF，能刺激含有中性和酸性粒细胞以及单核细胞的集落生成）、多系集落刺激因子（Multi-CSF，能刺激粒细胞、巨噬细胞、红细胞、巨核细胞、嗜酸性粒细胞、多能祖细胞、造血干细胞的生成），以及巨核系集落刺激因子（Meg-CSF，能刺激巨核系祖细胞的增殖）。此外，还有一类抑制因子，如乳铁蛋白和转化生长因子 β（TGF β）等，它们能直接或间接抑制白细胞的增殖分化。

四、血小板生理

血小板是从骨髓成熟的巨核细胞胞浆裂解脱落下来的具有生命性的小块胞质。正常人的血小板数量是（100～300）×10^9/L，当血小板减少到 $50×10^9$/L 以下时，容易发生出血倾向，若多于 $500×10^9$/L，称为小板过多，易形成血栓。血小板计数午后较清晨高，冬季较秋季高，剧烈运动后和妊娠中晚期升高，静脉血的血小板计数较毛细血管的高。

（一）生理功能

血小板的生理功能主要有：①维护血管内皮细胞的完整性：血小板能随时沉降于血管内膜以填补内皮细胞脱落留下的空隙，从而维持血管内皮的完整性；此外，血小板还可释放血管内皮生长因子、血小板源性生长因子，促进血管内皮细胞、平滑肌细胞和成纤维细胞的增生，也有利于血管的修复；②参与生理止血；③参与血液凝固；④在纤维蛋白溶解中的作用：有早期抑制和后期促进两种作用。

（二）生理特性

1. 黏附 血小板黏附是指血小板与非血小板表面的黏着。如黏着于血管内皮下组分或其他物质表面，需要有血小板膜糖蛋白（glycoprotein，GP）、血管内皮下组分或异物表面，以及血浆成分即血管性血友病因子（von Willebrand factor，vWF）的参与。当血管壁受损时，血小板借助于血浆中的 vWF，并通过自身表面表达的多种血小板膜糖蛋白受体与内皮下的胶原发生黏着。血小板黏附是生理性止血反应和血栓形成的起始步骤。

2. 释放 血小板受到刺激后，将贮存在致密体、α-颗粒或溶酶体内的许多物质排出的现象，叫血小板释放。从致密体释放的物质主要有 ADP、ATP、5-HT、Ca^{2+}；从 α-颗粒释放的物质主要有 β-血小板球蛋白、血小板因子 4（PF_4）、vWF、纤维蛋白原、血小板因子 5（PF_5）、凝血酶敏感蛋白（thrombospondin）和血小板源性生长因子等；从溶酶体释放的主要是酸性蛋白水解酶和组织水解酶。血小板释放的物质大多具有进一步促进血小板活化、聚集和收缩血管的作用，有利于凝血和止血功能。

3. 聚集 血小板聚集是指血小板与血小板之间的彼此黏着的过程。血小板聚集是形成血小板血栓的基础，也是血小板参与止血、促进血液凝固的保证。能够引起血小板聚集的因素称血小板致聚剂（或诱导剂）。生理性致聚剂主要有 ADP、肾上腺素、5-羟色胺、组胺、胶原、凝血酶、血栓素 A_2（thromboxane A_2，TXA_2）等；病理性致聚剂有细菌、病毒、免疫复合物、药物等。血小板在致聚剂的作用下被激活。血小板的聚集过程需要纤维蛋白原、Ca^{2+} 和血小板膜上的 GPⅡb/Ⅲa 的参与。纤维蛋白原充当聚集的桥梁，使血小板聚集成团。GbⅡb/Ⅲa 的异常或纤维蛋白原缺乏，均可引起血小板聚集障碍。

凡是使血小板聚集的物质，都使血小板内 cAMP 减少，而抑制血小板聚集的物质，都使 cAMP 增多。可能是 cAMP 减少，引起血小板内 Ca^{2+} 增多，促进内源性 ADP 释放。血小板聚集可分为两个时相；第一相聚集发生迅速，可以解聚，为可逆性聚集，可由损伤组织中的低浓度的 ADP 或肾上腺素所引起。第二相聚集发生缓慢，主要由血小板所释放的内源性高浓度的 ADP 所引起，不能解聚，为不可逆性聚集。ADP 引起的聚集还必须有 Ca^{2+} 和纤维蛋白原的存在。

4. 血块收缩 血小板活化后，胞质内 Ca^{2+} 增加，引发了血小板收缩蛋白收缩。血小板收缩在挤出纤维蛋白网隙中的血清的同时，也加固了血凝块，有利于血栓形成和止血。

5. 吸附 血小板可吸附血浆中多种凝血因子（如凝血因子 Ⅰ、Ⅴ、Ⅺ、ⅩⅢ等）。

（三）血小板的生成和调节

1. 血小板的生成 血小板主要来源于骨髓中成熟的巨核细胞。造血干细胞在血小板生成素（thrombopoietin，TPO）的作用下，发育分化成巨核细胞。每个巨核细胞可以裂殖出 2000～6000 个血小板。从原始巨核细胞到血小板的释放需要 8～10 天的时间。

2. 血小板生成的调节 TPO 是调节血小板生成的主要调节因子，能刺激造血干细胞向巨核系祖细胞分化，并促进巨核祖细胞增殖、分化以及巨核细胞的成熟与释放血小板。肾上腺素、糖皮质激素等可引起脾脏内贮存的血小板释放到外周血液中，使外周血的血小板数量增加，但长期大量使用糖皮质激素可抑制血小板的生成，导致血小板减少。

（四）血小板的破坏

外周血中血小板的平均寿命为 7～14 天，但仅在被释放到外周血后的前 2 天具有生理功能。血小板除衰老破坏外，还可能在发挥其功能时被消耗。

第三节　生理性止血

小血管损伤后，血液从血管内流出称出血，正常人 1～4min 内将自行停止，这种现象称生理性止血。

一、生理性止血的基本过程

生理性止血过程可分为血管收缩、血小板血栓形成和血液凝固三个过程。

（一）血管收缩

组织损伤发生出血的第一反应是损伤局部的小血管出现收缩，使局部血流量减少，有利于减少出血。引起血管收缩的原因来自三个方面：①损伤对局部神经的刺激引起血管的反射性收缩；②受损伤的局部血管平滑肌出现肌源性收缩；③局部损伤后引起血小板黏附、聚集、活化，释放出缩血管物质（组胺、5-羟色胺、肾上腺素、TXA$_2$等）。

（二）血小板止血栓的形成

血管破损后，血管内皮细胞下的胶原纤维暴露，血小板通过血小板膜表面糖蛋白黏附于胶原纤维上。黏附的血小板被激活后发生释放反应，引起更多的血小板彼此黏着，导致大量的血小板聚集，形成血小板血栓。血小板血栓形成后，除了直接堵塞血管破口，发生直接止血作用外，还可引起凝血因子激活，导致凝血系统激活。

（三）血液凝固

血管损伤也导致血管内皮下胶原纤维暴露和组织因子（TF）释放，使内源性和外源性凝血系统激活（见下文"血液凝固"），凝血系统被活化；血小板的激活又加速了凝血反应的速度。激活的血小板能够吸附血浆中的凝血因子，使局部的凝血因子浓度增高，加强局部的凝血反应，导致大量纤维蛋白生成，形成局部止血栓（二期止血）（图3-2）。血小板收缩可以使血栓块更加结实，附着更牢固，形成牢固的止血栓（有效止血）。

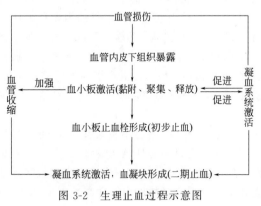

图 3-2　生理止血过程示意图

二、血液凝固

血液凝固简称凝血，是指血液由流动的液体状态转变成不流动的凝胶状态的过程，使溶解于血浆中的纤维蛋白原转变成不溶性的、黏性丝状的纤维蛋白，而且愈来愈多，这些纤维蛋白交织成网，将血细胞网罗其中，这样，液体的血液就变成了半固体的血凝块。血液凝固1～2h后，血凝块发生回缩并释出淡黄色液体，称为**血清**。血清在外观上与血浆相似，但血清经历了血液凝固过程，血浆中的许多凝血因子（特别是纤维蛋白原）在凝血过程中被消耗，但血小板激活后可释放出许多血浆中没有的活性物质。

（一）凝血因子

血浆及组织中直接参与凝血的物质称凝血因子，共有15种（表3-1），其中已按国际凝血因子命名法用罗马数字编号的有12种。此外，还有前激肽释放酶、高分子激肽原和血小板因子3。

表 3-1　各种凝血因子的基本特性

凝血因子	别称	功能	作用途径	合成部位	在凝血过程中的作用
I	纤维蛋白原	底物	共同	肝细胞	转变为纤维蛋白
II	凝血酶原	酶原	共同	肝细胞（需要维生素K）	转变为有活性的凝血酶
III	组织因子	辅因子	外源	组织细胞	启动外源性凝血
IV	Ca^{2+}	辅因子	共同	—	参与凝血多过程
V	前加速素易变因子	辅因子	共同	血管内皮细胞、血小板	辅助因子
VII	前转变素稳定因子	酶原	外源	肝细胞（需要维生素K）	参与外源性凝血
VIII	抗血友病因子	辅因子	内源	肝细胞	辅助因子
IX	血浆凝血活酶	酶原	内源	肝细胞（需要维生素K）	转变为有活性的IXa
X	Stuart因子	酶原	共同	肝细胞（需要维生素K）	转变为有活性的Xa
XI	血浆凝血活酶前质	酶原	内源	肝细胞	转变为有活性的XIa
XII	接触因子	酶原	内源	肝细胞	启动内源性凝血
XIII	纤维蛋白稳定因子	酶原	共同	肝细胞、血小板	不溶性纤维蛋白的形成
PK	前激肽释放酶	酶原	内源	肝细胞	转变为激肽释放酶
HK	高分子激肽原	辅因子	内源	肝细胞	参与内源性凝血
PF$_3$	血小板因子3	辅因子	共同	血小板	主要参与内源性凝血

① 除因子Ⅳ（Ca²⁺）和因子Ⅲ外，其余凝血因子均为蛋白质。

② 血液中因子Ⅱ、Ⅶ、Ⅸ、Ⅹ、Ⅺ、Ⅻ和前激肽释放酶通常以无活性的酶原形式存在，必须经过其他酶的有限水解暴露或形成活性中心才有酶活性，活化的因子在其代号（罗马数字）的右下方用英文字母 a 表示。Ⅶ因子以活性型存在于血液中，但必须有因子Ⅲ（组织因子）同时存在才起作用，而正常时因子Ⅲ只存在于血管外，所以通常因子Ⅶ在血流中不起作用。

③ 因子Ⅰ、Ⅱ，因子Ⅶ～因子ⅩⅢ及前激肽释放酶、高分子激肽原在肝合成，其中因子Ⅱ、Ⅶ、Ⅸ、Ⅹ合成需维生素 K 参与，所以肝脏病变或维生素 K 缺乏常导致凝血障碍。

④ 因子Ⅷ为抗血友病因子，缺乏时凝血缓慢。

（二）凝血过程

整个血液凝固过程可分为三个基本步骤：①凝血酶原复合物的形成；②凝血酶的形成；③纤维蛋白的形成。它们的相互关系如图 3-3。

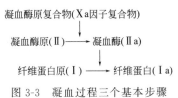

图 3-3 凝血过程三个基本步骤

1. 凝血酶原激活物的形成 根据凝血酶原激活物形成的途径不同，亦即发动凝血的方式不同，可将整个凝血过程分为内源性凝血和外源性凝血两种（图 3-4）。

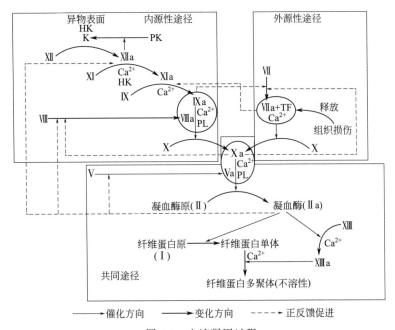

图 3-4 血液凝固过程

HK—高分子激肽原；PK—前激肽释放酶；K—激肽释放酶；PL—磷脂；

TF—组织因子（因子Ⅲ）；罗马数字表示相应的凝血因子

（1）内源性凝血途径 内源性凝血是由因子Ⅻ启动的，参与凝血过程的凝血因子全部来自血浆。最常见的原因是血液与异物表面接触，例如，血管内皮损伤时所暴露出来的内皮下胶原或基膜，或抽出的血液与玻璃管壁接触。这些表面带有负电荷，在血浆高分子激肽原（HK）的协助下激活因子Ⅻ。因子Ⅻ的激活是一个正反馈过程，即形成的少量Ⅻa 可催化血浆中的前激肽释放酶变成激肽释放酶，而后者具有很强的激活因子Ⅻ的作用。Ⅻa 在高分子激肽原的协助下水解无活性的因子Ⅺ，成为Ⅺa。

血液与异物表面接触不但激活了因子Ⅻ，而且异物表面也使血小板表面暴露出与凝血有关的磷脂（PL）表面（血小板因子 3，PF3）。因子Ⅺa 在 Ca²⁺ 存在的情况下又激活因子Ⅸ生成Ⅸa。因子Ⅸa 和因子Ⅷa 被 Ca²⁺ 连接在血小板磷脂表面上，形成一个复合物，这个复合物又催化被

Ca^{2+} 连接在血小板磷脂表面上的因子 X，成为 Xa。在这个催化过程中，因子 IXa 起蛋白水解酶作用，使因子 X 激活，而 $VIIIa$ 是一种辅助因子，它可使 IXa 激活因子 X 的速度加快 20 万倍。由于缺乏因子 VIII、IX 和 XI 的人凝血过程缓慢，轻微外伤即可引起出血不止，分别称为血友病 A、血友病 B 和血友病 C（遗传性因子 XI 缺乏症）。因子 Xa 和 Va 也被 Ca^{2+} 连接在磷脂表面，形成一个复合物，即凝血酶原激活物。

（2）外源性凝血途径　外源性凝血途径指始动凝血的组织因子（TF，因子 III）是来自组织而不是来自血液本身，故又称组织因子途径。在组织损伤等情况下，释放的 TF 与因子 $VIIa$ 结合成 $VIIa$-TF 复合物，后者在 Ca^{2+} 的存在下迅速激活因子 X 成为因子 Xa。因子 $VIIa$ 起酶解作用，TF 是辅因子，使前者的催化效力提高 1000 倍。整个凝血过程可概括于图 3-4 中。

2. 凝血酶形成阶段　在凝血酶原激活物中，因子 Xa 是一种水解蛋白，而因子 Va 为辅助因子，可使 Xa 激活凝血酶原的速度提高 1 万倍。凝血酶原被水解成凝血酶时，脱掉了和 Ca^{2+} 结合力很强的一段肽链，因而凝血酶就脱离了血小板磷脂表面而进入血浆。

3. 纤维蛋白形成阶段　凝血酶将溶解于血浆中的纤维蛋白原脱去四段小肽，转变成为纤维蛋白单体。同时，凝血酶还激活血浆中的因子 XIII 变成 $XIIIa$，在 Ca^{2+} 的参与下，$XIIIa$ 又使纤维蛋白单体互相连接聚合，形成牢固的纤维蛋白多聚体，即不溶性的纤维蛋白丝。许多有黏性的纤维蛋白丝错综交叉，粘连成海绵状的网，将血细胞和血清网罗于其中，形成血凝块。此外，凝血酶还能激活因子 V、VIII，成为凝血过程中的正反馈机制（图 3-4）。

（三）抗凝系统——血液凝固的负性调控

1. 血管内皮的抗凝作用

（1）正常血管内皮结构完整光滑，可防止凝血因子、血小板与内皮下成分接触，从而避免激活凝血系统和活化血小板。

（2）内皮细胞能合成并表达硫酸乙酰肝素多糖，血中的抗凝血酶（抗凝血酶 III）与之结合后，可灭活凝血酶、因子 Xa 等多种激活的凝血因子。

（3）内皮细胞膜上存在凝血酶调节蛋白，通过蛋白 C 系统灭活因子 Va 和因子 $VIIIa$。合成并分泌组织因子途径抑制物。

（4）内皮细胞能合成前列环素（PGI_2）和 NO，抑制血小板激活和聚集。

（5）分泌组织型纤溶酶原激活物，可催化形成纤溶酶，促进纤维蛋白溶解。

2. 纤维蛋白的抗凝血作用　纤维蛋白与凝血酶有高度亲和力，在凝血过程中形成的凝血酶的 85%～90% 被纤维蛋白吸附。这可避免凝血酶的扩散，阻止凝血过程扩大化。少量进入循环中的凝血因子还可被血流稀释，并被单核-巨噬细胞吞噬。

3. 生理性抗凝物质

（1）丝氨酸蛋白酶抑制物　如抗凝血酶、肝素辅助因子 II、$α_2$-抗纤溶酶等。抗凝血酶由肝和血管内皮细胞产生，可灭活 60%～70% 的凝血酶；肝素辅助因子 II 可灭活 30% 的凝血酶。抗凝血酶与肝素结合后，其抗凝血活性增加 2000 倍。

（2）蛋白质 C 系统　包括蛋白质 C（PC）、蛋白质 S、凝血酶调节蛋白等。在凝血系统启动、凝血酶生成后，凝血酶与凝血酶调节蛋白结合形成复合物，使 PC 激活；活化的 PC 可灭活凝血因子 $VIIIa$ 和 Va，抑制凝血因子 X 和凝血酶原的激活，促进纤维蛋白溶解。蛋白质 S 是 PC 的辅助因子，可使其对 $VIIIa$ 和 Va 的灭活作用大大增强。

（3）组织因子途径抑制物　组织因子途径抑制物（tissue factor pathway inhibitor，TFPI）主要由血管内皮细胞产生，可抑制组织途径，即外源性途径生成的组织因子（因子 III）、$VIIa$ 和 Ca^{2+} 复合物的活性。

（4）肝素　是由肥大细胞和嗜碱性粒细胞产生的一种酸性黏多糖。主要通过增强抗凝血酶活性而间接发挥抗凝作用。此外，肝素还可刺激血管内皮细胞释放 TFPI。

三、纤维蛋白的溶解

纤维蛋白溶解简称纤溶，是指纤维蛋白溶解酶原（简称纤溶酶原）在纤维蛋白溶解酶（简称纤溶酶）激活物的作用下被激活，然后使纤维蛋白和纤维蛋白原降解，凝血块（血栓）溶解、液化的过程。纤溶过程是正常人体的重要生理功能，它与血液凝固存在着既矛盾又统一的动态平衡关系，其主要作用是将沉积在血管内外的纤维蛋白溶解而保持血管畅通，防止血栓形成或使已形成的血栓溶解，血流再通。此外，纤溶系统还参与组织修复过程。纤溶系统功能亢进表现为出血倾向；纤溶系统功能低下则可出现血栓形成倾向。

纤溶系统包括：纤溶酶原、纤溶酶、纤溶酶原激活物和纤溶抑制物（表 3-2）。纤溶可分为纤溶酶原的激活与纤维蛋白（或纤维蛋白原）的降解两个过程（图 3-5）。

表 3-2　纤维蛋白溶解系统的组成

名称	英文名及其缩写	特性
组织型纤溶酶原激活物	tissue-type plasminogen activator，t-PA	丝氨酸蛋白酶，内皮细胞合成，催化纤溶酶原水解为纤溶酶
尿激酶型纤溶酶原激活物	urokinase-type plasminogen acivator，u-PA	丝氨酸蛋白酶，由肾小管、集合管上皮细胞产生，存在于血浆，催化纤溶酶原水解为纤溶酶
纤溶酶原（血浆素原）	plasminogen	肝脏（主要）及嗜酸性粒细胞合成，为单链血浆糖蛋白
纤溶酶（血浆素）	fibrinolysin，plasmin	为丝氨酸蛋白酶，水解纤维蛋白和纤维蛋白原为纤维蛋白降解产物，此外还能降解因子Ⅱ、Ⅴ、Ⅷ、Ⅹ、Ⅻ
纤溶酶原激活物抑制物-1	plasminogen activator inhibitor-1，PAI-1	血管内皮细胞及血小板产生，丝氨酸蛋白酶抑制物，与 t-PA、u-PA 结合而使之灭活
纤溶酶原激活物抑制物-2	plasminogen activator inhibitor-2，PAI-2	丝氨酸蛋白酶抑制物，仅在妊娠时出现，胎盘合成，灭活 t-PA、u-PA
α_2-抗纤溶酶	α_2-antiplasmin，α_2-AP	肝脏合成，丝氨酸蛋白酶抑制物，抑制纤溶酶活性
α_2-巨球蛋白	α_2-macroglobulin，α_2-MG	肝脏、巨噬细胞合成，与纤溶酶结合而使之灭活

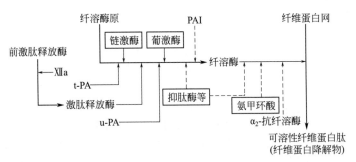

图 3-5　纤维蛋白溶解系统的激活与抑制过程

t-PA—组织型纤溶酶原激活物；u-PA—尿激酶型纤溶酶原激活物；

PAI—纤溶酶原激活物抑制物；━━▶ 变化方向；━━ 促进；----▶ 抑制

第四节　血型和输血原则

一、血型与红细胞凝集

血型是指红细胞膜上特异凝集原（抗原）的类型。若将血型不相容的两个人的血滴在玻片上混合，其中的红细胞即聚集成簇，这种现象称凝集。镶嵌于红细胞膜上的一些特异糖蛋白称凝集原。能与红细胞膜上的凝集原起反应的存在于血浆中的特异抗体称凝集素。

现代免疫学手段在红细胞膜上鉴别出约 400 种不同特征的抗原，可有上亿种的可能组合，绝大多数抗原性很弱，对输血较为重要的为 ABO 血型系统和 Rh 血型系统。

二、红细胞血型

(一) ABO 血型系统

1. ABO 血型的分型　ABO 血型分型依据：根据红细胞膜上存在的凝集原种类（A 凝集原、B 凝集原）不同而将血液分为 4 型（表 3-3）。

表 3-3　ABO 血型系统中的凝集原和凝集素

血型	红细胞所含的凝集原	血清所含的凝集素
A 型	A	抗 B
B 型	B	抗 A
AB 型	A+B	无
O 型	无	抗 A+抗 B

2. ABO 血型系统的抗原　ABO 血型抗原属于大分子糖蛋白，但抗原特异性仅取决于分子侧链上的糖基（糖链）。ABO 血型系统有其共同的血型抗原物质——H 抗原。在 H 抗原上连接一个 N-乙酰半乳糖胺，即为 A 血型抗原（A 型血）；如连接的是半乳糖，则为 B 血型抗原（B 型血）；如果仅有 H 抗原，则为 O 型血。A、B、H 三种血型抗原还有一个共同的前身物质，由 4 个糖基组成。在 H 基因编码的岩藻糖糖基转移酶的作用下，岩藻糖被连接到前身物质上，形成 H 血型抗原（图 3-6）。

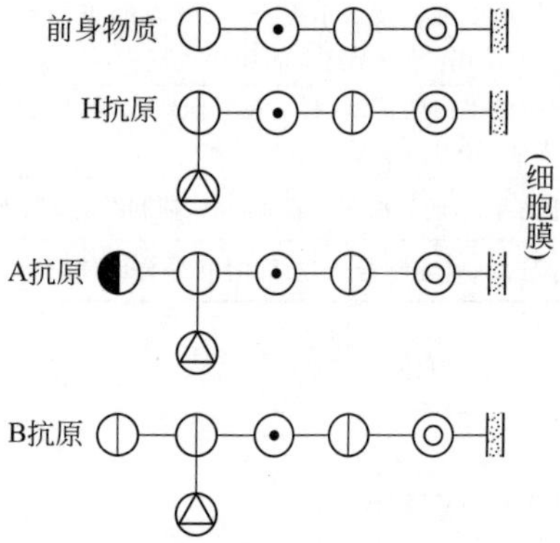

3. ABO 血型系统的抗体　ABO 血型者的血浆（或血清）中存在相应的抗体（又称凝集素），分别称为抗 A 抗体和抗 B 抗体（简称抗 A 和抗 B）。A 型人血浆中含抗 B 抗体；B 型人血浆中含抗 A 抗体；AB 型人的血浆中不含抗 A、抗 B 抗体；O 型人血浆中含抗 A、抗 B 两种抗体。可见，血液中红细胞膜上有某一型抗原，血浆中就不会有与之对应的抗体。

自然状态下，ABO 血型系统的抗体属天然抗体，在婴儿出生后半年即在血液中出现。这类抗体属大分子的 IgM 抗体，正常情况下不能通过胎盘。因此，母婴血型不同时，在妊娠期间母亲的血型抗体不会通过胎盘进入胎儿体内，造成胎儿的红细胞凝集破坏。如果母体的机体免疫系统有机会接触异体血型抗原物质（如输血，或分娩时子

图 3-6　ABO 血型抗原物质结构示意图

◖半乳糖　◎葡萄糖　△岩藻糖
◗N-乙酰半乳糖胺　⦿N-乙酰葡萄糖胺

宫血窦开放，胎儿红细胞进入母体），则会刺激母体产生免疫抗体。与天然抗体不同，免疫抗体属于小分子的 IgG，能通过胎盘进入胎儿体内，引起胎儿溶血。

4. ABO 血型之间的输血关系　当含有 A 抗原的红细胞与含抗 A 的血清相遇或含 B 抗原的红细胞与含抗 B 的血清相遇时，会引起红细胞聚集成团块，随后发生溶血，这一现象称为凝集反应。所以，ABO 血型系统各型之间一般不能互相输血。若输血只考虑输入红细胞不要被受血者的血清所凝集，那么 O 型血可以输给 ABO 血型系统的任一血型，而 AB 型可以接受 ABO 血型系统任一种血型的输给。但输血多半有血浆的输入，O 型血含有抗 A、抗 B，输给其他血型时，会发生不同程度的凝集反应。而 AB 型血清中虽没有抗 A、抗 B，但红细胞膜上所含的 A、B 抗原可与其他血型血清的抗体发生凝集反应，故输血以同型血相输为佳。因此，O 型血者不是"万能输血者"，AB 血型者也不是"万能受血者"。然而，就是输同型血也不是万无一失的。因 ABO 血

型还可以区分很多亚型，如 A_1、A_2、A_1B 和 A_2B 亚型等；其次，除 ABO 血型系统外，人类还存在其他血型系统（如 Rh 血型系统）。因此，输血时不仅要鉴定 ABO 血型，还应做交叉配血试验。

5. 交叉配血试验　分别将供血者红细胞和受血者血浆相混合（此为**交叉配血的主侧**），将受血者红细胞和供血者血浆相混合（此为**交叉配血的次侧**），观察有无凝集反应（图 3-7）。如果主侧凝集，则无论如何不能输血；如果次侧凝集而主侧不凝集，一般情况下不能输血，但如果情况紧急而又没有合适的血源时，在严密监护下可临时性少量缓慢输血，但如果发生溶血反应，则应立即停止输血。

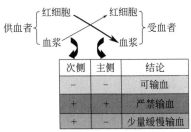

次侧	主侧	结论
−	−	可输血
+	+	严禁输血
+	−	少量缓慢输血

图 3-7　交叉配血试验示意图
＋表示有凝集反应；－表示无凝集反应

（二）Rh 血型系统

1. Rh 血型系统的发现和分布　恒河猴（Rhesus monkey）的红细胞膜上有一种不同于 ABO 血型系统的抗原称 Rh 抗原。我们将人红细胞膜上存在与恒河猴红细胞膜上同样的 Rh 抗原者称 Rh 阳性，无此种抗原者为 Rh 阴性。汉族人群中 Rh 阳性占绝大多数（99% 以上），一些少数民族 Rh 阴性人较多，如苗族为 12.3%、塔塔尔族为 15.8%。白种人为 15%。

2. Rh 血型系统的抗原与分型　Rh 血型系统中有 6 种不同抗原，即 C、c、D、d、E、e。其中 D 抗原性最强，所以通常 Rh 阳性指红细胞膜上含有此抗原，否则为 Rh 阴性。

3. Rh 血型的特点及临床意义

（1）人血清中不存在 Rh 天然抗体，Rh 阴性的人，接受 Rh 阳性血液后通过体液免疫才产生 Rh 抗体，所以 Rh 阴性人第二次接受或多次输入 Rh 阳性血液可产生凝集反应。故重复输同一个人的血液也应做交叉配血试验。

（2）Rh 系统的抗体主要为 IgG，分子较小而能透过胎盘。因此 Rh 阴性妇女孕育了 Rh 阳性胎儿（父亲是 Rh 阳性），由于分娩过程中胎盘剥离或绒毛膜脱落，Rh 阳性胎儿的红细胞或其所含的 Rh 抗原物进入了母体血液循环，通过免疫系统，母体产生抗 Rh 抗体。该妇女若再孕育 Rh 阳性胎儿时，母体中的抗体可通过胎盘进入胎儿血液循环，使胎儿的红细胞大量凝集并溶血，从而造成新生儿溶血性贫血，严重者可导致胎儿死亡而流产。为了防止母体产生抗 Rh 抗体，可于妊娠 28 周和分娩后立即给母体输注抗 Rh 免疫球蛋白，此抗体与母体血液中来自胎儿的 Rh 阳性红细胞的 D 抗原结合，在它们刺激母体免疫系统产生抗 D 抗体之前破坏它们。

同步练习

1. 试述血液渗透压的形成及其作用。
2. 试述血小板有何生理功能。
3. 比较内源性凝血与外源性凝血的区别。
4. 试述轻度小外伤后的生理止血过程。
5. 试述血液的抗凝系统。
6. 为什么输血时要做交叉配血试验？
7. 根据红细胞生成的过程和调节机制，试分析哪些原因可引起贫血，并简述其引起贫血的机制。
8. 试述临床上给患者大量输液时采用等渗溶液的原因。
9. 为什么临床上常给予冠心病患者小剂量的阿司匹林以预防血栓形成？
10. 根据凝血-纤溶原理及其生理性调控机制，试分析哪些原因可引起出血性疾病，并简述其引起出血的机制。
11. 请比较 ABO 血型和 Rh 血型的特点，并分析因母子 ABO 血型不合和 Rh 血型不合所致新生儿溶血的临床特点。

12. 某患儿 1 岁，出生后常出现全身皮肤瘀点、瘀斑现象，近 1 个月来多次发生鼻出血，双亲为近亲婚配，家系中无类似出血情况。实验室检查发现，外周血血小板计数正常，出血时间延长，凝血时间正常，血小板对 ADP 和凝血酶诱导的聚集反应降低，血小板膜表面糖蛋白Ⅱb 显著降低，基因诊断证实糖蛋白Ⅱb（GPⅡb）基因错义突变。试简要解释以下问题。

(1) 患儿血小板计数正常，为什么出血时间会延长？

(2) 患儿出血时间延长，为什么凝血时间正常？

(3) 患儿为什么对 ADP 和凝血酶诱导的聚集反应降低？

参考答案

1. 见本章第一节中血浆的理化特性部分。

2. 见本章第二节中血小板生理部分。

3. 内源性凝血与外源性凝血的主要区别在于凝血酶原复合物形成的始动过程不同。前者始于血管内膜下胶原纤维或异物激活因子Ⅻ，后者系组织损伤产生因子Ⅲ（组织因子）所引起；前者需要因子Ⅻ、Ⅺ、Ⅸ和Ⅷ参加，而且全在血液中，后者只需因子Ⅲ、Ⅶ；前者凝血慢（数分钟），后者凝血快（约十几秒）。

4. 轻度小外伤后生理性止血包括 3 个过程：①受损的小血管收缩。由于损伤刺激反射性引起局部缩血管反应，但持续时间较短，而通过激活血小板释放 5-HT 和儿茶酚胺类等，能进一步使局部血管收缩，以减缓出血和促进止血。②松软止血栓堵塞伤口。受损的小血管壁暴露出胶原组织，血小板黏附和聚集在暴露的胶原组织上，形成松软的止血栓堵塞伤口，减少出血。③局部出现牢固止血栓。血小板和血浆中的各种凝血因子分别被激活，促进血凝过程，最终使血浆中可溶性纤维蛋白原转变为不溶性纤维蛋白，从而网罗血中的红细胞，在局部形成凝血块，并经血小板的收缩蛋白收缩等，变成牢固的止血栓，从而有效地制止出血。

5. 血液的抗凝系统包括细胞抗凝系统和体液抗凝系统。细胞抗凝系统主要指单核-巨噬细胞系统对凝血因子，特别是组织因子、凝血酶原复合物及可溶性纤维蛋单体的吞噬和分解。体液抗凝系统主要指血液中的抗凝血物质，主要包括：①丝氨酸蛋白酶抑制物：主要有抗凝血酶、C_1 抑制物、α_1-抗胰蛋白酶、α_2-抗纤溶酶、α_2-巨球蛋白、肝素辅助因子Ⅱ，其中抗凝血酶最为重要。抗凝血酶能与凝血酶和凝血因子Ⅸa、Ⅹa、Ⅺa、Ⅻa 的活性中心的丝氨酸残基结合而抑制其活性。②蛋白质 C 系统：主要包括蛋白质 C、凝血酶调节蛋白、蛋白质 S 和蛋白质 C 的抑制物。当凝血酶与血管内皮细胞上的凝血酶调节蛋白结合后，可以激活蛋白质 C，后者水解灭活因子

Ⅷa 和Ⅴa，抑制因子Ⅹ和凝血酶原的活性。血中的蛋白质 S 是活化蛋白质 C 的辅助因子，可使蛋白质 C 的作用大大增强。③组织因子途径抑制物（TFPI）：主要由血管内皮细胞产生，可与因子Ⅹa、Ⅶa-组织因子复合物结合而抑制其活性，负反馈地抑制外源性凝血途径。④肝素：主要由肥大细胞和嗜碱性粒细胞产生，通过增强抗凝血酶的活性而发挥间接抗凝作用。

6. 输血前要做交叉配血试验的理由是：①人类的血型非常复杂，严格地说，各种血型完全相同的人是难以找到的，例如，ABO 血型还可以区分为很多亚型，有 A_1、A_2、A_1B 和 A_2B 亚型等。所以，即使在同型者之间进行输血，也不一定安全，也要做交叉配血试验。②由于 Rh 因子的存在。当 Rh 阴性者接受了 Rh 阳性者的血后，血浆中将产生抗 Rh 凝集素，当下次再接受含 Rh 因子的血液时，就有可能发生凝集反应。所以，给患者重复输血时，即使是输入同一献血者的血，也应重新做交叉配血试验。③由于技术上的差错，偶尔可能将受血者与献血者的血型查错。

7. 外周血液中红细胞数或血红蛋白含量低于正常范围，称为贫血。引起贫血的可能原因如下。①造血原料缺乏：如机体缺铁，可导致缺铁性贫血。②红细胞成熟因子缺乏：如机体缺乏叶酸，可引起巨幼细胞贫血。③内因子缺乏：可导致恶性贫血。④骨髓造血功能受抑制：可引起再生障碍性贫血。⑤某些肾脏疾病患者：因促红细胞生成素合成障碍引起肾性贫血。⑥血红蛋白异常：正常人 Hb 为 A 型或 A_2 型，镰状红细胞贫血患者的 Hb 为 S 型，HbS 呈长杆状，结果使红细胞变成镰刀状，HbS 型红细胞含有较多的 2,3-二磷酸甘油酸，使与 O_2 的亲和力降低，运 O_2 能力降低。⑦脾功能亢进：引起大量红细胞破坏，可出现脾性贫血。

8. 红细胞在低渗溶液中，由于溶液中的水分将在渗透压差的作用下渗入细胞，使红细胞膨胀，体

积增大，最后可破裂而发生溶血。所以输液时一定要输等渗溶液。

9. TXA$_2$ 是最强的内源性血小板聚集剂。血小板激活时，使血小板内的磷脂酶 A$_2$ 激活，在此酶的催化作用下，血小板膜磷脂中的花生四烯酸释放出来。花生四烯酸在血小板环加氧酶作用下形成环内过氧化物，即前列腺素 G$_2$ 和前列腺素 H$_2$（PGG$_2$、PGH$_2$）。PGG$_2$、PGH$_2$ 有很强的致聚作用，但性质不稳定，很快在血小板血栓烷合成酶作用下形成大量的 TXA$_2$。TXA$_2$ 可使血小板 Ca^{2+} 浓度升高，因而有很强的聚集血小板的作用，也有很强的收缩血管的作用。此外，正常血管壁内皮细胞中有前列环素合成酶，可催化血管内皮细胞及血小板生成的环内过氧化物转变为前列环素 I$_2$（PGI$_2$）。PGI$_2$ 可使血小板内 cAMP 增多，因而有很强的抑制血小板聚集的作用，也有很强的舒张血管作用（图 3-8）。由于血小板环加氧酶对阿司匹林的抑制作用较敏感，因此，小剂量的阿司匹林主要抑制血小板环加氧酶，抑制 TXA$_2$ 的合成，临床上已用于防治血栓形成及血栓栓塞性疾病（如心肌梗死等）。但如较长时间和（或）过量摄入阿司匹林，会抑制血小板聚集，可造成止血功能障碍，引起出血（如胃出血）。

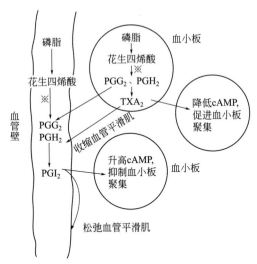

图 3-8　PG 在血小板与血管内皮的动态平衡示意图

10. 引起出血性疾病主要有以下原因。①血管因素异常：包括血管本身异常和血管外因素异常引起出血性疾病。过敏性紫癜、维生素 C 缺乏症、遗传性毛细血管扩张症等即为血管本身异常所致。老年性紫癜、高胱氨酸尿症等即为血管外异常所致。②血小板

异常：血小板数量改变和黏附、聚集、释放反应等功能障碍均可引起出血。特发性血小板减少性紫癜、药源性血小板减少症及血小板增多症等，均为血小板数量异常所致的出血性疾病。血小板无力症、巨型血小板病等为血小板功能障碍所致的出血性疾病。③凝血因子异常：包括先天性凝血因子和后天获得性凝血因子异常两方面。如血友病 A（缺少Ⅷ因子）和血友病 B（缺少Ⅸ因子）均为染色体隐性遗传性出血性疾病。维生素 K 缺乏症、肝脏疾病所致的出血大多为获得性凝血因子异常引起的。

11. ABO 血型与 Rh 血型的比较如下。①抗原类型：ABO 血型有 A 和 B 两种，根据红细胞膜 A、B 抗原的类型分为 A、B、AB 和 O 型四型；Rh 血型有 C、c、D、d、E 和 e 六种，以 D 的抗原性最强，通常把红细胞含有 D 抗原的人称为 Rh 阳性者，而不含 D 抗原的人称为 Rh 阴性者。②血型抗体：ABO 血型为天然抗体（先天性）；Rh 血型为免疫抗体（后天性），通过体液免疫产生。③抗体特性：ABO 血型的抗体为 IgM，不能通过胎盘；Rh 血型抗体为 IgG，分子较小，能通过胎盘。

ABO 血型不合与 Rh 血型不合所致新生儿溶血的临床特点：ABO 血型不合溶血病，可发生在第一胎或第二胎，反应较轻，在出生后第 2～3 天出现；溶血主要引起黄疸。Rh 血型不合溶血病，常出现于第二胎及以后胎次，如果 Rh 阴性母亲接受过 Rh 阳性的输血，则第一次妊娠也可发生溶血，临床表现较重，在出生后 24h 内出现并迅速加重。

12.（1）血小板聚集需要纤维蛋白原、Ca^{2+} 和血小板膜上 GPⅡb/Ⅲa 的参与。而血小板聚集是形成血小板血栓的基础。血小板血栓及其激活时释放的缩血管物质又有助于止血。患儿血小板膜 GPⅡb 缺乏，导致血小板聚集功能障碍和止血功能异常，因此出血时间延长。

（2）凝血时间主要反映凝血过程是否正常，凝血过程主要受凝血因子的影响。患儿未发现凝血因子有异常，故凝血时间正常。

（3）未受刺激的血小板，其膜上的 GPⅡb 并不能与纤维蛋白原结合。只有当血小板黏附于血管壁处，或在致聚剂（如 ADP、凝血酶等）的激活下，GPⅡb 活化，纤维蛋白原受体暴露，在 Ca^{2+} 的作用下，纤维蛋白原与之结合，从而连接相邻的血小板，使血小板聚集成团。患儿 GPⅡb 异常或含量显著降低，所以，对 ADP 和凝血酶诱导的聚集反应降低。

（李良东）

第四章 血液循环

第一节 心脏的泵血功能

一、心脏的泵血过程和机制

（一）心动周期

心脏一次收缩和舒张构成一个机械活动周期，称为心动周期。通常心动周期是指心室活动周期。单位时间（每分钟）内心脏搏动的次数称为心率（heart rate，HR）。正常成年人安静状态下心率变动于 60～100 次/分。心率可因年龄、性别和机体处于不同状态而有较大差异。新生儿心率可达 130 次/分，随着年龄增长而逐渐减慢，至青春期时接近于成人。在成人中，女性心率较男性稍快；吸气时较呼气时快；经常体育锻炼或体力劳动者心率较慢；安静或睡眠时心率较慢；运动或情绪激动时心率加快。在临床上，成人安静时心率超过 100 次/分，称心动过速；低于 60 次/分，称心动过缓。心动周期持续的时间与心率有关。成年人心率平均约为 75 次/分，每个心动周期持续约 0.8s，其中，两心房先收缩，持续约 0.1s；继而心房舒张，持续约 0.7s；心房收缩时，心室处于舒张，心房进入舒张后，心室开始收缩，持续约 0.3s，随后进入舒张，占时约 0.5s。心室舒张的前 0.4s 期间，心房也处于舒张状态，称此间期为全心舒张期，在心室舒张的最后 0.1s，心房又开始收缩，如此周而复始。

左右两侧心房或两侧心室的活动几乎是同步的，且心房或心室收缩期均短于舒张期。如果心率增快，心动周期缩短，收缩期和舒张期均缩短，但舒张期缩短的比例较大，心肌的工作时间相对延长，休息时间将会缩短，长此下去，将影响心脏的泵血功能。

（二）心脏的泵血过程

左右心室泵血过程相似，现以左心室为例子，说明心室射血和充盈的过程，以便了解心脏泵血的机制。在一个心动周期中，包括收缩和舒张两个时期，每个时期由于心室内压力、容积、瓣膜启闭及血流方向的变化又可细分为多个时期，可简化为表 4-1。

右心室的泵血过程与左心室基本相同，由于肺动脉内压仅为主动脉内压的 1/6，故在心动周期中右心室内压的变化幅度比左心室小得多。

（三）心房在心脏泵血中的作用

驱动血液在心房与心室之间，以及心室与主动脉之间流动的主要动力是相应腔室之间的压力梯度（差），而心室肌的收缩和舒张是造成心房与心室、心室与主动脉之间产生压力梯度的根本原因。心房在心脏泵血过程中起初级泵的作用，心房收缩期间，进入心室的血量约占每个心动周期的心室总回流量的 25%。心房不能泵血，如心房纤维性震颤（心房肌持续不同步颤动）和房室传导阻断（心房心室各自独立收缩）时，心室充盈量仅少量减少，甚至仍维持正常，不会明显影响心脏的泵血功能。但在心率加快（心室充盈期缩短）、心室顺应性降低及房室瓣狭窄时，心室舒张期的被动充盈减少时，心房收缩挤压心房血进入心室对于维持心室足够的充盈和心输出量起较重要作用。但如果心室舒张时间太短，以致心室充盈严重不足时，心房收缩也不能提供足够的心室充盈，心输出量降低可能导致晕厥。

表 4-1 心动周期中心室容积、压力、瓣膜、血流方向和心音变化

	时相	心室容积	压力	瓣膜	血流方向	时间	心音
心室收缩期	等容收缩期	不变	心室＞心房	房室瓣关		0.05s	第一心音
			心室＜动脉	半月瓣关			
	快速射血期	↓↓	心室＞心房	房室瓣关	心室→动脉	0.10s	
			心室＞动脉	半月瓣开	（占射血量的 2/3）		
	减慢射血期	↓	心室＞心房	房室瓣关	心室→动脉	0.15s	
			心室＜动脉	半月瓣开			
心室舒张期	等容舒张期	不变	心室＞心房	房室瓣关		0.06～0.08s	第二心音
			心室＜动脉	半月瓣关			
	快速充盈期	↑↑	心室＜心房	房室瓣开	静脉→心房→心室	0.11s	第三心音
			心室＜动脉	半月瓣关	（占射血量的 2/3）		
	减慢充盈期	↑	心室＜心房	房室瓣开	静脉→心房→心室	0.22s	
			心室＜动脉	半月瓣关			
	房缩充盈期	心房↓	心室＜心房	房室瓣开	心房→心室	0.1s	第四心音
		心室↑	心室＜动脉	半月瓣关	（占射血量的 10%～30%）		

二、心输出量与心脏泵血功能的储备

（一）每搏输出量和每分输出量

1. 每搏输出量和射血分数 一侧心室每次收缩时射出的血液量，称**每搏输出量**（stroke volume，SV），简称**搏出量**。健康成年男性静息状态下，心率平均 75 次/分，搏出量 60～80mL（平均为 70mL）。SV＝左心室舒张末期容积－左心室收缩末期容积＝125mL－55mL＝70mL。搏出量占心室舒张末期容积的百分比，称为**射血分数**，正常成人为 55%～65%。

2. 每分输出量和心指数 一侧心室每分钟搏出的血液量，称为**每分输出量**，简称**心输出量**，它等于搏出量与心率的乘积。左右心室的输出量基本相等。正常安静状态下，如果心率为 75 次/分，搏出量为 70mL，则心输出量约为 5L/min，女性比男性约低 10%，青年时期的心输出量高于老年时期，情绪激动、进食、妊娠和环境温度升高时，心输出量增加或明显增加，剧烈运动时可高达 25～35L/min，麻醉状态下可下降到 2.5L/min。由于心输出量与体表面积成正比，因此为了比较不同个体之间的心输出量，生理学上，以每平方米（m²）体表面积所算出的心输出量，称为**心指数**。中等身材的成年人体表面积为 1.6～1.7m²，安静和空腹情况下心输出量为 5～6L/min，其心指数为 3.0～3.5L/(min·m²)。安静和空腹情况下的心指数，称为**静息心指数**，可作为比较不同个体心功能的评定指标。年龄在 10 岁左右时，静息心指数最大，可达 4L/(min·m²)，以后随年龄增长而逐渐下降，到 80 岁时约为 2L/(min·m²)。肌肉运动、妊娠、情绪激动和进食等生理条件下心指数有不同程度增高。

（二）心脏泵血功能储备

心输出量随机体代谢需要而增加的能力，称为**心泵功能储备**或**心力储备**。心力储备可分为心率储备和搏出量储备。

1. 心率储备 健康成人静息时心率平均为 75 次/分。在剧烈活动时可达 170～180 次/分，约为静息时 2 倍多。因此，动用心率储备是提高心输出量的重要途径。但心率超过 170～180 次/分时，心输出量反而会减少。

2. 搏出量储备 正常成年人静息搏出量约为 70mL，而强体力劳动时，搏出量可提高到 150mL 左右。搏出量的储备来源于两方面，即收缩期储备和舒张期储备。

（1）收缩期储备 正常静息时，左心室射血之末约有 50mL 的剩余血量，当心脏作最大程度收缩后，心室收缩末期容量降至 10～20mL。静息状态下心室收缩末期容量与心室作最大射血后余血量之差就是收缩末期储备，为 30～40mL。

（2）舒张期储备　静息情况下，左心室舒张末期容量 120～130mL，当心室作最大程度舒张时，舒张末期容量可达 150～180mL，舒张末期容量储备为 30～60mL。

体育锻炼能有效地提高心力储备，增强心脏的泵血功能。

三、影响心输出量的因素

（一）心室肌的前负荷与心肌异长自身调节

1.心室肌的前负荷　心室舒张末期容积或压力为心室的前负荷。

2.心肌异长自身调节

（1）心定律　在一定限度内心肌纤维被动拉长，心室收缩力增强，而使搏出量增多。心肌收缩力达最大时的初长度称为最适初长度，此时心室的容量或所受到的充盈压力称为最适前负荷。若继续拉长超过最适初长度，则心肌收缩力不再增加。这种心肌收缩力随着心肌初长度而改变的机制，称之为异长自身调节，也称为 Frank-Starling 定律（心定律）。

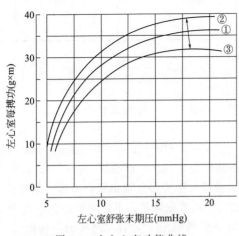

图 4-1　犬左心室功能曲线
①正常；②收缩力增强；③收缩力降低

（2）心室功能曲线　为了分析前负荷和初长度对搏出量的定量关系，可在实验中（保持动脉血压不变）逐步改变心室舒张末期压力（或容量），并测量射血心室的搏出量或每搏功；以左心室舒张末期压为横坐标，左心室每搏功或搏出量为纵坐标绘制的曲线，称为**心室功能曲线**（图 4-1）。心室功能曲线分三段：①心室舒张末期压在 5～15mmHg 的范围内为曲线的上升支，随着心室舒张末期压的增大，心室的每搏功也增大。通常情况下，左心室舒张末期压仅 5～6mmHg，而左心室舒张末期压为 12～15mmHg 是心室的最适前负荷，说明心室有较大的初长度储备。心室通过前负荷-初长度的增加（异长自身调节）使心脏泵血功能增强的储备能力是很强的。②心室舒张末期压在 15～20mmHg 范

围内，曲线趋于平坦，表明前负荷在此范围内变动时对每搏功和心室泵血功能影响不大。③心室舒张末期压超过 20mmHg 时，曲线仍平坦或只轻度下倾，并不出现明显的降支，说明充盈压即使超过 20mmHg，每搏功和搏出量保持不变或仅轻度减少。只有在心室发生严重病理性变化时，心室功能曲线才出现明显的降支。

（3）异长自身调节的意义　①使搏出量与静脉回心血量相平衡；②使左、右心室搏出量相平衡。然而，当机体发生持续的、剧烈的循环功能变化时，异长自身调节机制的作用不大，此时主要靠心肌收缩能力的变化来调节。

3.影响前负荷的因素　心室舒张末期充盈量＝静脉回心血量＋心室射血后剩余血量。

（1）影响静脉回心血量的因素

① 心室舒张充盈期的长短：当心率增快，充盈期缩短，心室充盈不完全，静脉回心血量减少；反之，心室充盈时间延长，静脉回心血量增多。但在心室完全充盈后继续延长充盈时间将不能进一步增加静脉回心血量。

② 静脉血回流速度：回流速度快，静脉回心血量大；反之，静脉回心血量小。静脉血回流速度取决于外周静脉压与心房压和心室压之差。压力差愈大，愈有助于静脉血回流心室。当外周静脉压增高（如循环血量增多、外周静脉血管壁收缩张力增高等）和（或）心房心室内压降低时，静脉血回流速度加快。

③ 心室舒张功能：心肌舒张期肌质 Ca^{2+} 回降速率快，Ca^{2+} 与肌钙蛋白解离快，心肌舒张速率快，快速充盈期心室产生的负压大，抽吸作用强，静脉回心血量多。

④ **心包内压**：正常情况下，心包有防止心室过度充盈的作用。当发生心包积血时，心室内压增高，可使心室充盈受限制，导致静脉回心血量减少。

⑤ **心室顺应性**：即心室的可扩张性、可塑性，心室壁受外力作用时发生变形的难易程度。心室顺应性降低时（如心肌纤维化或瘢痕形成、心肌肥厚等），心室充盈量将降低。

（2）影响心室射血后剩余血量的因素　如果静脉回心血量不变，心室射血后剩余血量多，将会使充盈量增加，前负荷增加，搏出量增加；但另一方面，因为心室射血后剩余血量多，将会使心室舒张期室内压增高，从而使静脉回心血量减小，因此，心室充盈量并不一定增加。

（二）后负荷对搏出量的影响

心肌在收缩时遇到的负荷称**后负荷**。对心室而言，大动脉血压起着后负荷的作用。动脉血压的变化将影响心室肌的收缩过程，从而影响搏出量。在心率、心肌初长度和心肌收缩能力不变的情况下，动脉血压（后负荷）升高时，引起心室等容收缩期延长而射血期缩短，射血期心肌纤维的缩短速度和幅度均减小，射血速度减慢，搏出量减少。由于搏出量减少导致射血后心室内剩余血量增多，若此时静脉血液回流量不变，则心室舒张末期充盈血量增多即初长度增加，通过异长自身调节，使搏出量增加，可纠正由于动脉血压升高引起的搏出量减小，从而使机体在动脉压升高的情况下，能够维持适当的心输出量。如果动脉血压长期持续升高，要维持适当的心输出量，通过神经、体液调节，心肌将处于一种长期收缩加强的状态，久之心室将出现心肌肥厚的病理性改变，导致泵血功能减退。

（三）心肌收缩能力对搏出量的影响——等长自身调节

心肌收缩能力是心肌细胞功能状态或其内在特性的一种描述，它并不取决于前负荷和后负荷，而是取决于心肌细胞兴奋收缩耦联的各环节，主要是肌球蛋白 ATP 酶的活性和被活化的横桥数目。而活化（即与肌动蛋白结合）的横桥数目，又取决于肌质内 Ca^{2+} 的浓度和肌钙蛋白 Ca^{2+} 的结合力。心肌收缩能力与搏出量和每搏功呈正变关系，当心肌收缩能力增加时，搏出量和每搏功明显增加，搏出量的这种调节与心肌的初长度无关，而是通过调节心肌收缩活动的强度和速度实现的，因此称为等长自身调节。

许多因素可影响心肌收缩能力，如支配心脏的交感神经兴奋或血中儿茶酚胺（肾上腺素和去甲肾上腺素）浓度增加，心肌收缩能力增强，心肌纤维缩短的速度和程度增加，室内压上升速度加快，上升的峰值增高，结果搏出量和每搏功增加，心室功能曲线向左上方移位。此外，咖啡因、茶碱、强心苷都有增强心肌收缩力的作用，使心室功能曲线向左上方移位，而刺激迷走神经、缺氧、高碳酸血症、酸中毒等都可使心肌收缩力减弱，搏出量减小，心室功能曲线向右下方移位。

（四）心率对心输出量的影响

正常成人在安静状态下心率为 60～100 次/分，平均为 75 次/分。在一定范围内（40～180 次/分），心率增加，心输出量增多。当心率超过 180 次/分时，由于心率过快，心室充盈时间明显缩短，充盈量减少，导致搏出量明显减少，使心输出量不但不增加，反而减少。当心率小于 40 次/分时，虽然心室舒张期延长，但因心室充盈已达极限，再延长舒张时间也不能增加充盈量和搏出量，所以每分输出量必然减少。交感神经兴奋，肾上腺素、去甲上腺素、甲状腺素水平增高使心率加快。体温每升高 1℃，心率增加 12～18 次/分。

四、心脏做功量

（一）外功

外功为血液在循环系统中的运行提供能量，表现为心室收缩时以一定的压力（射血期室内压的净增值），将一定量的血液（搏出量）射入动脉，并给予血液流动的动能。前部分为压力容积功，后部分为动能功，两者组成**每搏功**。而心室每分钟所做的外功称为**每分功**。

1. 每搏功　简称搏功，是指心室一次收缩射血所做的功，包括压力-容积功及产生动能所需的功。由于正常情况下后者所占比例很小（只占总外功的1%），且变化不大，可以忽略不计。压力-容积功等于搏出量乘以射血压。以左心室为例，射血压等于射血期左心室内压－左心室舒张末期内压。由于射血期左心室内压不断变化，测量计算较困难，可用平均动脉压代替，左心室舒张末期压则用平均心房压（约为6mmHg）代替。因此，每搏功的计算方式如下。

每搏功（J）＝搏出量（L）×（平均动脉压－左心房平均压）×13.6×9.807×(1/1000)

若按搏出量为70mL，平均动脉压92mmHg，左心房平均压为6mmHg。

每搏功（J）＝0.07（L）×（92－6）（mmHg）×13.6×9.807×(1/1000)＝0.803J [此式功单位为焦耳（J），搏出量单位为L，汞的密度单位为kg/L，乘以9.807将力的单位由kg换算为牛顿（N），乘以1/1000将高度单位由mm换算为m]。

2.每分功 是指心室每分钟收缩所做的功，等于每搏功乘以心率，如心率为75次/分，则每分功为60.2J/min。

（二）张力热

心脏不仅缩短和移动一定的负荷，以完成上述的机械功（等张收缩），还产生和维持主动张力（等长收缩）。在等容收缩期，心室产生和维持很高的压力（张力），没有做任何外功，但肌肉分解ATP，能量转化为热。心肌的这类耗能称为张力热（tension heat），它与心室壁产生产张力（T）和心室维持张力的时间（t）的乘积（$T \cdot t$）成正比。而心室张力的大小主要取决于心室泵血所遇到的压力（阻力）。心脏活动所消耗的能量主要用于张力热的产生，静息状态下，外功消耗的能量只占心脏总耗能的一小部分。

心室总的外动与总耗能的比例，称为**心脏的机械效率**，正常为10%～15%。

在正常情况下，左、右心室的搏出量相等，但肺动脉平均压仅为主动脉平均压的1/6左右，右心室做功量也只有左心室的1/6左右。

五、心音

在心动周期中，由于心肌的收缩和舒张、瓣膜启闭、血流冲击心室壁和大动脉壁以及血液在心室内形成的漩涡等因素引起的机械振动，通过周围组织传导到胸壁，如将耳紧贴胸壁或将听诊器放在胸壁一定部位即可听到由上述机械振动所产生的声音，称为**心音**。通常用听诊器很容易听到第一心音和第二心音。若将这些机械振动通过换能器转换成电信号放大后，用记录仪记录下来的曲线即为**心音图**。

正常心脏在一个心动周期中主要产生两个心音，分别称为第一心音、第二心音（表4-2），在某些人或某些情况下用听诊器可听到第三心音、第四心音。

表4-2 第一心音与第二心音的比较

比较项目	第一心音	第二心音
性质	音调较低,持续时间较长(0.12～0.14s)	音调较高,持续时间较短(0.08～0.11s)
主要成因	心室收缩,房室瓣关闭引起的振动	心室舒张,半月瓣关闭引起的振动
听诊最强部位	左侧第5肋间锁骨中线处(心尖搏动处)	心底部(第2肋间胸骨左右缘)
影响因素	心肌收缩力越强越响亮	主动脉压和肺动脉压升高时,第二心音增强
与颈动脉搏动的关系	与颈动脉搏动同时出现	在颈动脉搏动之后出现
生理意义	标示心室收缩开始	标志心室舒张开始

第二节 心脏的电生理学及生理特性

心肌细胞可大致分为两大类：一类为普通的心肌细胞（包括心房肌、心室肌细胞），具有兴奋性、传导性和收缩性，又称为工作细胞；另一类是一些特殊分化了的心肌细胞，它们组成了心脏的特殊传导系统（包括窦房结、结间束、房室交界、房室束和浦肯野纤维）。这类心肌细胞不仅具有兴奋性和传导性，而且具有自动节律性（房室交界的结区除外），故称自律细胞，这类细胞基本无收缩功能。

一、心肌细胞的跨膜电位及其形成机制

（一）工作细胞的跨膜电位及其形成机制

1. 静息电位 人和哺乳动物心肌细胞的静息电位约为－90mV。其形成机制与神经纤维相同，主要是由细胞内的 K^+ 通过内向整流 K^+ 通道（非门控离子通道）形成的内向整流 K^+ 电流（inwardly rectifying K^+ current，I_{K1}）（K^+ 外流）形成的，接近 K^+ 平衡电位。此外，也与少量 Na^+ 内流（通过渗漏通道）造成的背景电流及生电钠泵外向电流有关。

2. 心室肌细胞动作电位 心室肌细胞的动作电位，与神经纤维、骨骼肌细胞动作电位比较，其主要特点在于复极过程比较复杂，持续时间很长，降支与升支很不对称。一般可将其分为 0、1、2、3、4 五个时期，其中 0 期为去极化过程，1～3 期为复极化过程，4 期为静息期（图 4-2）。心肌细胞动作电位各时相的变化是由于细胞膜对 Na^+、K^+、Ca^{2+} 的通透性改变引起的。而膜通透性的这种改变是这些离子特异性通道的开放与关闭造成的。

（1）去极过程 又称 0 期。膜内电位由静息时的－90mV 迅速上升到＋30mV

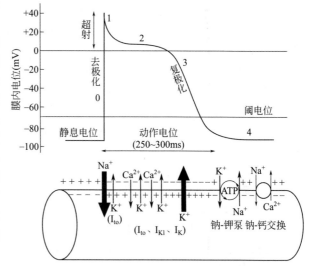

图 4-2 心室肌细胞动作电位的离子转运

左右，即出现去极化和反极化过程，形成动作电位图形的上升支。此期极短暂，仅占 1～2ms，去极幅度很大，达 120mV，去极速度很快，膜内电位上升的最大变化速率（V_{max}）可达 200～400V/s。

心室肌细胞 0 期去极化是由 Na^+ 通道开放和 Na^+ 内流引起的。当心肌细胞受到有效刺激（正常情况下这种刺激来自邻近细胞来的动作电位），使膜去极化达阈电位（－70mV）时，激活膜上的 Na^+ 通道开放，Na^+ 顺其浓度梯度和电位梯度由膜外快速流入膜内，Na^+ 内流使膜内负电位进一步减小，这又打开更多的 Na^+ 通道，造成更大量的 Na^+ 内流，膜内负电位更加迅速减少（即形成 Na^+ 通道开放的再生性循环），直至膜内外电位倒转（即膜内为正，膜外为负）。Na^+ 通道是快通道，其激活（开放）与失活（关闭）都很快。当膜去极化达 0mV 左右时，Na^+ 通道就开始关闭，达＋20～＋30mV 时几乎完全关闭，Na^+ 内流停止。此时膜电位接近但没有达到 Na^+ 的平衡电位。在 0 期，膜对 K^+ 通透性也降低，K^+ 外流减少（I_{K1} 抑制），也有促于膜的去极化。心室肌细胞 Na^+ 通道对河豚毒素（TTX）不敏感。

（2）复极过程 去极达到顶峰之后，立即开始复极。整个复极过程包括三个阶段。

1 期（快速复极初期）：膜内电位由＋30mV 迅速下降到 0mV 左右，持续约 10ms。0 期和 1 期一起形成一个向上的尖峰图形，称为锋电位。

1 期主要由 K^+ 一过性外向电流形成。去极化使膜电位达到峰值（约＋30mV）时，快 Na^+ 通道失活，而打开一过性外向 K^+ 通道，产生一过性外向 K^+ 电流（transient outward current，I_{to}），膜内电位迅速下降到 0mV 左右。I_{to} 可被 K^+ 通道阻断剂四乙铵（TEA）和 4-氨基吡啶（4-AP）所阻断。

2 期（平台期）：当 1 期复极达到 0mV 左右时，复极过程变得非常缓慢，记录的动作电位图

形较平坦，称平台期，持续 $100\sim150ms$，是整个动作电位持续时间长的主要原因，是心室肌动作电位区别于神经和骨骼肌动作电位的主要特征。

平台期的形成是由于该期间外向电流（K^+ 外流）和内向电流（主要是 Ca^{2+} 内流）同时存在。在平台的初期，外向电流和内向电流二者处于平衡状态，随后，内向电流逐渐减弱，外向电流逐渐增强，结果出现一种随时间推移而逐渐增强的微弱的净外向电流，导致膜电位的缓慢复极化。此外，Na^+-Ca^{2+} 交换电流（I_{Na-Ca}）对平台期的形成也起一定作用。

平台期的外向离子流是由 K^+ 携带的。心肌细胞膜的 K^+ 通道有多种，产生多种 K^+ 电流，包括：①由一过性外向 K^+ 通道开放的一过性（瞬时）外向 K^+ 电流（I_{to}）。②内向整流 K^+ 通道（inward rectifying K^+ channel），其电流为内向整流 K^+ 电流（I_{K1}），是形成静息电位的主要电流，在膜内电位负值较大时，通过 K^+ 外流维持静息电位（复极 4 期），在复极开始阶段电流很小，对复极的作用也小（在 0~2 期处于抑制状态），随着膜电位逼近静息电位而增大，因此参与复极 3 期后阶段的复极。这种 I_{K1} 通道对 K^+ 的通透性因膜的去极化而降低的现象称为内向整流。I_{K1} 通道这一特性可阻碍平台期细胞内 K^+ 的外流，从而可使平台期持续较长时间。③延缓整流 K^+ 通道（relayed rectifying K^+ channel），其电流为延缓整流 K^+ 电流（relayed rectifying K^+ current，I_K），是 3 期复极化的主要外向 K^+ 电流，在 4 期此电流关闭，当膜去极化时缓慢激活，阻碍膜的去极化，故称延迟整流 K^+ 电流，复极至 $-10mV$ 时充分激活，充分复极化时通道缓慢关闭，其衰减过程促进膜自动去极化（见后文）。I_K 有快（rapidly）激活和慢（slowly）激活两种成分，即 I_{Kr} 和 I_{Ks}。除电压门控 K^+ 通道外，心肌细胞还有配体门控的 K^+ 通道，如 ACh 和 ATP 敏感的 K^+ 通道（形成 I_{K-ACh} 和 I_{K-ATP}）。

平台期的内向离子电流主要是由 Ca^{2+} 和少量 Na^+ 携带的。心肌细胞膜上存在 L 型 Ca^{2+} 通道，其电流称为 L 型 Ca^{2+} 电流（long lasting calcium current，I_{Ca-L}）。由于该通道激活、失活及复活过程都很慢，故称慢通道。该通道的专一性较差，主要对 Ca^{2+} 通透，其次对 Na^+ 也有通透性，但比对 Ca^{2+} 的通透性小 70~100 倍。当膜去极化达到 $-40mV$ 时，该通道激活，Ca^{2+} 顺其浓度梯度流入膜内，倾向于使膜去极化；与此同时，上述的外向 K^+ 电流（I_{to}、I_{K1}、I_K）主要是 I_K，倾向于使膜复极化。在平台期的早期，Ca^{2+} 内流和 K^+ 外流所负载的跨膜正电荷量相当，因此膜电位稳定于 1 期复极所达到的电位水平（0 电位附近），随着时间的推移，Ca^{2+} 通道逐渐失活，K^+ 外流（I_K）逐渐增强，结果膜内电位负值逐渐增加，形成平台期晚期。

Ca^{2+} 内流不仅参与心肌细胞动作电位平台期的形成，而且 Ca^{2+} 进入心肌细胞还可引起细胞内贮存的 Ca^{2+} 释放（钙诱发的钙释放，见第二章第四节），从而发动肌肉收缩。该通道可被 Mn^{2+} 及 Ca^{2+} 通道拮抗剂如维拉帕米所阻断；阻断心肌细胞 Ca^{2+} 通道，减少 Ca^{2+} 内流，可缩短动作电位的平台期及心肌细胞收缩的强度。

3 期（快速复极末期）：在 2 期复极末，膜内电位负值逐渐增加，延缓为 3 期，2 期和 3 期之间没有明显的界线。在动作电位 3 期，复极化速度加快，膜内电位由 0mV 左右迅速下降至 $-90mV$，完成整个复极化过程。此期历时 100~150ms。

3 期复极是由于 L 型 Ca^{2+} 通道失活关闭，内向离子电流终止，而外向 K^+ 电流（I_K）进一步增大所致。到 3 期末，随着膜电位负值增加，外向的 I_{K1} 也增大，而后者又进一步使复极化过程加快，导致膜的复极化越来越快，直至复极化完成。

从 0 期去极化开始到 3 期复极化完毕这段时间，称为**动作电位时程**。心室肌细胞动作电位时程为 200~300ms。

4 期（静息期）：又称动作电位 4 期。在动作电位形成过程中，有一些 Na^+ 和 Ca^{2+} 进入细胞，而一些 K^+ 流出细胞。膜内 Na^+ 升高可激活钠-钾泵主动转运活跃进行，逆浓度梯度将去极化过程中进入膜内的 Na^+ 排出膜外，又将复极化过程中外流的钾泵回细胞内，以恢复细胞内外正常的浓度梯度。在 4 期，Ca^{2+} 的逆浓度梯度移向膜外是以 Na^+-Ca^{2+} 交换的形式进行的（图 4-2），

即 Ca^{2+} 的主动转运出细胞外是由 Na^+ 顺浓度梯度流入细胞内提供能量（势能）。由于细胞外高 Na^+ 势能储备的维持有赖于钠-钾泵的作用，因此，Ca^{2+} 的主动转运也是由钠-钾泵间接提供能量（属继发性主动转运）。还有部分 Ca^{2+} 是通过细胞膜上的钙泵（Ca^{2+}-ATP 酶）排出细胞。钠-钾泵及 Na^+-Ca^{2+} 交换是持续进行的，不过在动作电位的不同时期，其活动强度随当时膜内外不同离子分布情况的改变而改变，这对维持细胞膜内外离子分布的稳定性起重要作用。

3. 心房肌细胞动作电位　心房肌细胞的动作电位及其形成的原理与心室肌基本相同，但无明显的 2 期，复极化较快，故动作电位时程较短，此外，I_{to} 通道发达，较大的 I_{to} 电流可持续到 2 期，使平台期不明显，2 期和 3 期的区别也不明显。

（二）自律细胞的跨膜电位及其形成机制

心脏中的自律细胞，主要包括窦房结中的 P 细胞和浦肯野细胞。自律细胞的"静息电位"不稳定，具有自动去极化现象，其最大复极化时的电位称为**最大复极电位**，也称**最大舒张电位**。复极化达最大复极电位后，立即自发地缓慢去极化。去极化达阈电位后又引起动作电位，如此周而复始。因此，4 期自动去极化是自律细胞产生自动节律性兴奋的基础。

1. 窦房结细胞的动作电位

（1）特点　窦房结细胞静息时对 K^+ 没有持久恒定的通透性，而存在一种 Na^+ 渗漏通道，经常有少量 Na^+ 内流，中和膜内部分负荷；另外，I_{K1} 通道也较稀少，K^+ 外流较小。因此最大复极电位的负值较小，介于 $-60 \sim -70$mV 之间，在这种膜电位情况下，电压门控的快 Na^+ 通道已失活，不能打开，只有慢 Ca^{2+} 通道才能被激活（打开），因此，其动作电位的去极化与复极化的发生都比心室肌细胞慢，0 期去极化历时 7ms，幅度 <70mV，没有明显的超射、快速复极 1 期和 2 期（平台期），只有 0、3、4 期（图 4-3）。

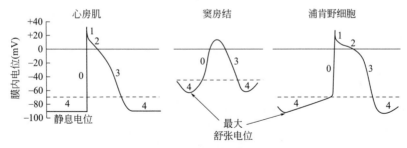

图 4-3　心房肌、窦房结和浦肯野细胞的跨膜电位

虚线为阈电位

（2）产生机制　窦房结细胞动作电位的去极化（升支）主要是由 Ca^{2+} 内流引起的（通过 L 型 Ca^{2+} 通道）。当跨膜电位由最大复极电位自动去极化达到阈电位（约 -40mV）时，膜上的 L 型 Ca^{2+} 通道开放，引起 Ca^{2+} 缓慢内流，导致 0 期去极化。随后 Ca^{2+} 通道逐渐失活，Ca^{2+} 内流停止，同时 I_K 通道被激活，K^+ 外流增加，膜便复极化形成 3 期，最终膜内电位达到 $-60 \sim -70$mV 而终止动作电位 [图 4-4（a）]。

（3）4 期自动去极化原因　是窦房结细胞 4 期存在的外向电流逐渐减弱和内向电流逐渐增强所引起。窦房结细胞至少存在 3 种离子电流：①I_K，是窦房结 3 期复极的主要外向电流，当复极接近最大复极电位时，I_K 通道开始关闭，K^+ 外流逐渐减小，使内向电流超过外向电流，从而导致 4 期自动去极化。②I_f，一种奇特的主要由 Na^+ 负载的内向电流，I_f 在动作电位复极到 -60mV 左右开始激活，其激活程度随着复极的进行和膜内负电位的增加而增加，至 -100mV（超极化）充分激活。I_f 在窦房结细胞 4 期自动去极化过程中所起作用较少。③内向 Ca^{2+} 电流——短暂性 Ca^{2+} 电流（transient calcium current，I_{Ca-T}），在 4 期复极化末即膜电位达到 -55mV 时激活，Ca^{2+} 内流，加速 4 期去极化。因此，降低细胞内 Ca^{2+} 或给予 Ca^{2+} 通道阻断剂，可降低窦房结细胞动作电位幅度及 4 期自动去极化速度。此外，窦房结细胞还存在较小的恒定的背景电流（background current，I_b），由 Na^+ 携带（通过 Na^+ 渗漏通道）。I_b 的去极化作用与复极化外向电流 I_K 相对抗，由于 I_K 进行性减小，使抗衡 I_b 的作用越来越小，导致膜内正电位不断增加，这可能是窦房结 4 期自动去极化的重要原因。

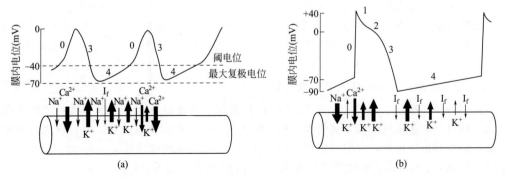

图 4-4　窦房结细胞（a）和浦肯野细胞（b）动作电位及 4 期自动去极化原理

2. 浦肯野细胞的动作电位　浦肯野细胞动作电位的波形与心室肌细胞相似，产生的离子基础也基本相同，其最大复极电位比心室肌静息电位更负，阈电位为 $-70mV$。其 0 期去极化速度比心室肌快；1 期较心室肌细胞更明显；在 1 期和 2 期之间可形成一个明显的切迹。动作电位时程比其他心肌细胞长。浦肯野细胞 4 期自动去极化的原理主要是由于外向电流 I_K 减弱和内向电流 I_f 增强所致。与窦房结细胞相比，I_K 衰减而引起的 K^+ 外流减少在浦肯野细胞 4 期自动去极化中所起的作用较小，而 I_f 在其中发挥重要作用［图 4-4（b）］。

3. 快反应动作电位和慢反应动作电位　根据动作电位 0 期去极化的速度和幅度及其产生的原理不同，可将心肌细胞所产生的动作电位分为快反应动电位和慢反应动电位，而产生这两类不同电位的细胞分别称为快反应细胞和慢反应细胞。快反应细胞和慢反应细胞具有不同的电生理特性，见表 4-3。

表 4-3　心肌快反应细胞与慢反应细胞比较表

电生理特性及其他	快反应细胞	慢反应细胞
类型（主要依动作电位 0 期分类）	快反应电位	慢反应电位
通道激活、失活及形成 0 期速度	快	慢
0 期主要离子流	快通道开放，快 Na^+ 内流	慢通道开放，慢 Na^+ 内流
静息电位	$-80 \sim -90mV$	$-55 \sim -65mV$
阈电位	$-60 \sim -70mV$	$-30 \sim -40mV$
动作电位去极化幅度	大（$100 \sim 130mV$）	小（$75 \sim 75mV$）
去极化速度	快（$200 \sim 400V/s$）	慢（$1 \sim 10V/s$）
时程	0、1、2、3、4（五期）	0、3、4（三期）
超射	$+20 \sim +35mV$	$0 \sim +15mV$
传导速度	$1.0 \sim 4.0m/s$	$0.02 \sim 0.10m/s$
有效不应期终止于	3 期末（复极完毕之前）	4 期初（可延长至完全复极完毕之后，因而易出现传导阻滞）
心肌细胞所在部位	心房肌，心室肌，除窦房结、房室交界以外的心传导组织	窦房结、房室交界，病理情况下，快反应细胞可转变为慢反应细胞

二、心肌的生理特性

心肌组织具有兴奋性、传导性、自律性和收缩性四种生理特性。前三种生理特性是以肌膜的生物电活动为基础的，故又称为电生理特性，后一种是心肌的一种机械特性。心肌组织的这四种生理特性共同决定着心脏的活动。

（一）兴奋性

1. 心肌兴奋性的周期性变化　心肌细胞在受刺激而发生扩布性兴奋的过程中，其兴奋性会发生周期性的变化。这些变化与其跨膜电位的变化密切相关，可分为如下几个时期（以快反应细胞为例）（图 4-5）。

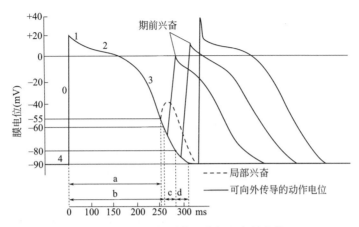

图 4-5　心室肌的动作电位与兴奋性变化

a—绝对不应期；b—有效不应期；c—相对不应期；d—超常期

（1）有效不应期　从 0 期去极化开始到复极化 3 期膜电位达−55mV 这段时间内，无论给予多大的刺激，都不能使心肌细胞发生反应，其兴奋性为零，这段时间称为**绝对不应期**。此后，复极从−55mV 到−60mV 期间，给予强大的刺激可使膜发生部分去极化或部分兴奋，但不能产生动作电位，因而也不能引起心肌收缩，此期称为**局部反应期**。所以，从 0 期去极化开始到复极化达−60mV 这段时间，称为**有效不应期**。产生原因为这段时间膜电位负值太小，Na^+ 通道完全失活（绝对不应期阶段），或只有少量 Na^+ 通道已复活（打开）（局部反应期阶段），其激活产生的内向电流仍不足以使膜去极化至阈电位。

（2）相对不应期　膜内电位从−60mV 复极化到−80mV 这段时间。产生原因为大部分 Na^+ 通道已复活，心肌兴奋性已逐步恢复，但仍低于正常。因此，只有用阈上刺激，才能使心肌产生动作电位（这时产生的动作电位称为期前兴奋）。

（3）超常期　膜电位从−80mV 复极化到−90mV 的时期。产生原因为 Na^+ 通道基本恢复到备用状态，而此时膜电位与阈电位差距较小，用以引起该细胞发生兴奋所需的刺激阈值比正常要小。

在相对不应期和超常期产生的动作电位 0 期去极化幅度和速度均比正常动作电位小，动作电位时程也短，兴奋传导速度也较慢（图 4-5）。

最后，当膜复极化完毕达静息电位时，心肌兴奋性又恢复到原来正常状态。

心肌兴奋性变化的特点是其有效不应期特别长，相当于心肌的整个收缩期加舒张早期。心肌组织的这一特点，能使心脏不会发生强直收缩，始终保持节律性的收缩与舒张活动，这样，心脏的充盈和射血才可能进行。

2. 影响心肌细胞兴奋性的因素（图 4-6）

（1）静息电位水平　静息电位（在自律细胞则为最大复极电位）负值增大，则与阈电位差距加大，引起兴奋所需的刺激阈值也增大，亦即兴奋性降低；反之，静息电位负值减小，则使兴奋性增高 [图 4-6(a)]。例如，细胞外 K^+ 浓度降低时，细胞膜内外 K^+ 浓度差增大，K^+ 外流增加，静息电位负值增大（超极化），心肌兴奋性降低。

（2）阈电位水平　阈电位水平上移（负值减小），则与静息电位之间的差距增大，引起兴奋所需的刺激阈值增大，兴奋性降低；反之，阈电位下移，则兴奋性增大 [图 4-6(b)]。例如，细胞外 Ca^{2+} 浓度增加，可使阈电位上移，于是兴奋性降低；反之，细胞外 Ca^{2+} 浓度降低，则阈电位下降，兴奋性增高。

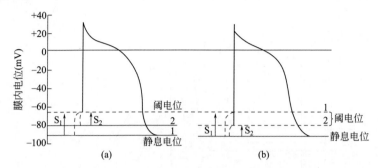

图 4-6 兴奋性的决定因素

（a）静息电位水平的影响：静息电位 1 的阈刺激 S_1 大于静息电位 2 的阈刺激 S_2；

（b）阈电位水平的影响：阈电位 1 的阈刺激 S_1 大于阈电位 2 的阈刺激 S_2

（3）Na^+ 通道的状态 心肌细胞 Na^+ 通道（以快反应细胞为例）被激活是产生兴奋的基础。Na^+ 通道有备用（能被激活）、激活和失活三种状态。该通道处于哪种状态取决于当时的膜电位水平（电压依从性）以及相关的时间进程（时间依从性），膜电位处于正常静息电位（$-90mV$）时，Na^+ 通道处于备用状态。此时若给予一个阈刺激，可使膜电位去极化达 $-70mV$（阈电位），Na^+ 通道被打开（Na^+ 通道处于激活状态），Na^+ 快速跨膜内流，产生去极化直至膜内电位倒转为 $+30mV$，随即 Na^+ 通道关闭，Na^+ 内流停止（Na^+ 通道处于失活状态）。处于失活状态的 Na^+ 通道不仅限制了 Na^+ 的跨膜扩散，而且不能被再次激活，只有膜电位恢复静息电位水平时，Na^+ 通道才能重新恢复到可再激活的备用状态。

3. 兴奋性周期性变化与收缩活动的关系 心肌细胞兴奋性变化的特点是有效不应期特别长，约 $20 \sim 300ms$，相当于心肌收缩的整个收缩期及舒张早期。此特点保证心肌在舒张早期以前这段时间内不会因连续接受刺激而产生收缩的融合，即保证心肌不发生完全强直收缩。正常心脏按照窦房结发出的节律进行活动时，窦房结发生的兴奋冲动，都是在前一次兴奋的不应期过了之后才传到心房和心室，因此，心房和心室能按窦房结节律进行收缩和舒张的交替活动。在实验或病理情况下，在有效不应期之后，窦房结的兴奋传来之前，心室受到一次人工的或异位起搏点传来的刺激时，便可发生一次兴奋和收缩。由于这一兴奋和收缩是在窦房结正常兴奋冲动传来之前发生的，所以称之为**期前兴奋**或**期前收缩**。期前收缩之后出现一段较长的心室舒张，称为**代偿间隙**。此间隙的发生是由于窦房结传来的正常节律性兴奋，正好落在期前收缩的有效不应期内而"脱失"（图 4-7）。

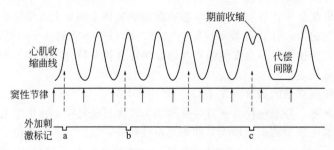

图 4-7 期前收缩与代偿间歇

刺激 a、b 落在有效不应期内不起反应，刺激 c 落在相对不应期内，引起期前收缩与代偿间隙

（二）传导性

1. 兴奋在心脏中传导的途径和特点

（1）传导途径 正常情况下，窦房结发出的兴奋通过心房肌传导到整个右心房和左心房，同时沿着"优势传导通路"（结间束）迅速传到房室交界区（又称房室结，可分房结区、结区和结希区三部分），然后经过房室束（希氏束）和左右束支传到浦肯野纤维网，先引起靠近心内膜侧的心室肌兴奋，再直接通过心室肌将兴奋向外膜侧心室肌扩布，引起整个心室肌兴奋（图 4-8）。

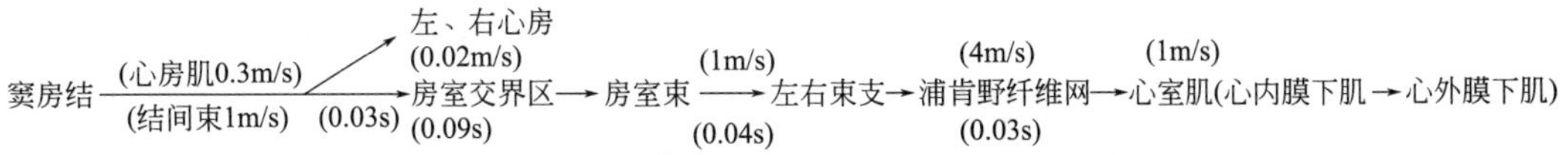

图 4-8 兴奋在心脏传导的途径速度（m/s）及时间（s）

（2）传导特点 房室交界区的传导速度很低，其中又以结区最低，为 0.02～0.05m/s，从而使兴奋经过房室交界（包括房室交界和房室束）要延搁一段时间（约 0.13s）才能传向心室，称之为**房室延搁**。房室延搁的存在能更好地实现心室的充盈和射血功能。另外，浦肯野纤维的高速传导（速度为 4m/s），及其呈网状分布于心室壁的特点，使兴奋几乎同时到达心室各处的内壁，保证了心室同步收缩。

2. 影响传导性的因素 心肌的传导性取决于心肌细胞某些结构特点和电生理特性（表 4-4）。

表 4-4 影响传导性的因素

影响因素	传导速度	作用机制
细胞的直径		
大	↑	细胞的内电阻小，从兴奋部位流向邻近未兴奋部位的电流密度大
小	↓	细胞的内电阻大，从兴奋部位流向邻近未兴奋部位的电流密度小
动作电位 0 期去极速度和幅度		
大	↑	局部电流形成快、电流强、波及的距离大，如快反应细胞
小	↓	局部电流形成慢、电流弱、波及的距离小，如慢反应细胞
膜电位负值		
增大	↑	钠通道开放概率↑，0 期去极速度和幅度↑
减小	↓	钠通道开放概率↓，0 期去极速度和幅度↓
邻旁部位膜的兴奋性		
处于有效不应期	不能传导	0 期去极化的离子通道处于失活状态
处于相对不应期	↓	0 期去极化的离子通道部分处于失活状态，0 期去极速度和幅度↓
邻旁部位膜的阈电位水平		
上移	↓	邻近未兴奋部位膜静息电位与阈电位的差距加大，膜去极化达阈电位的时间延长
下移	↑	邻近未兴奋部位膜静息电位与阈电位的差距减小，膜去极化达阈电位的时间缩短

（三）自动节律性

心肌细胞在没有外来刺激的情况下，能自动地产生节律性兴奋和收缩的特性，称为自动节律性，简称**自律性**。单位时间（每分钟）内能够自动发生兴奋的次数是衡量自律性高低的指标。

1. 心脏的正常起搏点和潜在起搏点 自律组织各部位的自律性不同：窦房结自律性最高，约为 100 次/分，房室交界次之，约为 50 次/分，浦肯野纤维最低，约为 25 次/分。正常时，心脏的节律性舒缩活动受自律性最高的窦房结控制，故窦房结是心脏活动的**正常起搏点**。以窦房结为起搏点控制的心跳节律，称为**窦性心律**。窦房结以外的自律组织，由于自律性较低，通常处于窦房结控制之下，其本身的自律性表现不出来，称为**潜在起搏点**。在某些异常情况下，如窦房结的自律性降低或其兴奋传导阻滞，或者潜在起搏点的自律性升高，心脏的活动将由潜在起搏点控制，这时的潜在起搏点称为**异位起搏点**。由异位起搏点控制的心律，称为**异位心律**。

2. 窦房结控制潜在起搏点的机制

(1)"抢先占领" 由于窦房结的自律性高于潜在起搏点,在潜在起搏点的4期自动去极化尚未达到阈电位水平时,它们已经受到窦房结传来的兴奋的激动作用而产生了动作电位,其自身的自动兴奋就不可能再出现。

(2)超速驱动压抑 窦房结以外的自律细胞(潜在起搏点)受到高于其自身固有频率的刺激(正常为来自窦房结的冲动)时,按外来刺激(窦房结)的频率发生兴奋,称为超速驱动。一旦外来(窦房结)的超速驱动刺激停止,潜在起搏点不能立即呈现其固有的频率(自律性)活动,需经一段静止期后才逐渐恢复其自律性,这种现象称为超速驱动压抑,这段时间称为窦房结恢复时间。而且正常起搏点(窦房结)与潜在起搏点自动兴奋频率相差越大,压抑的程度越大,超速驱动中断后心脏停止活动的时间(即窦房结恢复时间)也越长。临床上使用人工起搏器时,如因故需要暂时中断起搏器工作时,应在中断之前,逐步减慢其驱动频率,以免发生心搏骤停。

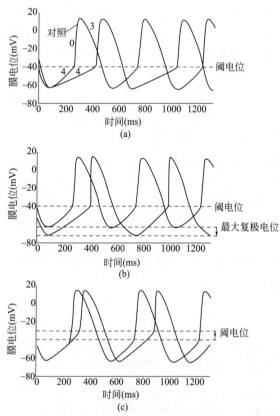

图 4-9　自律性的影响因素

(a) 4期自动去极化速度的影响:4期自动去极化速度降低,自律性降低;(b)最大复极电位的影响:最大复极电位下移,自律性降低;(c)阈电位的影响:阈电位上移,自律性降低

3. 影响自律性的因素

(1)4期自动去极化速度 4期自动去极化速度增快,4期自动去极电位到阈电位水平所需时间就短,单位时间内发生兴奋次数就多,自律性就增高。反之,自律性就降低。例如,交感神经和儿茶酚胺可加速窦房结细胞4期自动去极化的速度(由于增强内向电流 I_f 和 I_{Ca}),使自律性提高、心率加快;迷走神经则可增强 K^+ 外流和削弱内向电流 I_f 和 I_{Ca},而使4期去极化速度减慢,使心率减慢 [图 4-9(a)]。

(2)最大复极电位与阈电位之间的差距 最大复极电位负值减小和(或)阈电位下移,均使两者之间的差距减小,自动去极达到阈电位水平所需时间缩短,4期去极化速度加快;反之亦然 [图 4-9(b)]、图 4-9(c)]。如迷走神经可使窦房结细胞膜 K^+ 通道开放概率增高,复极化3期 K^+ 外流增加,最大复极电位绝对值增大,与阈电位的差距增大,自律性降低,心率减慢。

(四)收缩性

1. 心肌收缩的特点

(1)对细胞外液的 Ca^{2+} 依赖性大 心肌细胞收缩,对细胞外液 Ca^{2+} 有明显的依赖性。在一定范围内,细胞外液的 Ca^{2+} 浓度升高,兴奋时内流的 Ca^{2+} 增多,心肌收缩增强;反之,细胞外液的 Ca^{2+} 浓度降低,则收缩减弱。当细胞外液中 Ca^{2+} 浓度降得很低,甚至无 Ca^{2+} 时,心肌膜虽然仍然产生动作电位,但细胞的内收缩成分却不能收缩,这一现象称为"兴奋-收缩脱耦联"。

(2)同步收缩 心房和心室内特殊传导组织的传导速度快,而心肌细胞之间的闰盘电阻又低,因此兴奋在心房和心室内传导快,兴奋几乎同时到达所有心房肌或心室肌,从而引起所有心房肌或心室肌同时收缩(同步收缩)。同步收缩泵血效果好,力量大,有利于心脏射血。

（3）不发生强直收缩　由于心肌细胞的有效不应期很长，相当于心肌收缩的整个收缩期连同舒张早期，因此心肌只有在前次兴奋所引起的收缩完毕并开始舒张一定时间后（即在舒张早期以后），才可能接受新的刺激而产生第二次收缩。这样，心肌就不会发生强直收缩，而始终保持收缩与舒张相交替的节律性活动，从而使心脏的射血与充盈有可能进行。

2. 影响心肌收缩的因素　凡能影响心脏搏出量的因素，如前、后负荷和心肌收缩能力以及细胞外 Ca^{2+} 浓度等都能影响心肌的收缩。运动、肾上腺素、洋地黄类药物等是常见增加心肌收缩力的因素。低氧及酸中毒时则导致心肌收缩力降低。

三、体表心电图

体表心电图（简称心电图）是从体表间接引导的，是在心肌去极化和复极化过程中不同部位的电位差变化的综合电变化，不代表心脏的机械活动。

（一）正常心电图的波形及其意义

心电图各波的意义及正常值见表 4-5。

表 4-5　心电图各波的意义及正常值

名称	定义	时间/s	幅度/mV	意义
P 波	第一个正波	0.08～0.11	≤0.25	心房兴奋
Q 波	第一个负波	QRS 复合波时间	<R 的 1/4	心室间隔兴奋
R 波	第二个正波	0.06～0.11		大部分心室兴奋
S 波	第二个负波	（Q 波时间 0.03～0.04）		心室后基底部兴奋
T 波	QRS 后的扁平正波	0.05～0.25	0.1～0.8	心室肌的复极化过程
U 波	在 T 波后,方向同 T 波	0.1～0.3	<0.05	可能与浦肯野纤维网复极化有关
P-R 段	从 P 波结束到 Q 波开始	0.06～0.14	与基线同一水平	兴奋通过房室结和房室束所需时间
P-R 间期	从 P 波开始到 Q 波开始	0.12～0.20		从心房开始兴奋到心室开始兴奋的时间，即兴奋通过心房、房室结和房室束的传导时间
ST 段	S 波终了到 T 波开始	0.05～0.15	与基线同一水平	心室全部去极化,各部之间无电位差
Q-T 间期	Q 波开始到 T 波终点	<0.43,受心率影响		心室去极化与复极化总共所需时间

注：QRS 三者代表整个心室兴奋，称 QRS 复合波。

（二）心电图与心肌细胞动作电位的关系

心肌细胞的动作电位与心电图在时间上有明确的对应关系。以心室肌为例，其去极化 0 时相的电变化及其在心室内的扩布过程，即对应于心电图的 QRS 复合波。由于心室肌细胞开始去极化的先后稍有不同，使得心电图上 QRS 波群的持续时间要较单一心室肌细胞的去极化 0 时相所占的时间长得多。当心室肌细胞全部去极化完毕，并且处于电位暂时相对稳定的复极化 2 期（平台期）时，由于细胞外各点之间接近于等电位，故没有电位差反映在体表上，动作电位 2 期与心电图 ST 段是对应的。当有一部分心室肌细胞开始进入快速复极化 3 期时，由于心室各部分的快速复极过程不是同时发生的，故在此期内，已复极细胞与复极开始稍晚的细胞之间又出现了电位差，反映在体表上就是心电图的 T 波。所以单一心肌细胞动作电位的 3 期与心电图 T 波是相对应的。因此，心室肌细胞动作电位的整个持续时间便相当于心电图的 Q-T 间期。心房肌的动作电位对应于心电图的 P 波。

第三节　血管生理

一、各类血管的功能特点

（一）血管的分类

血管的生理学分类及特点见表 4-6。

表 4-6 血管的生理学分类及特点

生理学分类	解剖学上相应的名称	结构特点	功能
弹性贮器血管	主动脉、肺动脉主干及其最大分支	管壁坚厚,有丰富的弹性纤维	缓冲动脉血压,使收缩压不致过高,舒张压不致过低;使心室的间断射血变成血管内连续的血流
分配血管	中等大小动脉	动脉平滑肌逐渐增多	将弹性贮器血管血液输送到各器官组织
阻力血管	小动脉和微动脉	管径小,管壁平滑肌丰富	对血流的阻力大,占总外周阻力的47%,其舒缩可影响血压及调节器官组织的血流量
交换血管	毛细血管	管壁由一层内皮细胞和基膜构成,管壁薄,通透性高,口径小	是血管内血液和血管外组织液进行物质交换的场所
容量血管	静脉血管	数量比动脉多,口径大,管壁薄,易扩张	循环血量的54%以上容纳在静脉内,是血液回流入心的管道

（二）血管的内分泌功能

血管壁能合成舒血管物质和缩血管物质,前者包括一氧化氮（NO）、前列环素（PGI_2）等,后者包括内皮素、血栓素 A_2（TXA_2）、肾素和血管紧张素等。

二、血流动力学

血液在心血管系统中流动的一系列物理学问题属于血流动力学的范畴。血流动力学所研究的基本问题是血流量、血流阻力、血压及其相互之间的关系。

（一）血流量和血流速度

1. 血流量（Q） 单位时间内流过血管某一截面的血量称为血流量（blood flow, F 或 Q）,又称容积速度,其单位以 mL/min 或 L/min 来表示。

$$血流量(Q) = \frac{\pi(P_1 - P_2)r^4}{8\eta L} \text{ 或 } Q = \frac{\pi \Delta P r^4}{8\eta L} \text{（泊肃叶定律）} \tag{4-1}$$

式中,$(P_1 - P_2)$ 或 ΔP 为管道两端的压力差;r 为管道半径;L 为管道长度;η 为液体黏度;π 为圆周率。

2. 血流速度 血液在血管内流动的线速度称为血流速度。血流速度与血管总横截面积成反比。

3. 血流方式

（1）层流 血液在血管内流动时,各个质点流动方向一致,与血管总轴平行,但流速不同,血管中心流速快,愈近管壁愈慢。无声。

（2）湍流 血流中各个质点的流动方向不一致（在血管内向各个方向流动）,形成旋涡状和有声。形成湍流的条件为,Reynolds 数大于 2000。Reynolds 经验公式:

$$Re = \frac{VD\rho}{\eta} \tag{4-2}$$

式中,Re 为雷诺数;V 为血流速度（单位 cm/s）;D 为血管直径（cm）;ρ 为血液密度（单位：g/cm^3）;η 为血液黏度（单位 $dyn \cdot s/cm^2$）。Re 小于 2000 时通常不发生湍流;大于 3000 时几乎都发生湍流;介于 2000～3000 时,可能发生湍流,也可能不发生湍流。

（二）血流阻力

血液在血管内流动时所遇到的阻力,称为**血流阻力**。湍流阻力大于层流阻力。体循环中血流阻力的大致分配为：主动脉及大动脉占 9%,小动脉及其分支约占 16%,微动脉约占 41%,毛细血管约占 27%,静脉系统约占 7%。

血流阻力（类似电阻）可通过计算得出。

因为 Q（血流量）$= \Delta P$（血管两端压力差）$/R$（血流阻力）,所以 $\Delta P = Q \times R$,$R = \Delta P/Q$,

代入 4-1，则得：

$$R = \frac{\Delta P}{\frac{\pi \Delta P r^4}{8\eta L}} = \frac{\Delta P 8\eta L}{\pi \Delta P r^4}$$

$$即 \quad R = \frac{8L\eta}{\pi r^4} \tag{4-3}$$

结论：血流阻力（R）与血管长度（L）和血液黏度（η）成正比，与血管半径的 4 次方成反比。由于在一般情况下血液黏度变化很小，血管长度更是无甚变化，因此影响血流阻力的主要因素是 r（血管口径），产生阻力的主要部位是微动脉。

血液黏度是决定血流阻力的另一因素。影响血液黏度的主要因素有以下几个方面。

(1) 血细胞比容 血细胞比容愈大，血液黏度性就愈大。

(2) 血流切率 层流时相邻两层血液流速之差与血液层厚度之比值，也即相邻血液层流速的梯度，称为切率。切率降低，血液黏度升高；切率升高，血液黏度降低。

(3) 血管口径 血管口径（直径）＞1mm 时，对血液黏度不产生影响。血管口径＜0.3mm 时，血液黏度降低（Fahraeus-Lindqvist 效应），可大大降低血液在血管中流动的阻力，对机体很有益。

(4) 温度 温度降低，血液黏度升高。

(三) 血压

血压（blood pressure，BP）是指血管内的血液对单位面积血管壁的侧压力，即压强。常用单位毫米汞柱（mmHg）或千帕（kPa）表示（1mmHg＝0.133kPa）。静脉血压和心房压较低，常以厘米水柱（cmH$_2$O）为单位（1mmHg＝1.36cmH$_2$O）。各段血管血压并不相同。由于血液从大动脉流向心房的过程中，不断克服阻力而消耗能量，故血压逐渐降低。在体循环各段血管中，以小动脉和微动脉的血流阻力最大，血压降落幅度也最大。如微动脉起始端的血压为85mmHg，而毛细血管起始端血压仅为30mmHg，下降幅度达55mmHg，当血液经毛细血管达微静脉时，血压下降至15～20mmHg，而血液汇入右心房时压力已接近0mmHg。

三、动脉血压与动脉脉搏

(一) 动脉血压

1.动脉血压的形成 动脉血压的形成需要以下四个条件。

(1) 心血管系统有足够的血液充盈 这是形成动脉血压的前提条件。充盈的程度用循环系统平均充盈压来表示。正常约 7mmHg（0.93kPa）。其高低取决于血量和循环系统容积之间的相对关系：血量增多，或血管容积缩小，循环系统平均充盈压就增高；反之，血量减少或血管容积增大，循环系统平均充盈压就降低。

(2) 心脏射血 这是形成动脉血压的两个基本条件之一（另一为外周阻力）。心室肌收缩时所释放的能量包括：①**动能**，用于推动血液流动；②**势能（压强能）**，作用于血管壁，对血管壁施加压力，使之扩张。心舒时大动脉弹性回位，势能变为动能，继续推动血液向前流动。

(3) 外周阻力 所谓外周阻力主要是指小动脉和微动脉对血流的阻力。如果不存在外周阻力，则心室收缩释放的能量将全部表现为动能，用于推动射出的血液，使之迅速流向外周，而不能保持其对动脉管壁的侧压力，即不能产生动脉血压。由此可见，动脉血压的形成是心脏射血（可用心输出量 Q 代表）与外周阻力两者相互作用产生的结果（由 $Q = \frac{\Delta P}{R}$ 可得 $P = Q \times R$）。

(4) 大动脉的弹性贮器作用 左心室每次向主动脉内射出的 60～80mL 血液，仅有 1/3 流向外周，其余 2/3 暂时贮存在胸腔大动脉之中，使大动脉压升高，并使大动脉管壁弹性纤维被拉长而管腔扩张。这不但缓冲了心缩期对大动脉管壁突然增大的收缩压，而且将心室收缩时所释放

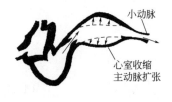 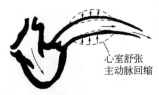

图 4-10　主动脉壁弹性对血压及血流的作用

的一部分能量以势能的形式贮存在管壁中。心舒张时，射血停止，于是大动脉管壁弹性回位，将心缩时贮存的那部分能量释放出来，使舒张期动脉压仍能维持一定高度，推动血液继续流动。可见，大动脉管壁的弹性作用，一方面可使心室间断的射血变为动脉内的连续血流；另一方面还能缓冲动脉血压，使收缩压不致过高，并维持舒张压于一定水平（图 4-10）。

2.动脉血压的正常值及其生理变动　动脉血压在每一心动周期中，随心室收缩和舒张而发生规律性上下波动。心室收缩时，动脉血压升高，它所达到的最高值称为收缩压。心室舒张时，动脉血压下降所达到的最低值称为舒张压。收缩压与舒张压之差称为脉搏压，简称脉压。一个心动周期中，动脉血管平均受到的压力为平均动脉压，约等于舒张压＋1/3脉压。

(1) 动脉血压正常值　在安静状态下，我国健康青年人的收缩压为 100～120mmHg，舒张压为 60～80mmHg，脉搏压为 30～40mmHg，平均动脉压在 100mmHg 左右。成年人安静时，舒张压持续超过 90mmHg（12.0kPa）和（或）收缩压超过 140mmHg 则为血压高于正常水平；如果收缩压高于 140mmHg，而舒张压在 90mHg 以下则为单纯收缩压过高；如果舒张压低于 50mmHg，收缩压低于 90 mmHg，则为血压低于正常水平。

(2) 动脉血压的正常变动　一般而言，肥胖者动脉血压稍高，女性在更年期前动脉血压比同龄男性低，更年期后动脉血压升高。不论男女，动脉血压都将随着年龄的增长而逐渐升高，收缩压的升高比舒张压的升高更为显著。此外，人情绪激动、恐惧、忧虑、剧烈运动、进食、吸烟、饮酒时血压均可暂时升高，睡眠时血压降低（可降低 20mmHg，但高血压患者降低较小或不降低）。

3.影响动脉血压的因素　凡能影响血压形成的各种因素，均能影响动脉血压。

(1) 每搏输出量　搏出量↑→收缩压↑↑、舒张压↑→脉压↑；搏出量↓→收缩压↓↓、舒张压↓→脉压↓。收缩压高低主要反映每搏输出量的多少。

(2) 心率　心率↑→收缩压↑、舒张压↑↑→脉压↓；心率↓→收缩压↓、舒张压↓↓→脉压↑。心率的快慢主要影响舒张压。

(3) 外周阻力　外周阻力↑→舒张压↑↑、收缩压↑→脉压↓；外周阻力↓→舒张压↓↓、收缩压↓→脉压↑。舒张压的高低主要反映外周阻力的大小。

(4) 弹性贮器血管的缓冲作用　大动脉弹性↓→收缩压↑↑、舒张压↓↓→脉压↑↑。老年人大动脉管壁硬化（顺应性降低），弹性贮器的缓冲作用减弱，表现为收缩压升高而舒张压降低，故脉压显著增大。

(5) 循环血量和血管容量的比例关系　循环血量＞血管容积→血压↑，如循环血量增加（如补液、输血）和（或）血管容积减少（如全身血管收缩时）；循环血量＜血管容量→血压↓，如循环血量减少（失血）和（或）血管容积增加（全身血管扩张时）。

动脉血压的形成及影响因素归纳于图 4-11。

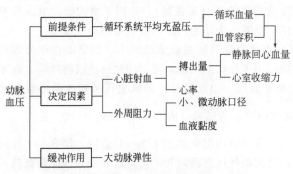

图 4-11　动脉血压的形成及影响因素

(二) 动脉脉搏

在每个心动周期中，在动脉内压力和容积发生周期性变化的同时引起动脉管壁周期性扩大与缩小的搏动，称为动脉脉搏。

1. 动脉脉搏的波形

（1）上升支　心室快速射血期形成，受射血速度、心输出量及外周阻力的影响。

（2）下降支　前段为减慢射血期形成，后段为心室舒张期形成。受外周阻力影响大。

（3）降中峡、降中波　心室舒张，主动脉血倒流，主动脉瓣关闭形成。

正常及病理情况下的动脉脉搏见图 4-12。

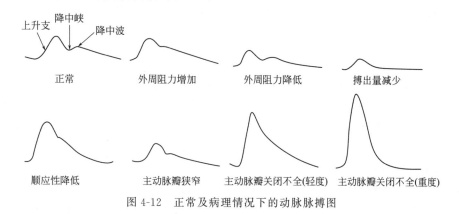

图 4-12　正常及病理情况下的动脉脉搏图

2. 动脉脉搏波的传播速度　脉搏波传播速度受动脉壁的顺应性（扩张性）影响，顺应性越大则脉搏波速度越慢。主动脉 3～5m/s，大动脉 7～10m/s，小动脉 15～35m/s。老年人血管逐渐硬化，顺应性减小，其脉搏波的传播速度较青年人快。由于小动脉和微动脉对血流阻力很大，故在微动脉段以后脉搏即大大减弱，到毛细血管，脉搏已基本消失。因此外周静脉没有脉搏。但心动周期中右心房的血压波动可逆向传递到与心房相连的大静脉，如颈静脉，引起颈静脉的压力和容积发生相应的改变，形成静脉脉搏（颈静脉脉搏）。

四、静脉血压和静脉回心血量

（一）静脉血压

1. 外周静脉压　人体各部位、各器官的静脉血压称为外周静脉压，外周静脉压易受体位的影响。

2. 中心静脉压　右心房和腔静脉在右心房入口处的血压称为中心静脉压（central venous pressure，CVP），平均为 2～6cmH_2O（1～5mmHg）（会随着呼吸及心跳而上下波动）。CVP 不受体位影响，因此临床意义更大。

CVP 的高低取决于两个因素：一是心脏的射血能力，如心脏功能良好，能及时将回心的血液射入动脉，则 CVP 较低；反之，当心脏射血能力减弱时（如心力衰竭），右心房和腔静脉淤血，CVP 升高。另一个是静脉血回流的速度和回心血量，回流速度慢，则 CVP 下降。CVP 过低，常表示血量不足或静脉回流障碍。输血、输液过多超过心脏负担，或全身静脉收缩而使外周静脉压升高等情况下，CVP 将升高。由于 CVP 的测定可反映回心血量和心脏的功能状况，因此常作为临床控制补液速度和补液量的重要指标。

中心静脉压的估计法：取半卧位，找到颈静脉塌陷处（即颈静脉充盈的上端），测出其与胸骨角之间的垂直距离（cm），再另加上 5cm（右心房与胸骨角之间的距离），即为以 cmH_2O 为单位的 CVP。

（二）重力对静脉血压的影响

平卧时，身体各部分血管的位置都处于与心脏相同的水平，故静脉压也大致相同。立位时，由于血液本身的重力作用，心脏水平以下部位血管血压增高，如足部血压相当于从足部到心脏血柱高度所产生的静水压，约 90mmHg（数值与身高有关）；而高于心脏水平的血管的血压则降低。但直立时颈部静脉由于受大气压的压迫而塌陷，使其血压维持于 0（等于大气压），而颅腔内的静脉为负压，如矢状窦的静脉压直立时可降至 $-10\sim-30\text{mmHg}$。重力对血压的影响，对处于同一水平的动脉和静脉是相同的，但它对静脉的影响比对动脉大。这是因为静脉管壁较薄，可扩张性大，其充盈程度易受跨壁压的影响。

跨壁压：是指血管内的血液对管壁的压力和血管外组织对管壁的压力差（由于外周组织压力很低，通常可忽略，所以跨壁压主要取决于血液对血管壁的压力）。一定的跨壁压是保持血管充盈膨胀的必要条件。跨壁压减小到一定程度，静脉就不能保持膨胀而发生塌陷，当跨壁压增大时，静脉就充盈，容积增大。当人体从平卧位转变为直立位时，由于重力作用，血液滞留于身体低垂部分的静脉，使其充盈扩张，因此静脉回心血量减少，搏出量减少，而导致心输出量减少和血压降低，即直立性低血压，结果使输送到脑的血液不足而引起头晕或昏厥。但在正常人，这种变化会迅速发动神经和体液调节机制，使下肢和腹腔内脏的阻力血管和容量血管收缩，增加回心血量，同时心率加快，使血压很快得以恢复正常。但久病长期卧床的患者，一方面由于上述调节机制长期不用，使这种调节机制削弱或不灵敏，另一方面腹部肌肉收缩无力，从而易导致直立性低血压和头晕。

（三）静脉回心血量

1.静脉血回流的动力　外周静脉（微静脉）压与CVP之差。

2.静脉血回流的阻力　静脉对血流的阻力很小，约占整个体循环总阻力的 15%，其影响因素如下。①大静脉的口径（截面积）：大静脉扩张，血流阻力↓；静脉管壁塌陷时，管腔截面积↓，血流阻力↑。②血管周围组织对静脉的压迫情况：受压时阻力↑，如锁骨下静脉、颈外静脉、腹腔内大静脉。胸腔内大静脉受胸膜腔内负压作用，血流阻力↓。

3.影响静脉回心血量的因素　静脉回心血量主要受外周静脉压和CVP之差的影响，凡直接或间接影响该压力差的因素，都将影响静脉血回流。

（1）体循环平均充盈压　当血量增加或容量血管收缩时，体循环平均充盈压升高，静脉回心血量增多。反之，血量减少或容量血管舒张时，体循环平均充盈压降低，静脉回心血量减少。

（2）心肌收缩力　心脏收缩力强，心室排空较完全，心舒期室内压就较低，对心房和大静脉血液的抽吸力量大，静脉回心血量增加。右心衰竭时，右心室搏出量减少，心舒期右心室内余血多压力较高，血液淤积在右心房和大静脉内，回心血量大大减少。患者可出现颈静脉怒张，肝充血肿大，下肢水肿等静脉系统淤血的症状。若左心室功能衰竭，由于肺静脉回心血流受阻，肺静脉压力升高，因而就会出现肺淤血和肺水肿（肺组织间液增多）。

（3）骨骼肌的挤压作用　肌肉收缩时，位于肌肉内或肌肉间的静脉受到挤压，使静脉血回流加快。当肌肉舒张时，因有静脉瓣防止血液倒流，又因静脉内压降低而有利于远端血液流入，使静脉重新充盈。因此骨骼肌舒缩与静脉瓣配合，对静脉血回流起着一种"泵"的作用，称为"静脉泵"或"肌肉泵"。

（4）体位改变　身体由平卧转为直立时，血液的重力作用使身体低垂部分的静脉扩张，容量增大，故回心血量减少。久病卧床的患者，静脉管壁的紧张性较低，可扩张性较大，加之腹壁和下肢肌肉收缩力量减弱，对静脉的挤压作用减小，故由平卧位突然站立起来时，可因大量血液淤滞于下肢，回心血量减少、血压下降而发生昏厥。

（5）呼吸运动　吸气时胸膜腔负压进一步降低，使胸腔内的大静脉和右心房跨壁压增大，容积扩大，中心静脉压降低；此外，吸气时膈肌下降，腹压增高，挤压血液流向心脏。这两种作用都使静脉血回流加速，回心血量增加，输出量也相应增加。呼气时胸腔内压降低较小，由静脉回流入右心房的血量也相应减少。可见呼吸运动对静脉回流也起着"泵"的作用，称为"呼吸泵"。

五、微循环

（一）微循环的组成

由于各组织器官的形态与功能不同，微循环的组成也有所不同。典型的微循环一般由微动脉、后微动脉、毛细血管前括约肌、真毛细血管、通血毛细血管、动-静脉吻合支和微静脉 7 个部分组成。

（二）微循环的血流通路

1. 直捷通路 主要存在于骨骼中。路径：微动脉→后微动脉→通血毛细血管→微静脉。特点：经常开放，血流速度快，物质交换少。作用：使部分血液迅速回流。

2. 动-静脉短路 存在于手掌、足底、耳郭等处。路径：微动脉→动-静脉吻合支→微静脉。特点：管壁厚，血流速度快，一般不开放，完全无交换作用（非营养性通路）。作用：控制皮肤散热量，调节体温。

3. 迂回通路 又称营养通路。路径：微动脉→后微动脉→毛细血管前括约肌→真毛细血管网→微静脉。特点：管壁薄，通透性大，血流缓慢，20％轮流开放。作用：实现物质交换。

（三）微循环血流量的调节

微循环的血管以真毛细血管为中心，其前的微动脉、后微动脉和毛细管前括约肌称为前阻力血管，其后的微静脉为后阻力血管。毛细血管压的高低取决于毛细血管前阻力与毛细血管后阻力的比值。正常时，毛细血管前阻力远大于毛细血管后阻力，毛细血管前阻力是决定微循环血流量的主要因素。

微循环血管的舒缩活动受神经、体液及自身调节。但微循环血流量主要通过局部调节机制实现，通过这种局部调节机制，使组织局部的血流量与组织当时的代谢水平相适应。

毛细血管血流的变化是由于毛细血管前阻力血管的交替收缩与舒张即血管舒缩活动的结果。前阻力血管收缩时要消耗能量（ATP）及其他营养物质（如葡萄糖等），并产生代谢产物（如 CO_2、乳酸、腺苷等），H^+ 也升高，因此收缩一定时间后，局部能量（ATP）及营养物质（如葡萄糖等）消耗，$PO_2\downarrow$，并产生代谢产物（CO_2、乳酸、腺苷等）。这些局部体因素（特别是腺苷）引起血管平滑肌舒张，导致前阻力血管舒张，真毛细血管开放，使局部血流加速，输送更多的 O_2 及营养物质到组织，并带走代谢产物。随着 $PO_2\uparrow$ 及营养物质充分供应，局部血管又收缩。如此反复进行（图 4-13）。在安静状态下，骨骼肌组织中随时有 20％～35％的毛细血管前括约肌是处于开放状态。而组织活动增强时，开放的毛细血管数量增加，从而使血液与组织细胞之间进行交换的表面积增大，交换的距离缩短，满足组织代谢的需要。

毛细血管前阻力血管收缩→真毛细血管网关闭→局部组织 $PO_2\downarrow$，营养物质消耗，代谢产物堆积

运来更多 O_2 和营养物质，代谢产物消除←真毛细血管网开放←毛细血管前阻力血管舒张

图 4-13 微循环血流量的调节

（四）微循环的物质交换方式

1. 扩散 扩散是血液和组织液之间进行物质交换的主要方式。血中的营养物质的浓度和 PO_2 较高，可经毛细血管扩散到组织液中。而组织液中细胞的代谢产物浓度和 PCO_2 较高，所以经毛细血管壁向血液中扩散。扩散的速度则取决于两侧物质的浓度差、物质分子的大小和性质，以及管壁的通透性、扩散面积、扩散距离和温度。

2. 滤过和重吸收 由于管壁两侧静水压差和渗透压差而引起液体由毛细血管内向组织液的移动称为滤过，液体向相反方向的移动称为重吸收。血液和组织液之间通过滤过和重吸收的方式进行的物质交换，对于组织液的生成具有重要的意义。

3. 吞饮 毛细血管内皮细胞具有吞饮作用，可将血液中某物质吞入胞质内，形成吞饮囊泡，吞饮囊泡被运送至细胞另一侧，然后被排出至细胞外。分子较大的物质如血浆蛋白质等可通过这种方式进行毛细血管内外的交换。

六、组织液

(一) 组织液的生成

组织液是血浆经毛细血管壁滤过而形成的。液体通过毛细血管壁移动的方向取决于四个因素：毛细血管血压、组织液静水压、血浆胶体渗透压和组织液胶体渗透压。其中毛细血管血压和组织液胶体渗透压是促进液体自毛细血管内向毛细血管外滤过的力量，而血浆胶体渗透压和组织液静水压则是将组织液重吸收入毛细血管内的力量（但当组织液为负压时，则成为促进液体向毛细管外滤过的力量）。这两种力量的对比决定着液体进出的方向和流量。滤过力量与重吸收力量之差称为**有效滤过压**。可用下式表示。

有效滤过压＝（毛细血管血压＋组织液胶体渗透压）－（血浆胶体渗透压＋组织液静水压）　　（4-4）

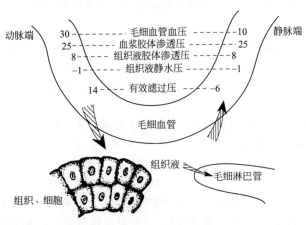

图 4-14　组织液生成与回流示意图
数字单位为 mmHg

将图中数字代入上式，则有效滤过压毛细血管动脉端为 14mmHg，而毛细血管静脉端为－6mmHg（图 4-14）。

当滤过的力量大于重吸收的力量时（有效滤过压为正值），液体由毛细血管滤出；而当重吸收的力量大于滤过的力量时（有效滤过压为负值），液体就从组织间隙中被吸收回毛细血管。

虽然静脉端重吸收力量小于动脉端滤过的力量，但静脉端毛细血管的通透性比动脉端毛细血管大，因此引起组织液回流所需的压力较小。

每天约有 24L 的液体自毛细血管滤出，约占心输出量的 0.3%。约 85% 的滤出液（组织液）被重吸收回毛细血管，其余的通过淋巴系统返回血循环。

(二) 影响组织液生成与回流的因素

上述决定有效滤过压的各种因素的变化，都可以影响组织液的生成与回流。

1. 毛细血管有效流体静压　微动脉扩张→毛细血管血压↑→组织液的生成↑。右心衰竭时，静脉血回流受阻→毛细血管血压逆行性↑→组织液的生成↑→组织水肿。大失血→血容量迅速丢失→毛细血管血压↓→组织液进入毛细血管↑→血容量恢复↑，血细胞比容↓。

2. 有效胶体渗透压　肾病时大量血浆蛋白质随尿排出、肝病时蛋白质合成减少、摄入蛋白质过少→血浆蛋白↓→血浆胶体渗透压↓→毛细血管有效滤过压↑→组织液生成↑→水肿。

3. 毛细血管壁通透性　在过敏反应时：局部大量释放组胺→毛细血管壁通透性↑→部分血浆蛋白渗出而进入组织液→组织液胶体渗透压↑→有效滤过压↑→组织液生成↑→局部水肿。严重烧伤时，毛细血管内液体及血浆蛋白溢出组织间隙，使组织胶体渗透压升高，可导致体液丢失和患者严重脱水。

4. 淋巴回流　由于约 10% 的组织液（2～4L/d）需经淋巴管回流入血液，因此，如果淋巴回流受阻，在受阻部位远端的组织间隙中组织液就会积聚，可呈现局部水肿（淋巴水肿），其水肿液的蛋白质含量较高，如果持续下去可引起慢性炎症，导致间质组织纤维化。例如患丝虫病时由于寄生虫侵入并阻塞淋巴管，以及癌症患者作根治性切除术后，因局部淋巴结被切除，局部淋巴流出受阻而引起局部水肿。

七、淋巴液的生成与回流

1. 淋巴液的生成　组织液进入淋巴管，即成为淋巴液。因此，来自某一组织的淋巴液的成分和该组织的组织液非常相似。组织液与毛细淋巴管内淋巴液的压力差是组织液进入淋巴管的动力，因此，任何能增强组织液压力的因素都能加快淋巴液的生成速度和增加淋巴液的回流量。此外，骨骼肌的节律性收缩和胸膜腔负压的吸引也促进淋巴液回流。

2. 淋巴液的生成与回流的生理意义 ①能回收组织液中的蛋白质；②小肠绒毛的毛细淋巴管（乳糜管）可输送从肠道吸收的脂肪及胆固醇等营养物质；③调节血浆和组织液之间的液体平衡；④清除组织液中不能被毛细血管重吸收的红细胞、细菌及其他异物等。

第四节　心血管活动的调节

一、神经调节

（一）心血管的神经支配

1. 心脏的神经支配　支配心脏的传出神经为交感神经系统的心交感神经和副交感神经系统的心迷走神经。

（1）心交感神经

① **来源**：节前神经元位于 $T_1 \sim T_5$ 脊髓灰质侧角，在星状神经节、颈上及颈中神经节处更换神经元，由节后纤维支配窦房结、房室交界、房室束、心房肌和心室肌。

② **作用及机制**：心交感神经兴奋时，其节后纤维末梢释放去甲肾上腺素（NE），它与心肌细胞膜上的肾上腺素能 β_1 受体结合，通过 G 蛋白-cAMP-蛋白激酶 A 系统，引起以下效应。

a. 心率加快（正性变时作用）。NE 能加强自律细胞 4 期的内向电流 I_f、I_{Ca}，并加速 I_K 通道的关闭，即加速 K^+ 外流的衰减过程，从而使 4 期去极化速度加快（斜率增加），使膜电位更快达到阈电位，自律性增高，从而使心率加快。

b. 心肌兴奋传导加速（正性变传导作用）。NE 激活慢反应细胞（特别是房室结细胞）的 L 型钙通道，使 0 期 Ca^{2+} 内流加速，使动作电位 0 期去极化速度和幅度均增大，故房室交界区兴奋传导速度加快。

c. 心肌收缩力增强（正性变力作用）。NE 通过激活心肌细胞膜上的 L 型钙通道，使心肌细胞动作电位 2 期内流的 Ca^{2+} 增多；内流的 Ca^{2+} 增多，使 Ca^{2+} 诱发的 Ca^{2+} 释放也增多，终致心肌收缩力增强。NE 还能降低肌钙蛋白对 Ca^{2+} 的亲和力，加速 Ca^{2+} 从肌钙蛋白上解离下来，而且加强肌质网钙泵，加速 Ca^{2+} 的回收（贮存），从而加速心肌的舒张。

（2）心迷走神经

① **来源**：节前纤维的细胞体位于延髓的迷走神经背核和疑核，在心内神经节更换神经元，节后纤维支配窦房结、心房肌、房室交界、房室束及其分支。支配心室肌的迷走神经纤维的数量少而作用甚微。

② **作用及机制**：心迷走神经兴奋时，其节后纤维末梢释放递质 ACh，它与心肌细胞膜上的 M 受体结合，通过 G 蛋白-AC 途径使细胞内 cAMP 水平降低，PKA 活性降低，因而表现出与前述的交感神经激动 β_1 受体相反的效应。

a. 心率减慢（负性变时作用）。ACh 降低窦房结细胞的 I_f 和 I_{Ca}，因此降低 4 期自动去极化的速度（斜率）；此外，ACh 通过 G 蛋白激活 ACh 依赖的 K^+ 通道，产生 I_{K-ACh}，K^+ 外流增加，使最大复极电位负值增大，与阈电位的差距增大，因此膜电位达到阈电位所需去极化的时间延长，即 4 期自动去极化速度减慢。这两方面的作用使窦房结自律性降低，心率减慢。

b. 心（房）肌收缩力下降（负性变力作用）。ACh 使复极过程中的 K^+ 外流增加导致复极加速，动作电位过程缩短，平台期也缩短，从而使每一动作电位期间进入细胞的 Ca^{2+} 减少；此外，ACh 还有直接抑制 Ca^{2+} 通道、减少 Ca^{2+} 内流的作用。由于进入心肌细胞内的 Ca^{2+} 减少，故心肌收缩力减弱。

c. 房室传导速度减慢（负性变传导作用）。由于 ACh 抑制房室结细胞 I_{Ca}，使 0 期 Ca^{2+} 内流减慢、减少，0 期去极化速度、幅度减小，同时使阈电位上移（负值减小），使传导速度减慢。

（3）支配心脏的肽能神经纤维 心脏内存在多种肽类神经纤维，它们释放的递质有神经肽 Y（NPY）、血管活性肠肽（VIP）、降钙素基因相关肽和阿片肽等。这些肽类递质可与其他递质（如单胺类或乙酰胆碱）共存于同一神经元内，并在受到刺激时共同释放。这类肽类神经元可能参与对心肌及冠状血管活动的调节。例如，VIP 能增强心肌收缩力和舒张冠状血管，降钙素基因相关肽可加快心率。

（4）心交感紧张与心迷走紧张 心迷走神经、心交感神经平时均有紧张性活动，即持续发放低频率的传出冲动，分别称为心交感紧张和心迷走紧张。人安静状态下，心迷走紧张占优势。心交感紧张和心迷走紧张还随呼吸周期而变化：吸气时心迷走紧张较低，心交感紧张较高，心率加快；呼气时则相反（呼吸性窦性心律不齐）。

2. 血管的神经支配 支配血管平滑肌的神经称为血管运动神经，可分为缩血管神经和舒血管神经两大类。人体绝大多数血管只接受缩血管神经的单一支配，仅有一小部分血管兼由舒血管神经支配。

（1）缩血管神经 缩血管神经均属于交感神经，故又称之为交感缩血管神经。

① **起源**：节前纤维起自胸腰段脊髓外侧柱内，在交感神经节换元，节后纤维支配除毛细血管外的全部血管。

② **作用及机制**：交感缩血管神经末梢释放的递质为 NE。血管平滑肌细胞膜具有 α 与 β₂ 两种肾上腺素能受体，NE 与 α 受体结合可引起血管平滑肌收缩，与 β₂ 受体结合则引起血管舒张。NE 与 α 受体结合能力强于与 β₂ 受体的结合能力，故交感缩血管神经兴奋时所释放的递质主要与 α 受体结合，产生缩血管效应。

交感缩血管神经纤维兴奋时，可引起：①该器官血流阻力↑→血流量↓；②毛细血管前、后的阻力的比值增大↑→微循环血流量↓→毛细血管内压↑→组织液回流↑；③容量血管收缩→静脉回流量↑。

③ **特点**：a. 体内不同部位缩血管神经纤维分布密度不同，皮肤血管中分布最密，平滑肌和内脏血管次之，冠状血管和脑血管分布最少。b. 在同一器官中，血管的缩血管神经纤维分布密度不同，动脉高于静脉，微动脉的密度最高，毛细血管前括约肌中分布密度最低（因此其活动主要受局部组织代谢产物调节），毛细血管中无分布。c. 在安静情况下，交感神经持续地发放 1～3 次/秒的低频冲动，称为交感缩血管紧张。这种紧张性活动使血管平滑肌保持一定程度的收缩状态。

（2）舒血管神经 体内一部分血管除受交感缩血管神经支配外，还受舒血管神经支配，舒血管神经可分以下几种类型。

① **交感舒血管神经纤维**：骨骼肌血管除受交感缩血管神经纤维支配外，还受交感舒血管神经纤维支配。后者释放的递质为 ACh，与 M 受体结合，引起骨骼肌血管舒张。此类神经平时无紧张性活动，只有机体处于精神紧张或准备做剧烈肌肉运动时才发挥作用，使骨骼肌血管预先舒张而增加其血流量。这也可能是人受到强烈精神刺激时引起昏厥（精神性昏厥）的原因。

② **副交感舒血管神经纤维**：这类舒血管神经纤维走行于面神经、迷走神经和盆神经中，主要支配脑膜、唾液腺、胃肠外分泌腺和外生殖器等少数器官的血管。其末梢释放的神经递质为 ACh，它与血管平滑肌 M 型受体结合而引起血管舒张，改变局部血流。

③ **肽类舒血管神经纤维**：在某些自主神经元的轴突末梢，同时存在经典的递质（如 ACh）和某种肽类物质，如支配汗腺的交感神经和支配颌下腺的副交感神经元都共存有乙酰胆碱和血管活性肠肽（VIP）。这些神经元兴奋时，ACh 和 VIP 在末梢同时释放，前者引起腺体分泌，后者引起血管舒张，使局部组织血流量增加。

（二）心血管中枢

在中枢神经系统内，参与心血管活动调节的神经元集中的部位称为心血管中枢。它分布于自脊髓至大脑皮层的各级水平。

1. 脊髓　脊髓胸、腰段灰质外侧角中有支配心脏和血管的交感节前神经元，骶段还有支配血管的副交感节前神经元。它们的活动受来自延髓和延髓以上的高位心血管中枢控制，是中枢控制心血管活动的最后传出通路。

2. 延髓　延髓是调节心血管活动的基本中枢部位。延髓控制心血管活动的神经元（细胞体）相对集中在某些部位，分别称为缩血管区（中枢）、舒血管区（中枢）和心抑制区（心迷走中枢），此外，还有一感受区（图 4-15）。

（1）缩血管区　位于延髓头端腹外侧部（rostral ventrolateral medulla，RVLM）（双侧），其神经元发出的轴突纤维下行投射到脊髓灰质外侧柱，与支配心脏和血管的交感节前神经元发生突触联系。缩血管区兴奋时引起心率加强加快、心输出量增加、血管收缩、血压升高。

（2）舒血管区　位于延髓尾端腹外侧部（caudal ventrolateral medulla，CVLM）（双侧），其轴突纤维投射到缩血管区，抑制后者的活动，因此引起心率减慢、血管舒张和血压下降。

（3）传入神经接替站　又称感受区。位于延髓及脑桥下端后外侧的孤束核（nucleus of the tractus solitarius，NTS），是调节心血管活动的传入神经的接替站，它接受由颈动脉窦（体）、主动脉弓（体）、心脏感受器经舌咽神经和迷走神经传入的信息，然后发出纤维投射到延髓心血管中枢及脑的其他部位的心血管活动神经元，影响这些神经元的活动，继而影响心血管活动。

（4）心抑制区　即疑核及迷走神经背核，是迷走神经的细胞体所在部位。其发出的神经冲动经迷走神经传到心脏，其兴奋时引起心率减慢、血压下降。

3. 调节心血管活动的高级中枢

（1）下丘脑　下丘脑室旁核和细胞神经元通过孤束核传递接受来自动脉压力感受器和右心房-腔静脉容量感受器的传入冲动，其轴突投射到 RVLM 和脊髓中间外侧柱的交感节前神经元，调节交感神经的活动。下丘脑大细胞神经元分泌血管升压素，经轴突输送贮存于神经垂体。

（2）其他心血管中枢　在延髓以上的其他脑干部分及大脑和小脑，均有调节心血管活动的神经元，参与心血管活动及其他功能的调节。

（三）心血管反射

1. 颈动脉窦和主动脉弓压力感受性反射　当动脉血压突然升高时，可

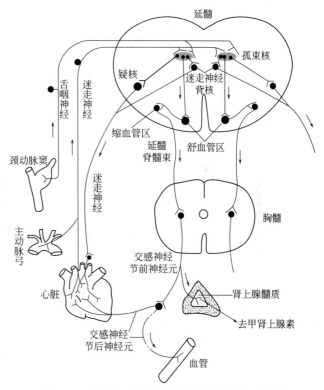

图 4-15　延髓心血管中枢及控制血压的基本途径

反射性引起心率减慢，心输出量减少，血管舒张，外周阻力降低，而导致动脉血压降低；而当动脉血压突然降低时，则可引起相反的效应。这种因动脉血压改变而发生的使动脉血压恢复到原先水平的反射，称为**压力感受性反射**。

（1）动脉压力感受器　是颈动脉窦和主动脉弓血管外膜下的感觉神经末梢，适宜刺激是因血压升降引起的动脉管壁的被动扩张牵拉。当动脉血压升高时，动脉管壁被牵张的程度增大，压力感受器发放的神经冲动也就增多，在一定范围内压力感受器的传入冲动频率随动脉血压的升高

而进行性增加。

(2) 传入神经及其中枢联系　颈动脉窦的传入神经为主动脉窦神经，它加入舌咽神经进入延髓。主动脉弓的传入神经为主动脉神经，加入迷走神经进入延髓。兔的主动脉神经自成一束，称为降压神经。两者进入延髓后首先终止于传入神经接替站（孤束核），换神经元后，通过两条通路完成反射：①换元后的神经元轴突投射到缩血管区（RVLM），影响其紧张性，从而影响脊髓交感节前神经元的活动，最后改变心交感神经和缩血管神经的冲动传出；②孤束核神经元轴突直接或经多次接替投射到疑核和（或）迷走神经背核（心抑制区），影响心迷走神经的紧张性，从而影响心迷走神经的冲动传出（图 4-13）。

(3) 反射效应　血压↑（高于正常水平）→颈动脉窦、主动脉弓压力感受器受刺激↑→窦神经（舌咽神经）、主动脉神经（迷走神经）传入冲动↑→延髓心血管中枢→心交感神经、交感缩血管神经抑制，心迷走神经兴奋→心率↓、心肌收缩力↓（搏出量↓）、小动脉和微动脉舒张→心输出量↓、外周阻力↓→血压↓（降至正常水平）。

血压↓（低于正常水平）→颈动脉窦、主动脉弓压力感受器受刺激↓→窦神经、主动脉神经传入冲动↓→延髓心血管中枢→心交感神经、交感缩血管神经兴奋，心迷走神经抑制→心率↑、心肌收缩力↑（搏出量↑）、小动脉和微动脉收缩、容量血管收缩→心输出量↑、外周阻力↑、静脉回心血量↑→血压↑（升至正常水平）。

(4) 压力感受性反射的特点　①是典型的负反馈调节机制，具有双向调节的能力，即血压过高可通过此反射使之回降，血压降低，使之回升。②经常起作用，感受血压变化范围是 60～180mmHg，对 100mmHg 时的压力变化最为敏感。主要对突然的血压变化起缓冲调节作用，尤其是在血压降低时的调节作用更敏感，而对缓慢发生的血压变化不敏感。③当血压缓慢、持续（长时间）升高时（如高血压病时），压力感受性反射可发生重调定，即压力感受性反射功能曲线向右移，使压力感受器在较正常高的血压水平上继续对血压的反射变化进行调节，使血压稳定在较高水平。

(5) 生理意义　主要在于调节短时间发生的动脉血压的变化，例如体位改变和急性失血时，维持动脉血压相对稳定。由于压力感受性反射在血压正常波动范围内（100mmHg 左右）最为灵敏，因此在维持正常血压相对稳定中起重要作用。又由于颈动脉窦和主动脉弓压力感受器正好位于脑和心脏供血管道的起始部，因此压力感受性反射在维持脑和心脏的正常血液供给中具有特别重要的意义。

2. 颈动脉体和主动脉体化学感受性反射

(1) 反射过程　见图 4-16。

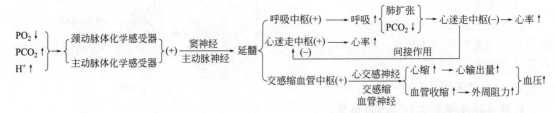

图 4-16　颈动脉体和主动脉体化学感受性反射过程

(2) 特点　①适宜刺激为血液化学成分（PO_2、PCO_2 及 H^+）浓度变化，主要调节呼吸运动，效应是呼吸加深加快；②对正常血压调节不起作用，只有在低氧、窒息、酸中毒、血压下降<80mmHg 时才起作用；③效应为单向升压。

(3) 生理意义　在应激反应中及病理情况下发挥作用。

3. 心肺感受器引起的心血管反射　存在于低压力的心房、腔静脉及肺动脉壁血管的压力感受器，称之为心肺感受器或低压力感受器。心肺感受器的传入神经纤维行走于迷走神经干内，进入延髓投射到孤束核、延髓的其他心血管中枢及下丘脑。心肺感受器的牵张刺激主要是由血容量（静脉回心血量）改变引起的，因此又称容量感受器。容量感受器引起的反射的主要作用是通过调节血容量以维持动脉血压，即在血容量发生变化时，维持动脉血压的相对稳定。例如，当血容量增多时，心房充盈扩张，刺激容量感受器，反射性引起心率减慢，心输出量减少，血管特别是肾血管扩张，肾排尿、排钠增加，血容量减少，血压降低。相反，血容量减少时（如大失水），心肺感受器传入冲动减少，产生与上述相反的效应，使血容量减少引起的血压降低减到最小。

4. 躯体感受器引起的心血管反射　运动时肌内收缩产生的主动张力，以及肌肉组织产生的 K^+、H^+ 激活骨骼肌中的机械感受器及化学感受器，可引起心率增加、内脏血管收缩、外周阻力增高、心肌收缩力增强、心输出量增加，从而导致血压升高，活动肌肉血流量增加。刺激躯体传入神经所引起的升压反射称为躯体交感反射。

来自体表感受器的痛冲动常可引起心率加快、外周阻力增高、血压升高，但内脏或骨骼肌痛感受器的痛信号（所谓深部痛）以及长时间剧烈的疼痛可反射性引起心率减慢、血管舒张和血压降低，严重时导致昏厥或休克。

当皮肤受到伤害性刺激时，感觉冲动在经脊髓背根传入纤维传向中枢的同时，还可经其外周的分叉（支）传至刺激部位邻近的微血管，使之扩张、通透性增加，血浆外渗，导致局部皮肤水肿。这种通过轴突外周部位完成的反射，称为轴突反射（图 4-17）。这种脊髓背根传入纤维在外周末梢处发出的支配微血管的神经纤维称为脊髓背根舒血管纤维，其末梢释放的递质可能是 P 物质和降钙素基因相关肽。

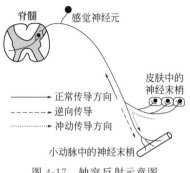

图 4-17　轴突反射示意图

体温升高时反射性引起心输出量增加及平均动脉压升高，而总外周阻力降低（由于皮肤血管扩张）。当鼻腔感受器受到刺激时引起心率减慢，血管收缩；水浸入鼻腔时引起呼吸暂停、心率降低及除心脑以外的血管收缩，导致总外周阻力及平均动脉压升高，称为潜水反射。

5. 内脏感受器引起的心血管反射　扩张肺、胃、肠、膀胱等空肠器官或挤压睾丸时，常可反射性引起心率减慢、外周血管扩张、血压下降的效应。压迫眼球也可引起心率减慢，称为眼心反射。颅内压增高时（如脑肿瘤患者），由于缺血刺激延髓血管运动中枢，引起全身动脉压升高，有助于维持这种情况下的脑血流量。

6. 脑缺血反应　当脑血流量减少时，心血管中枢的神经元受刺激，激活交感肾上腺髓质系统，引起心率加快、外周血管收缩、血压升高，从而改善脑的血液供应，称为脑缺血反应。

二、体液调节

（一）肾素-血管紧张素系统

肾素-血管紧张素系统（renin-angiotensin system，RAS）是人体内重要的体液调节系统。RAS 既存在于循环系统中，也存于血管壁、心脏、神经中枢、肾上腺等组织中，通过血液循环和局部作用对靶器官起调节作用。

1. 肾素-血管紧张素系统的生成　当肾脏缺血或血钠降低或肾交感神经兴奋时，可刺激肾球旁细胞释放一种蛋白水解酶——**肾素**。肾素进入血液循环，将血液中一种由肝脏合成的 α_2 球蛋白即**血管紧张素原**水解成十肽的**血管紧张素 Ⅰ**（angiotensin Ⅰ，Ang Ⅰ），然后经血浆或组织中（尤其是肺血管内皮细胞表面）的**血管紧张素转换酶**（angiotensin-converting enzyme，ACE）的作用，水解为八肽的**血管紧张素 Ⅱ**（Ang Ⅱ）。Ang Ⅱ 被血浆和组织的氨基肽酶水解生成七肽的**血管紧张素 Ⅲ**（Ang Ⅲ）和六肽的**血管紧张素 Ⅳ**（Ang Ⅳ）（图 4-18）。

2. 血管紧张素的主要生理作用　对体内多数组织而言，Ang Ⅰ 不具有生理作用，而 Ang Ⅱ 的作用最广泛和最重要。

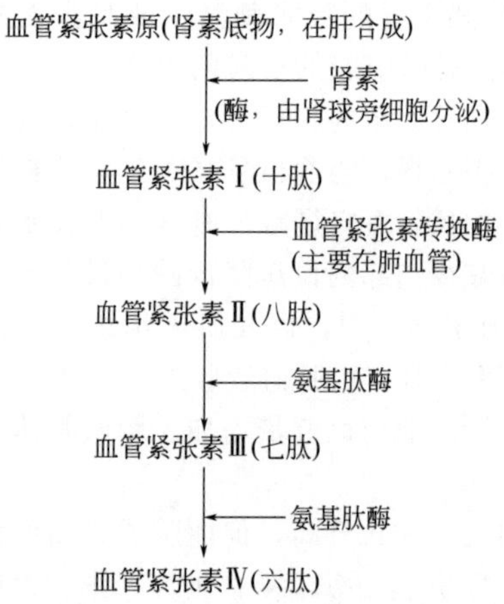

血管紧张素原(肾素底物，在肝合成)

↓ ← 肾素
（酶，由肾球旁细胞分泌）

血管紧张素 I (十肽)

↓ ← 血管紧张素转换酶
（主要在肺血管）

血管紧张素 II (八肽)

↓ ← 氨基肽酶

血管紧张素 III (七肽)

↓ ← 氨基肽酶

血管紧张素 IV (六肽)

图 4-18　肾素-血管紧张素系统

（1）缩血管作用　Ang II 作用于血管平滑肌上的 1 型血管紧张素受体（angiotensin receptor 1，AT$_1$），通过 G 蛋白激活磷脂酶 C，升高细胞内 Ca^{2+} 浓度，引起全身微动脉和容量血管收缩，因而使外周阻力升高，静脉回心血量增加，心输出量增加，动脉血压升高。

（2）促进交感神经末梢释放递质　作用于交感缩血管神经纤维末梢上的突触前 AT$_2$ 受体，使其释放递质增多，从而增强交感神经的心血管效应。

（3）对中枢神经系统的作用　使交感缩血管中枢的紧张性活动加强；刺激下丘脑口渴中枢，增强渴觉，引起饮水行为；刺激垂体后叶释放血管升压素（抗利尿激素）和催产素（缩宫素）。

（4）促进醛固酮的合成和释放　醛固酮可促进肾小管对 Na^+ 的吸收，使细胞外液量增加，循环血量增多，升高血压。

Ang III 的缩血管作用只有 Ang II 的 $10\%\sim20\%$，但刺激肾上腺皮质合成与释放醛固酮的作用较强。Ang IV 作用于神经系统和肾脏，可调节脑和肾皮质的血流量。

由于肾素、血管紧张素和醛固酮之间有密切关系，故将它们联系起来称为肾素-血管紧张素-醛固酮系统（renin-angiotensin-aldosterone system，RAAS）。由于此系统具有调节血容量的作用，故对于动脉血压的长期调节具有重要意义。由于 RAAS 在正常血压的维持，特别是高血压病的发病机制中起重要作用，因此，血管紧张素转换酶（ACE）抑制剂和血管紧张素受体阻滞剂能有效地降低许多高血压病患者的血压，是治疗高血压病的常用药。

（二）肾上腺素和去甲肾上腺素

1. 来源　血液中的肾上腺素（epinephrine，E）和去甲肾上腺素（norepinephrine，NE）主要来自肾上腺髓质，由交感神经末梢所释放的去甲肾上腺素也有一小部分进入血液。肾上腺髓质分泌的髓质激素中，肾上腺素约占 80%，去甲肾上腺素约占 20%。

2. 作用

（1）肾上腺素
- ①与心肌细胞膜 β$_1$ 受体结合→心率↑、心缩力↑→心输出量↑（主要作用）
- ②与血管 α（α$_1$）受体结合→腹腔内脏、皮肤血管收缩 ┐
- ③与血管 β$_2$ 受体结合→骨骼肌、肝等血管舒张 ┘ 外周阻力不变或稍↓

肾上腺素主要作用于心脏，使心输出量增加，对外周阻力影响不大，故临床常用作强心药。

（2）去甲肾上腺素
- ①与心肌细胞膜 β$_1$ 受体结合→心率↑、收缩力↑→心输出量↑
- ②与血管 α（α$_1$）受体结合→血管收缩→外周阻力↑→血压↑（主要作用）；（血压↑后通过减压反射，引起心率↓）
- ③与 β$_2$ 受体结合能力弱，舒血管作用弱

去甲肾上腺素主要作用是使血管收缩，增加外周阻力，故临床上用作升压药。

（三）血管升压素（抗利尿激素）

抗利尿激素（antidiuretic hormone，ADH）由垂体后叶释放，经常少量进入循环，其主要作用是促进肾小管和集合管对水的重吸收（作用于 V$_2$ 受体），使细胞外液量和循环血量增加。大剂量 ADH 引起全身小动脉收缩（作用于 V$_1$ 受体），外周阻力增加，血压上升，故又名血管升压素（vasopressin，VP）。同一浓度下，ADH 的抗利尿效应高于升压效应 1000 倍，因此一般认为在生理状态下 ADH 不参与血压的调节，只有在急性大失血、脱水使细胞外液量明显减少、血压明显下降的情况下，ADH 大量分泌，对于维持血容量和促进血压的回升可能起重要作用。

（四）血管内皮细胞生成的血管活性物质

1.血管内皮生成的舒血管物质

（1）前列腺素（PG） 血管内皮细胞生成的 PG 主要是 PGI_2，也称前列环素（prostacyclin，PGI_2），有舒张血管平滑肌的作用，并可减弱各种缩血管物质的作用和减少交感神经末梢释放去甲肾上腺素，在交感神经-血管平滑肌接头处起局部负反馈作用，有利于保持器官、组织局部的血流相对恒定。此外，PGI_2 还有抑制血小板聚集作用。

（2）内皮舒张因子 内皮舒张因子（endothelium-derived relaxing factor，EDRF），其化学本质是一氧化氮（NO）。L-精氨酸是内皮细胞合成 EDRF 的前体，在一氧化氮合酶的作用下生成 NO，NO 从内皮细胞合成后扩散到血管平滑肌，激活细胞内的鸟苷酸环化酶，使 cGMP 升高，细胞内游离 Ca^{2+} 浓度降低而引起血管平滑肌舒张（图 4-19），参与正常血压的维持。此外，它还有抑制血小板聚集、抗血栓形成及抗动脉粥样硬化作用，抑制平滑肌增殖，维持血管的正常结构的功能。低氧、ACh、5-HT、缓激肽，一些缩血管物质如 NE、血管升压素、AngⅡ 等，可使血管内皮释放 EDRF。

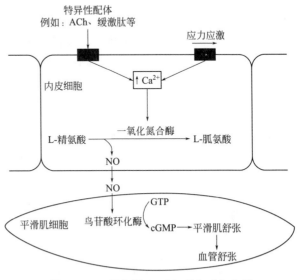

图 4-19 一氧化氮（NO）的生成与作用

2.血管内皮生成的缩血管物质 血管内皮细胞也能生成多种缩血管物质，其中最主要的是内皮素（endothelin，ET）。ET 是由内皮细胞合成的由 21 个氨基酸残基构成的多肽，对大多数血管平滑肌具有强烈而持久的收缩作用，是已知的最强烈的内源性缩血管物质之一。当组织损伤造成血管破裂或损伤时，局部释放内皮素，使局部血管收缩，防止过度的血液从动脉丢失。此外，ET 还有促进细胞有丝分裂的作用，能明显促进血管平滑肌细胞增生。ET 从内皮细胞释放后，与血管平滑肌细胞上的 ET 受体结合，通过磷脂酶 C 途径，生成 IP_3，使细胞内钙贮库释放 Ca^{2+} 而引起血管平滑肌收缩。

（五）激肽释放酶-激肽系统

激肽（kinins）主要包括缓激肽（bradykinin，九肽）和赖氨酰缓激肽（lysylbradykinin，十肽）。后者也称胰激肽（kallidin）或血管舒张肽（vasodilatin）。

1.激肽的生成 激肽是激肽原（kininogen）通过激肽释放酶（kallikrein）水解作用形成的。在血浆和组织中存在高分子量和低分子量的激肽原。有两类激肽释放酶，血浆激肽释放酶和组织激肽释放酶，前者以无活性形式（前激肽释放酶）存在于血浆中，后者存在于许多组织中（包括汗腺、唾液腺、胰腺、前列腺、肠道及肾脏）。组织激肽释放酶作用于高分子量激肽原和低分子量激肽原，形成赖氨酰缓激肽，血浆前激肽释放酶激活后作用于高分子量激肽原，形成缓激肽。缓激肽及赖氨酰缓激肽可被激肽酶Ⅱ（kininaseⅡ）水解为无活性的片段。激肽酶Ⅱ与血管紧张素转换酶（ACE）是同一种酶，因此，ACE 不但能使 AngⅠ 转化为缩血管作用的 AngⅡ，还能消除激肽的舒血管作用。

2.激肽的作用 激肽的作用类似组胺。它们可使内脏平滑肌收缩，但能强力舒张小动脉，降低血压，增加毛细血管的通透性。此外，还吸引白细胞及有致痛作用（当注射于皮下时），因此参与炎症过程。它们在汗腺、唾液腺及胰腺分泌活动时形成，因此可能有助于增加这些组织的血流。

（六）血管活性多肽

1. 心房钠尿肽 钠尿肽（natriuretic peptide，NP）是一类参与机体水盐平衡、血压、心血管及肾脏功能调节的多肽，包括心房钠尿肽（atrial natriuretic peptide，ANP）、脑钠尿肽（brain natriuretic peptide，BNP）和 C 型钠尿肽（C-type natriuretic peptide，CNP）。其中最重要的是 ANP，它主要由心房肌细胞合成，当细胞外液量增加，导致中心静脉压升高和心房牵张增加时，ANP 分泌增加。

ANP 的主要生理作用： ①利钠、利尿和调节循环血量。ANP 能扩张肾入球小动脉和肾小球系膜细胞，增加肾小球滤过率；抑制肾小管对 Na^+ 的重吸收，促进钠的排泄，使尿量增多。②心血管作用。ANP 可使血管扩张，外周阻力降低；抑制心肌收缩力，使心输出量减少；抑制肾素、醛固酮及血管升压素分泌；对抗儿茶酚胺及 AngⅡ 的升压作用。③调节细胞增殖。ANP 可抑制血管内皮细胞、平滑肌细胞、心肌成纤维细胞和肾小球细胞等多种细胞的增殖，是细胞增殖的负调控因子。④对抗 RAAS、ET、NE 等缩血管物质的作用。

2. 肾上腺髓质素 肾上腺髓质素（adrenomedullin，ADM）是最初从肾上腺嗜铬细胞瘤中分离提取的多肽，由 52 个氨基酸组成。ADM 除存在于肾上腺髓质外，还存在于血浆及肾脏、脑、血管内皮和中膜、心肌等许多组织中。ADM 的主要生理作用类似 ANP，能使血管舒张、外周阻力降低，血压降低，并使肾脏排钠、排水增加。ADM 的降压作用可能是通过增加 NO 的产生而实现的。

3. 阿片肽 人体内的阿片肽（opioid peptide）有多种。垂体释放的 β-内啡肽（β-endorphin）可进入血液，通过中枢作用抑制交感神经活动，加强心迷走神经活动，也可直接作用于外周血管的阿片受体，引起血管舒张，导致血压降低。应激、内毒素、失血等强烈刺激可引起 β-内啡肽释放，这可能是引起循环休克的原因之一。针刺穴位也可引起脑内阿片肽的释放，这可能是针刺使高血压病患者血压下降的机制之一。

4. 降钙素基因相关肽 降钙素基因相关肽（calcitonin gene-related peptide，CGRP）由感觉神经末梢释放，其受体分布于心肌和血管壁，对心肌具有正性变力、变时作用，对血管具有舒张作用，还可促进血管内皮细胞的生长和血管的生成。

5. 尾升压素Ⅱ 尾升压素Ⅱ（urotensin Ⅱ，UⅡ）是最早从鱼尾部下垂体中分离的神经肽，目前已能从人体克隆。UⅡ是已知的最强的哺乳动物缩血管物质之一，能持续、高效收缩血管，特别是动脉血管。在人类许多疾病的发生中起作用，例如高血压及心力衰竭时水平都升高，因此其水平可能是某些疾病的信号。

（七）其他因素

全身性激素也影响心血管活动，如糖皮质激素能增强心肌收缩力，胰岛素对心脏有直接的正性变力作用，胰高血糖素对心脏有正性变力与变时作用，甲状腺激素能增强心肌的收缩和舒张功能、加快心率、增加心输出量和心脏做功量。

Ca^{2+} 浓度升高引起血管收缩（临床上使用 Ca^{2+} 通道阻滞剂阻断平滑肌细胞上的 Ca^{2+} 通道，引起血管舒张，用于治疗高血压及冠脉血压管痉挛）；K^+、Mg^{2+} 浓度升高引起血管舒张，特别是 Mg^{2+} 的作用更强（临床上硫酸镁可用于治疗高血压危象）；H^+ 浓度升高（pH↓）引起小动脉舒张，H^+ 轻度降低引起小动脉收缩；在大多数组织特别是脑 CO_2 浓度升高引起血管舒张，但血中 CO_2 作用于脑的血管运动中枢，通过交感缩血管神经的作用，引起机体广泛的血管收缩。乙酸和柠檬酸引起血管轻度舒张。

三、自身调节

（一）代谢性自身调节机制——局部代谢产物学说

局部组织中的 PO_2 及代谢产物对局部血流量进行调节。组织代谢活动↑→局部组织 PO_2↓、代谢产物（CO_2、腺苷、乳酸、H^+、K^+等）↑→微动脉、毛细血管前括约肌舒张→局部血流↑，适应组织代谢需要。

(二) 肌源性自身调节——肌源学说

许多血管平滑肌本身经常保持一定的紧张性收缩，称之为肌源性活动（myogenic activity），而且这种肌源性活动当血管被牵张时加强。当血压升高或器官灌注压突然↑→器官血管壁的跨壁压力↑→血管平滑肌受牵张→血管平滑肌收缩↑→血管口径↓、器官血流阻力↑→器官血流量不致随灌注压的升高而增多；血压和灌注压降低时，则发生相反的变化：血管平滑肌舒张、血管口径↑→血流阻力↓→器官的血流量不致随血压下降而减少，由此保持了器官血流量的相对稳定。

四、动脉血压的短期调节和中长期调节

1. 动脉血压的短期调节　是指血压调节始动迅速、作用短暂（数秒、数分钟），上述的神经调节中的压力感受性反射、化学感受性反射和脑缺血反应，以及体液调节中的肾上腺素与去甲肾上腺素等即属短期调节。这种调节不仅速度快，而且强有力。

2. 动脉血压的中期调节　是在动脉血压快速变化几分钟后的调节，其效应在 30min 到 1h 内达到最大，在此期间神经机制的作用已越来越小。中期调节机制包括：①激活肾素-血管紧张素系统，收缩全身血管，从而增加外周阻力和静脉回心血量，升高血压；②毛细血管内外体液转移机制，即毛细血管血压显著降低时，进入血循环的组织液增加，血容量增加，血压升高；相反毛细血管压过高时，血液中的液体进入组织液增多，使血容量减少，血压降低；③血管应力性舒张（stress-relaxation）机制，当血压过高时，牵张动脉壁，持续较长时间（数分钟或数小时），可导致血压下降，对血压起缓冲作用。

3. 动脉血压的长期调节　此调节需数小时、数天、数月或更长时间，与细胞外液量的稳态密切相关，这是通过复杂的神经、激素及肾脏调节水、盐排泄的局部控制机制来实现的。其中肾-体液控制系统起重要作用。其调节过程如下：当体内细胞外液量增多时，血量增多，血量和血管容量之间的相对关系发生改变，使动脉血压升高；而当动脉血压升高时，肾小球滤过率增加，引起肾排钠和排水增加，使血容量减少，从而使血压恢复到正常水平。体内细胞外液量（血容量）减少时，发生相反的过程，即肾排钠、排水减少，使细胞外液量和血压恢复。动脉血压升高，引起肾脏排水、排钠增加的现象分别称为压力性利尿和压力性尿排钠增多。此外，血管升压素（抗利尿激素）和肾素-血管紧张素-醛固酮系统也参与肾对细胞外液量的调节。血管升压素能促进肾小管和集合管对水的重吸收，因此其分泌增加或减少能影响肾的排水量。血量减少时，血管升压素释放增加，肾排水量减少，有利于血量的恢复；当血量增加时，血管升压素释放减少，肾排水量增多，也有利于血量的恢复。当动脉血压降低时，血管紧张素Ⅱ生成增加，后者除能引起血管收缩、升高血压外，还能促进肾上腺皮质分泌醛固酮。醛固酮能使肾小管对 Na^+ 和水的重吸收增加，故使细胞外液量增加，血压升高。

第五节　器官循环

一、冠脉循环

(一) 冠脉循环的解剖特点

冠状动脉小分支常以垂直于心脏表面的方向穿入心肌，并在心内膜下层分支成网，因此冠脉血管在心肌收缩时容易受到压迫，故心室内膜下心肌易发生缺血、缺氧。

心肌的毛细血管网分布极为丰富。毛细血管数与心肌纤维数的比例为 1∶1。

在冠状动脉之间还存在着吻合支，在人类，这种吻合支在心内膜下较多。正常心脏的冠脉侧支较细小，血流量很少。当冠状动脉突然阻塞时，不易很快建立侧支循环，常导致心肌梗死。但

如果这种阻塞是缓慢进行的，则侧支可逐渐扩张，从而可建立起新的侧支循环以代偿之。

（二）冠脉循环的生理特点

1. 血流量受心肌收缩的影响发生周期性变化　冠脉血流量在心舒期增加，心缩期减少。因此，动脉舒张压高低和心舒期长短是决定冠脉血流量的重要因素。

2. 流程短、流速快、灌注压高、血流量大　冠脉起自主动脉根部，经过全部冠脉血管到右心房只需几秒钟，因此在冠脉血管中较细的分支内，仍维持较高的血压。心脏虽只占体重的0.5%，但冠脉在安静状态下其血流量约为250mL/min，约占心输出量的5%。

3. 动静脉氧差大　冠状动脉血氧含量为20mL/100mL，冠脉静脉血氧含量为6mL/100mL，动静脉血氧差为14mL/100mL。当运动引起氧耗量增加时，心脏难以增加氧的摄取率，必须通过提高冠脉血流量来弥补其需氧量的增加，即靠扩张冠脉血管以增加冠脉血流量是运动时增加氧供应的主要途径，因此心肌对缺血、缺氧十分敏感。

（三）冠脉血流量的调节

1. 心肌代谢水平的影响　心肌代谢水平是调节冠脉血流量最重要的因素。冠脉血流量与心肌代谢水平成正比：心肌活动加强，耗氧量增加，其代谢产物如腺苷、H^+、K^+、CO_2、乳酸、缓激肽等增加，PO_2 降低，引起冠脉血管舒张，增加血流量，以满足心肌需要。

2. 神经调节

（1）交感神经兴奋 $\begin{cases} 冠脉收缩（作用于 α 受体，直接作用）\\ 心脏活动↑（作用于 β_1 受体）→心肌代谢↑→局部代谢产物↑→\\ 冠脉舒张（继发性作用）\end{cases}$

（2）迷走神经兴奋 $\begin{cases} 冠脉舒张（作用于 M 受体，直接作用）\\ 心脏活动↓（作用于 M 受体）→心肌代谢↓→局部代谢产物↓→\\ 冠脉收缩（继发性作用）\end{cases}$

在完整机体内，神经因素的影响可在很短时间内被心肌代谢改变所引起的血流变化所掩盖。

3. 体液调节　甲状腺激素使冠脉舒张，冠脉血流量增加。大剂量血管升压素（VP）和 Ang II 使冠脉收缩，血流量减少。肾上腺素和去甲肾上腺素可直接通过 α 或 β 受体使冠脉收缩或舒张，也可通过增强心肌代谢使耗氧量增加，导致冠脉血流量增加，后一作用较明显。

二、肺循环

肺循环的功能是使血液在流经肺泡毛细血管时与肺泡气之间进行气体交换。

（一）肺循环的生理特点

1. 血流阻力小、血压低　肺动脉主干长4cm，后即分支入肺泡壁形成毛细血管网，最后汇集入肺静脉回左心房。肺循环血管管腔大，管壁薄，可扩张性大，全部血管都位于胸腔负压环境中，故血流阻力小、血压低。

2. 血容量大、变化也大　通常肺循环血容量为450～600mL，用力呼气时可减少至200mL，而深吸气时可增至1000mL。正常人平卧时，肺血容量可增加400mL，直立时这部分血液注入体循环。因此平卧时肺活量降低，这是心力衰竭患者采取喘坐（半卧位）呼吸的原因。肺起储血库的作用。

3. 毛细血管的有效滤过压较低　肺毛细血管压平均为7mmHg，血浆胶体渗透压力平均为25mmHg，肺组织间液静水压约为−5mmHg，肺组织间液的胶体渗透压约为14mmHg，故肺的有效滤过压为1mmHg。由于肺组织间液静水压为负压，使肺泡总是保持"干燥"，同时，也使肺泡壁与毛细血管壁紧密相连，有利于肺泡和血液之间的气体交换。在某些病理情况下，例如左心衰竭或三尖瓣狭窄时，由于肺静脉血回流受阻，压力升高，使肺毛细血管血压和有效滤过压升高，导致肺充血和肺水肿（肺组织液生成增多）。

（二）肺循环血流量的调节

1. 局部组织化学因素的影响

（1）**作用**　肺泡 PO_2 ↓→肺泡周围微动脉收缩→局部血流量↓。PCO_2↑及 pH↓可增强此作用。

（2）**生理意义**　当某部位肺泡通气不足而氧含量降低时，该部位血管收缩，血流减少，使更多的血液流经通气充足的肺泡，有利于进行有效的气体交换。

（3）**机制**　低氧抑制一种或几种 K^+ 通道使 K^+ 外流减少，使血管平滑肌细胞的静息电位负值减小，即去极化，由此打开电压门控的 Ca^{2+} 通道，导致 Ca^{2+} 内流和平滑肌收缩。

2. 神经调节

（1）**交感神经**　刺激交感神经→肺血管收缩→肺血流量↓；在整体情况下，交感神经兴奋时由于体循环血管收缩，肺循环血流量↑。

（2）**迷走神经**　刺激迷走神经→肺血管轻度舒张→肺血流量↓。

正常情况下，自主神经对肺血管阻力影响不大。

3. 体液调节　血液中的肾上腺素、去甲肾上腺素、Ang II、5-HT，TXA_2、$PGF_{2\alpha}$、组胺、内皮素、白三烯等都能使肺血管收缩、阻力增加；而 ACh、缓激肽、前列环素（PGI_2）、多巴胺、NO 等能使肺血管扩张，阻力降低。

三、脑循环

脑循环的血液供应来自颈内动脉和椎动脉合成的大脑动脉环，由此再分出分支供应脑的不同部位。脑静脉血进入静脉窦，经颈内静脉回流入腔静脉。与其他器官的血液循环相比，脑循环有其自己的特点。

（一）脑循环的特点

1. 血流量大、耗氧量大　脑的重量仅占体重的 2%，在安静时脑血流量约为 $750mL/min$，占心输出量的 15% 左右。脑总耗氧量为 $50mL/min$，占全身总耗氧量的 20%。故脑对缺氧的耐受力很低，脑血液中断供给 $5\sim10s$ 内，将会引起意识丧失，中断数分钟可引起脑组织不可逆损伤。

2. 血流量变化小　脑血管舒缩程度受颅腔限制，血流量变化小，脑血流量主要受动脉血压的影响。

3. 存在血-脑屏障和血-脑脊液屏障　在毛细血管和脑组织液之间，存在由毛细血管的内皮、基膜和星状胶质细胞的血管周足形成的、限制物质在血液和脑组织之间自由交换的结构，称作血-脑屏障（blood-brain barrier）。在血液和脑脊液之间亦存在由无孔的毛细血管壁和脉络丛细胞中运输各种物质的特殊载体系统等结构形成的血-脑脊液屏障（blood-cerebrospinal fluid barrier）。这两种屏障的存在，使脑组织的内环境得到了稳定，并能防止血液中有害物质侵入脑内，以维持脑细胞的正常活动。

（二）脑血流量的调节

1. 自身调节　当平均动脉压在 $60\sim140mmHg$ 的范围内变动时，脑血管通过自身调节机制，使脑血流量保持恒定。

2. 神经调节　脑血管接受交感缩血管纤维和副交感舒血管纤维的双重神经支配，刺激它们仅分别引起轻度的脑血管收缩和舒张，脑血流量变化较小，因此对正常脑血流量的调节作用不大。

3. 体液调节　脑血管的舒缩活动主要受体液因素的调节。血液 PO_2↓、PCO_2↑、H^+↑→脑血管扩张→脑血流量↑；血液 CO_2↓（如过度通气时）→脑血流量↓→头晕等症状。K^+、腺苷、乳酸、丙酮酸↑，也引起脑血管扩张，脑血流量↑（后两者也是通过 H^+ 发挥作用），以适应脑组织代谢率增加时对血流量的需要。

同步练习

1.如何检测心室的收缩功能和舒张功能？有何临床意义？

2.试述心肌快、慢反应细胞的特点。

3.心室肌细胞和窦房结细胞动作电位各有何特征？产生的离子机制是什么？

4.影响心肌兴奋性、传导性、自律性和收缩性的因素有哪些？

5.心肌细胞兴奋性的周期性变化有何意义？

6.心电图各波、段和间期的意义是什么？哪些情况下可导致各波、段和间期的改变？

7.重力对动、静脉血压可产生什么影响？为什么对静脉影响最大？

8.为什么长期站立可造成下肢水肿？

9.如何测定压力感受性反射？高血压病患者的压力感受性反射有何变化？

10.学习和掌握有关心血管活动体液调节的知识对治疗心血管疾病有何指导意义？

11.试述肾脏在动脉血压调节中的作用，以及肾血管损伤后可能造成的对心血管功能的影响。

12.冠脉循环有哪些生理特点？有何临床意义？

13.简述影响心输出量的因素。

14.动脉血压是怎样形成的？试述影响动脉血压的因素。

15.简述影响静脉回心血量的因素。

16.去甲肾上腺素和肾上腺素对心血管作用有何不同？

17.简述血管紧张素Ⅱ的生理作用。

18.静息电位或最大复极电位增大将如何影响心肌细胞的兴奋性、传导性和自律性？

19.试述颈动脉窦和主动脉弓压力感受性反射的过程、特点和生理意义。

20.百米赛跑后为什么不应立即停止活动？

参考答案

1.（1）采用超声心动图检测心室的收缩功能，主要指标有：左心室舒张末期内径（LVDd）、左心室收缩末期内径（LVDs）、左心室舒张末期容积（EDV）、左心室收缩末期容积（ESV）、左心室射血分数（LVEF）、左心室短缩分数（LVFs）。临床上LVEF是评价绝大多数患者左心室收缩功能的首选指标。此外，左心室等容收缩期室内压上升的最大速度（dP/dt_{max}）也是评价心脏收缩功能的较好指标。心力衰竭时 dP/dt_{max} 下降。

（2）检测心室舒张功能的指标主要有：舒张期左心室容积随时间变化的曲线、舒张期左心室容积变化速率（dV/dt）及左心室舒张压变化速率曲线（$-dP/dt$）和 $-dP/dt$ 峰值（$-dP/dt_{max}$）。心力衰竭和心肌顺应性降低时上述指标都降低。

2.见本章第二节表4-3。

3.见表4-7。

表 4-7　心室肌细胞与窦房结细胞动作电位的特征及产生机制

项目	心室肌细胞	窦房结细胞
分期	0、1、2、3、4 期	0、3、4 期
波形	0 期去极化幅度较大(约 120mV),0 期除极快(200～400V/s),静息电位大(−90mV),超射＋30mV,时程 200～300ms	0 期去极化幅度较小(约 65mV),0 期除极慢(1～10mV/s),最大复极电位小(−65～−60mV),4 期不稳定,自动去极化,超射 0～15mV,时程<心室肌细胞
产生机制	0：Na^+ 内流	0期：Ca^{2+} 内流
	1期：一过性 K^+ 外流	
	2期：Ca^{2+} 内流与 K^+ 外流	
	3期：K^+ 外流，I_{Na-Ca} 及钠泵电流	3期：K^+ 外流
	4期：钠泵及钠-钙交换增强	4期：自动除极,K^+ 外流衰减、I_f 电流、Ca^{2+} 内流

4.(1) 影响心肌兴奋性的因素 ①静息电位（最大复极电位）水平；②阈电位水平；③Na$^+$通道的状况。详见表 4-8。

(2) 影响心肌传导性的因素 见本章第二节表 4-4。

表 4-8 影响心肌兴奋性的因素

影响因素	兴奋性变化	产生机制	举例
静息电位水平增大	兴奋性↓	膜电位与阈电位差距↑，引起兴奋所需刺激阈值↑	细胞外 K$^+$↓，K$^+$外流↑
静息电位水平减小	兴奋性↑	膜电位与阈电位差距↓，引起兴奋所需刺激阈值↓	细胞外 K$^+$↑，K$^+$外流↓
静息电位水平↓↓	兴奋性↓	Na$^+$通道部分或全部失活，只能打开慢钙通道	细胞外 K$^+$↑↑，K$^+$外流↓↓
阈电位水平上移	兴奋性↓	阈电位与静息电位差距↑，引起兴奋所需的刺激阈值↑	细胞外 Ca^{2+}↑
阈电位水平下移	兴奋性↑	阈电位与静息电位差距↑，引起兴奋所需的刺激阈值↑	细胞外 Ca^{2+}↓
Na$^+$通道呈备用状态	有兴奋性	处于备用状态的 Na$^+$通道接受有效刺激可被激活（打开），产生快速 Na$^+$内流	
Na$^+$通道呈失活状态	丧失兴奋性	处于失活状态的 Na$^+$通道不能再次被激活，只有膜电位恢复，到达静息电位水平，Na$^+$通道才能重新恢复到可激活的备用状态	

(3) 影响心肌自律性的因素 ①4 期自动去极化速度，4 期自动去极化速度增快，4 期自动去极电位到阈电位水平所需时间缩短，自律性高；反之则降低；②最大复极电位与阈电位之间的差距：最大复极电位增大，最大复极电位与阈电位的差距加大，自律性降低；反之升高；阈电位水平上移，阈电位与最大复极电位差距加大，自律性降低；反之升高。

(4) 影响心肌收缩性的因素 主要有细胞钙浓度，心脏的前、后负荷，心肌的收缩功能等，运动、肾上腺素、洋地黄类药物增加心肌收缩力，而低氧、酸中毒则降低心肌收缩力。

5.心肌兴奋性变化的特点是其有效不应期特别长，相当于心肌的整个收缩期加上舒张早期。心肌的这一特点，能使心脏不会发生强直收缩，始终保持节律性的收缩与舒张活动，这样，心脏的充盈和射血才能进行。另外，在相对不应期和超常期，由于膜电位水平低于静息电位水平，Na$^+$通道开放的速率和数量均低于静息电位水平，故此时若受到一次刺激所产生的动作电位 0 期去极化速度和幅度比正常动作电位小，动作电位时程也缩短，兴奋传导速度也较慢。因此发生在此期的动作电位（期前兴奋、期前收缩），由于传导速度减慢，可能会出现兴奋折返（即动作电位过一异常通路反复循环），可导致严重后果。

6.心电图各波、段和间期的意义见本章第二节表 4-5。

发生下列情况时可导致心电图各波、段和间期的改变。

①P 波：心房颤动时 P 波消失，取而代之的是细小杂乱的房颤波形；在室性早搏或室性阵发性心动过速时，QRS 波前无 P 波。②QRS 波：QRS 波群增宽反映兴奋在心室传导时间延长，表示可能有心室内传导阻滞或心室壁增厚。发生室性期前收缩、束支传导阻滞时，QRS 波群时程延长。③T 波：T 波改变可见于多种生理、病理或药物作用下，如高血钾时 T 波变为狭窄而高尖，低血钾时 T 波变宽，幅度下降；冠心病时 T 波低平。④P-R 间期：当发生房室传导阻滞时，P-R 间期延长。⑤Q-T 间期：Q-T 间期长短与心率呈反变关系，心率愈快，Q-T 间期愈短；高血钾时 Q-T 间期缩短，低血钾时延长。延长易引起早后去极化，并可能诱发严重的室性心律失常——尖端扭转型室性心动过速。⑥ST 段：心肌缺血或损伤时 ST 段出现异常低压。

7.血液的重力对血压产生明显的影响：当血管的位置低于心脏水平时，血压将升高，高于心脏水平时则降低。当血管与心脏每相距 1cmHg 时，其血压比与心脏处于同一水平时要升高或降低 0.77mmHg。重力对血压的影响，对处于同一水平的动脉和静脉是相同的，但它对静脉的影响远比对动脉大，这是因为静脉管壁较薄，管壁中弹性纤维和平滑肌较少，可扩张性大，其充盈程度受跨壁压的影响较大。跨壁压是指血液对血管壁的压力与血管外组织对管壁的压力差。一定的跨壁压是保持血管充盈膨胀的必要条件。跨壁压减小到一定程度，静脉就不能保持膨胀而发生塌陷，静脉容积也缩小。当跨壁压大时，静脉就充盈，容积增大。在失重状态下，静脉跨壁压也将降低。

8.长期站立不动时由于血液的重力作用，下半身的静脉回心血量减少，跨壁压增大而扩张，容量增大。静脉压增大使毛细血管血液回流受阻，血压增高，使滤过力量增加，滤过量增加，导致下肢组织水肿。

9.可用动物实验证明：在动物实验中，将一侧颈动脉窦区和体循环系统的其余部分隔离开来，保留该侧窦神经与中枢的联系，切断对侧窦神经和双侧主动脉神经。人为改变隔离的颈动脉窦内压，可见到体循环动脉血压在一定范围内随窦内压的升高而降低，随窦内压的降低而升高。窦内压与动脉血压变化的关系曲线称为压力感受性反射功能曲线。高血压病患者的压力感受性反射功能曲线向右上方移位，使调定点升高，即发生压力感受性反射重调定。其意义在于使压力感受性反射在较高的水平上仍具有一定的保持血压相对稳定的作用。

10. 学习和掌握了有关心血管活动体液调节的知识，能更好理解和掌握治疗高血压药物的作用机制和可能出现的副作用，能更好地指导临床合理用药。例如，由于认识到 RAAS 在正常血压的维持，特别是高血压病的发病机制中起重要作用，因此，临床上用血管紧张素转换酶抑制剂和血管紧张素受体阻滞剂作为治疗高血压病的一线药物。

11. 肾脏在血压的长期调节中起重要作用。动脉血压的长期调节是通过调节细胞外液量来实现的，因而构成肾-体液控制系统。当体内细胞外液量增多时，循环血量增多，循环血量与血管容积之间的相对关系发生改变，使动脉血压升高；而循环血量增多和动脉血压的升高又能直接导致肾排钠和排水增加，将过多的体液排出体外，从而使血压恢复至正常水平。当体内细胞外液量或循环血量减少、血压下降时，则发生相反的调节。

当循环血量增多，动脉压升高时，肾脏通过以下机制使循环血量和血压恢复到正常水平：①血管升压素的释放减少，使集合管对水的重吸收减少，肾排水量增加，细胞外液量回降。②心房钠尿肽分泌增多，使肾重吸收钠和水减少，排钠和排水量增加，细胞外液量回降。③体内肾素-血管紧张素-醛固酮系统的活动被抑制，肾素分泌减少，循环中的 Ang Ⅱ 水平降低，Ang Ⅱ 引起血管收缩效应减弱，血压回降；醛固酮分泌减少，肾小管重吸收钠和水减少，引起细胞外液量回降。④交感神经活动抑制，使心肌收缩力减弱，心率减慢，心输出量减少，外周血管舒张，血压回降。反之，当循环血量减少，动脉血压降低时，则引起相反的调节过程。

当肾血管损伤（如肾动脉粥样硬化）时，由于肾缺血，肾素分泌增加，RAAS 持续激活，引起全身动脉压升高（肾性高血压）。动脉压升高进一步损伤肾，肾长期缺血可导致肾功能衰竭。

12. 冠脉循环的生理特点：①灌注压高，血流量大。每 100g 心肌的血流量达 60～80mL/min，占心输出量的 4%～5%。②血流量易受心肌收缩的影响发生周期性变化。在等容收缩期，心肌收缩压迫冠脉分支，血流阻力显著增大，血流量减少；射血期，冠脉血压随主动脉血压而升高，使冠脉血流量增加。在心舒期，由于心肌舒张解除了对冠脉分支的压迫，血流量增大。因此，冠状动脉主要在舒张期供血，冠脉血流量主要取决于主动脉舒张压的高低和心舒期的长短。在某些病理情况下，如主动脉瓣关闭不全、主动脉粥样硬化使动脉弹性降低时，常因舒张压降低而发生心肌供血不足。当心率加快时，由于心舒期缩短，冠脉血流量减少，使心肌供血减少。③摄氧率高，耗氧量大。冠脉循环动静脉氧分压差大。流经冠脉的血液中，65%～75% 的氧被利用，比骨骼肌摄氧率高 1 倍左右；同时，心肌不能进行无氧代谢。因此，心肌耗氧增加时，只能通过扩张冠脉血管来增加冠脉流量，以满足心肌代谢的需要。

13. 心输出量等于搏出量乘以心率，因此，凡能影响搏出量和心率的因素都可影响心输出量。

（1）影响搏出量的因素有：①前负荷（心室舒张末期容积）。适当增加前负荷，心肌初长度增加，射血能力和心输出量也增加。②后负荷（动脉血压）。其他因素不变，后负荷增加，搏出量减少；反之，搏出量增加。③心肌收缩能力，与搏出量呈正变关系。

（2）在一定范围内（心率 40～180 次/分），心输出量随心率增加而增加。

14. 动脉血压的形成：①前提是心血管系统中有足够的血液充盈，形成循环系统平均充盈压；②心脏的收缩做功是形成血压和推动血液流动的能量来源；③由于有外周阻力，心脏射血量在心缩期仅约 1/3 流向外周，其余 2/3 暂存于弹性贮器血管内，以势能表现为主动脉压的升高；④大动脉血管壁在心缩期扩张，既可缓冲血压的升高，又可将能量转变为势能贮存。在心舒期，弹性贮器血管依其弹性回缩力回位，释放贮存于管壁的势能，以维持心舒期的动脉血压，并推动血液继续流动。

影响动脉血压的因素主要如下。

① 每搏输出量：每搏输出量增大，心缩期血管壁所承受的张力也增大，主要表现为收缩压的升高，舒张压升高不多，脉压增大。反之，搏出量减少，主要使收缩压明显降低，脉压减小。

② 心率：心率加快，心舒期明显缩短，主要表现为舒张压升高，而收缩压升高不多，故脉压减小。当心率减慢时，舒张压明显降低，脉压增大。

③ 外周阻力：外周阻力增大，主要影响舒张压，使舒张压明显升高，收缩压虽有升高，但不如舒张压明显，脉压减小。反之，外周阻力减小，也以舒张压降低更为明显，脉压增大。

④ 弹性贮器血管的缓冲作用：主动脉和大动脉

的弹性贮器作用减弱，对动脉血压的缓冲作用减弱，故收缩压升高，舒张压降低，脉压增大。

⑤循环血量和血管容量的比例关系：循环血量和血管系统容量的比例失调，常使循环系统平均充盈压改变而影响动脉血压。如失血使循环血量减少，或血管广泛扩张造成血管系统容量增加，均可造成动脉血压下降。当循环血量增多或血管系统容量减小时，则发生相反变化。

15.见本书第74页。

16.去甲肾上腺素和肾上腺素对心血管作用的不同点：①去甲肾上腺素与α受体结合能力强，与β_2受体结合能力较弱，使大多数血管强烈收缩，外周阻力增大，有明显的升压作用。另一方面，由于血压明显升高，再通过压力感受性反射使心率减慢，从而掩盖其对心脏的直接效应。②肾上腺素与α和β受体的结合能力都强，既能收缩血管（如皮肤、内脏的血管），又能舒张血管（如骨骼肌、肝脏的血管），因而其加大循环阻力的作用不大，主要是重新分配各器官的血液供应。在心脏，肾上腺素通过β_1肾上腺素能受体使心率加快，心肌收缩力加强，心输出量增多，有明显的强心作用。

17.见本书第82页。

18.①在阈电位水平不变的前提下，心肌细胞的静息电位绝对值增大，则与阈电位水平的差距加大，引起兴奋所需的阈值增高，则心肌的兴奋性降低。②如果静息电位绝对值在一定范围内增大，则心肌细胞动作电位0期除极速度和幅度增大，产生的局部电流增大，在临近细胞兴奋性不变的前提下，到达阈电位的速度也加快，故传导速度加快。③在自律细胞，最大复极电位绝对值增大，距离阈电位的差距加大，4期自动去极化到达阈电位的时间变长，自律性降低。

19.（1）压力感受性反射的过程

①反射弧：感受器为颈动脉窦和主动脉弓血管外膜下的感觉神经末梢，传入神经分别是窦神经和迷走神经。在一定范围内，压力感受器传入冲动频率与动脉管壁的扩张程度成正比。传入神经进入延髓首先到达孤束核，最后到达心迷走神经、心交感神经和交感缩血管神经。传出神经为心迷走神经、心交感神经和交感缩血管神经，效应器是心脏和血管。

②过程：动脉血压升高→感受器传入冲动频率增加→心迷走神经紧张性升高、心交感神经和交感缩血管神经紧张性降低→心脏发生负性变，即心率减慢，收缩力减弱，心肌兴奋传导减慢，结果为心输出量降低；同时，外周血管阻力降低，故动脉血压下降。当动脉血压降低时，压力感受器所受刺激减弱，传入冲动减少，反射活动减弱，则引起相反的效应。

（2）特点和生理意义

①特点：具有双向调节能力，是典型的负反馈调节。在正常血压水平起经常性调节作用，100mmHg处最敏感，调节效果最好；主要对急骤变化的血压起缓冲作用，对缓慢发生的血压变化不敏感；但长期的血压升高或降低可发生压力感受性反射的重调定。

②生理意义：对动脉血压进行快速调节，维持动脉血压的相对稳定。

20.人在运动时，骨骼肌的节律性收缩可挤压肌肉间的静脉，使静脉血流加快；加上静脉瓣的作用使下肢静脉内的血液只能向心脏方向流动。这样，骨骼肌和静脉瓣共同对静脉回流起着"泵"的作用。在百米赛跑时，两下肢肌肉泵的作用得到很好的发挥，每分钟挤出的血液就可达数升，在相当程度上加速了全身的血液循环，能使静脉回心血量与心输出量明显增加，血压升高。如果在百米赛跑后突然停止不动，则使肌肉泵的作用立即消失，静脉回心血量突然减少，心输出量也将突然减少，导致动脉血压下降，特别是心脏以上的脑和视网膜血液供应不足，出现头晕眼花，严重者发生昏厥。故百米赛跑后不应立即停止活动，而应慢慢地停下来，或适当地活动后再静止休息，以使静脉回心血量逐渐减少，使心输出量和动脉血压逐渐回降到运动前的水平。

（蒋绍祖）

第五章　呼　吸

机体从外界空气中摄取 O_2 和向外界呼出细胞代谢产生的 CO_2 的过程称为**呼吸**。

呼吸的生理意义在于保证机体在不同状态下的供 O_2，排出机体多余的 CO_2，维持内环境相对稳定，有利机体新陈代谢及各种功能活动顺利进行。

呼吸的全过程是由相互衔接并同时进行的三个环节来完成：①**外呼吸**或肺呼吸，包括**肺通气**（指肺泡与外界环境之间的气体交换过程）和**肺换气**（指肺泡与肺毛细血管血液之间的气体交换过程）；②气体在血液中的运输；③**内呼吸**或组织呼吸，即组织换气（指组织毛细血管与组织细胞之间的气体交换过程），有时也将组织细胞内的氧化代谢过程包括在内。

第一节　肺通气

一、肺通气的原理

气体进出肺取决两方面因素：一是推动气体流动的动力（大气压与肺内压之间的压力差）；二是阻碍气体流动的阻力（弹性阻力与非弹性阻力），只有动力克服阻力，方能实现肺通气。

（一）肺通气的动力

肺通气的直接动力是肺内压与大气压之差。肺内压低于大气压，气体进入肺（吸气），肺内压高于大气压，气体出肺（呼气）。呼吸肌节律性收缩和舒张引起的呼吸运动是实现肺通气的原动力。

1.呼吸运动　呼吸肌收缩和舒张引起的胸廓的节律性扩大和缩小称为呼吸运动。参与呼吸运动的肌肉称为呼吸肌，包括吸气肌和呼气肌。吸气肌主要有肋间外肌和膈肌，呼气肌主要有肋间内肌和腹肌。还有一些辅助吸气肌，如斜角肌、胸锁乳突肌等。

（1）呼吸运动的过程　平静呼吸时，吸气主动，呼气被动。

① 吸气：吸气肌（肋间外肌、膈肌）收缩→膈顶下降、肋骨和胸骨上举、肋骨外缘外翻→胸腔上下径、前后径、左右径↑→胸腔容积↑→向外牵引胸膜腔→胸膜腔内压↓→跨肺压↑→肺被动扩张→肺内压↓（<大气压 $1\sim2$ mmHg）→外界空气进入肺泡。

② 呼气：膈肌和肋间外肌舒张→膈顶上升、肋骨和胸骨复位→胸廓复位→胸腔上下径、前后径、左右径↓→胸腔容积↓→肺弹性回缩→肺容积↓→肺内压↑（>大气压 $1\sim2$ mmHg）→气体由肺排出。

③ 用力呼吸：吸气和呼气均主动。有辅助吸气肌（斜角肌、胸锁乳突肌等）及呼气肌（肋间内肌、腹肌等）参与。

（2）呼吸运动的型式

① 腹式呼吸和胸式呼吸：由膈肌舒缩活动为主引起的呼吸运动为腹式呼吸，伴以明显的腹壁起伏。由肋间外肌舒缩活动为主引起的呼吸运动为胸式呼吸，伴以明显的胸壁起伏。正常成人的呼吸多是腹胸混合式呼吸。

② 平静呼吸和用力呼吸：机体在安静状态下平稳而均匀的呼吸为**平静呼吸**，频率 $12\sim18$ 次/分。其特点为吸气主动，呼气被动。机体活动时或异常情况下（缺氧或二氧化碳分压升高）引起深而快的呼吸称为**用力呼吸**，也称深呼吸。其特点为吸气和呼气都是主动活动。除吸气肌活动外，还有辅助吸气肌和呼气肌（肋间内肌）参与呼吸运动。

2.肺内压　指肺泡内气体的压力。平静吸气初，肺内压小于大气压 $1 \sim 2mmHg$，外界气体顺压差进入肺泡；吸气末，肺内压等于大气压，气流停止。平静呼气初，肺内压大于大气压 $1 \sim 2mmHg$，肺内气体顺压差流出肺；呼气末，肺内压等于大气压，气流停止（图 5-1）。紧闭声门，尽力吸气，肺内压低于大气压 $30 \sim 100mmHg$；尽力呼气，肺内压高于大气压 $60 \sim 140mmHg$。可见，肺内压与大气压间的压力差是推动气体进出肺的直接动力。

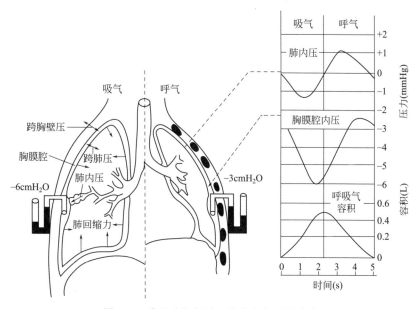

图 5-1　呼吸时肺内压、胸膜腔内压的变化

3.胸膜腔内压　胸膜腔内的压力称为胸膜腔内压，简称胸内压，其数值比大气压低，称胸膜腔负压。平静呼气末胸内压较大气压低 $3 \sim 5mmHg$，平静吸气末较大气压低 $5 \sim 10mmHg$。在关闭声门，用力吸气时，可降至低于大气压 $90mmHg$；用力呼气时可升高到高于大气压 $110mmHg$。

（1）胸膜腔负压的形成　肺内压与肺回缩力对胸膜腔的共同作用：①大气压通过肺内压作用于胸膜脏层（向外）；②肺回缩力（肺弹性回缩力＋表面张力）抵消肺内压对于胸膜脏层的作用（向内）。其关系式为：胸内压＝大气压（肺内压）－肺回缩力，若把大气压作为"0"，则胸内压＝－肺回缩力。

（2）生理意义　①维持肺泡处于扩张状态，保证肺通气和肺换气；②促进胸腔内静脉血液及淋巴液的回流。

（3）气胸　胸膜破裂，气体进入胸膜腔内的现象称为气胸。此时胸膜腔负压消失，造成肺不张，影响呼吸功能和静脉血液及淋巴液回流。

（二）肺通气的阻力

呼吸运动产生的动力，在克服了通气所产生的阻力后，方可实现肺的通气功能。肺通气阻力包括弹性阻力和非弹性阻力。

1.弹性阻力和顺应性　弹性阻力指弹性组织在外力作用下变形时，具有对抗变形并趋于回位的能力。胸廓和肺是具有弹性的组织，构成呼吸过程的主要阻力，约占肺通气阻力的 70%。弹性阻力可用顺应性来衡量。

（1）顺应性　顺应性（compliance，C）指具有弹性的容积器官在外力作用下的可扩张性。容易扩张者，顺应性大，弹性阻力小；不易扩张者，顺应性小，弹性阻力大。可见，顺应性是弹性阻力的倒数。顺应性大小可用单位压力变化（ΔP）下所引起的器官容积变化（ΔV）来表示，其单位是 L/cmH_2O。

$$顺应性(C)=\frac{容积变化(\Delta V)}{压力变化(\Delta P)}(L/cmH_2O) \tag{5-1}$$

(2) 肺的弹性阻力和肺顺应性 肺被动扩张变形时，全产生回缩力，回缩力的方向与肺扩张的方向相反，因而是吸气的阻力。肺的弹性阻力用肺顺应性表示。

$$肺顺应性(C_L)=\frac{肺容积的变化(\Delta V)}{跨肺压的变化(\Delta P)}(L/cmH_2O) \tag{5-2}$$

① **肺顺应性**：跨肺压＝肺内压－胸膜腔内压。正常成年人平静呼吸时，肺顺应性约为 $0.2L/cmH_2O$。肺静态顺应性的测定用静态顺应性曲线（图 5-2）。

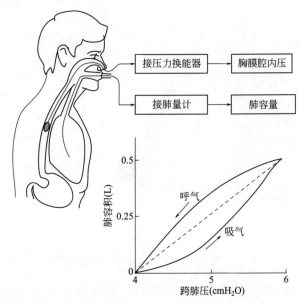

图 5-2 肺的静态顺应性测定（左上）及肺的静态顺应性曲线（右下）
采用分步吸气或分步呼气方法，每步吸气或呼气后，受试者屏气和气道畅通情况下测肺容积和胸膜腔内压
（用食管内压代替）算出跨肺压（肺内压等于大气压），根据每次测得的数据给制成压力-容积曲线即为肺顺
应性曲线（包括吸气、呼气顺应性曲线）。曲线的斜率反映不同肺容量下的肺顺应性或肺弹性阻力的大小

② **肺总量对肺顺应性的影响——比顺应性**：肺顺应性还受肺总容量的影响。肺总容量大，其顺应性较大；肺总容量较小，则顺应性也较小。

$$比顺应性=\frac{平静呼吸时的肺顺应性(L/cmH_2O)}{功能余气量(L)} \tag{5-3}$$

③ **肺弹性阻力的来源**：肺的弹性回缩力（占 1/3）和肺泡表面张力产生的回缩力（占 2/3）。

肺的弹性回缩力：肺扩张↑→肺弹性纤维、胶原纤维被牵拉↑→肺的弹性回缩力↑→弹性阻力↑→肺顺应性↓；反之，就越大。

肺泡表面张力：肺泡内壁表面覆盖一薄层液体，它与肺泡内气体构成液-气界面。在液-气界面，表面的水分子对其周围的水分子的吸引力要比它对界面上的空气的吸引力强。这种不相等的吸引力在液体表面产生一种力，即表面张力。表面张力有阻止肺泡扩张并使液-气界面尽量缩小的作用，形成指向肺泡中心的回缩压力。根据 Laplace 定律，肺泡的回缩压力（P）与表面张力（T）成正比，而与肺泡的半径（r）成反比，即 $P=2T/r$。如果 T 不变，则肺泡的回缩力与 r 成反比，即小肺泡的回缩力大，大肺泡的回缩力小。肺约有 3 亿个肺泡，其半径可相差 3～4倍。如果不同大小的肺泡之间彼此连通，则小肺泡内的气体将流入大肺泡，引起小肺泡萎陷关闭而大肺泡则过度膨胀，肺泡失去稳定性。但由于肺泡液-气界面上存在肺表面活性物质，所以上述情况不会发生。

肺表面活性物质：是由肺泡Ⅱ型上皮细胞合成并释放的脂蛋白混合物。主要成分为二棕榈酰卵磷脂，为双嗜性分子，以单分子层分布在液-气界面上，并随肺泡的张缩而改变其密度。

肺表面活性物质的作用是降低肺泡液-气界面的表面张力（降至原来的 $1/14 \sim 1/7$）。

肺表面活性物质的生理意义：a.有助于维持大小不一的肺泡容量的稳定性。在大肺泡或吸气时，肺泡表面积↑→肺表面活性物质密度↓→降低表面张力作用↓（即表面张力相对增大）→肺泡回缩压力↑→可防止肺泡过度膨胀。在小肺泡或呼气时，肺泡表面积↓→肺表面活性物质密度↑→降低表面张力作用↑（即表面张力相对减小）→肺泡回缩力↓→可防止肺泡塌陷。b.肺表面活性物质降低表面张力，使肺泡回缩力减小，因而吸气时肺泡易于扩张，从而降低吸气阻力，减少吸气做功。c.减少肺组织液生成，防止肺水肿。肺泡表面张力的合力指向肺泡腔内，肺泡表面张力增大时，肺泡可回缩而产生抽吸作用，增加肺毛细血管的滤过量，生成肺泡液，严重时可引起肺水肿，表面活性物质可以降低肺泡表面张力，故可以减少肺泡液的生成，防止肺泡液积聚，保持肺泡"干燥"，从而防止肺水肿。

(3) 胸廓弹性阻力和胸廓顺应性　胸廓处于自然位置时的肺容量相当于肺总容量的 67%，此时胸廓无变形，不表现有弹性阻力。肺容量<肺总容量的 67% 时（如呼气时）→胸廓被动牵引向内而缩小→弹性阻力向外→呼气的阻力、吸气的动力；肺容量>肺总容量的 67% 时（如吸气时）→胸廓被动牵引向外而扩大→弹性阻力向内→吸气的阻力、呼气的动力。胸廓的弹性阻力可用胸廓顺应性来表示。

$$胸廓顺应性(C_{chw}) = \frac{胸廓容积的变化(\Delta V)}{跨胸壁压的变化(\Delta P)}(L/cmH_2O) \qquad (5\text{-}4)$$

跨胸壁压为胸膜腔内压与胸壁外大气压之差。正常人胸廓顺应性是 $0.2L/cmH_2O$。

(4) 肺和胸廓的总弹性阻力和总顺应性　因为肺和胸廓呈串联关系，所以肺和胸廓的总弹性阻力是两者弹性阻力之和。由于弹性阻力为顺应性的倒数，所以可用下式计算。

$$\frac{1}{C_L + C_{chw}} = \frac{1}{C_L} + \frac{1}{C_{chw}} = \frac{1}{0.2} + \frac{1}{0.2} \qquad (5\text{-}5)$$

如以顺应性表示，则平静呼吸时肺和胸廓的总顺应性为 $0.1L/cmH_2O$。

2. 非弹性阻力　非弹性阻力包括惯性阻力、黏滞阻力和气道阻力。其中气道阻力占非弹性阻力的 80%~90%。气道阻力来自气体流经呼吸道时气体分子间和气体分子与气道壁之间的摩擦，它可用单位时间内推动一定量气体流动所需要的压力差来表示。

气道阻力受气流速度、气流形式和气道口径的影响。气流速度快，阻力大；气流速度慢，阻力小。气流形式有层流和湍流，层流阻力小，湍流阻力大。气流太快和管道不规则容易发生湍流。气道口径是影响气道阻力的另一重要因素。流体的阻力与管道半径的 4 次方成反比，即 $R \propto 1/r^4$，口径缩小时，气道阻力增加。气道阻力主要发生在鼻腔、会厌部、气管和支气管等直径在 2mm 以上的较大气道，因为小气道的口径虽小，但数量多，总横断面积大，气流速度缓慢，因而阻力大为减小。气道口径主要受以下四方面因素的影响。

(1) 跨壁压　指呼吸道内外的压力差。呼吸道内压力高，跨壁压增大，气道口径被动扩大，气道阻力变小；反之则增大。

(2) 肺实质对气道壁的牵引　小气道的弹性纤维和胶原纤维与肺泡壁的纤维彼此穿插，像帐篷的拉线一样对气道壁发挥牵引作用，以保持那些没有软骨支持的细支气管的通畅。

(3) 自主神经系统的调节　迷走神经末梢释放 ACh 作用于气道平滑肌 M 受体，使气道平滑肌收缩。ACh 还可使气道黏膜腺体分泌增多，不利于气道的通畅。给予 M 受体阻滞剂可使气道阻力降低。交感神经末梢释放 NE，作用于 β_2 受体，引起气道平滑肌舒张，气道口径变大，阻力降低，临床上常用拟肾上腺素能药物解除支气管痉挛，缓解呼吸困难。

(4) 化学因素的影响　儿茶酚胺、PGE_2、PGI_2、NO、缓激肽、血管活性肠肽使气道平滑肌舒张，气道阻力降低；而组胺、ACh、$PGF_{2\alpha}$、TXA_2、白三烯、内皮素均引起支气管收缩。

在上述四种因素中，前三种均随呼吸而发生周期性变化，气道阻力因而也出现周期性改变。吸气时，由于跨壁压增大，弹性成分对小气道的牵引作用增强，以及交感神经兴奋等因素，使气道口径增大，阻力减小；呼气时则相反。这也是哮喘患者呼气比吸气更为困难的主要原因。

二、肺通气功能的评价

（一）肺容积和肺容量

1. 肺容积 不同状态下肺所能容纳的气体量称为肺容积，随呼吸运动而变化。

（1）潮气量（TV） 平静呼吸时每次吸入或呼出的气体量。成人约 400～600mL/次，一般以 500mL 计算。

（2）补吸气量（IRV） 平静吸气末，再尽力吸气所能吸入的气体量。成人约 1500～2000mL，主要反映吸气的储备能力。

（3）补呼气量（ERV） 平静呼气末，再尽力呼气所能呼出的气体量。成人约 900～1200mL，主要反映呼气的储备能力。

（4）余气量（RV） 最大呼气末，肺内仍残留不能呼出的气体量。成年男性为 1500mL，女性为 1000mL。

2. 肺容量 指肺容积中两项或两项以上的联合气体量（图 5-3）。

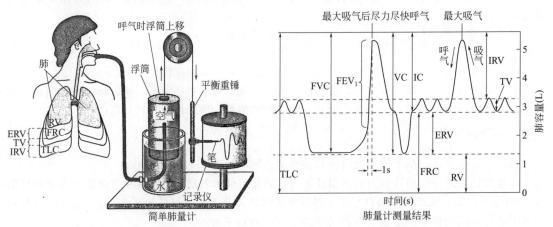

图 5-3 肺容积（量）测定法（左）和肺容积（量）图解（右）

TV—潮气量；IRV—补吸气量；ERV—补呼气量；VC—肺活量；IC—深吸气量；RV—余气量；
FRC—功能余气量；FEV$_1$—1 秒用力呼气量；TLC—肺总容量；FVC—用力肺活量

（1）深吸气量（IC） 平静呼气末，作最大吸气时所能吸入的气体量，即补吸气量＋潮气量可衡量最大通气潜力。

（2）功能余气量（FRC） 平静呼气末，肺内所残留的气体量，即余气量＋补呼气量，成人约 2500mL，能够缓冲呼吸过程中肺泡气和动脉血中 PO_2 和 PCO_2 过度变化。

（3）肺活量（VC） 在最大深吸气后，再尽力深呼气所能呼出的气体量，即潮气量＋补吸气量＋补呼气量，成年男性约 3500mL，女性约 2500mL，反映肺一次通气的最大能力。

（4）用力肺活量（FVC） 尽力最大吸气后，再尽力尽快呼气所能呼出的最大气量。用力肺活量略小于没有时间限制条件下测得的肺活量。

（5）用力呼气量（FEV） 最大吸气末，再以最快的速度用力呼气，在一定时间内呼出的气体量。第 1 秒钟的用力肺活量称为 **1 秒用力呼气量**（FEV$_1$）（图 5-4）。为排除肺容积差异的影响，通常以 FEV$_1$ 所占用力肺活量（FVC）的百分数表示，正常时，FEV$_1$/FVC 约为 80%。FEV 在临床鉴别限制性肺疾病和阻塞性肺疾病中具有重要意义。在肺纤维化、肺炎、肺实变、胸膜腔积液、气胸等限制性肺疾病患者，FEV$_1$ 和 FVC 均下降，但 FEV$_1$/FVC 可正常甚至超过

80％；而在哮喘（支气管痉挛）、慢性支气管炎（产生过量黏液）、肺气肿（肺泡壁破坏，肺弹性降低，肺的弹性回缩力降低，呼气时气道塌陷）等阻塞性肺疾病患者，FEV_1 的降低比 FVC 更明显，因而 FEV_1/FVC 比值显著减小，可能低至 20％ 以下，所以往往需要较长时间才能呼出相当于肺活量的气体（图 5-4）。

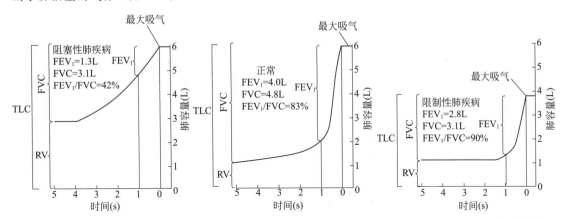

图 5-4　正常及异常情况下用力肺活量（FVC）和 1 秒用力呼气量（FEV_1）及 FEV_1/FVC 之比值示意图

(6) 肺总容量（TLC）　最大深吸气末，肺内的气体容量（即肺能容纳的最大气量），即肺活量＋余气量，成年男性约 5000mL，女性约 3500mL。

（二）肺通气量和肺泡通气量

1. 肺通气量　每分钟吸入或呼出的气体总量称为肺通气量，等于潮气量乘以呼吸频率。正常成人潮气量为 500mL，呼吸频率为 12～18 次/分，则肺通气量为 6～9L/min。

2. 最大通气量　是指单位时间内最大限度地作深而快的呼吸，所能吸入或呼出的气体总量，又称最大随意通气量。成人为 70～120L/min，其意义反映最大通气能力储备。正常人可达 150L/min。平静呼吸时的每分通气量与最大通气量进行比较，可以了解通气功能的储备能力，通常用**通气储量百分比**表示。

通气储量百分比＝（最大通气量－每分平静通气量）/最大通气量×100％，正常值等于或大于 93％。

3. 无效腔和肺泡通气量

(1) 无效腔　分为解剖无效腔和肺泡无效腔。进入鼻腔到终末细支气管内这一段呼吸道内的气体不参与肺泡与血液之间的气体交换，称为解剖无效腔，约 150mL。进入肺泡的气体，也可能不能全部与血液进行气体交换，未能进行气体交换的这部分肺泡容积称为肺泡无效腔。解剖无效腔与肺泡无效腔合称为生理无效腔。正常人平卧时，生理无效腔与解剖无效腔相近。

(2) 肺泡通气量　指每分钟吸入肺泡的新鲜空气量。即：肺泡通气量＝（潮气量－无效腔气量）×呼吸频率。无效腔使肺通气效率降低；而增大每次通气量以增加每分通气量，肺换气效率增加，实际进入肺泡的新鲜空气较多。因此，在一定范围内，深而慢的呼吸频率比浅而快的呼吸效率高。

（三）呼吸功

在一次呼吸运动中，呼吸肌为实现肺通气所做的功称为**呼吸功**。用于克服肺和胸廓的弹性阻力和非弹性阻力（黏滞阻力和气道阻力），通常以一次呼吸运动中的跨壁压变化乘以肺容积变化来表示。功的单位是焦耳（J），如果跨壁压的单位用 cmH_2O，肺容积的单位用 L，则 $1J＝10.2L \cdot cmH_2O$。正常人平静呼吸时，每一次呼吸做的功很小，仅约 0.25J。呼吸加深，潮气量加大时，呼吸做功增加。弹性阻力或非弹性阻力增大时，呼吸功都可增大。

第二节　肺换气和组织换气

一、气体交换的基本原理

(一) 气体的扩散

肺换气和组织换气就是以扩散方式进行的。单位时间内气体扩散的容积称为气体**扩散速率**(diffusion rate, D), 它与组织两侧的气体分压差 (ΔP)、温度 (T)、扩散面积 (A) 和气体的分子溶解度 (S) 成正比, 而与扩散距离 (d) 和气体分子量 (MW) 的平方要成反比。如下式所示。

$$D \propto \frac{\Delta P \cdot T \cdot A \cdot S}{d \cdot \sqrt{MW}} \tag{5-6}$$

1. 气体分压差　在混合气体中, 每种气体分子运动所产生的压力称为各气体组分的分压 (partial pressure, P)。混合气的总压力等于各气体分压之和。在温度恒定时, 每一气体的分压取决于它自身的浓度和气体总压力, 而与其他气体无关。气体分压可按下式计算。

$$气体分压 = 总压力 \times 该气体的容积百分比 \tag{5-7}$$

两个区域之间的分压差 (ΔP) 是气体扩散的动力, 分压差越大, 扩散越快, 扩散速率越大; 反之, 分压差越小则扩散速率越小。

2. 气体的分子量和溶解度　气体分子的相对扩散速率与气体分子量 (MW) 的平方根成反比。因此, 质量轻的气体扩散较快。如果扩散发生于气相和液相之间, 则扩散速率还与气体在溶液中的溶解度 (S) 成正比。溶解度与分子量 (MW) 的平方根之比 ($S/\sqrt{MW}$) 称为**扩散系数**, 它取决于气体分子本身的特性。因为 CO_2 在血浆中的溶解度 (51.5) 约为 O_2 (2.14) 的 24 倍, CO_2 的分子量 (44) 略大于 O_2 的分子量 (32), 所以 CO_2 的扩散系数是 O_2 的 20 倍。

3. 温度　气体扩散速率与温度 (T) 成正比。在人体, 体温相对恒定, 温度因素可忽略不计。

4. 扩散面积和距离　气体扩散速率与扩散面积 (A) 成正比, 与扩散距离 (d) 成反比。

(二) 呼吸气体和人体不同部位气体的分压

肺泡气、血液及组织中 O_2 和 CO_2 的分压见表 5-1。

表 5-1　肺泡气、血液及组织中 O_2 和 CO_2 的分压 (mmHg)

分压	肺泡气	动脉血	静脉血	组织
PO_2	102	97~100	40	30
PCO_2	40	40	46	50

二、肺换气

(一) 肺换气过程

肺换气过程指肺泡气与肺毛细血管血液之间的气体交换过程, 在气相和液相间完成。

肺泡 PO_2 (102mmHg) > 静脉血 (40mmHg), 肺泡气 O_2 进入静脉血; 肺泡 PCO_2 (40mmHg) < 静脉血 (46mmHg), 静脉血 CO_2 进入肺泡, 最后排出体外。通常静脉血通过肺毛细血管仅需 0.3s 即可完成气体交换过程。交换结果为静脉血变成了动脉血; 肺毛细血管的 O_2 含量由每 100mL 血液 15mL 升至 20mL, CO_2 含量则由每 100mL 血液 52mL 降至 48mL。

(二) 影响肺换气的因素

1. 物理因素

(1) 气体扩散速率　受多种因素影响, 但在肺泡内 CO_2 的扩散速率仍比 O_2 快 2 倍。

(2) 肺扩散容量　气体在一定分压差 (0.133kPa) 作用下, 每分钟通过呼吸膜扩散的气体的毫升数为肺扩散容量。安静时正常人 O_2 的肺扩散容量为 20mL/(min·mmHg); CO_2 的肺扩散容量为 400mL/(min·mmHg)，为 O_2 的肺扩散容量的 20 倍。

2. 结构因素

（1）呼吸膜的厚度（扩散距离）　肺泡和血液进行气体交换须通过呼吸膜，即肺泡-毛细血管膜，气体扩散速率与呼吸膜厚度成反比，正常呼吸膜总厚度<1μm，有利气体交换。

（2）呼吸膜的扩散面积　气体扩散速率与呼吸膜扩散面积成正比，正常人两肺的总扩散面积约 $70m^2$，安静状态下用于气体扩散的呼吸膜面积约 $40m^2$。

3. 通气/血流比值（$\dot{V}_A/\dot{Q}$）　是指每分钟肺泡通气量（$\dot{V}_A = 4.2L/min$）和每分钟肺血流量（$\dot{Q}$=心输出量=5.0L/min）的比值（图 5-5）。正常成人安静状态下，全肺总 $\dot{V}_A/\dot{Q}$ 比值约为 0.84，肺通气和肺血流配合适当，换气效率最佳。比值<0.84，肺通气<肺血流，流经肺泡的静脉血液不能充分氧合成动脉血，意味存在功能性动-静脉短路；比值>0.84，肺通气>肺血流，部分肺泡气未能与血液进行充分交换，意味增加了肺泡无效腔。肺各部的通气和血流分布很不均匀（肺尖部的 $\dot{V}_A/\dot{Q}$ 较大，而肺底部较小），故各部通气/血流比值差异较大，但有通气与血流的自身调节，可使通气与血流相适应，比值相对稳定，使肺换气能有效进行。

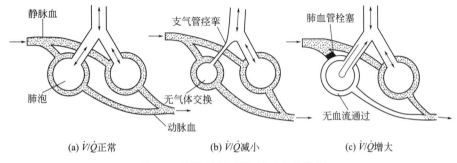

$$(a)\ \dot{V}/\dot{Q}正常 \qquad (b)\ \dot{V}/\dot{Q}减小 \qquad (c)\ \dot{V}/\dot{Q}增大$$

图 5-5　肺通气/血流比值变化示意图

三、组织换气

血液与组织细胞之间的气体交换过程，在液相间进行。组织细胞不停地进行新陈代谢，不断消耗 O_2，并产生 CO_2。组织 PO_2 始终<动脉血，而 PCO_2 始终>动脉血，因而，动脉血流经组织时释放 O_2，并带走 CO_2，交换结果为动脉血又转成了静脉血。

第三节　气体在血液中的运输

O_2 和 CO_2 在血液中运输形式有物理溶解和化学结合两种，并且以后者为主。但气体只有先物理溶解，然后才能化学结合。在正常情况下，物理溶解与化学结合二者保持动态平衡。

一、氧的运输

血液中以物理溶解形式存在的 O_2 的多少随着 PO_2 的大小而变化，动脉血 PO_2 为 13.3kPa（100mmHg）时溶解的 O_2 量为 0.3mL/100mL 血液，占动脉血 O_2 总量的 1.5%。98.5% 的 O_2 是以化学结合的形式运输的。

（一）血红蛋白（Hb）与 O_2 结合的特征

血液中的 O_2 主要是以氧合血红蛋白（HbO_2）的形式存在。O_2 与 Hb 的结合是可逆反应，可用下式表示。

$$Hb + O_2 \underset{PO_2\ 低的组织}{\overset{PO_2\ 高的肺部}{\rightleftharpoons}} HbO_2$$

Hb 与 O_2 结合的特征如下。

1. 结合反应快、可逆，不需酶的参与，受 PO_2 的影响 当血液流经 PO_2 高的肺部时，与 O_2 结合，形成 HbO_2；当血液流经 PO_2 低的组织时，HbO_2 迅速解离，释放 O_2，成为去氧 Hb。

2. 结合反应是氧合过程 Fe^{2+} 与 O_2 结合后仍是二价铁，所以该反应是氧合，而不是氧化。若 Hb 的 Fe^{2+} 被氧化为 Fe^{3+}，则失去与 O_2 结合的能力。同样，HbO_2 释放 O_2 的过程是去氧过程，而不是还原反应。

3. 1 分子 Hb 可以结合 4 分子 O_2 在 100% O_2 饱和状态下，1g Hb 可以结合的最大 O_2 量为 1.39mL。正常时，红细胞中有少量不能结合 O_2 的高铁 Hb，因此，1g Hb 实际结合的 O_2 量低于 1.39mL，大约是 1.34mL。100mL 血液中，Hb 所能结合的最大 O_2 量称为 Hb 氧容量，而 Hb 实际结合的 O_2 量称为 Hb 氧含量。Hb 氧含量与 Hb 氧容量的百分比称为 Hb 氧饱和度。例如，血液中 Hb 浓度为 15g/100mL 时，Hb 氧容量为 $1.34 \times 15 = 20.1$mL/100mL 血液，如果 Hb 氧含量是 20.1mL，则 Hb 氧饱和度是 100%；如果 Hb 氧含量是 15mL，则 Hb 氧饱和度为 75%。通常情况下，血液中溶解的 O_2 极少，可忽略不计，所以，Hb 氧容量、Hb 氧含量和 Hb 氧饱和度可分别视为血氧容量、血氧含量和血氧饱和度。Hb 吸收短波光谱（如蓝光）区域光线的能力较强，而 HbO_2 吸收长波光谱（如红光）区域光线的能力较强，所以血液中 HbO_2 呈鲜红色，Hb 呈紫蓝色。

4. 氧解离曲线呈 S 形，与 Hb 的变构效应有关 目前认为 Hb 有两种构型：Hb 为紧密型（tense form，T 型），HbO_2 为疏松型（relaxed form，R 型）。当 O_2 与 Hb 的 Fe^{2+} 结合后，盐键逐步断裂，Hb 分子逐步由 T 型变为 R 型，对 O_2 的亲和力逐步增加，R 型 Hb 对 O_2 的亲和力为 T 型的 500 倍。也就是说，Hb 的 4 个亚单位无论在结合 O_2 或释放 O_2 时，彼此间有协同效应，即 1 个亚单位与 O_2 结合后，由于变构效应，其他亚单位更易与 O_2 结合；反之，当 HbO_2 的 1 个亚单位释放出 O_2 后，其他亚单位更易释放 O_2。因此，Hb 氧解离曲线呈 S 形。

（二）氧解离曲线

反映血液 PO_2 与 Hb 氧饱和度关系的曲线称为氧解离曲线。该曲线反映在不同 PO_2 下 O_2 与 Hb 的结合和解离情况。根据氧解离曲线的 S 形变化趋势和功能意义，可将其分为三段（图 5-6）。

1. 曲线上段 相当于 PO_2 在 60~100mmHg 之间，曲线平坦，PO_2 变化虽较大，但氧饱和度的变化却较小。PO_2 从 100mmHg 下降到 60mmHg 时（如在高原、高空或某些呼吸系统疾病时），Hb 氧饱度仍保持在 90%，血液仍可携带足够量的 O_2，不致发生明显的低氧血症。

2. 曲线中段 PO_2 在 40~60mmHg 之间，曲线较陡。PO_2 稍有降低，Hb 氧饱和度就明显减小，即 HbO_2 解离加强，可释放出更多的 O_2，如血液流经组织时的情况。

3. 曲线下段 PO_2 在 15~40mmHg 之间，曲线坡度最陡，即 PO_2 稍微降低，Hb 饱和度就可大大下降，如组织活动加强时，PO_2 可降至 15mmHg，Hb 氧饱度降至 22%，HbO_2 进一步解离。该段曲线可代表 O_2 储备。

（三）影响氧解离曲线的因素

1. 血液 pH 和 PCO_2 的影响 pH↓（H^+↑）或 PCO_2↑，氧解离曲线右移，即 Hb 对 O_2 的亲和力↓，有利于 O_2 解离；pH↑或 PCO_2↓，Hb 对 O_2 亲和力↑，曲线左移（图 5-7）。酸度对 Hb 氧亲和力的这种影响称为**波尔效应**（Bohr effect）。这有利于活动组织（产生酸性代谢产物及 CO_2 增多时）更容易从血液中获得更多的 O_2，也有利于肺泡毛细血管中的 Hb 排出 CO_2 后与 O_2 结合。

2. 温度的影响 温度↑，曲线右移，可能是温度升高使 H^+ 的活动度↑，降低 Hb 对 O_2 的亲和力；温度降低则曲线左移。

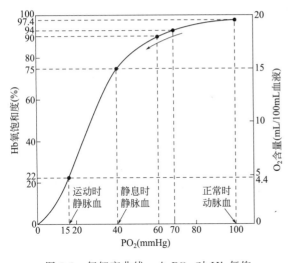

图 5-6 氧解离曲线：血 PO_2 对 Hb 氧饱
和度和 O_2 含量的影响

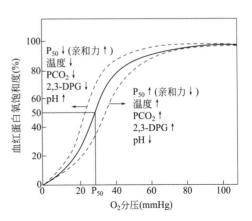

图 5-7 影响氧解离曲线的主要因素
P_{50}：Hb 氧饱和度达 50% 时的 PO_2

3. 红细胞内 2,3-二磷酸甘油酸（2,3-DPG） 2,3-DPG 是红细胞无氧酵解的产物。红细胞内 2,3-DPG 浓度↑，使 Hb 对 O_2 的亲和力↓，促使 HbO_2 解离，曲线右移。2,3-DPG 浓度↓，Hb 对 O_2 的亲和力↑，曲线左移。缺 O_2 使 2,3-DPG 增多。

4. CO 的影响 CO 可与 Hb 结合形成一氧化碳血红蛋白（HbCO），占据 Hb 分子中 O_2 的结合部位，严重影响血液对 O_2 的运输能力。CO 与 Hb 的亲和力是 O_2 的 250 倍。CO 中毒，O_2 与 Hb 亲和力↑，氧解离曲线左移，阻碍 O_2 的离解。

5. Hb 的自身性质的影响 Hb 中的 Fe^{2+} 氧化成 Fe^{3+} 后，便失去运 O_2 能力。胎儿 Hb 与 O_2 的亲和力较高，有利于胎儿血液流经胎盘时从母体摄取 O_2。异常 Hb 的运 O_2 能力较低。如镰状红细胞贫血，患者 Hb 为 S 型，HbS 呈长杆状，结果使红细胞变成镰刀状。HbS 的红细胞含有较多的 2,3-DPG，因此与 O_2 的亲和力降低，氧解离曲线右移。

二、二氧化碳的运输

（一）CO_2 的运输形式

血液中物理溶解的 CO_2 约占 CO_2 总运输量的 5%，化学结合的 CO_2 占 95%。化学结合的形式主要是碳酸氢盐和氨基甲酰血红蛋白，其中前者约占 CO_2 总运输量的 88%，后者占 7%。

1. 碳酸氢盐 组织新陈代谢过程中产生的 CO_2 进入红细胞，在碳酸酐酶的催化下与 H_2O 结合成 H_2CO_3，并自动解离为 H^+ 和 HCO_3^-。HCO_3^- 大部分透过红细胞膜进入血浆与 Na^+ 结合成 $NaHCO_3$ 而运输，血浆中 Cl^- 则移入红细胞内，以维持电荷的平衡，这称为氯转移（chloride shift）；H^+ 与去氧 Hb 结合成还原 Hb 而被缓冲。总的反应式如下。

$$CO_2 + H_2O \xrightarrow{\text{碳酸酐酶}} H_2CO_3 \Longleftrightarrow H^+ + HCO_3^-$$
$$H^+ + Hb \longrightarrow HHb$$

在肺部，因肺泡气 PCO_2 比静脉血低，上述反应向相反方向进行。

2. 氨基甲酰血红蛋白 进入红细胞内的 CO_2 与 Hb 中珠蛋白的自由氨基结合，形成氨基甲酰血红蛋白，并解离出 H^+，反应式如下。

$$HbNH_2 + CO_2 \underset{\text{在肺}}{\overset{\text{在组织}}{\Longleftrightarrow}} HbNHCOOH \Longleftrightarrow HbNHCOO^- + H^+$$

也可简化为如下。

$$Hb + CO_2 \underset{\text{在肺}}{\overset{\text{在组织}}{\rightleftharpoons}} HbCO_2$$

反应无需酶的催化，反应迅速、可逆，主要调节因素是 Hb 氧合作用。HbO_2 的酸性高，难以与 CO_2 直接结合；还原 Hb 的酸性低，容易与 CO_2 直接结合。因此，当血液流经组织时，HbO_2 释放出 O_2，还原 Hb 增多，与 CO_2 结合力增强，可结合较多的 CO_2；当血液流经肺时，O_2 与 Hb 结合形成 HbO_2，与 CO_2 结合力降低，于是释放出所结合的 CO_2，扩散入肺泡呼出。O_2 与 Hb 结合促使 CO_2 释放，这一效应叫霍尔丹效应（Haldane effect）。

（二）CO_2 解离曲线

血液中 CO_2 含量与 PCO_2 的关系曲线称为 CO_2 解离曲线。与氧解离曲线不同，血液 CO_2 含量随 PCO_2 上升而增加，几乎成线性关系（不是呈 S 形），且无饱和点。在同样的 PCO_2 条件下，静脉血的 CO_2 含量比动脉血高。

（三）影响 CO_2 运输的因素

影响 Hb 运输 CO_2 的因素主要是 Hb 是否与 O_2 结合。Hb 与 O_2 结合可促进 Hb 释放 CO_2，而释放 O_2 之后的 Hb（去氧 Hb）则容易与 CO_2 结合。当血液流经组织时，CO_2 与 Hb 结合，促进 Hb 与 O_2 的分离（O_2 释放），即波尔效应；当血液流经肺时，O_2 与 Hb 结合（形成 HbO_2），促进 Hb 与 CO_2 的释放，即霍尔丹效应。

第四节　呼吸运动的调节

一、呼吸中枢与呼吸节律的形成

（一）呼吸中枢

呼吸中枢是指中枢神经系统内产生和调节呼吸运动的神经元细胞群，分布在大脑皮层、间脑、脑桥、延髓和脊髓等部位，各部位在呼吸节律的产生和调节中所起作用不同。正常呼吸运动是在各种中枢之间相互协调、相互配合下进行的。

1. 脊髓　脊髓灰质前角有支配吸气肌和呼气肌的呼吸神经元，是联系高位呼吸中枢和呼吸肌的中继站，以及整合某些呼吸反射的初级中枢。

2. 低位脑干　延髓和脑桥是产生原始节律性呼吸活动的基本部位，是呼吸的基本中枢所在。延髓中存在着与吸气活动相关的神经元和呼气活动相关的神经元，它们分别分布在延髓的背内侧和腹外侧，分别称为背侧呼吸组和腹侧呼吸组（图 5-8）。

（1）背侧呼吸组（dorsal respiratory group，DRG） 主要集中在孤束核的腹外侧部，在呼吸的控制中起主要作用，其兴奋时主要引起吸气。其轴突交叉到对侧下行至脊髓，支配膈肌和肋间外肌运动神经元。它通过迷走神经和舌咽神经接受外周化学感受器、压力感受器及肺内一些感受器的传入冲动，并有纤维投射到腹侧呼吸神经元。

（2）腹侧呼吸组（ventral respiratory group，VRG） 主要集中在延髓疑核、后疑核和面神经后核及其附近的区域。腹侧呼吸组在正常平静呼吸时几乎无活动。当需要增加肺通气而需要加强呼吸活动时，呼吸冲动可从背侧呼吸组扩布到腹侧呼吸神经元，使之也参与呼吸活动的产生。它的主要作用是在要增加肺通气，特别是运动时传送高频率的呼气冲动到

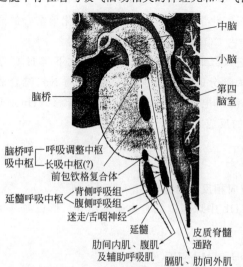

图 5-8　脑干呼吸运动神经元（侧面观）

支配腹肌和肋间内肌的运动神经元，引起主动呼气。

（3）前包钦格（Pre-Bötzinger）复合体 位于腹侧呼吸组头端，通过中间神经元与 DRG 及 VRG 发生联系。其神经元起起搏点作用，类似心脏的窦房结，能自发性产生动作电位，驱动 DRG 吸气神经元节律性放电。这些神经元上有阿片受体和 5-HT 受体，前者起抑制呼吸作用而后者起兴奋呼吸作用。临床上使用阿片制剂有抑制呼吸的副作用，与此有关。

（4）脑桥呼吸组 位于脑桥头端背侧相当于臂旁内侧核（NPBM）及其相邻的 Kölliker-Fuse（KF）核，两者合称为 PBKF 核，为呼吸调整中枢所在部位，主要含呼气神经元，其作用是限制吸气，促使吸气向呼气转换，使吸气不致过长、过深。

3. 高位呼吸中枢 呼吸还受脑桥以上部位，如大脑皮层、丘脑、边缘系统及下丘脑的影响。大脑皮层对呼吸的调节是随意呼吸调节，低位脑干对呼吸的调节是不随意的自主呼吸调节。这两种调节的下行通路是分开的。临床上有时可见到自主呼吸和随意呼吸分离的现象。

（二）呼吸节律形成的机制

关于节律性呼吸运动形成的机制，至今尚未完全阐明。目前认为吸气与呼气之间的周期性转换是呼吸中枢神经元网络中不同神经元之间相互作用或交互抑制的结果。前包钦格复合体神经元像窦房结起搏细胞一样，具有自我产生动作电位的能力，DRG 神经元在其驱动下产生递增式放电，形成吸气冲动，行使吸气发生器作用，产生吸气。当放电频率增加到一定程度时，即突然停止放电（吸气肌舒张，产生被动呼气）；然后又开始放电（引起吸气）。如此反复进行。当需要增加肺通气量而加强呼吸时（如运动时），呼吸冲动可从 DRG 扩散到 VRG 神经元，兴奋其呼气神经元，引起主动呼气。另外，延髓呼吸中枢的吸气和呼气神经元之间还存在交互抑制，即吸气神经元兴奋时呼气神经元抑制；呼气神经元兴奋时吸气神经元抑制。延髓节律性呼吸发生器还接受外周传入冲动（包括颈动脉体、主动脉体化学感受器有关血液 PO_2、PCO_2 及 pH 的信息，颈动脉窦、主动脉弓压力感受器有关动脉压的信息以及肺牵张感受器及肺其他感受器的传入信息）的影响。此外还接受脑桥呼吸组的影响。

二、呼吸的反射性调节

（一）化学感受性呼吸反射

化学感受性呼吸反射即呼吸的化学性调节，是指动脉血液、组织液或脑脊液中的 PO_2、PCO_2 和 H^+ 的改变对呼吸的影响，是一种反射性活动。

1. 化学感受器 化学感受器是指其适宜刺激为 O_2、CO_2 和 H^+ 等化学物质的感受器。根据所在部位的不同，分为外周化学感受器和中枢化学感受器。

（1）外周化学感受器 位于颈动脉体和主动脉体，可直接感受动脉血液中 PO_2、PCO_2 和 H^+ 浓度变化的刺激，传入冲动经窦神经、迷走神经传入延髓，反射性地引起呼吸加深加快和血液循环的变化。

（2）中枢化学感受器 又称中枢化学敏感区，位于延髓腹外侧的浅表部位，与背侧呼吸组神经元很接近，可直接感受脑脊液和局部细胞外液的 H^+ 浓度的改变，间接感受动脉血中 PCO_2 的改变，但不感受缺 O_2 的刺激。中枢化学感受器的传入冲动兴奋延髓呼吸中枢，反射性地引起呼吸加深加快。

2. CO_2、H^+ 和 O_2 对呼吸运动的调节

（1）CO_2 水平 CO_2 是维持正常呼吸的生理性刺激因素。过度通气时，CO_2 排出过多，动脉血中 PCO_2 过低，呼吸可暂停；吸入气中 CO_2 适当增加，呼吸加深加快，肺通气量增加，吸入气 CO_2 含量超过一定限度（>7%），动脉血中 PCO_2 显著增加，形成高碳酸血症，抑制中枢神经系统活动，引起呼吸中枢麻痹（CO_2 麻痹），呼吸抑制。

作用途径：①血 CO_2↑→透过血-脑脊液屏障→进入脑脊液与 H_2O 结合→形成 H_2CO_3→解

离出 H^+ →刺激中枢化学感受器→兴奋呼吸中枢→反射性使呼吸加深加快→肺通气量增加（主要途径）。此途径作用较慢，起主要作用。②血 CO_2↑→H^+↑→直接刺激外周化学感受器→冲动传入延髓→兴奋呼吸中枢→反射性使呼吸加深加快→肺通气量增加。此途径作用迅速。

（2）H^+ 浓度 动脉血 H^+ 浓度增加，呼吸加深加快，肺通气量增加；H^+ 浓度降低，呼吸受抑制，肺通气量降低。血液中 H^+ 升高主要通过外周化学感受器反射性兴奋呼吸中枢，因为动脉血 H^+ 难于通过血-脑屏障，脑脊液中的 H^+ 才是中枢化学感受器最有效的刺激。

（3）O_2 水平 当吸入气 PO_2 降低，动脉血 PO_2 降低，呼吸加深加快，肺通气量增加。通常动脉血 PO_2 降到 60mmHg 以下时，肺通气量才明显增加。可见，动脉血 PO_2 的变化对正常呼吸运动的调节作用不大，仅在某些病理情况下，如严重肺气肿、肺源性心脏病患者，出现明显的低 O_2 时才发生刺激呼吸的作用。

低 O_2 对呼吸的刺激作用完全是通过外周化学感受器实现的。低 O_2 对呼吸中枢的直接作用是抑制作用。低 O_2 通过外周化学感受器对呼吸中枢的兴奋作用可对抗其直接抑制作用，但在严重缺 O_2 时，来自外周化学感受器的传入冲动也无法对抗低 O_2 对中枢的抑制效应，将导致呼吸运动的减弱。

3. CO_2、H^+ 和 O_2 在呼吸运动调节中的相互作用 动脉血中 PCO_2↑、H^+ 浓度↑和 PO_2↓均能刺激呼吸，其中以 PCO_2↑、H^+ 浓度↑的作用较大，PO_2↓的作用较慢、较弱。三者间存在着相互影响，可以因总和而作用加大，也可因相互抵消而作用削弱。例如，PCO_2↑时，H^+ 浓度也随之↑，两者作用总和起来，使肺通气较单独 PCO_2↑时为大。PO_2↓时，因肺通气↑，呼出较多的 CO_2，使 PCO_2 和 H^+ 浓度↓，从而减弱了低 O_2 的刺激作用。

（二）肺牵张反射

由肺扩张或肺缩小引起的吸气抑制或兴奋的反射叫肺牵张反射，也叫黑-伯反射（Hering-Breuer reflex），包括肺扩张反射和肺萎陷反射。

1. 肺扩张反射 肺扩张→支气管、细支气管牵张感受器兴奋↑→迷走神经传入冲动↑→呼吸中枢（兴奋吸气切断机制）→传出神经→吸气停止转为呼气。其意义在于阻止吸气过长，从而加速吸气和呼气活动的交替，调节呼吸的频率和深度。

2. 肺萎陷反射 肺缩小→支气管、细支气管牵张感受器兴奋↓→迷走神经传入冲动↓→呼吸中枢→传出神经→由呼气转入吸气。

肺牵张反射的感受器阈值较高，不参与平静呼吸运动的调节，要潮气量很大时才起作用，因此在剧烈运动及病理情况下可能起一定作用。

（三）防御性呼吸反射

呼吸道黏膜受到刺激时，引起的一些对人体有保护作用的呼吸反射，称为**防御性呼吸反射**。主要有咳嗽反射和喷嚏反射。

1. 咳嗽反射 是一种保护性反射，可将呼吸道的异物或分泌物排出体外，同时也是呼吸道疾病的常见症状。咽、喉、气管和支气管黏膜下层有丰富的感觉神经末梢，当其受到刺激时，可引起咳嗽反射。其传入神经为迷走神经，中枢可能在延髓。咳嗽时先是短促的或较深的吸气，接着声门紧闭、呼气肌强烈收缩，肺内压和胸膜腔内压急速升高，然后声门突然打开，气体以极高的速度从肺内冲出，将刺激物清除，起到清洁、保护呼吸道并维持其通畅的作用。但是，强烈、频繁、持久的咳嗽可引起肺气肿和肺心病，对机体不利，应当加以预防。

2. 喷嚏反射 是鼻腔黏膜受到刺激引起的一种防御反射。其传入神经为三叉神经，中枢在延髓，反射动作与咳嗽相似，不同之处是在打喷嚏时，腭垂下降，舌压向软腭，高压气流主要由鼻腔冲出以清除鼻腔中的刺激物。

（四）呼吸肌本体感受性反射

呼吸肌本体感受性反射是指呼吸肌（主要是肋间肌）本体感受器（肌梭和腱器官）传入冲动

引起的反射性呼吸变化。其生理意义在于呼吸道阻力增加时，呼吸肌收缩加强，以克服阻力，更好地实现肺通气。

同步练习

1. 肺表面活性物质有何作用？当其减少时会产生哪些影响？
2. 胸膜腔负压是如何形成的？有何生理意义？气胸对机体有何主要危害？
3. 简述影响氧解离曲线的主要因素及其效应。
4. 简述影响肺部气体交换的主要因素及其效应。
5. 试述 O_2、CO_2 在血液中的运输形式和过程。
6. 缺 O_2、CO_2 蓄积、血液 pH 降低对呼吸运动有何影响？并分析其作用机制。
7. 慢性阻塞性肺疾病患者常出现呼吸困难，为什么？
8. 贫血患者常有体力活动受限的表现，为什么？
9. 为什么说肺顺应性过分减小或过分增大对呼吸活动都不利？
10. 低海拔居民登高至 3000m 以上时，呼吸运动可能会有什么变化？为什么？
11. 为什么临床上肺功能障碍的患者易出现缺 O_2，而 CO_2 潴留不明显？
12. 为什么慢性呼吸衰竭患者不宜吸入纯氧？如何给氧？

参考答案

1. 肺表面活性物质的主要作用是降低肺泡表面张力，这种作用具有以下意义：①有助于维持肺泡容量的稳定性；②降低吸气阻力，减少吸气做功；③减少肺组织液生成，防止肺水肿。成年人在肺组织缺血、缺氧而损害肺泡Ⅱ型细胞时，肺表面活性物质合成减少，可造成肺不张和肺水肿，患者有呼吸困难的表现。某些早产儿可因肺泡Ⅱ型细胞尚未成熟，肺泡内缺乏表面活性物质，以及早产婴儿的肺泡半径较小，也可造成肺不张和肺水肿。由于肺泡表面张力过高，吸引肺泡壁毛细血管内血浆滤入肺泡，血浆中的蛋白在肺泡内形成一薄层"透明膜"，阻碍气体交换，此即新生儿呼吸窘迫综合征（NRDS），严重时可导致死亡。此综合征可用表面活性物质替代治疗。糖皮质激素可促进肺表面活性物质的合成，可给予可能早产的妇女糖皮质激素，以预防 NRDS。在使用过氧泵及中断肺循环的心脏手术患者，肺不张（肺膨胀不全）与表面活性物质缺乏有关。此外，支气管阻塞、一条肺动脉阻塞及长时间吸入纯 O_2 后产生的某些异常也与肺表面活性物质缺乏有关。吸烟者的肺表面活性物质减少。总之，在肺充血、肺组织纤维化或肺表面活性物减少时，肺顺应性降低，患者表现为吸气困难。

2. 胸膜腔负压是由作用于脏层胸膜的两种方向相反的力形成，一是肺内压，使肺泡扩张；二是肺回缩力，使肺缩小。因此，胸膜腔内压实际上是这两种方向相反量的代数和，即胸膜腔负压＝肺内压－肺回缩力；在吸气末与呼气末，则肺内压＝大气压，因此胸内压＝大气压－肺回缩力。若以一个大气压为 0 值标准，则胸内压＝－肺回缩力。

生理意义：①维持肺泡处于扩张状态，有利于肺通气和肺换气的进行。②促进胸腔内静脉血和淋巴液的回流。

气胸将导致患侧肺陷缩，健侧的胸腔和肺容积也变小，胸内脏器发生位移，结果除损害呼吸功能外，也阻碍静脉血和淋巴液回流，进而影响血液循环功能，甚至造成患者死亡。

3. 影响氧解离曲线的主要因素有：① pH 和 PCO_2；②温度；③ 2,3-二磷酸甘油酸；④ CO；⑤其他因素，如 Hb 异常等。当 pH 下降、PCO_2 升高、温度升高、2,3-二磷酸甘油酸升高时，氧解离曲线向右移。反之，氧解离曲线向左移。胎儿的 Hb 异常或者 CO 与 Hb 结合，可引起 Hb 对氧亲和力增高，使氧解离曲线向左移。

4. 见本章第二节肺换气相关内容。

5. 见本章第三节氧和二氧化碳的运输相关内容。

6. 参见本书第 103～104 页。

7. 慢性阻塞性肺疾病（气道狭窄或受阻，阻碍气流）患者，如哮喘（支气管痉挛）、慢性支气管炎（产生过量黏液）、肺气肿（肺泡壁破坏，肺弹性降低，肺的弹性回缩力降低，呼气时气道塌陷）等，1 秒用力呼气量（FEV_1）降低比用力肺活量（FVC）

降低更明显，因而 FEV_1/FVC 比值显著减小，可能低至20％以下，往往需要较长时间才能呼出相当于肺活量的气体量，所以感到呼吸困难。

8. 贫血是指人体外周血红细胞容量减少，低于正常范围下限的一种常见的临床症状。由于红细胞容量测定较复杂，临床上常以血红蛋白浓度或红细胞计数来代替，表现为血红蛋白浓度下降或红细胞计数减少，因此血液运输氧气的能力下降。由于体力活动需要增加氧气的消耗，所以贫血患者常有体力活动受限的表现。

9. 肺顺应性降低，如在肺充血、肺组织纤维化或肺表面活性物质减少时，患者表现为吸气困难；而顺应性增大，如在肺气肿时，肺弹性成分大量破坏，肺回缩力减小，患者则表现为呼气困难。这些情况都会导致肺通气功能降低。

10. 低海拔居民登高至3000m以上时，呼吸运动会加强，呼吸频率和呼吸强度均会增加。主要原因为3000m以上时，空气中氧气含量降低，导致 PO_2 降低，刺激中枢和外周化学感受器，引起呼吸加快加强。

11. ①因动、静脉血中 O_2 分压差高于 CO_2 的分压差，气体在肺内扩散时 O_2 扩散达到平衡所需的时间较长；② CO_2 在肺内扩散速率（系数）大于 O_2（约2倍）；③由氧解离曲线和 CO_2 解离曲线可知，血 PO_2 下降或血 PCO_2 升高时，刺激呼吸运动，更有利于排出 CO_2，对 O_2 摄入影响不大。

12. 慢性呼吸衰竭患者，动脉血 PO_2 过低，PCO_2 过高（高碳酸血症）。由于 CO_2 的长期潴留，中枢化学感受器对 CO_2 的反应性大为降低，此时 CO_2 已不能成为刺激呼吸中枢的有效因素，呼吸中枢的兴奋性全靠缺氧对外周化学感受器的刺激作用来维持。在这种情况下，给患者吸入大量的纯氧，将导致缺氧的刺激作用消失，呼吸中枢兴奋性突然降低，呼吸运动停止。因此一般应采用持续低浓度吸氧方法，如必须采用较高浓度的氧时，应辅以呼吸兴奋剂或人工呼吸。

（黄志华）

第六章　消化和吸收

第一节　消化生理概述

消化器官的主要功能是对食物进行消化吸收，为机体的新陈代谢提供必需的物质和能量来源。此外，消化器官还有重要的内分泌功能和免疫保护功能。

一、消化的概念及分类

1. 概念　食物经消化道平滑肌的运动和消化液的作用，由大分子物质转变为可被吸收的小分子物质的过程称为消化。

2. 分类

(1) 机械性消化　由消化道平滑肌的舒缩活动实现，将食物磨碎、促使食物与消化液充分混合，并将食物由消化道上段推送到下段。

(2) 化学性消化　由消化腺分泌的消化液完成，消化酶可将蛋白质、脂肪、糖类等大分子物质水解成可被吸收的小分子物质。

二、消化道平滑肌的特性

1. 消化道平滑肌的一般生理特性

① 自动节律性：自律性低且不规则。

② 兴奋性较低、收缩缓慢。

③ 具有紧张性，经常处于微弱的收缩状态。

④ 伸展性大。

⑤ 对化学、温度和机械牵张刺激较为敏感，对电刺激不敏感。

2. 消化道平滑肌的电生理特性

(1) 静息膜电位较低　为$-40 \sim -60 \text{mV}$，不稳定。主要形成原因为 K^+ 向外扩散和钠钾泵的生电作用。

(2) 慢波电位　是在静息电位基础上产生的一种缓慢的自发性去极化和复极化电位波动，又称基本电节律，波幅为 $10 \sim 15 \text{mV}$，持续数秒至十几秒，非动作电位，慢波本身不能引起肌肉收缩。消化道不同部位平滑肌的慢波频率不同，分别为胃 3 次/分；十二指肠 12 次/分，回肠末端 $8 \sim 9$ 次/分，结肠 $6 \sim 8$ 次/分。切除神经慢波依然存在。慢波起源于消化道纵行肌和环行肌之间的 Cajal 间质细胞。

3. 动作电位　当慢波去极化达阈值时，产生动作电位。动作电位时程较长，幅度较低。去极化主要由慢钙通道介导的内向离子流（主要为 Ca^{2+}，也有 Na^+）所造成，复极化由钾通道开放，K^+ 外流引起。

4. 慢波、动作电位及收缩的关系　慢波是动作电位产生的基础，当慢波去极化达到或超过一定临界值时，就会在慢波基础上产生一个或多个动作电位。慢波本身不能触发平滑肌收缩，只有动作电位才能触发平滑肌收缩。动作电位数目越多，收缩的幅度越大。由于平滑肌的收缩是继动作电位之后产生的，而动作电位则是在慢波去极化基础上发生的，因此，慢波是平滑肌的起步电位，是平滑肌收缩节律的控制波。

三、消化腺的分泌功能

消化液的主要成分见表 6-1。

表 6-1 消化液的主要成分

消化液	分泌量/(L/d)	pH	主要成分
唾液	$1\sim1.5$	$6.6\sim7.1$	淀粉酶
胃液	$1.5\sim2.5$	$0.9\sim1.5$	蛋白酶、HCl、黏液、内因子
胰液	$1\sim2$	$7.8\sim8.4$	蛋白酶、淀粉酶、脂肪酶、HCO_3^-
胆汁	$0.8\sim1$	$6.8\sim7.4$	胆盐、胆固醇、胆色素、磷脂
小肠液	$1\sim3$	7.6	肠激酶、黏液、肠淀粉酶
大肠液	0.5	8.0	黏液、碳酸氢盐

消化液的作用：①分解食物；②稀释、润滑食物以利吸收；③为消化酶提供适宜环境；④保护消化道黏膜。

四、消化道的神经支配及其作用

（一）内在神经丛

消化道的内在神经是指消化管壁的壁内神经丛，包括位于纵行肌与环行肌之间的肌间神经丛和位于环行肌与黏膜层之间的黏膜下神经丛。这些神经丛含有运动神经元（支配平滑肌）、感觉神经元（感受消化道内的机械、化学和温度等刺激）以及中间神经元。每一神经丛内部以及两种神经丛之间都有神经纤维互相联系，共同组成一个消化道内在的神经系统，称为**肠神经系统**。可以独立完成反射活动，调节胃肠运动和分泌。

（二）外来神经

1.交感神经 发自脊髓胸腰段侧角，在腹腔神经节、肠系膜神经节或腹下神经节换元后，发出肾上腺能节后纤维，主要分布在内在神经元上。交感神经兴奋主要引起胃肠道运动减弱，腺体分泌减少。

2.副交感神经 来自迷走神经和盆神经，与内在神经元形成突触，节后神经纤维绝大部分是胆碱能纤维，使胃肠活动和腺体分泌增强。

五、消化道的内分泌功能

胃肠黏膜下存在着 40 多种内分泌细胞，其总数远远超过体内所有内分泌腺细胞的总和。因此，胃肠道也是体内最大、最复杂的内分泌器官。

（一）胃肠激素

五种胃肠激素的分布、主要生理作用及引起释放的刺激物见表 6-2。

表 6-2 五种胃肠激素的分布、主要生理作用及引起释放的刺激物

激素名称	在消化道的分布		主要生理作用	引起释放的刺激物
	部位	细胞		
促胃液素	胃窦、十二指肠	G 细胞	促进胃酸和胃蛋白酶原分泌，使胃窦和幽门括约肌收缩，延缓胃排空，促进胃肠运动和胃肠上皮生长	蛋白质消化产物、迷走神经递质(GRP)、ACh、扩张胃
缩胆囊素	十二指肠、空肠	I 细胞	刺激胰液分泌和胆囊收缩，刺激胆汁分泌，增强小肠和结肠运动，抑制胃排空，增强幽门括约肌收缩，松弛壶腹括约肌，促进胰腺外分泌部的生长，增强食欲	蛋白质消化产物、脂肪酸
促胰液素	十二指肠、空肠	S 细胞	刺激胰液及胆汁中的 HCO_3^- 分泌，抑制胃酸分泌和胃肠运动，收缩幽门括约肌，抑制胃排空，促进胰腺外分泌部生长	盐酸、脂肪酸

续表

激素名称	在消化道的分布		主要生理作用	引起释放的刺激物
	部位	细胞		
抑胃肽	十二指肠、空肠	K 细胞	刺激胰岛素分泌,抑制胃酸和胃蛋白酶原分泌,抑制胃排空	葡萄糖、脂肪酸、氨基酸
胃动素	胃、小肠、结肠	Mo 细胞、肠嗜铬细胞	在消化间期刺激胃和小肠的运动	迷走神经、盐酸、脂肪

胃肠激素的作用如下。

1. 调节消化腺分泌和消化道运动 见表 6-2。

2. 调节其他激素的释放 如抑胃肽有很强的刺激胰岛素分泌的作用,生长抑素、胰多肽、血管活性肽等对生长激素、胰岛素、胰高血糖素和促胃液素等激素的释放均有调节作用。

3. 营养作用 一些胃肠激素有促进消化道组织代谢和生长的作用。如促胃液素能刺激胃泌酸部位黏膜和十二指肠黏膜的 DNA、RNA 和蛋白质的合成。缩胆囊素具有促进胰腺外分泌部组织生长的作用。

(二)APUD 和脑-肠肽

胃肠内分泌细胞属于 APUD(amine precursor uptake decarboxylation)细胞,即它们都具有摄取胺前体,进行脱羧而产生肽类或活性胺的能力。这类细胞来源于胚胎外胚层的神经内分泌程序细胞。多数胃肠肽也存在于中枢神经系统中,例如,促胃液素、缩胆囊素、胃动素、生长抑素、血管活性肠肽、脑啡肽和 P 物质等,这种双重分布的肽总称为**脑-肠肽**(brain-gut peptides)。

第二节 口腔内消化和吞咽

一、唾液的分泌

(一)唾液的性质和成分

唾液(saliva)pH 为 6.6~7.1,水分占 99%,有机物主要为黏蛋白,还有球蛋白、唾液淀粉酶、溶菌酶、IgA、激肽释放酶及血型物质等;无机物有 Na^+、K^+、HCO_3^-、Cl^-;还有一些气体分子。

(二)唾液的作用

①湿润口腔利于咀嚼、吞咽和说话;②溶解食物产生味觉;③清洁和保护口腔;④杀菌和杀病毒作用;⑤消化淀粉为麦芽糖;⑥进入人体内的铅和汞以及狂犬病毒可以随唾液分泌而被排泄。

(三)唾液分泌的调节

完全为神经调节,分为非条件反射性调节和条件反射性调节。

1. 非条件反射性分泌

食物→口、舌、咽、喉→传入神经(第Ⅴ、Ⅶ、Ⅸ、Ⅹ对脑神经)→延髓唾液分泌中枢→传出神经(第Ⅶ、Ⅸ对脑神经之副交感纤维)→释放 ACh 和 VIP→唾液分泌

2. 条件反射性分泌

食物的形、色、气味,进食环境、语言→传入神经(第Ⅰ、Ⅱ、Ⅷ对脑神经)→高级中枢、下丘脑→延髓唾液分泌中枢→传出神经→唾液分泌

恶心引起大量富含黏液的唾液分泌,而睡眠、疲劳、失水、恐惧通过抑制延髓唾液分泌中枢,使唾液分泌减少。阿托品可阻断 ACh 的作用,使唾液分泌减少。

二、咀嚼

咀嚼的作用:①磨碎、混合和润滑食物,使之易于吞咽;②使食物与唾液淀粉酶接触,开始

淀粉的化学性消化；③反射性地引起胃、胰、肝、胆囊的活动，为下一步的消化过程做好准备。

三、吞咽

1. 第一期（口腔期） 食团由口腔到咽，为随意运动。

2. 第二期（咽期） 食团由咽到食管上段，由一系列快速反射动作协调完成，此期呼吸被反射性抑制。

3. 第三期（食管期） 食团沿食管移入胃，由食管蠕动来完成。

从吞咽开始至食物到达贲门，固体食物需 $6\sim8s$，一般不超过 $15s$，流体食物需 $3\sim4s$。

食管下括约肌（lower esophageal sphincter, LES）：其内压为 20mmHg，比胃内压高 $5\sim10$mmHg。食管蠕动→迷走神经抑制纤维末梢释放 VIP 或 NO→LES 压力↓，便于食团入胃。食团入胃→促胃液素、胃动素释放→LES 压力↑，防止胃内容物逆流入食管。

第三节　胃内消化

一、胃液的分泌

（一）胃液的性质、成分和作用

胃液的 pH 为 $0.9\sim1.5$，正常成年人分泌量为 $1.5\sim2.5$L/d。

1. 盐酸（胃酸） 由壁细胞分泌：基础排出量 $0\sim5$mmol/h，最大排出量 $20\sim25$mmol/h。

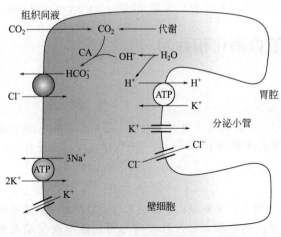

图 6-1　胃黏膜壁细胞分泌盐酸的基本过程模式图
水在细胞内分解成 OH^- 和 H^+，H^+ 通过 H^+，H^+-ATP 酶主动转运至分泌小管腔；CA—碳酸酐酶

（1）盐酸分泌的机制（图 6-1）　胃液中的 H^+ 比壁细胞内高 300 万倍，HCl 的分泌为主动耗能过程。在壁细胞内：①$H_2O\rightarrow H^+ + OH^-$；②$H^+$ 被质子泵（H^+ 泵）泵出胞质进入分泌小管和腺泡腔；③$OH^- + CO_2\rightarrow HCO_3^-$，$HCO_3^-$ 与 Cl^- 交换进入血液（餐后碱潮）；④Cl^- 通过顶膜上 Cl^- 通道进入分泌小管与 H^+ 形成 HCl。质子泵抑制剂（奥美拉唑）临床用于治疗胃酸分泌过多。

（2）盐酸的作用　①激活胃蛋白酶原，并为之提供酸性环境；②使蛋白质变性易于分解；③杀菌、抑菌；④HCl 进入小肠，促进胰液、胆汁、小肠液的分泌；⑤促进小肠对 Ca^{2+}、Fe^{2+} 的吸收。

2. 胃蛋白酶原　主要由主细胞合成和分泌。胃蛋白酶原在 pH<5.0 的酸性环境中可转变为有活性的**胃蛋白酶**，其最适 pH 为 $2\sim3$。已激活的胃蛋白酶也能促使胃蛋白酶原转变为胃蛋白酶，即自身催化。胃蛋白酶能使蛋白质水解，生成胨、胨和少量多肽及游离氨基酸。

3. 内因子　由壁细胞分泌的一种糖蛋白，可与维生素 B_{12} 结合，促进其吸收。若维生素 B_{12} 吸收障碍导致其缺乏，可引起巨幼红细胞贫血。能促进盐酸分泌的各种刺激均可刺激内因子分泌增加。

4. 黏液-碳酸氢盐屏障　$0.5\sim1$mm 厚，具有润滑、保护胃黏膜，防止胃酸和胃蛋白酶侵蚀的作用。

（二）胃和十二指肠黏膜的细胞保护作用

正常时，胃酸和胃蛋白酶不会消化胃黏膜本身，除了上述的黏液-碳酸氢盐屏障外，在胃上皮细胞的腔面，相邻细胞的细胞膜形成紧密连接，它们对 H^+ 相对不通透，因此可阻止胃腔内的 H^+ 进入黏膜层内（所谓 H^+ 的"反扩散"）。紧密连接与黏液-碳酸氢盐屏障共同构成胃黏膜屏障（gastric mucosal barrier）。其次，胃黏膜能合成和释放大量的前列腺素（PG，主要是 PGE_2），它们可抑制胃酸、胃蛋白酶原的分泌，刺激黏液和碳酸氢盐分泌，使胃黏膜微血管扩张，增加胃黏膜血流，因此有助于维持胃黏膜的完整和促进受损胃黏膜的修复。此外，胃黏膜上皮细胞处于不断的生长、迁移和脱落状态，因此，胃黏膜上皮是不断更新的，损伤的上皮细胞脱落，被从胃腺颈区移行的干细胞分化的新细胞所代替（据估计，平均 3 天胃上皮更生一次），这又给胃黏膜提供进一步的保护作用。

许多因素如乙醇、胆盐、阿司匹林等药物、肾上腺素以及耐酸的幽门螺杆菌感染等，均可破坏或削弱胃黏膜屏障，易造成胃黏膜损伤，引起胃炎或溃疡。

（三）消化期的胃液分泌

1. 头期胃液分泌　由食物或食物的信号刺激头部感受器引起。

（1）非条件反射性分泌　食物刺激口、咽→传入神经（第Ⅴ、Ⅶ、Ⅸ、Ⅹ对脑神经）→中枢（延髓、下丘脑、边缘叶、大脑皮质）→传出神经(迷走神经)

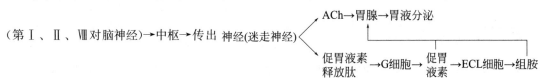

（2）条件反射性分泌　食物信号（食物的色、形、气味、环境、语言）→眼、鼻、耳→传入神经（第Ⅰ、Ⅱ、Ⅷ对脑神经）→中枢→传出 神经(迷走神经)

头期胃液分泌特点：量多，酸度高，胃蛋白酶多。占进食后总分泌量的 30%。

2. 胃期胃液分泌　食物入胃后，可通过四个途径继续引起胃液分泌：①扩张胃，刺激胃底、胃体感受器，通过迷走-迷走反射引起胃液分泌；②扩张胃，通过壁内神经丛的短反射引起胃液分泌；③扩张刺激幽门部感受器，通过壁内神经丛作用于 G 细胞释放促胃液素，促胃液素经血液循环引起胃液分泌；④食物的化学成分直接作用于 G 细胞，引起促胃液素的释放。

胃期胃液分泌特点：量多，酸度高，酶含量比头期少。占进食后总分泌量的 60%。

3. 肠期胃液分泌　由食物进入小肠后刺激小肠内感受器引起。

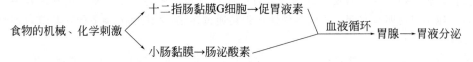

肠期胃液分泌特点：分泌量不大，占进食后总分泌量的 10%。

（四）调节胃液分泌的神经和体液因素

1. 促进胃液分泌的主要因素

（1）迷走神经　从以下几方面影响胃液分泌。

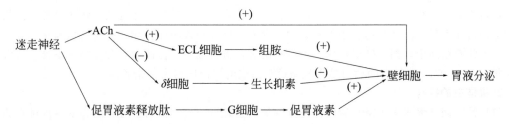

（2）组胺（histamine） 由肠嗜铬样（ECL）细胞分泌，通过局部扩散作用于壁细胞上的 H_2 受体。阻断剂为西咪替丁。此外，它还能增强 ACh 和促胃液素引起的胃酸分泌。ECL 细胞膜上具有促胃液素受体和 M 型胆碱能受体，因此，促胃液素及 ACh 都能刺激组胺释放（图 6-2）。

（3）促胃液素 由 G 细胞分泌，进入血液循环作用于胃腺壁细胞。受体阻断剂为丙谷胺（proglumide）。有两种分子形式存在（G-17 和 G-34），其活性由 C 末端 4 个氨基酸残基决定。迷走神经兴奋时末梢释放促胃液素释放肽（GRP），促进促胃液素的分泌。促胃液素也刺激 ECL 细胞分泌组胺。

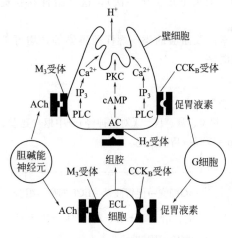

图 6-2 组胺、促胃液素和 ACh 对壁细胞的作用及相互关系

刺激胃酸分泌的其他因素有 Ca^{2+}、低血糖、咖啡因和乙醇。

ACh、促胃液素和组胺与壁细胞膜上相应的受体结合后，通过不同的信号转导途径，刺激壁细胞分泌盐酸。其中组胺通过 Gs 蛋白中介，激活 AC-cAMP 系统，升高 cAMP 水平；ACh 和促胃液素通过激活磷脂酶 C，生成第二信使 IP_3，使细胞内 Ca^{2+} 贮库内的 Ca^{2+} 释放。cAMP 和 Ca^{2+} 通过激活蛋白激酶，使更多的 Cl^- 通道和 H^+-K^+-ATP 酶分子镶嵌于壁细胞的分泌小管膜上，从而增加 HCl 的分泌（图 6-2）。PGE_2 则通过激活 Gi，抑制 cAMP 生成而抑制胃酸分泌。

引起壁细胞分泌 HCl 的大多数刺激物也能刺激主细胞分泌胃蛋白酶原，因此胃腺分泌 HCl 和胃蛋白酶原是紧密联系在一起的。

2. 抑制胃液分泌的内源性物质 生长抑素、前列腺素（PGE_2、PGI_2）以及上皮生长因子通过激活 Gi，可抑制壁细胞的 AC，降低胞质内的 cAMP 水平，从而抑制胃酸分泌。生长抑素还可通过抑制 G 细胞及 ECL 细胞释放促胃液素和组胺，间接抑制壁细胞分泌 HCl。此外，抑制胃液分泌的因素还有精神、情绪因素，盐酸、脂肪和高张溶液。

二、胃的运动

（一）胃的运动形式

1. 紧张性收缩 使胃保持一定形状和位置，并使胃腔内具有一定的基础压力。

2. 容受性舒张 指食物对咽及食管的刺激可引起胃底和胃体的舒张，使胃更好地容纳和保存食物，胃内压不出现明显改变。胃的容受性舒张是通过迷走-迷走反射调节的，其节后神经纤维的递质是 VIP 或 NO。

3. 蠕动 指胃研磨食物，使食物与胃液充分混合，并将食糜不断排入十二指肠（排空）。蠕动波起于胃体中部，1min 可到达幽门，每分钟 3 次，当接近于幽门时增强，可推送一部分食糜进入十二指肠。当收缩波超越胃内容物到达胃窦终末部时，胃窦终末部有力收缩，可将一部分食糜反向推回胃体中部，有利于充分消化。

（二）胃排空及其控制

1. 胃排空 食物由胃排入十二指肠的过程称为**胃排空**。胃排空的速度因食物的种类、性状和胃的运动情况而异。液体食物、小颗粒食物和等渗液体分别较固体食物、大块食物和非等渗液体快。三大营养物质中，糖类排空最快，蛋白质次之，脂肪最慢。普通的混合食物，每餐后从胃内完全排空需 4～6h。胃排空的动力是胃收缩运动造成的胃内压与十二指肠内压之差。

2. 胃排空的控制

（1）胃内因素促进胃排空 胃内促进排空的因素是胃内容物。胃内容物的容量与胃排空速度呈线性关系。

（2）十二指肠内因素抑制胃排空　在十二指肠壁上存在多种感受器，酸、脂肪、渗透压及机械扩张都可刺激这些感受器，反射性抑制胃运动，使胃排空减慢。这一反射称为肠-胃反射，从而抑制酸性食糜过快地进入十二指肠。食糜，特别是胃酸和脂肪进入十二指肠后，可引起小肠黏膜释放多种激素，抑制胃肠运动和胃的排空。这些因素不是经常存在，随着盐酸被中和，脂肪消化产物的吸收，对胃的抑制作用消失，胃运动又增强，推送食糜进入小肠，如此反复（图 6-3）。

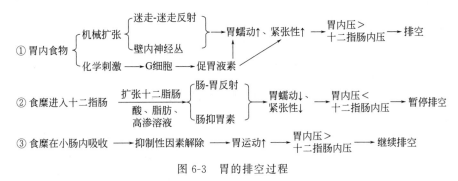

图 6-3　胃的排空过程

（三）消化间期胃的运动

见第四节中小肠移行性复合运动相关内容。

（四）呕吐

呕吐（vomiting）是机体将胃及上段小肠的内容物从口腔强力驱出的动作，是一个复杂的反射过程。呕吐中枢位于延髓迷走神经背核水平的孤束核附近。来自身体许多部位的感受器的传入冲动都可到达呕吐中枢，发动呕吐反射。在延髓呕吐中枢附近第四脑室底两侧的后缘区存在一个特殊的化学感受器触发区。体内代谢改变，如糖尿病酸中毒、肾功能衰竭、肝功能衰竭等情况下产生的内源性催吐物质，摄入某些中枢催吐药如阿扑吗啡，摄入酒精、麻醉剂、洋地黄等，都可刺激此化学感受器触发区，通过它再兴奋呕吐中枢，引起呕吐。

第四节　小肠内消化

一、胰液的分泌

胰液呈碱性，pH 为 $7.8 \sim 8.4$，人分泌的胰液量为 $1 \sim 2L/d$。

（一）胰液的成分和作用

1. 碳酸氢盐　小导管细胞分泌，中和进入十二指肠的 HCl，保护小肠黏膜，为小肠内各种消化酶提供最适 pH 环境（pH7～8）。

2. 胰淀粉酶　淀粉、糖原 $\xrightarrow{\text{胰淀粉酶}}$ 麦芽糖 $\xrightarrow{\text{麦芽糖酶}}$ 葡萄糖。

3. 胰脂肪酶　甘油三酯 $\xrightarrow{\text{胰脂肪酶、胆盐、辅脂酶}}$ 酰甘油＋脂肪酸＋甘油。

4. 蛋白水解酶　主要有胰蛋白酶、糜蛋白酶。

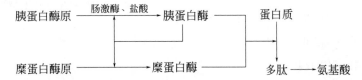

此外，胰液中还含有胆固醇酯酶（水解胆固醇酯成为胆固醇和脂肪酸）、磷脂酶 A_2（水解磷

脂成为溶血磷脂和脂肪酸）、羧基肽酶（作用于多肽末端的肽键，释出有自由羧基的氨基酸）、核酸酶（RNA 酶、DNA 酶，水解相应的核酸为单核苷酸）。

正常情况下，胰液不会消化胰腺，这是由于：①胰蛋白水解酶均以酶原形式分泌；②胰腺还分泌胰蛋白酶抑制物。

（二）胰液分泌的调节

1. 神经调节

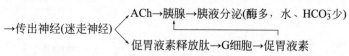

食物的信号(食物的形、色、气味、语言)→眼、鼻、耳感受器→传入神经(第Ⅰ、Ⅱ、Ⅷ脑神经)
食物的机械、化学刺激→口、咽、食管、胃、肠→传入神经(第Ⅴ、Ⅶ、Ⅸ、Ⅹ脑神经)
　　　　　　　　　　　　　　　　　　　　　　　　　　　　　　　　　　　　→中枢神经

　　→传出神经(迷走神经) { ACh→胰腺→胰液分泌(酶多，水、HCO_3^-少)
　　　　　　　　　　　　　 促胃液素释放肽→G细胞→促胃液素

2. 体液调节

（1）促胰液素　由小肠 S 细胞分泌，HCl（主要刺激因素）和蛋白质分解产物可刺激促胰液素的分泌，间接引起胰液分泌。主要作用于胰腺小导管上皮细胞，使其分泌大量含水和碳酸氢盐多而胰酶少的胰液。

（2）缩胆囊素　由小肠 I 细胞分泌，作用于胰腺腺泡细胞，分泌含胰酶多的胰液，使胆囊收缩。蛋白质、脂肪消化产物可刺激缩胆囊素的释放。

（3）促胃液素　主要增加胰酶的分泌。

二、胆汁的分泌和排出

（一）胆汁的性质与成分

1. 性质　胆汁是由肝细胞分泌的一种苦味有色（金黄色）的弱碱性（pH 7.4）液体（胆囊胆汁 pH 6.8）。成年人分泌量 0.8～1L/d。

2. 成分　①有机物：胆盐（牛磺胆酸钠、甘氨胆酸钠等）、胆色素（主要为胆红素）、胆固醇、卵磷脂及黏蛋白等。胆盐、胆固醇和卵磷脂的适当比例，是维持胆固醇成溶解状态的必要条件。②无机物：Na^+、K^+、Cl^-、HCO_3^- 等。

（二）胆汁的作用

① 胆汁中的胆盐和卵磷脂可乳化脂肪，使脂肪裂解为 $3～10\mu m$ 的脂肪微粒，分散在肠腔内，从而增加与消化酶的作用面积，有利于脂肪的分解消化。

② 胆盐可聚合成微胶粒，脂肪酸、一酰甘油、胆固醇掺入到微胶粒中形成水溶性复合物，促进它们的吸收。

③ 促进脂溶性维生素 A、维生素 D、维生素 E、维生素 K 的吸收。

④ 利胆作用：胆盐经肠-肝循环入肝，刺激肝细胞分泌胆汁。

⑤ 中和胃酸。

（三）胆汁分泌和排出的调节

1. 神经调节

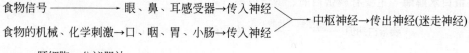

食物信号　　　　　　　→　眼、鼻、耳感受器→传入神经
食物的机械、化学刺激→口、咽、胃、小肠→传入神经
　　　　　　　　　　　　　　　　　　　　　　　→中枢神经→传出神经(迷走神经)

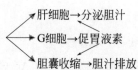

　　　→肝细胞→分泌胆汁
　　　→G细胞→促胃液素
　　　→胆囊收缩→胆汁排放

2. 体液调节

（1）促胃液素

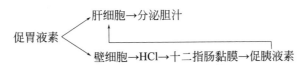

（2）促胰液素　主要作用于胆管系统，促进胆汁分泌，主要使水和碳酸氢盐含量增加，胆盐分泌不增加。

（3）缩胆囊素　强烈收缩胆囊，舒张壶腹括约肌，促进胆汁排放（此外还促进胰酶分泌）。

（4）胆盐　胆盐进入小肠后 90% 以上被重吸收，通过门静脉回到肝脏，刺激肝脏分泌胆汁（胆盐的肠-肝循环）。

（四）胆囊的功能

1. 储存和浓缩胆汁　胆囊是平滑肌组成的弹性囊，容量为 50～70mL。肝细胞分泌胆汁是持续不断的，在非消化期间，肝胆汁都流入胆囊内储存。胆囊黏膜可吸收胆汁中的水分和电解质（如 Na^+、Cl^- 和 HCO_3^-），使胆汁浓缩 4～10 倍，提高胆囊储存效能。

2. 调节胆管内压和排出胆汁　胆囊壁的平滑肌可做紧张性及节律性收缩和舒张运动，使胆囊内压力发生改变，从而可缓冲胆道内压力。在非消化期，壶腹括约肌收缩，胆汁不能流入肠腔，胆囊便舒张而容纳胆汁，使胆道压力不致过高；进食后，壶腹括约肌松弛，胆囊收缩，胆汁经胆总管而排入十二指肠，这一过程称为胆汁的排放。

三、小肠液的分泌

（一）小肠液的性质、成分和作用

1. 性质　由小肠腺和十二指肠腺分泌，弱碱性，pH 为 7.6，成人分泌量 1～3L/d。

2. 成分　水、无机离子（Na^+、K^+、Cl^-、Ca^{2+}）、有机物（黏蛋白、多种酶）。

3. 作用　①稀释作用：稀释消化产物，以利于吸收进行。②保护作用：十二指肠的肠腺能分泌较多 HCO_3^-，中和胃酸，保护肠黏膜。③消化作用：有些酶并非由肠腺分泌入肠腔，而是存在于肠上皮细胞上，可催化在绒毛外表面的食物分解，分解产物随后进入小肠上皮细胞内。真正由小肠腺分泌至肠腔的酶仅有肠激酶，它可激活胰蛋白酶原，从而有利于蛋白质的消化。④为营养物质的吸收提供运载工具。

（二）小肠液分泌的调节

1. 局部因素　通过壁内神经丛局部反射引起肠液分泌增加，小肠黏膜对扩张性刺激敏感，小肠内食糜增加使分泌增加。

2. 神经因素　刺激迷走神经作用于十二指肠腺，使之分泌增加。

3. 体液因素　一些胃肠激素（促胃液素、促胰液素、缩胆囊素和 VIP 等）能刺激小肠液分泌。

四、小肠的运动

（一）小肠的运动形式

1. 紧张性收缩　使小肠壁保持一定的紧张性，也是小肠其他运动形式的基础。

2. 分节运动　使食糜与消化液充分混合，利于化学性消化；使食糜与肠壁紧密接触，为吸收创造良好条件；反复挤压肠壁有助于血液和淋巴回流。

3. 蠕动　可发生于小肠的任何部位，但小肠蠕动波的传播速度较慢，每秒钟仅 0.5～2cm。蠕动波在小肠上段传播较快，在小肠下段较慢。通常传播 3～5cm 便消失，极少超过 10cm。逆蠕动防止食糜过早进入大肠，利于食物的充分消化和吸收，常发生在十二指肠和回肠末端。

4. 移行性复合运动　在饥饿时或小肠内容物大部分被吸收后，分节运动停止，而出现周期性的移行性复合运动（MMC）。小肠的 MMC 起源于胃的下部，向肛门方向缓慢移行，约经 90min 可到达回肠末端。当一个波群到达回肠末端时，另一波群又在胃部发生。当摄入食物时 MMC 终止。MMC 的主要作用是：①将肠内容物，包括前次进食后遗留的食物残渣、脱落的上皮细胞及细菌等清除干净；②阻止结肠内的细菌迁移到终末回肠。因此 MMC 被称为小肠的"管家"（housekeeper）。MMC 减弱或缺乏者，细菌易于在回肠内过度生长；细菌释放的某些物质可刺激小肠上皮细胞分泌 NaCl 和水，导致腹泻。

（二）小肠运动的调节

1. 肠道神经的作用　机械性和化学性刺激作用于肠壁感受器，通过壁内神经丛局部反射可引起小肠蠕动。

2. 外来神经　一般情况下，副交感神经兴奋加强肠运动，而交感神经兴奋产生抑制作用。

3. 体液因素　小肠壁内神经丛和平滑肌对各种化学物质非常敏感，如 5-HT、P 物质、脑啡肽、促胃液素、缩胆囊素促进小肠运动；促胰液素、肾上腺素、血管活性肽、抑胃肽抑制小肠运动。

（三）回盲括约肌的功能

回盲瓣的主要功能是阻止结肠内容物返流入小肠，还可防止小肠内容物过快地进入大肠，有利于小肠内容物的完全消化与吸收。平时回盲瓣是关闭的。进食后，食物入胃，引起胃-回肠反射，使回肠蠕动加强；当回肠蠕动波到达回肠末端时，回盲括约肌舒张，回肠内容物进入结肠。结肠以及盲肠和阑尾充满时，则引起回盲括约肌收缩加强和回肠蠕动减弱，于是可延缓回肠内容物的通过。

第五节　肝脏的消化功能和其他生理作用

肝脏是人体最大的内脏器官和消化腺。肝脏除了分泌胆汁参与脂肪的消化与吸收外，还有许多其他功能，如滤过与贮血功能、代谢功能、合成血浆蛋白、储存营养物质（维生素和矿物质）、解毒和排泄功能等。

一、胆汁的产生和分泌

详见第四节。

二、贮血功能

肝脏是一个可极大扩张的器官，其血管能储存大量血液。正常情况下，肝静脉和肝窦能储存约 450mL 血液，几乎占全身血量的 10%，当右心衰竭、右心房高压时，上腔静脉血回流受阻，肝扩张，可额外容纳 0.5～1L 血液。肝又能额外排血，当血容量减少时排出大量血液。

三、肝脏的代谢功能

（一）糖（碳水化合物）代谢

血糖浓度升高时（如餐后），肝细胞摄取葡萄糖，并在肝脏依次转化为 6-磷酸葡萄糖、1-磷酸葡萄糖及尿苷二磷酸葡萄糖，后者可用于糖原合成。血糖降低（如饥饿）时，肝糖原依次分解为 1-磷酸葡萄糖、6-磷酸葡萄糖和葡萄糖，葡萄糖释放入血，从而维持血糖相对稳定。

肝糖原异生作用：是指从非糖物质（如脂肪、氨基酸和乳酸）产生葡萄糖（肝糖原）。糖异生的直接底物是丙酮酸，后者来自乳酸、甘油及生糖氨基酸。

胰岛素可促进糖原合成，抑制糖原分解和糖异生；胰高血糖素的作用则相反。肾上腺素也刺激糖原分解和糖异生。

（二）脂肪代谢

肝对脂肪的代谢主要包括脂肪酸氧化为身体提供能量；合成胆固醇、磷脂及大多数脂蛋白；从蛋白质和糖类合成脂肪。

来自食物或脂肪组织的脂肪酸在肝进行 β 氧化，形成乙酰辅酶 A，进入三羧酸循环，释放出大量能量。部分乙酰辅酶 A 合成乙酰乙酸及 β 羟丁酸（酮体），进入血液再转运到其他组织。酮体在大多数组织再转化为乙酰辅酶 A，进入三羧酸循环产生能量。

肝脏合成胆固醇及磷脂，约 80% 的胆固醇被转化为胆酸，其余以高密度脂蛋白（HLD）及低密度脂蛋白（VLDL）形式被血液转运到其他组织细胞。磷脂也以 HDL 及 VLDL 形式转运到组织细胞。细胞利用胆固醇及磷脂构成膜、细胞内结构和各种化学物质。

（三）蛋白质代谢

肝脏在蛋白质代谢中的最主要功能包括氨基酸的脱氨基作用、利用氨合成尿素、合成血浆蛋白、各种氨基酸的相互转换和从氨基酸合成其他化合物。

肝能合成约 90% 的血浆蛋白（大部分 γ 球蛋白主要由淋巴组织的浆细胞合成），主要有白蛋白、急性期蛋白、补体蛋白、凝血因子、激素结合蛋白、触珠蛋白、转（运）铁蛋白、血红素结合蛋白、胰岛素样生长因子等。肝合成血浆蛋白的速率最大为 15～50g/d，因此，即使身体丢失一半的血浆蛋白，在 1～2 周内就能得到补充而恢复。肝脏能通过转氨基作用从必需氨基酸合成体内所有的 9 种非必需氨基酸。

四、肝脏的储存功能

肝脏能储存并代谢脂溶性维生素（如维生素 A、维生素 D、维生素 E、维生素 K），水溶性维生素（如维生素 B_2、维生素 B_{12}，烟酸及叶酸）及铁质。当机体对这些维生素的需要增加时，便从肝脏释放进入血循环。

肝脏储存的维生素 A、维生素 D 和维生素 B_{12} 的数量，分别可供机体 10 个月、3～4 个月和 1 年或数年的需要。肝脏还参与维生素 D_3 的激活和失活过程，即使维生素 D_3 转化为 25-羟维生素 D_3，后者再经肾进一步羟化，转变为有活性的 1,25-二羟维生素 D_3，肝也能使 1,25-二羟维生素 D_3 转化为无活性的 1,24-二羟维生素 D_3。

肝以铁蛋白的形式储存铁。肝含大量的脱铁铁蛋白，能与铁可逆性结合。当体液中可利用的铁增多时，铁便与脱铁铁蛋白结合，形成铁蛋白储存于肝细胞；当循环体液中的铁水平降低时，铁蛋白释放出铁。

肝还储存铜。微量元素铜对于一些含铜的酶，如细胞色素 c 氧化酶及超氧化物歧化酶的功能是必需的。铜从小肠吸收入血后，与白蛋白及氨基酸结合，经门静脉进入肝，或掺合到铜酶或从胆汁排泄。从小肠吸收的铜 80% 由胆汁排泄。

五、肝脏的解毒功能及调节激素的作用

肝血窦的巨噬细胞（Kuffer 细胞）能吞噬从肠道吸收并通过门脉进入肝脏的细菌及外来蛋白（异物）。血液通过肝脏后其内的细菌可减少到 1% 以下。

许多药物在肝脏被代谢。药物在肝脏代谢经过 2 个步骤：第一步是进行氧化、还原或水解作用；第二步是药物或第一步的产物与葡萄糖醛酸、甘氨酸或硫酸结合。这些转化作用产生比母体药物极性（水溶性）更大的代谢物，最终从胆汁排出。

肝脏也是许多激素失活的主要部位，这些激素包括胰岛素、胰高血糖素、皮质醇、醛固酮、睾酮、雌激素、甲状腺激素等。

肝脏的单核-巨噬系统主要是 Kuffer 细胞能清除凝血因子。肝灌流障碍或肝功能受损时，不能有效地清除凝血因子，因此，进行性肝衰竭者，容易发生弥散性血管内凝血。

六、肝脏的再生功能

肝脏是唯一能再生的内脏器官，它具有强大的再生能力。因肝部分切除或急性肝损伤时，只要未因合并病毒感染或炎症而失去大量肝组织时，具有明显恢复自身的能力。切除大白鼠 70% 的肝，剩下的肝叶迅速增大，在 5～7 天肝体积恢复到其原初的大小。

第六节　大肠的功能

人类大肠没有重要的消化活动。其主要功能：①吸收水和电解质；②大肠内的细菌可利用一些简单的物质合成 B 族维生素和维生素 K，并被大肠吸收；③形成粪便并暂时储存。

一、大肠液的分泌

大肠内含有许多大肠腺，可分泌大量的黏液。此外，大肠上皮细胞还分泌水、K^+、HCO_3^-，因此大肠液是一种碱性的黏性液体，pH 值为 8.3～8.4。大肠黏液可润滑粪便，减少食物残渣对肠黏膜的摩擦；黏附结肠内容物，有助于粪便的形成，减少或阻止粪便中的大量细菌活动对肠壁的影响；碱性的大肠液还可中和粪便内细菌活动产生的酸，并阻止其向外扩散，保护大肠壁不受其侵蚀。

大肠液的分泌主要由食物残渣对肠壁的直接机械刺激或通过局部神经丛反射所引起。刺激副交感神经（盆神经）可引起远端大肠分泌黏液明显增加，刺激结肠的交感神经能使大肠液分泌减少。

二、大肠的运动与排便

（一）大肠运动的形式

由于大肠的主要功能是吸收食糜中的水和电解质，形成和储存粪便，因此无需强烈的运动。正常时大肠的运动很微弱，其运动形式类似小肠，主要有混合运动和推进运动两种。

（二）排便

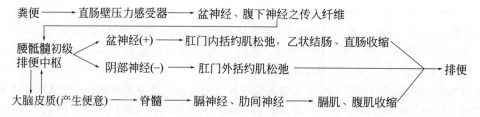

（三）大肠内细菌的活动

大肠内的细菌（包括死的和活的）占粪便干重的 20％～30％。有 400 余种，厌氧菌多于需氧菌。大肠内细菌的作用主要有：①合成少量 B 族维生素、维生素 K 和叶酸。②可将胆红素转化为尿胆原，初级胆汁酸转化为胆汁酸。③发酵作用，将糖转变为乳酸、CO_2、沼气等；脂肪分解为脂肪酸、甘油和胆碱。④腐败作用，使蛋白转化为䏡、胨、氨基酸、氨、硫化氢、组胺、吲哚、甲基吲哚。正常情况下在大肠内产生的 NH_3 被吸收后在肝脏解毒（转化为尿素），如产生的 NH_3 过多，即进入血液循环，严重时导致昏迷（肝性脑病）。

（四）食物中纤维素对肠功能的影响

在未消化的食物残渣中，部分是食物中的纤维，包括纤维素、半纤维素、本质素以及各种树胶、果胶等。膳食纤维不能被人体消化吸收，但由于它可吸收水分，所以可使粪便的体积增大、变软，并能刺激肠运动，使粪便在大肠内停留的时间缩短，防止便秘，从而减少粪便中有害细菌所产生的毒素或有害代谢产物与肠壁接触的时间。此外，膳食纤维还可吸收胆汁酸，增加它们在粪便中的含量，使通过肠-肝循环回收的胆盐减少，肝脏需利用更多的血浆胆固醇合成新的胆汁酸，所以增加饮食中的纤维含量不但可预防便秘，还可降低血浆胆固醇水平。

第七节　吸收

吸收是指各种消化产物以及水和盐类物质通过消化管壁上皮细胞进入血液和淋巴的过程。

一、吸收的部位和途径

(一) 吸收的部位

在口腔内，没有营养物质被吸收。胃的吸收能力也很差，仅吸收少量高度脂溶性的物质如乙醇，及某些药物如阿司匹林等。小肠吸收的物质种类多、量大，是吸收的主要部位。大肠能吸收水和无机盐。

小肠有许多吸收的有利条件：①在小肠内，糖类、蛋白质、脂类已消化为可吸收的物质。②小肠的吸收面积大。小肠黏膜形成许多环行皱襞，皱襞上有许多绒毛，绒毛的上皮细胞上有许多微绒毛，使小肠黏膜的表面积增加 600 倍，达到 $200\sim250m^2$。③小肠绒毛的结构特殊，有利于吸收。绒毛内有毛细血管、毛细淋巴管（乳糜管）、平滑肌纤维及神经纤维网，消化期间小肠绒毛的节律性伸缩与摆动，可促进绒毛内的血液和淋巴流动。④食物在小肠内停留的时间较长，能被充分吸收。

(二) 吸收的途径

1. 跨细胞途径 肠腔内的物质通过小肠绒毛上皮细胞的顶端膜进入细胞内，再通过基底侧膜进入细胞外间隙，最后进入血液或淋巴。

2. 细胞旁途径 肠腔内的物质通过小肠上皮细胞间的紧密连接进入细胞间隙，再进入血液。

二、小肠内主要物质的吸收

通常小肠每日吸收约数百克糖、100g 或更多的脂肪、$50\sim100g$ 氨基酸、$50\sim100g$ 各种离子和 $7\sim8L$ 水。但正常的小肠吸收潜力远比上述数值大，每日能吸收多至几千克的糖、500g 脂肪、$500\sim700g$ 蛋白质、20L 甚至更多的水。

(一) 水的吸收

吸收主要的部位在小肠，其次为大肠和胃，吸收方式是渗透。

(二) 无机盐的吸收

1. 钠的吸收 为主动吸收。主要是伴随着糖及氨基酸通过继发性同向转运进入肠上皮细胞。然后通过基底侧膜上的钠泵泵出细胞，经细胞间液进入血液。吸收部位主要是小肠，其次是大肠和胃。

2. 铁的吸收 铁主要在十二指肠及上段空肠被吸收，每日吸收约 1mg，食物中的铁绝大部分是三价铁，必须还原为亚铁后才能被吸收。维生素 C 能将 Fe^{3+} 还原成 Fe^{2+}，促进铁的吸收。铁在酸性环境中易溶解，使铁与维生素 C 形成可溶性复合物，促进 Fe^{3+} 还原成 Fe^{2+}。刷状缘细胞膜上有能与 Fe^{2+} 结合的转运蛋白二价金属转运体 1（DMT1），将 Fe^{2+} 与 H^+ 同向转运入细胞。血红素即以入胞方式或经血红素转运体进入细胞，在胞质中经血红素氧化酶作用，释放出 Fe^{2+}。胞质中的 Fe^{2+} 与基底侧膜上的铁转运蛋白（ferroportin）结合并转运到细胞外间液和血液。在血浆 Fe^{2+} 转化为 Fe^{3+}，并与运铁蛋白（transferrin，Tf）结合而运输。超过机体需要的 Fe^{2+} 转化为 Fe^{3+} 后则与胞质中的脱铁铁蛋白（apoferritin）结合，成为铁蛋白（ferrin），储存于细胞内，并随肠上皮细胞脱落而丢失（图 6-4）。

3. 钙的吸收 主要在小肠上段主动吸收。钙盐只有在水溶液状态而且不被肠腔内任何物质沉淀的情况下才能吸收。影响钙吸收的主要因素有维生素 D 和机体对钙的需求情况：1,25 $(OH)_2$-D_3 及机体对钙的需要增加时，促进钙的吸收；体内钙较多时，减少吸收。此外，肠内容物偏酸、蛋白质也促进钙的吸收，而磷酸盐、草酸盐、植酸由于可与 Ca^{2+} 形成不溶性复合物则抑制钙的吸收。Ca^{2+} 可通过小肠绒毛上皮细胞顶端膜（刷状缘）上的钙通道顺电化学梯度进入胞浆，然后与胞浆中的**钙结合蛋白**（calbindin）结合，部分被内质网摄取，暂时储存于胞内，可防止胞质中游离 Ca^{2+} 浓度过高，缺钙时可释放出来。胞质内的 Ca^{2+} 由基底侧膜上的 Ca^{2+}-H^+-ATP 酶

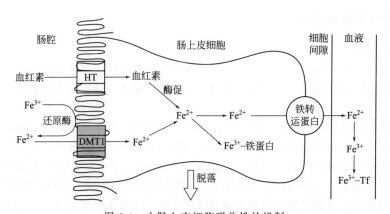

图 6-4　小肠上皮细胞吸收铁的机制

DMT1—二价金属转运体 1；HT—血红素转运体；Tf—运铁蛋白

（即钙泵）及 Na^+-Ca^{2+} 交换体释放到细胞外间隙，再进入血液。$1,25$-$(OH)_2$-D_3 可通过诱导小肠上皮细胞钙结合蛋白、Ca^{2+}-H^+-ATP 酶及 Na^+-Ca^{2+} 交换体的合成而促进钙的吸收。部分钙还可通过细胞旁途径被动吸收，不受维生素 D_3 的调控（图 6-5）。

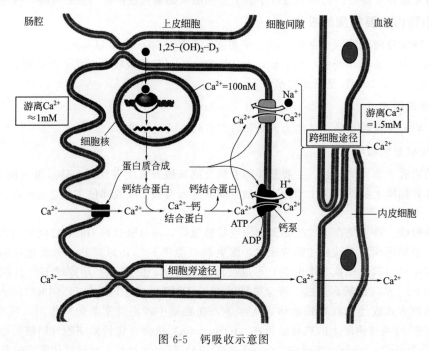

图 6-5　钙吸收示意图

（三）糖的吸收

1. 吸收部位　小肠上段。

2. 吸收形式　单糖（主要是葡萄糖、半乳糖和果糖）。

3. 吸收速度　己糖吸收快，其中半乳糖、葡萄糖吸收最快，果糖＞甘露糖；戊糖吸收慢。

4. 吸收方式　继发性主动转运。需要 Na^+ 的存在，即与 Na^+ 的吸收相耦联进行。肾上腺皮质激素和甲状腺素能促进糖的吸收。糖吸收后主要进入血液。

（四）蛋白质的吸收

1. 吸收部位　小肠上段。

2. 吸收形式　氨基酸。

3. 吸收机制　与单糖相似，为继发性主动转运，需 Na^+ 参与，不同的氨基酸需不同的载体转运，转运速度也不相同。

4. 吸收途径　血液。

婴儿的肠上皮细胞可通过入胞和出胞方式吸收适量的未经消化的蛋白质。例如，母体初乳中的免疫球蛋白 A（IgA）可以这种方式进入婴儿的血液循环，产生被动免疫。但随着年龄的增大，小肠吸收完整蛋白质的能力减小。外来蛋白质被吸收后，不但无营养价值，而且可引起过敏反应。

（五）脂肪的吸收

1. 吸收部位　十二指肠、空肠。

2. 吸收形式　脂肪消化后生成甘油、游离脂肪酸、一酰甘油及胆固醇，在胆盐的作用下形成水溶性复合物（混合微胶粒），通过非流动水层到达微绒毛上，其中各主要成分再分离开来，进入小肠上皮后，各水解产物重新合成中性脂肪，并与细胞中生成的载脂蛋白组合成乳糜微粒。而胆盐则留在肠腔，最后进入回肠被吸收。

3. 吸收途径　短、中链脂肪酸、一酰甘油→血液；长链脂肪酸、乳糜微粒→中央乳糜管→淋巴管→血液。由于膳食中的动、植物油中含有 15 个以上碳原子的长链脂肪酸较多，所以脂肪的吸收途径以淋巴为主。

（六）胆固醇的吸收

1. 吸收部位　小肠上部。

2. 吸收方式　游离胆固醇→混合微胶粒。转运方式：胆固醇被吸收后重新酯化成胆固醇酯，与载脂蛋白组成乳糜微粒而被运输。转运途径：经淋巴→血循环。

3. 影响胆固醇吸收的因素　食物中胆固醇↑→吸收↑；植物固醇（豆固醇、β-谷固醇）↑→吸收↓；胆盐有助于胆固醇的吸收；纤维素、果胶、琼脂可降低胆固醇的吸收。

（七）维生素的吸收

水溶性维生素以扩散方式在小肠上部被吸收（维生素 B_{12} 除外，必须与内因子结合才能在回肠末端被吸收）；脂溶性维生素（维生素 A、维生素 D、维生素 E、维生素 K）吸收与脂类相似，需胆盐存在，通过被动扩散方式被吸收。

三、大肠的吸收功能

每日约有 1500mL 小肠内容物进入大肠，其中的水和电解质大部分被吸收，只有 100mL 左右的液体和 1～5mmol 的 Na^+ 与 Cl^- 随粪便排出。如果粪便在大肠内停留的时间延长，则几乎所有的水都可被吸收，形成坚硬的粪便。

大肠黏膜具有高度主动吸收 Na^+ 的能力，Na^+ 的主动吸收导致 Cl^- 的被动同向转运。由于 Na^+ 和 Cl^- 的吸收，又可导致水的渗透性吸收增加。大肠吸收 Cl^- 时，通过 $Cl^- - HCO_3^-$ 逆向转运，伴有 HCO_3^- 的分泌，HCO_3^- 可中和结肠内细菌产生的酸性产物。严重腹泻的患者，由于 HCO_3^- 的丢失，可导致血浆酸度增加。

大肠吸收水的能力很强，每日最大可吸收 5～8L 水和电解质溶液。当从回肠进入大肠的液体和大肠分泌的液体超过此最大量时，超出部分便从粪便中排出，形成腹泻。由于大肠有很强的吸收能力，所以直肠灌肠也可作为一种有用的给药途径。许多药物，如麻醉药、镇静药、安定药及类固醇等，能通过灌肠迅速被大肠吸收。

大肠也吸收大肠内细菌合成的某些产物，例如维生素。虽然正常时大肠吸收的维生素量仅占机体每日需要量的一小部分，但在维生素摄入不足时有重要的意义。此外，大肠也吸收由细菌分解食物残渣产生的短链脂肪酸，如乙酸、丙酸和丁酸等。

同步练习

1. 慢波与平滑肌的活动有何关系？在调节胃肠功能中有何作用？
2. 胃液中含大量胃酸和胃蛋白酶，为何不会引起自身消化？
3. 行胃大部切除术或回肠切除术后的患者可出现贫血，可有什么类型的贫血？为什么？
4. 胰液分泌过多或过少，可对机体产生什么影响？为什么？
5. 为什么经常不吃早饭可能会产生胆结石？
6. 脂类物质为何大部分从淋巴途径吸收？
7. 简述胃液的组成和生理作用。
8. 试述消化期胃液分泌的三个时期的特点。
9. 简述引起胃酸分泌的内源性物质及其作用。
10. 试述胰液的成分与作用及分泌的调节。
11. 试述胆汁的生理作用及分泌调节。
12. 小肠吸收的有利条件有哪些？
13. 试述糖、蛋白质和脂肪是如何被吸收的？

参考答案

1. 慢波是消化道平滑肌细胞产生的节律性去极化和复极化，是在静息电位基础上发生的周期性电位波动。而动作电位是在慢波的基础上发生的，即当慢波去极化达阈电位水平（约$-40mV$）时，便发生每秒$1\sim10$次的动作电位。平滑肌收缩是继动作电位之后产生的，较大频率的动作电位产生较强的平滑肌收缩。慢波本身虽不能引起平滑肌收缩，但它是平滑肌收缩的起步电位，是平滑肌收缩的节律控制波，决定蠕动的方向、节律和速度。

2. 胃上皮细胞的顶端膜及细胞之间存在紧密连接，对H^+不通透；在胃黏膜表面又覆盖一层厚为$0.5\sim1.0mm$的黏液-碳酸氢盐屏障，这两道屏障具有保护胃黏膜不受较硬食物的机械性损伤、降低胃酸的酸度、减弱胃蛋白酶活性，以及阻止H^+迅速由胃腔进入黏膜层的作用。其次，胃黏膜能合成和释放大量的前列腺素（PG，主要是PGE_2），它们可抑制胃酸、胃蛋白酶原的分泌，刺激黏液和碳酸氢盐分泌，使胃黏膜微血管扩张，增加胃黏膜血流，因此有助于维持胃黏膜的完整和促进受损胃黏膜的修复。此外，胃黏膜上皮细胞处于不断的生长、迁移和脱落状态，因此，胃黏膜上皮是不断更新的，损伤的上皮细胞脱落，被从胃腺颈区移行的干细胞分化的新细胞所代替（据估计，平均3天胃上皮更生一次），这又给胃黏膜提供进一步的保护作用。

3. 行胃大部切除术或回肠切除术后的患者可出现恶性贫血——巨幼红细胞贫血。因为胃大部切除后壁细胞被切除，缺乏内因子；内因子可帮助维生素B_{12}吸收，维生素B_{12}在回肠末端吸收。回肠切除术后维生素B_{12}不能被吸收。而维生素B_{12}能促进红细胞发育成熟。体内缺乏维生素B_{12}，叶酸利用率降低，可引起叶酸缺乏，叶酸能促进DNA的合成，加速细胞分裂和增殖，促进红细胞的发育成熟。叶酸和维生素B_{12}缺乏，使DNA合成障碍，幼红细胞分裂能力降低，发育成熟减慢，但红细胞合成的血红蛋白和RNA正常，结果是细胞体积大，而细胞数量显著减少，即巨幼红细胞贫血。而由于缺乏内因子导致的这类贫血又称恶性贫血，患者必须依靠注射维生素B_{12}治疗。

4. 由于胰液含有水解糖、脂肪和蛋白质这三种营养物质的消化酶，因此是最重要的消化酶。实验证明，当胰液分泌障碍时，即使其他消化液分泌正常，食物中的脂肪和蛋白质仍不能完全消化和吸收，常可引起脂肪泻，但糖的消化和吸收一般不受影响。当胰液分泌过多时，如急性胰腺炎时，可引起胰腺自身消化，导致大量胰腺组织破坏或被消化。

5. 胆固醇为体内脂肪代谢的产物之一，占胆汁固体成分的4%，它不溶于水而溶解于微胶粒的内部。如胆汁中的胆固醇含量超过微胶粒的溶解能力，即胆固醇过饱和，则易于在胆汁中形成胆固醇结晶，后者在胆道或胆囊中可促进胆固醇胆（结）石的形成。长期不吃早餐者，胆囊储存胆汁时间延长，胆汁淤积和浓缩（胆固醇超饱和），在成核因素（如胆囊分泌过量的黏液）的作用下易形成胆固醇结晶，最终导致结石。胆汁中胆固醇的含量与脂肪的摄入量有关，长期高脂肪饮食者较易发生胆结石。胆固醇胆结石在中年肥胖妇女中较普遍，部分原因是由于雌激素能增加肝胆固醇分泌。由于胆固醇随着粪便丢失是其排泄的主要方式，因此，一些能阻止胆盐肠肝循环的药物，可使回收胆盐减少，肝脏需要利用更多的胆固醇合成新的胆汁酸，从而可降低血液胆固醇水平。

6.由于膳食中的动、植物油中含有 15 个以上碳原子的长链脂肪酸较多，而长链脂肪酸的脂溶性较差，不能直接经肠上皮细胞进入绒毛内的毛细血管，必须在肠上皮细胞内经酯化后再进入乳糜管，而被吸收。

7.见本章第三节中胃液的分泌有关内容。

8.进食后的胃液分泌称消化期的胃液分泌，一般按感受食物刺激的部位先后分成头期胃液分泌、胃期胃液分泌和肠期胃液分泌。三者几乎同时开始而又互相重叠，都受神经和体液的双重调节。

（1）头期胃液分泌　此期胃液分泌特点是分泌量较多（占进食后总分泌量的 30%），且酸、酶含量高，消化力最强。此期的胃液分泌以神经调节为主，是由进食动作引起的，包括条件反射性和非条件反射性两种。前者是由食物的形状、颜色、气味、声音等刺激作用于视、嗅、听感受器，传入神经是第 I、II、VIII 对脑神经。后者是食物进入口腔、咽喉等处刺激机械和化学感受器引起的，传入神经是第 V、VII、IX、X 对脑神经，反射中枢为延髓、下丘脑、边缘叶和大脑皮层；传出神经是迷走神经。

（2）胃期胃液分泌　此期胃液分泌特点是分泌量最多（占进食后总分泌量的 60%），以盐酸为主，消化力仅次于头期。其分泌调节包括神经调节和体液调节。食物是有效的刺激物，其中以蛋白质消化产物刺激最强。食物进入胃后，可通过四个途径刺激胃液分泌：①扩张胃，刺激胃底、胃体感受器，通过迷走-迷走反射引起胃液分泌；②扩张胃，通过壁内神经丛的短反射引起胃液分泌；③扩张刺激幽门部感受器，通过壁内神经丛作用于 G 细胞释放促胃液素，促胃液素经血液循环引起胃液分泌；④食物的化学成分直接作用于 G 细胞，引起促胃液素的释放。

（3）肠期胃液的分泌　此期胃液特点是分泌量最少（约占进食后总分泌量的 10%），酸、酶含量最少，消化力最弱。此期分泌调节主要是以体液调节为主。食物进入小肠后通过以下三个方面引起胃液分泌：①食糜直接刺激十二指肠 G 细胞引起促胃液素分泌，由后者引起胃酸分泌；②食糜刺激小肠黏膜释放肠泌酸素，后者再刺激胃酸分泌；③小肠吸收的氨基酸也可能参与肠期胃液分泌。

9.见本书第 111～112 页。

10.胰液是无色无臭的碱性液体，含有大量无机盐和有机物。胰液中的碳酸氢盐能中和进入十二指肠的胃酸，使肠黏膜免受强酸侵蚀，并为小肠内多种消化酶提供最适 pH 环境（pH7～8）。胰淀粉酶水解淀粉为麦芽糖和糊精。胰脂肪酶可将脂肪分解为甘油、一酰甘油和脂肪酸。胰蛋白酶原被小肠液中的肠激酶激活为胰蛋白酶，胰蛋白酶再激活糜蛋白酶原变为糜蛋白酶。胰蛋白酶和糜蛋白酶共同水解蛋白质为小分子的多肽和氨基酸。多肽可被羧基肽酶进一步水解为氨基酸。核糖核酸酶和脱氧核糖核酸酶可使相应的核酸水解为单核苷酸。

在非消化期，胰液几乎不分泌或很少分泌。进食后，胰液开始分泌增加。进食时胰液分泌受神经和体液因素双重控制，但以体液调节为主。

（1）神经调节　食物的形象、气味，以及食物对口腔、食管、胃和小肠的刺激，都可以通过神经反射（包括条件性反射和非条件性反射）引起胰液分泌。反射的传出神经主要是迷走神经。迷走神经一方面可通过其末梢释放的 ACh 作用于胰腺腺泡细胞引起胰液分泌；另一方面也可通过胃窦 G 细胞分泌促胃液素，间接引起胰液分泌。迷走神经兴奋时，引起胰液分泌的特点是水分和碳酸氢盐含量较少，而酶含量很丰富。

（2）体液调节　①促胰液素，主要作用于胰腺小导管上皮细胞，引起大量水分及碳酸氢盐的分泌，而酶的含量很少。②缩胆囊素，由小肠的 I 细胞分泌。其有三方面主要作用，促进胰液中各种酶的分泌，故又名促胰酶素；引起胆囊强烈收缩及胆汁排放；对胰腺组织有营养作用。③促胃液素和血管活性肠肽，也可促进胰液的分泌。促胰液素与缩胆囊素之间存在协同作用，神经因素与体液因素间也具有相互加强的作用。

11.（1）胆汁的生理作用

①胆汁中的胆盐和卵磷脂可乳化脂肪，使脂肪裂解为 $3～10\mu m$ 的脂肪微粒，分散在肠腔内，从而增加与消化酶的作用面积，有利于脂肪的分解消化。

②胆盐可聚合成微胶粒，脂肪酸、一酰甘油、胆固醇掺入到微胶粒中形成水溶性复合物，促进它们的吸收。

③促进脂溶性维生素 A、维生素 D、维生素 E、维生素 K 的吸收。

④利胆作用，胆盐经肠-肝循环入肝，刺激肝细胞分泌胆汁。

⑤中和胃酸。

（2）胆汁分泌与排出的调节　包括神经因素和体液因素的作用，其中以体液因素为主。

① 神经因素：进食动作或食物对口、食管及胃肠的刺激，均可通过神经反射（条件性反射或非条件性反射）引起肝胆汁分泌增加及胆囊收缩。反射的共同传出神经是迷走神经。迷走神经兴奋时，一方面可直接作用于肝细胞和胆囊，增加肝胆汁生成及排放，又可通过 G 细胞释放促胃液素，间接促进肝胆汁分泌增加。

② 体液因素：a. 促胃液素，通过两方面促进肝胆汁分泌：经血液循环直接作用于肝细胞引起胆汁分泌；刺激壁细胞分泌胃酸，由胃酸进入十二指肠，并刺激肠黏膜 S 细胞释放促胰液素，后者促进肝细胞分泌胆汁液。b. 促胰液素，能引起胆汁分泌，主要是胆汁中水和碳酸氢盐含量的增加，而胆盐的分泌并不增加。c. 缩胆囊素，可引起胆囊强烈收缩，壶腹括约肌舒张促进胆汁排放。d. 胆盐，通过胆盐的肠-肝循环回到肝脏内，刺激肝胆汁分泌。

12. 见本书第 119 页。

13.(1) 糖的吸收　糖类只有分解为单糖时才能被小肠上皮细胞吸收。各种单糖的吸收速率有很大差别，在己糖中以半乳糖和葡萄糖的吸收最快，果糖次之，甘露糖最慢。戊糖吸收很慢。单糖的吸收是消耗能量的主动过程，它可逆浓度差进行，能量来自钠泵。在肠黏膜上皮细胞的刷状缘上存在着一种载体蛋白，它可选择性地把葡萄糖和半乳糖从刷状缘的肠腔面转运入细胞内，然后再扩散入血。各种单糖与载体的亲和力不同，从而导致吸收的速率也不同。载体蛋白在转运单糖的同时，需要 Na^+ 的存在。一般认为，一个载体蛋白可与两个 Na^+ 和一个葡萄糖分子结合。因此，Na^+ 对单糖的主动转运是必需的。

(2) 蛋白质的吸收　食入的蛋白质或内源性蛋白质，经消化分解为氨基酸后，几乎全部被小肠吸收。氨基酸的吸收是主动性过程。氨基酸吸收的途径几乎完全是经血液的。当小肠吸收氨基酸后，门静脉血液中氨基酸的含量随即增加。氨基酸的吸收也是通过与 Na^+ 吸收耦联的。Na^+ 的主动转运被阻断后，氨基酸的转运便不能进行。小肠刷状缘上有三种主要的转运氨基酸的特殊运载系统，它们分别转运中性、碱性或酸性氨基酸。近来发现，小肠的刷状缘上还存在着二肽和三肽的转运系统。许多二肽和三肽也可完整地被小肠上皮细胞吸收，而且肽的转运系统吸收效率比氨基酸的吸收效率更高。进入细胞的二肽和三肽，可被细胞内的二肽酶和三肽酶进一步分解为氨基酸，再进入血液循环。小量的食物蛋白微小颗粒可通过肠黏膜的胞饮作用，完整地进入血液，由于吸收的量很少，从营养的角度来看是无意义的，相反，它们常作为抗原而引起过敏反应或中毒反应，对机体不利。

(3) 脂肪的吸收　脂类的消化产物脂肪酸、一酰甘油、胆固醇等很快与胆汁中的胆盐形成混合微胶粒，通过小肠绒毛表面的非流动静水层到达微绒毛上。在这里，一酰甘油、脂肪酸、胆固醇等又从混合微胶粒中释出，透过微绒毛的脂蛋白膜而进入黏膜细胞。长链脂肪酸和一酰甘油被吸收后，在滑面内质网再发生酯化，形成三酰甘油，并与细胞中生成的载脂蛋白合成乳糜微粒，并包裹在囊泡中，经释放而扩散进入淋巴；中、短链脂肪酸不再合成乳糜微粒而直接进入毛细血管。因动、植物油食物中含长链脂肪酸很多，故脂肪的吸收以淋巴途径为主。

（胡志苹）

第七章　能量代谢与体温

通常把物质代谢过程中所伴随着的能量释放、贮存、转移和利用，称为能量代谢（energy metabolism）。

第一节　能量代谢

一、机体能量的来源与利用

（一）能量的来源

1. 可利用的能量形式　机体所需的能量虽来自食物，但机体不能直接利用食物的能量来进行各种生理活动。机体的能量直接提供者是三磷酸腺苷（ATP）。1mol 的 ATP 水解转变成二磷酸腺苷（ADP）和磷酸，可释放 51.6kcal 的能量，所以 ATP 既是体内重要的储能物质，又是直接的供能物质。机体消耗的 ATP 则由营养物质氧化分解释放的能量将 ADP 氧化磷酸化重新生成 ATP 而得到补充。机体的另一供能物质是磷酸肌酸（CP），CP 由肌酸和磷酸合成，主要存在于肌肉中。ATP 和 CP 可以互相转换，CP 是体内 ATP 的储库。

2. 三大营养物质代谢过程中的能量转换

（1）糖　糖是最主要和最基本的能源。机体所需能量的 50%～70% 是由糖类提供的。但机体以糖原形式储存的能量只占体内储存能量的 1% 左右，只能供给机体完成各种基本生命活动半天多所需的能量。葡萄糖的氧化分有氧氧化和无氧酵解：在有 O_2 供的情况下，葡萄糖完全氧化并释放大量能量（30～32molATP/1mol 葡萄糖），称为糖的有氧氧化；在 O_2 供不足时，释放的能量很少（2molATP/1mol 葡萄糖），称为糖的无氧酵解。正常时以前者为主，但后者在人缺氧状态下极为重要。当人进行剧烈运动时，骨骼肌耗氧量剧增，机体通过加强呼吸和循环功能一时还不能提供骨骼肌实际所需的氧量，这部分所亏欠的 O_2 量称为氧债，所以运动停止后一段时间内，循环、呼吸活动仍维持较高水平，摄取较多的 O_2 以偿还氧债。

（2）脂肪　脂肪（三酰甘油）是体内各种能源物质储存的主要形式，其储存量占体内储存能量的 75%；正常体重者体内的脂肪可供饥饿约 2 个月维持生命的能量需要，在短期饥饿情况下，主要由体内脂肪供能。在有氧的情况下，1g 脂肪氧化所释放的能量是糖的 2 倍。

（3）蛋白质　蛋白质虽然几乎占体内储存能量的 25%，但其主要功能是构成细胞的成分及合成酶和激素等生物活性物质，平时用于氧化分解供能的数量很少，因此，如果蛋白质作为主要的能量来源，对机体是有害的，只有在长期饥饿体内脂肪几乎完全耗竭时才大量动用。

（二）能量的利用

机体内的糖、脂肪和氨基酸经生物氧化生成 CO_2 和 H_2O，同时释放所蕴藏的化学能，其中 50% 以上被迅速转化为热能，用于维持体温，并向体外散发；其余不足 50% 是可以做功的"工作能"（work energy），又称"自由能"，这部分能量以 ATP 的形式存在（在肌肉组织中，当能量产生过剩时．ATP 还可将它的高能磷酸键转移给肌酸，生成磷酸肌酸，将能量储存起来。肌肉组织的 ATP 不足时，磷酸肌酸又可将高能磷酸键转移给 ADP 生成 ATP 供肌肉活动所需）。机体细胞利用 ATP 所携带的能量完成各种功能活动，例如，合成各种细胞组成成分、各种生物活性物质及能源物质；各种离子及其他一些物质的跨膜主动转运及维持细胞膜两侧的无机离子浓度梯度；神经冲动的产生和传导；一些重要器官为维持生命所必需的活动（如呼吸、循环系统的机械活动）；日常生活、职业劳动和体育运动时的肌肉收缩活动等。除肌肉活动时完成的机械外功外，其余的能量包括机械能、渗透能、电能、化学能，最后都要转变为热能（图 7-1）。

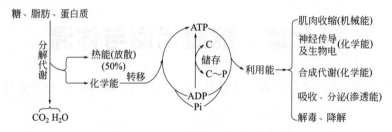

图 7-1 体内能量的转移贮存与利用
C—肌酸；C～P—磷酸肌酸；Pi—磷酸

（三）能量平衡

机体能量代谢遵循"能量守恒定律"，即能量既不能消灭，也不能自生，只能从一种形式转变成另一种形式。在能量平衡中可能存在三种基本状态，即摄入的能量等于或大于或小于消耗的能量。如果摄入的化学能等于释放的热能和所做的外功，即能量达到收支平衡，体重不增不减；如果摄入的化学能大于所消耗的热能和所做的外功，则机体将多余部分的能量转变成细胞的化学能如脂肪而储存，体重将增加；反之，供小于求，机体将动用储存的化学能，体重将减轻。

二、能量代谢的测定

由于机体在安静不做外功时代谢过程中所释放的能量可以全部转变为热能，因此，测定安静时机体在单位时间内发散的总热量，就可知道这一时间内的耗能量，即能量代谢率。测定机体在单位时间内发散的总热量，通常有两种方法——直接测热法和间接测热法。

1. 直接测热法　直接测出机体在一定时间内的散热量的方法称为直接测热法，所使用的仪器叫热量计（calorimeter）。由于此法所需设备复杂，操作烦琐，现已极少使用。

2. 间接测热法　糖、脂肪和蛋白质在体内氧化产生热能，而它们的氧化分解又需要消耗 O_2 并产生 CO_2。由于 O_2 的消耗量和 CO_2 的产生量与机体的产热量之间有着平行关系，即反应物的量与产物量之间呈一定的比例关系（定比定律），因此，测定机体在一定时间内的 O_2 消耗量和 CO_2 产生量，便可以间接地了解机体在此期间的产热量，从而测得能量代谢率。常用单位时间内的耗氧量来推算产热量。用耗氧量来推算产热量，必须知道三大营养物质氧化时消耗单位体积（1L）氧能产生多少热量，即氧的热价。用单位时间的耗 O_2 量（O_2 消耗量）乘以氧的热价便是单位时间的产热量。而要知道氧的热价又必须先知道食物的热价及氧化 1g 糖、脂肪和蛋白质时的耗氧量。

（1）食物的热价　1g 食物在氧化时所释放出来的热量，称为该食物的热价（thermal equivalent of food），其单位为千焦（kJ）或千卡（kcal）（1kcal＝4.184kJ）。食物的热价分物理热和生物热价。1g 食物在体外燃烧时释放的热量称该食物的物理热价，而在体内氧化时所产生的热量称为该食物的生物热价。糖和脂肪的物理热价和生物热价是相等的，分别为 17.2kJ（4.1kcal）和 39.8kJ（9.5kcal），蛋白质的生物热价为 18.0kJ（4.3kcal），物理热价为 23.4kJ（5.44kcal）。这是因为蛋白质在体内不能被彻底氧化分解，有一部分以尿素的形式从尿中排泄的缘故。

（2）氧热价　体内某种营养物质氧化时，每消耗 1L 氧所产生的热量称为该物质的氧热价（thermal equivalent of oxygen）。实验得知，氧化 1g 糖约需消耗 0.83L 氧，氧化 1g 脂肪约需消耗 2.03L 氧，氧化 1g 蛋白质约需消耗 0.95L 氧。用食物的热价，分别除以耗氧量，便可得到糖、脂肪和蛋白质的氧热价，分别为 21.1kJ/L（5.0kcal/L）、19.6kJ/L（4.7kcal/L）和 18.9kJ/L（4.6kcal/L）（表 7-1）。

表 7-1 三种营养物质氧化的几种数据

营养物质	耗氧量/(L/g)	CO_2 产生量/(L/g)	生物热价/(kJ/g,kcal/g)	氧热价/(kJ/L,kcal/L)	呼吸商
糖	0.83	0.83	17.2,4.1	21.1,5.0	1.00
脂肪	2.03	1.43	39.8,9.5	19.6,4.7	0.71
蛋白质	0.95	0.76	18,4.3	18.9,4.6	0.80

由于日常生活中摄取的食物一般为混合食物，体内物质的氧化分解也不是单纯的糖或脂肪或蛋白质，而是混合的。所以要根据耗氧量来推算机体的产热量，还必须知道各种物质在体内氧化的比例。为此，又必须了解被测者的呼吸商及非蛋白呼吸商。

（3）呼吸商 各种营养物质在体内氧化时，所产生的 CO_2 与所消耗的 O_2 的容积比值称为该物质的呼吸商（respiratory quotient，RQ）。

$$RQ = \frac{CO_2 \text{ 产生量（mL）}}{O_2 \text{ 消耗量（mL）}}$$

由于各种食物的碳、氢及氧含量不同，因此在体内氧化时的耗氧量及 CO_2 产生量不同，呼吸商也就不同。

糖氧化时，其消耗的 O_2 和产生的 CO_2 量相等，故呼吸商为 1.0。脂肪氧化时，其 CO_2 的产生量少于 O_2 的消耗量，故呼吸商小于 1，约为 0.71。蛋白质的呼吸商为 0.8。

由此可见，机体能量来源如主要是糖，则呼吸商接近于 1.0；如主要来自脂肪，如糖尿病患者，由于糖利用障碍，则呼吸商接近于 0.7；在长期病理性饥饿情况下，能量主要来自体内储存的蛋白质和脂肪，则呼吸商接近于 0.8。一般情况下摄取混合食物时呼吸商常在 0.85 左右。由于正常情况下体内蛋白质用于氧化的量极少，可忽略不计，故氧热价主要取决于糖和脂肪氧化的比例。机体非蛋白质成分（糖和脂肪）氧化时的 CO_2 产生量与 O_2 消耗量的比值称为非蛋白呼吸商（non-protein respiratory quotient）。体内糖与脂肪氧化的比例不同，其 CO_2 产生量与 O_2 消耗量不同，使非蛋白呼吸商不同，用 1L 氧氧化两者的产热量即氧的热价也就不同（表 7-2）。计算能量代谢时可用非蛋白呼吸商代替呼吸商。

表 7-2 非蛋白（糖和脂肪）呼吸商及氧热价

非蛋白呼吸商	氧化百分比		氧热价/(kJ/L,kcal/L)
	糖/%	脂肪/%	
0.71	1.1	98.9	19.62,4.18
0.75	15.6	84.4	19.84,4.75
0.80	33.4	66.6	20.10,4.80
0.82	40.3	59.7	20.20,4.83
0.85	50.7	49.3	20.36,4.87
0.86	54.1	45.9	20.41,4.19
0.90	67.5	32.5	20.61,4.93
0.95	84.0	16.0	20.87,4.99
1.00	100.0	0.0	21.13,5.05

（4）间接测热法的计算 先测定受试者在一定时间内的耗氧量和 CO_2 产生量，求出呼吸商，根据表查出该呼吸商所对应的氧热价，用该氧热价乘以耗氧量，便得到该时间的能量消耗量。假如受试者在标准状态下 24h 的耗氧量为 400L，CO_2 排出量为 340L，其呼吸商为 340/400＝0.85。从表 7-2 查出，非蛋白呼吸商为 0.85 时，氧的热价是 20.36kJ/L，则 24h 产热量为：20.36kJ/L×400L＝8144kJ。

三、影响能量代谢的因素

1. 肌肉活动 肌肉活动对能量代谢的影响最大，能量消耗与劳动或运动强度有密切关系，运动或劳动的强度越大、O_2 消耗量越大，机体所消耗的能量就越多。所以劳动强度通常用单位时间内机体的产热量来表示，也就是说，能量代谢值可作为评价劳动强度的指标。

2. 环境温度　人体安静下，在环境温度为 20～30℃ 时代谢较为稳定。当环境温度低于 20℃ 时，因战栗和肌紧张增加而使代谢率增加；环境温度高于 30℃，细胞内进行的化学反应速度增加，发汗以及呼吸、循环功能加强而使代谢率增加。

3. 精神活动　精神和情绪活动对能量代谢也有显著影响。当人受刺激而引起精神高度紧张时，如恐惧、愤怒、焦急等，能量代谢往往显著升高。原因：①骨骼肌的紧张性增加；②交感神经兴奋，引起儿茶酚胺和甲状腺激素大量释放，使代谢率增加。

4. 食物的特殊动力效应　进食可使机体产生"额外"热量的作用，称为食物的特殊动力效应（specific dynamic effect），又称食物的热效应（thermic effect of food）。在进食后 1h 开始，持续 7～8h，即使机体同样处于安静状态，机体的产热量也要比进食前有所增加。如果进食的全部是蛋白质食物，增加的产热量相当于摄入蛋白质总热量的 25%～30%；若是糖类物质和脂肪，增加的热量约相当于摄入的糖或脂肪产热量的 6% 或 4%，一般混合食物增加产热量约为 10%。很显然，额外热量的产生，需要动用体内的能量储备。因此，为了补充体内额外的热量消耗，机体必须多进食一些食物补充这份多消耗（主要以热能形式发散）的能量。

食物的特殊动力效应的机制：①可能主要是由于吸收入血的营养成分在体内（主要在肝内）进行同化作用时需要能量，这部分能量要由能源物质（摄入的或体内原有的）分解氧化来供应，其释放的能量除供应同化作用需要外，约有 50% 以上转变为热能而发散，这就是食物特殊动力效应产生的"额外"热量。氨基酸主要用于合成细胞成分和某些活性物质，故蛋白质的"额外"产热量较多。②进食后交感神经紧张性增加，特别是支配棕色脂肪的交感神经放电频率增加，而棕色脂肪产热能力很大。

四、基础代谢

基础代谢（basal metabolism）是指机体在基础状态下的能量代谢。基础代谢率（basal metabolism rate，BMR）是指机体在基础状态下单位时间内的能量消耗量。所谓基础状态是指人体处于清醒而又极安静的状态下，能量代谢不受肌肉活动、环境温度、食物的特殊动力效应及精神因素等影响时的状态（通常在清晨空腹状态下进行测定），其能量消耗只限于维持心跳、呼吸及其他一些维持生命所必需的基本生理活动，平均约为每日 8368kJ（2000kcal）。因此在这种基础状态下，各种生理活动比较稳定，因而代谢率也是比较恒定的。但基础代谢率不是机体最低水平的代谢率，因为睡眠时的能量代谢率更低（低 10%～15%），这是由于睡眠时骨骼肌紧张性降低及中枢神经系统活动降低所致。男子的基础代谢率平均比女子高；幼年人比成年人高，年龄越大，基础代谢率越低。基础代谢率与人的体表面积呈比例关系，故基础代谢率常以每小时每平方米体表面积的产热量为单位 [kJ/(m^2·h)]。测量人体的体表面积比较困难，但可从身高和体重两项数值来推算。我国人的推算公式如下。

体表面积(m^2)＝0.0061×身高(cm)＋0.0128×体重(kg)－0.1529。

另外，体表面积还可根据体表面积测量图直接求出。

1. 基础代谢率的测定及其正常值　基础代谢率的测定通常采用简化方法。即用代谢率测定器测定受试者在一定时间（通常在 6min）内的耗氧量（L），然后间接算出产热量。通常把基础状态下的非蛋白呼吸商定为 0.82，此时氧热价为 20.20kJ（4.83kcal，见表 7-2），计算出每小时的产热量，再除以体表面积的平方米数，即得出每小时每平方米体表面积的产热量——基础代谢率。临床上习惯以正常基础代谢率的标准值作为 100%，并以测得值与标准值相比较，如测得值为标准值的 80%，则该人的基础代谢率为－20%，如测得值比标准值大 20% 则为＋20%。高于或低于对照组的 10%～15% 以内，仍属正常范围；若高于或低于 20% 以上，则考虑为病态。

我国人正常基础代谢率的平均值见表 7-3。

表 7-3　我国人正常的基础代谢率平均值 $[kJ/(m^2 \cdot h)]$

年龄/岁	11～15	16～17	18～19	20～30	31～40	41～50	51 以上
男性	195.5	193.4	166.2	157.8	158.6	154.0	149.0
女性	172.5	181.7	154.0	146.5	146.9	142.4	138.6

2. 基础代谢率的临床意义　基础代谢率的测定可用来帮助诊断某些疾病，特别是甲状腺疾病。甲状腺功能减退时，基础代谢率将低至 -40%～-20%；甲状腺功能亢进时将高于正常值 25%～80%。此外，雄激素及生长激素也能增加基础代谢率。人体发热时，基础代谢率增高，体温升高 $1℃$，基础代谢率将升高 13%。此外，糖尿病、红细胞增多症、白血病、肾上腺皮质功能亢进症以及伴有呼吸困难的心脏病等，也往往伴有基础代谢率的升高。艾迪生病、肾病综合征、垂体性肥胖症以及机体处于病理性饥饿（营养不良）时，基础代谢率将降低。

第二节　体温及其调节

一、体温

正常体温是机体新陈代谢和生命活动的必要条件。

（一）体表温度和体核温度

1. 体表温度　人体的外周组织即表层，包括皮肤、皮下组织和肌肉等的温度称为体表温度或表层温度。体表温度不稳定，各部位之间的差异也大。四肢末梢皮肤温度最低，越近躯干、头部，皮肤温度越高。气温达 $32℃$ 以上时，皮肤温度的部位差将变小。在寒冷环境中，随着气温下降，手、足的皮肤温度降低最显著，但头部皮肤温度变动相对较小。

皮肤温度与局部血流量有密切关系。凡是能影响皮肤血管舒缩的因素（如环境温度变化或精神紧张等）都能改变皮肤的温度。在寒冷环境中，由于皮肤血管收缩，皮肤血流量减少，皮肤温度随之降低，体热散失因此减少。相反，在炎热环境中，皮肤血管舒张，皮肤血流量增加，皮肤温度因而上升，同时起到了增强发散体热的作用。人情绪激动时，由于血管紧张度增加，皮肤温度特别是手的皮肤温度便显著降低。当然情绪激动的原因解除后，皮肤温度会逐渐恢复。

2. 体核温度　机体深部（心、肺、脑和腹腔内脏等处）的温度称为体核温度或深部温度（core temperature）。体核温度比体表温度高，且比较稳定，各部位之间的差异也较小。在不同环境中，深部温度和表层温度的分布在发生相对改变。在较寒冷的环境中，深部温度分布区域缩小，主要集中在头部与胸腹内脏，而且表层与深部之间存在明显的温度梯度。在炎热环境中，深部温度可扩展到四肢，而表层温度分布区域明显缩小。

体温是指机体深部的平均温度。临床上通常用直肠温度、口腔温度和腋下温度来代表体温。直肠温度的正常值为 36.9～$37.9℃$，口腔温度（舌下部）平均比直肠温度低 $0.3℃$，腋下温度平均比口腔温度低 $0.4℃$，正常值为 36.0～$37.4℃$。此外，食管温度比直肠温度约低 $0.3℃$，可以作为深部温度的指标。鼓膜温度可作为脑组织温度的指标。

（二）体温的生理性波动

1. 体温的日节律　清晨 2 时～6 时体温最低，午后 3 时～6 时最高。波动幅度不超过 $1℃$。体温的这种昼夜周期性波动称为昼夜节律或日节律，它是受生物钟控制的。

2. 性别的影响　育龄期女性体温平均比男性高 $0.3℃$。此外，女性基础体温随月经周期而变动。女性在排卵后体温升高 $0.5℃$，一直延续到下一次月经开始。这种周期性变化与女性激素的周期性变化有关。

3. 年龄的影响　新生儿特别是早产儿，由于体温调节机构不完善，调节体温的能力差，体温易变。老年人代谢率偏低、活动偏少及肌肉萎缩产热减少，体温略偏低。

4. 运动的影响　肌肉活动时，代谢增强、产热量增多，结果导致体温升高，剧烈运动时体温可升高 2～3℃。

5. 环境温度的影响　由于体温调节机制不可能百分之百地精确，所以当环境温度过高或过低时，体温也暂时稍有升、降。

此外，精神紧张、情绪激动、进食等均可使体温升高。

（三）人体体温的变化范围

正常情况下，人的体温是相对恒定的。当某种原因使体温异常升高或降低超过一定限度时，将危及生命。如果细胞的温度降低，其代谢活动和功能将受到抑制，当体温降至 32℃时，人就会丧失意识，低于 25℃则可使呼吸、心跳停止；体温升高则增强细胞的生化反应，但当体温超过 43℃时将引起细胞内的酶及其他蛋白质变性，导致细胞损伤，体温达到 43℃时生命活动将停止。

二、机体的产热反应和散热反应

人体之所以能够维持相对恒定的体温，是在体温调节系统的控制下产热与散热两个生理反应过程处于动态平衡的结果。

（一）产热反应

1. 主要产热器官　机体安静时，主要由内脏器官产热，其中肝产热占比例最高，而机体运动或劳动时，骨骼肌是主要的产热器官，占总产热量的 90%左右。

2. 产热的形式　机体的产热量由机体的代谢率所决定，而决定代谢率的因素有：①机体的基础代谢率；②肌肉活动（包括战栗引起的肌肉收缩）；③某些激素的分泌及交感神经兴奋性的改变。能增加代谢率的激素主要是肾上腺素、去甲肾上腺素及甲状腺激素。产热形式包括战栗产热和非战栗产热。

（1）战栗产热　人在寒冷环境中主要和首先依靠战栗来增加产热量。战栗是骨骼肌紧张性增强的基础上伸肌和屈肌同时发生的不随意的节律性收缩，不做外功，收缩时所释放的能量全部转化为热，最大战栗时可使体热的产生比正常增加 4～5 倍。

（2）非战栗产热　又称代谢性产热或化学性产热，是通过提高组织细胞代谢来增加产热。在寒冷环境中，肾上腺髓质释放儿茶酚胺和交感神经释放去甲肾上腺素增加，甲状腺激素分泌也增加。这些激素和神经递质通过增加肌肉、脂肪（特别是褐色脂肪）组织分解代谢，普遍提高代谢率，增加产热。新生儿不能发生战栗，因此非战栗产热显得格外重要。婴儿含褐色脂肪量较多，化学性产热可使产热增加 1 倍，成人褐色脂肪少，只能使产热增加 10%～15%。

3. 产热活动的调节

（1）体液调节　甲状腺激素是调节非战栗产热活动最重要的体液因素。人体在寒冷环境中，甲状腺的活动明显增强，甲状腺激素大量分泌，机体代谢率可增加 20%～30%。甲状腺激素调节具有作用缓慢、持续时间长的特点。肾上腺素、去甲肾上腺素以及生长激素等也可刺激产热，其特点是起效较快，但作用时间较短。

（2）神经调节　来自皮肤及脊髓的冷觉传入冲动刺激下丘脑战栗中枢，其下行冲动通过脑干进入脊髓，兴奋前角运动神经元而引起全身骨骼肌紧张性增加，当紧张性增加到一定水平时，引起战栗。战栗中枢兴奋还可引起交感神经兴奋，进而使肾上腺素髓质活动加强，导致肾上腺素和去甲肾上腺素分泌增加，使代谢率增加。此外，寒冷刺激还可引起下丘脑释放促甲状腺素释放激素，后者再刺激腺垂体释放促甲状腺激素，从而促进甲状腺激素的分泌，后者增加整个身体的细胞代谢率。

（二）散热反应

1. 散热的部位　人体的主要散热部位是皮肤。在环境温度低于体温时，大部分（70%）的体热通过皮肤的辐射、传导和对流散热，一部分体热（27%）通皮肤汗液的蒸发来发散。呼吸、排尿和排粪也可散失部分（1%）机体的热量。

2. 散热的方式

（1）辐射散热（thermal radiation）　是机体以热射线（红外线）形式将热能传给外界较冷物体的一种散热方式。安静状态时约占总散热量的60%。辐射散热量的多少取决于皮肤与环境之间温度差和机体的有效辐射面积。温差越大，或有效辐射面积越大，辐射散热量就越多。

（2）传导散热（thermal conduction）　指机体将热量直接传给同它接触的较冷物体（例如椅子、床等）的一种散热方式。机体深部的热量以传导的方式传到体表皮肤，再由体表皮肤直接传给同它相接触的物体。皮下脂肪的多少、与皮肤接触的物体温度及导热度决定传导热量。正常情况下通过这种方式散热有限。

（3）对流散热（thermal convection）　对流散热是传导散热的一种特殊形式，指通过气体或液体的流动散发体热的形式。机体将热量传给周围接触的空气，通过空气不断流动，将体热发散到空间。对流散热的多少，主要取决于风速，风速大，对流散热量多。由于水的比热比空气大数千倍，而且水的导热性比空气大得多，因此，当人浸入低于皮肤温度的水中时，能通过对流迅速散热。

（4）蒸发散热（thermal evaporation）　皮肤通过辐射、传导、对流散热只发生在皮肤温度高于环境温度的情况下，当环境温度高于体表温度时，蒸发散热就成为机体唯一的散热方式了。蒸发散热是通过水分从体表蒸发而散失体热的一种方式。体表蒸发1g水可吸收体热2.43kJ。

蒸发散热受空气的湿度影响很大。空气湿度大，阻碍水分蒸发，因此在高温潮湿的环境中，体热不易发散，便会感到更热（如在气温相同的夏天，北方比南方凉爽）。风速增加，显然有助于蒸发散热和对流散热。

蒸发散热有以下两种。

① **不感蒸发（又称不显汗）**：是指体内水分直接透出皮肤和呼吸道黏膜表面蒸发掉的一种散热方式，与汗腺活动无关。人体每天不感蒸发量约1L，其中通过皮肤蒸发0.6～0.8L，通过呼吸蒸发0.2～0.4L。

② **出汗（又称可感蒸发）**：是汗腺分泌汗液的活动，在皮肤表面形成汗滴被蒸发的一种方式。高温环境下，出汗是主要的散热形式，出汗的速度受环境温度和湿度的影响，环境温度越高，出汗速度越快；环境中湿度高时，汗液不易蒸发，结果引起更大出汗。

出汗是汗腺的反射性分泌活动，可分为三类。①温热性出汗：由环境温度升高或体温升高引起，出汗中枢位于下丘脑的体温调节中枢，出汗部位为除手掌和足跖外的全身各部位，汗腺受交感胆碱能神经支配。②精神性出汗：由疼痛、精神紧张等引起。汗液主要见于手掌、足跖和前额，出汗中枢位于大脑皮层运动前区，汗腺受交感肾上腺素能神经支配。③味觉性出汗（gustatory sweating）：在进食辛辣食物时，口腔内的痛觉神经末梢受到刺激，也可反射性地引起头面部和颈部出汗。

汗液的成分：汗液中水分占99%以上，固体成分不足1%，固体成分中，大部分为NaCl，其余的是KCl、尿素、氨、乳酸和微量葡萄糖、氨基酸等。汗液刚从汗腺分泌出来时，其成分除不含血浆蛋白外，类似血浆，渗透压也与血浆相等。汗液经过导管后，大部分Na^+、Cl^-被重吸收（水分也相应被重吸收），重吸收程度与汗液分泌的速度有关；当汗液小量分泌时，其流过导管的速度慢，绝大部分Na^+、Cl^-被重吸收（两者的浓度降至5mmol/L），由于汗液渗透压降低，大量水分被渗透性吸收，导致尿素、乳酸及K^+的浓缩。而当交感神经兴奋引起大量汗液分泌时，汗液通过导管速度快，重吸收Na^+、Cl^-的量少，从而汗排出的NaCl的浓度高（Na^+、Cl^-浓度最高可达50～60mmol/L），从而丢失大量NaCl，水分重吸收也较低少，而导致血浆晶体渗透压升高，造成高渗性脱水。

3. 散热反应的调节

（1）皮肤血流量改变对散热的影响　辐射、传导和对流等散热方式的散热量取决于皮肤与环境间的温度差，而皮肤温度则由皮肤血流量所控制。在炎热环境中，支配血管的交感神经紧张性降低，皮肤小动脉舒张，动-静脉吻合支也开放，皮肤血流量因而大大增加，大量体热传到皮肤，再从皮肤发散，同时也给汗腺分泌提供了必要的水分；而在寒冷环境中，交感神经的紧张性增加，皮肤血管收缩，血流量减少，体热传到皮肤大大减少，体热散失也随之减少。当环境温度适中时，机体不出汗，也不战栗，通过调节皮肤血管口径，控制皮肤温度，就能使体热平衡。另外，由于四肢深部的静脉和动脉相伴行，此种结构类似一个热量的逆流交换系统，即从四肢远端流回的静脉血温度较低，可从与其伴行的动脉吸收热量，而动脉血在流向四肢远端的过程中温度逐渐降低。逆流交换的结果使机体热量散失减少。

（2）出汗及其调节反应 当机体处在运动或炎热环境中时，皮肤温度感受器接受温热刺激，将信息传入出汗中枢，另外外周血液的温度升高也刺激了视前区-下丘脑前部的热敏神经元，使出汗中枢兴奋。结果使支配小汗腺的交感神经兴奋，释放 ACh，使汗腺分泌增加，汗液分泌带走热量。这是在气温高于皮肤温度时的主要散热途径。

三、体温调节

（一）体温调节的方式

机体体温调节有自主性体温调节和行为性体温调节两种基本方式。人和恒温动物具有恒定的体温，这是由于机体在下丘脑体温调节中枢的控制下，通过增减皮肤血流、出汗、战栗及改变代谢率等生理反应，经常维持产热和散热过程的动态平衡，这种体温调节机制称为自主性体温调节（autonomic thermoregulation）。人体（包括恒温动物）在不同的温度环境中的姿势和行为，特别是人为了保温或降温所采取的措施，如增减衣着等行动，称为行为性体温调节（behavioral thermoregulation）。后者以前者为基础，是对前者的补充。

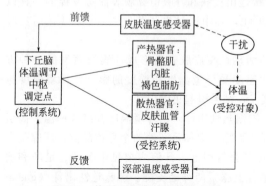

图 7-2 体温调节自动控制示意图

（二）自主性体温调节

自主性体温调节是由体温自动调节系统来完成的。如图 7-2 所示，下丘脑体温调节中枢，包括"调定点"在内，属于控制系统。它的传出信息控制着产热器官（如肝、骨骼肌等）以及散热器官（如皮肤血管、汗腺）受控系统的活动，使受控对象——机体深部温度（体温）维持一个稳定的水平。而受控对象体温总是会受到体内、外环境因素的干扰，比如机体的运动或外环境气候因素（气温、湿度、风速等）的变化。此时则通过温度检测器——皮肤及深部温度感受器，将干扰信息传递至调定点，经过体温调节中枢的整合，再调整受控制系统的活动，仍可建立起当时条件下的体热平衡，以维持稳定的体温。

1. 皮肤及机体深部组织温度感受器 在皮肤、黏膜及机体深部，如脊髓、腹部内脏、胸腔及腹腔上部大静脉周围等处，存在着温度感受器。皮肤、黏膜温度感受器感受体表温度，而深部温度感受器感受机体内部温度。皮肤温度感受器又可分为冷觉感受器和温觉感受器，前者远多于后者。皮肤和深部温度感受器主要感受冷刺激，它们的作用可能与防止体温过低有关。在人类的实际生活中，皮肤温度在 30℃ 以下时引起冷觉，而皮肤温度在 35℃ 以上时则引起热觉。

2. 中枢温度感受器及体温调节中枢

下丘脑是体温调节的基本中枢。实验还证明，在视前区-下丘脑前部（preoptic anterior hypothalamus，PO/AH）存在着一些对温度变化敏感的神经元，称为中枢温度感受器。中枢温度感受器可分为热敏神经元（heat-sensitive neuron）和冷敏神经元（cold-sensitive neuron）。前者远多于后者。前者在其局部温度升高时兴奋（发放神经冲动频率增加），并立即引起皮肤大量出汗、皮肤血管扩张等散热反应，同时，机体的产热过程受抑制；后者在其局部温度降低时兴奋。中枢温度感受器除感受血液温度刺激外，还能直接对致热物质 5-羟色胺、去甲肾上腺素及某些多肽发生反应。因此，PO/AH 起体温控制中枢的作用。

下丘脑后部接受和整合皮肤及机体深部温度感受器和 PO/AH 传来的神经冲动，并发出传出神经冲动，以控制机体的产热与散热反应，即通过躯体神经引起骨骼肌的紧张性改变和战栗反应；通过交感神经调节皮肤血流量、汗腺分泌；通过内分泌活动调节机体物质代谢水平。

3. 体温调节过程——体温调定点学说　PO/AH 的热敏神经元对温度的感受有一定的阈值，正常人一般为 37℃ 左右。这个阈值称为体温稳定的调定点（set point）。当中枢温度超过 37℃ 时，热敏神经元活动增强，使散热增加，产热减少，结果温度降至正常；反之，当中枢温度低于 37℃ 时，热敏神经元活动减弱，使散热减少，产热增多，所以体温回升至正常水平。正常情况下，调定点移动范围很小。调定点学说可以较好地解释发热现象。由细菌所致的发热是由于热敏神经元受到细菌细胞膜释放的毒素——致热原（pyrogen）的作用，使调定点的阈值升高，即调定点上移的结果。如果调定点升至 39℃，而机体的体温只有 37℃，低于调定点温度，热敏神经元活动减弱，冷敏神经元活动加强，使机体产热增加（如战栗），散热减少（如皮肤血管收缩，全身起鸡皮疙瘩）（发热前的症状，患者仍感到寒冷），使体温升高。直到体温升到 39℃ 以上（高于调定点温度）时，则产生相反的作用：热敏神经元活动加强，冷敏神经元活动抑制，从而出现散热反应（如出汗、皮肤血管扩张）。只要致热原不消除，产热与散热就在新的调定点水平上（39℃）保持动态平衡，此时体温调节机制并无障碍（图 7-3）。只有用药物阻断了致热原的作用后，使调定点恢复到 37℃ 水平（又低于当时的体温，产生散热反应：皮肤血管扩张、出汗等），才能使体温恢复正常。

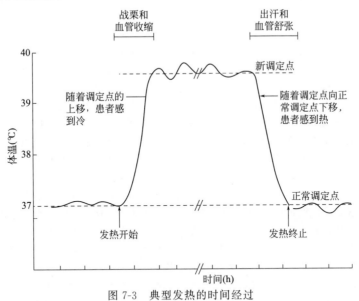

图 7-3　典型发热的时间经过

◆━━▶ **同步练习** ◆━━▶

1. 简述机体能量代谢的基本过程。
2. 简述各种能量代谢的测定原理和方法。
3. 从能量代谢的角度说明肥胖产生的原因及对机体的危害。
4. 说明保持体温相对稳定的机制和生理意义。
5. 应用体温调定点学说解释机体发热和解热过程。

6. 试分析运动时机体的能量代谢情况。

7. 影响能量代谢的因素有哪些？

8. 试述人体对散热是如何调节的。

参考答案

1. 机体能量代谢的基本过程包括能量的来源、贮存、转移和利用等过程。

2. 根据"能量守恒"定律，机体消耗的蕴藏于能源物质中的化学能和最终转化的热能及所做的外功按能量来折算是完全相等的。因此若机体保持在安静状态下，测定整个机体在一定时间内所发散的热量就可以测算出机体的能量代谢率（单位时间内所消耗的能量）。能量代谢率通常以单位时间内每平方米体表面积的产热量为单位。测定能量代谢率的方法有直接测热法和间接测热法。

（1）直接测热法　是把人安置在特殊检测环境，直接测定机体安静状态下在一定时间内所发散的热量。因装置复杂，临床一般不用。

（2）间接测热法　根据定比定律，从机体安静状态下在一定时间内的耗氧量和CO_2产生量来推算消耗的能量物质的量，进而算出产热量的方法。基本步骤如下。

①蛋白质的产热量：根据尿氮含量算出蛋白质的氧化量，与蛋白质的生物热价相乘即为蛋白质食物的产热量。同时还可计算出蛋白质氧化时的氧耗量和CO_2产量。

②非蛋白质的产热量：测出机体在一定时间内的总耗氧量和总CO_2产量，从中扣除蛋白质氧耗量和CO_2产量，推算出非蛋白质食物的耗氧量与CO_2产量的比值，既非蛋白呼吸商，根据非蛋白呼吸商查表求出非蛋白氧热价，进而推算出非蛋白质产热量。

③总产热量＝蛋白质产热量＋非蛋白质产热量。

能量代谢率的简化计算方法：在临床和劳动卫生工作实践中，常用简便方法计算，将蛋白质的氧化量忽略不计，将测得一定时间内的耗氧量和CO_2产量所求得呼吸商视为非蛋白质呼吸商；经查表求出非蛋白质氧热价，可计算出该时间的产热量。更为简便的方法是，先测出一定时间内的耗氧量，然后以普通混合膳食呼吸商为0.82的氧热价作标准，与耗氧量直接相乘，即可得出该时间的产热量。简略计算所得的数值与间接测定法的理论推算值非常接近，仅相差1%～2%。测定耗氧量和CO_2产量的方法有闭合式和开放式测定法两种。

3. 肥胖产生的原因：从能量代谢的角度看肥胖是能量摄入大于能量的消耗，是一种能量平衡失调的表现。能量的摄入来源于每天的进食，而能量消耗主要是机体对外所做的功与机体内部代谢所消耗的能量总和。如果摄入的能量超过消耗的能量则产生肥胖。

肥胖的确定可用体质指数（BMI），即体重（kg）/身高（cm）^{2}。超过24为超重，超过28为肥胖。肥胖可引起多种疾病，如心脑血管疾病、糖尿病、胆囊结石等。此外肥胖个体患各种癌症的死亡率也较高。

4. 人体体温的相对恒定，有赖于自主性体温调节和行为性体温调节两种体温调节功能的活动。自主性体温调节是在体温调节中枢的控制下，通过增减皮肤血流量、发汗、战栗和改变代谢水平等生理性调节反应，以维持产热和散热的动态平衡，使体温保持在相对稳定的水平。行为性体温调节是指有意识地进行有利于建立体热平衡的行为活动，如改变姿势、增减衣物、人工改善气候条件等。

生理意义：保持体温相对稳定对于维持各细胞组织的正常功能至关重要，因为细胞的生化及酶促反应受到温度的影响。如果细胞的温度降低，其代谢活动和功能将受到抑制，当体温降至32℃时，人就会丧失意识，低于25℃则可使呼吸、心跳停止；体温升高则增强细胞的生化反应，但当体温超过42℃时将引起细胞内的酶及其他蛋白质变性，导致细胞损伤，体温达到43℃时生命活动将停止。

5. 调定点学说可以较好地解释发热现象。由细菌所致的发热是由于热敏神经元受到细菌细胞膜释放的毒素——致热原的作用，使调定点的阈值升高，即调定点上移的结果。如果调定点升至39℃，而机体的体温只有37℃，低于调定点温度，下丘脑热敏神经元活动减弱，冷敏神经元活动加强，使机体产热增加（如战栗），散热减少（如皮肤血管收缩，全身起鸡皮疙瘩）（发热前的症状，患者仍感到寒冷），使体温升高。直到体温升到39℃以上（高于调定点温度）时，则产生相反的作用：热敏神经元活动加强，冷敏神经元活动抑制，从而出现散热反应（如出汗、皮肤血管扩张）。只要致热原不消除，产热与散热就在新的调定点水平上（39℃）保持动态平衡，此时体温调节机制并无障碍。只有用药物阻断了致热原的作用后，使调定点恢复到37℃水平（又低于当时的体温，产生散热反应：皮肤血管扩张、出汗等），才能使体温恢复正常。

6. 机体有三大供能系统：①ATP-CP 供能系统：ATP 是肌肉收缩的直接能源，也是能量储存的重要形式。在肌肉中当物质氧化释放的能量过剩时，ATP 还可将其高能磷酸键转移给肌酸，生成磷酸肌酸（CP）；反之，当肌肉消耗 ATP 增多时，CP 又可将高能磷酸键快速传递给 ADP 生成 ATP。②糖酵解供能系统：也称为糖原-乳酸供能系统。当氧供应不足时，肌肉剧烈运动对能量的需求过大，ATP-CP 供能不能满足需求时，肌糖原无氧酵解生成乳酸并释放能量供 ATP 合成。③有氧氧化供能系统：来自食物中的葡萄糖、脂肪酸和氨基酸，在氧充足的情况下，经过一定的中间代谢过程，在线粒体氧化生成大量的 ATP。

各种运动时所需的供能系统：①几乎完全由 ATP-CP 供能的运动：100m 赛跑、跳高、举重、跳水、足球冲锋等。②ATP-CP 与糖原-乳酸供能：200m 赛跑、篮球、棒球运动、冰球冲锋等。③主要由糖原-乳酸供能：400m 赛跑、100m 游泳、网球、英式足球等。④糖原-乳酸和有氧氧化供能：800m 赛跑、200m 游泳、1500m 滑冰、拳击、2000m 划船、1500m 赛跑、400m 游泳等。⑤有氧氧化供能：10000m 滑冰、马拉松跑（42.2km）、散步等。

7. 见本书第 127～128 页。

8.（1）皮肤血流量改变对散热反应的影响　辐射、传导和对流等散热方式的散热量取决于皮肤与环境间的温度差，而皮肤温度则由皮肤血流量所控制。在炎热环境中，支配血管的交感神经紧张性降低，皮肤小动脉舒张，动-静脉吻合支也开放，皮肤血流量因而大大增加，提高了皮肤温度，加强了散热作用，同时也给汗腺分泌提供了必要的水分；而在寒冷的环境中，交感神经紧张性增高，皮肤血管收缩，血流量减少，散热量也随之减少。

（2）出汗　当机体处在运动或炎热环境中时，皮肤温度感受器接受温热刺激，将信息传入出汗中枢，另外外周血液的温度升高也刺激了视前区-下丘脑前部的热敏神经元，使出汗中枢兴奋。结果使支配小汗腺的交感神经兴奋，释放 ACh，使汗腺分泌增加，汗液分泌带走热量。这是在气温高于皮肤温度时的主要散热途径。

（夏阳阳）

第八章　尿的生成和排出

肾脏是机体主要的排泄器官，通过生成和排出尿液，以实现排出机体代谢终产物和进入体内的过剩物质以及异物（包括药物），调节水和电解质平衡，调节体液渗透压、体液量和体液电解质浓度，调节酸碱平衡等功能。因此，肾脏是维持机体内环境稳态的最重要的器官。

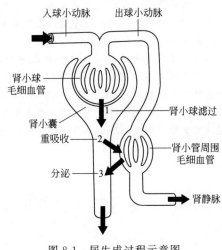

图 8-1　尿生成过程示意图

一般情况下，正常成年人每天的尿量约为 1.5L。如果每天的尿量超过 2.5L，则称为多尿；在 100mL～500mL 之间，称为少尿；少于 100mL，称为无尿。

尿的生成包括三个基本过程（图 8-1）：①肾小球的滤过；②肾小管和集合管的重吸收；③肾小管和集合管的分泌。

此外，肾脏还具有重要的内分泌功能，可合成和释放肾素、促红细胞生成素、1α-羟化酶等。肾素可参与动脉血压的调节和尿生成的调节；促红细胞生成素参与骨髓中红细胞生成和释放的调节；1α-羟化酶可将 25-羟维生素 D_3 转化为 1,25-二羟维生素 D_3 [1,25-$(OH)_2$-D_3]，从而调节钙的吸收和血钙水平。肾脏还能生成激肽、前列腺素 E_2（PGE_2）、前列腺素 I_2（PGI_2）等，调节局部或全身的血管活动以及机体其他的多种功能活动。在长期饥饿时，肾脏还具有糖异生的功能。

第一节　肾的功能解剖和肾血流量

一、肾的功能解剖

（一）肾的功能单位——肾单位

肾单位由肾小体和肾小管构成（图 8-2）。肾单位按其所在部位分为皮质肾单位和近髓肾单位。

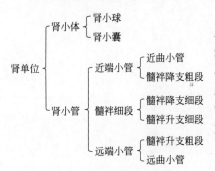

图 8-2　肾单位结构组成图

1.皮质肾单位　占肾单位总数的 $85\%\sim90\%$。结构特点：①肾小体位于外、中皮质层，体积较小。②髓袢较短，只到达外髓质层，有的甚至只在皮质范围内。③入球小动脉与出球小动脉的口径比为 2：1，肾小球毛细血管内压高，有利于肾小球的滤过。④出球小动脉分支形成肾小管周围毛细血管网，包绕在肾小管之外，有利于肾小管的重吸收。皮质肾单位的主要功能是生成尿液和分泌肾素。

2.近髓肾单位　占肾单位总数的 $10\%\sim15\%$。结构特点：①肾小体位于靠近髓质的内皮质层，体积较大。②髓袢较长，呈 U 形，深入到内髓质层，有的甚至可达到肾乳头部。③入球小动脉与出球小动脉的口径大小无明显差异。④出球小动脉的分支形成两种小血管，其一是网状小血管，缠绕在邻近的近曲小管和远曲小管周围，构成肾小管周围毛细血管网；其二是细而长的 U 形直小血管，与髓袢相伴行。直小血管在维持肾髓质高渗透压中有重要的作用，因此，近髓肾单位的主要功能是浓缩和稀释尿液。

（二）球旁器

球旁器由**球旁细胞**、**致密斑**和**球外系膜细胞**三部分组成（图8-3），主要分布于皮质肾单位。

1. 球旁细胞 又称近球细胞或颗粒细胞，是入球小动脉和出球小动脉管壁上一些特殊分化的平滑肌细胞，细胞内含分泌颗粒，能合成、储存和分泌肾素。

2. 致密斑 是远端小管起始部一小块高柱状上皮细胞构成的组织。致密斑穿过同一肾单位入球小动脉和出球小动脉间的夹角并与球旁细胞及球外系膜细胞相接触。其主要功能是感受小管液中 NaCl 含量的变化，并通过某种形式的信息传递，调节球旁细胞分泌肾素和调节肾小球滤过率。

3. 球外系膜细胞 位于入球小动脉、出球小动脉和致密斑之间的一群细胞，具有吞噬作用和收缩的功能。

（三）滤过膜

滤过膜由三层结构组成（图8-4），内层为毛细血管内皮细胞，细胞结构不完整，有许多称为窗孔的结构贯穿细胞；外层为肾小囊的脏层，此层上皮细胞具有足突，足突之间为裂隙，裂隙上有滤过裂隙膜，膜上有许多微孔；两层之间为基膜层，由胶原和蛋白多糖纤维网组成。滤过膜三层的表面都含有带负电荷的糖蛋白（包括裂孔素）。对肾小球毛细血管内血浆成分的滤过起机械屏障作用和静电屏障作用。

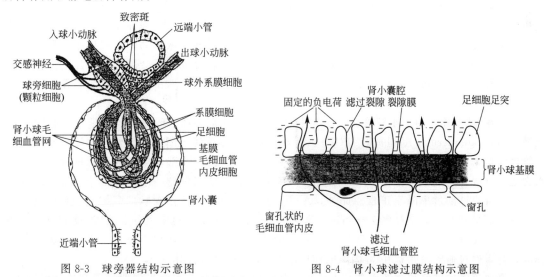

图 8-3 球旁器结构示意图　　　　图 8-4 肾小球滤过膜结构示意图

正常人两侧肾脏总滤过面积为 1.5m²。不同物质通过滤过膜的能力取决于被滤过物质分子直径的大小及其所带的电荷。一般情况下，分子有效半径小于 2.0nm 的中性物质可自由滤过（如葡萄糖）；有效半径大于 4.2nm 的物质则不能滤过；有效半径在 2.0～4.2nm 之间的物质随半径的增加，其滤过量逐渐降低。用带不同电荷的右旋糖酐进行实验还观察到，即使有效半径相同，带负电荷的右旋糖酐较难滤过，而带正电荷的右旋糖酐则较易通过。因此，滤过膜的通透性不仅取决于滤过膜孔径的大小，还取决于滤过膜所带的电荷。如果滤过膜的面积和通透性因为某些病理因素而受到影响时，肾小球的滤过将受到影响。

（四）肾的神经支配

支配肾的神经是交感神经。肾交感神经节前神经元胞体位于脊髓 T_{12}～L_2 节段的中间外侧柱，节前纤维进入腹腔神经节和位于主动脉、肾动脉部的神经节。节后纤维支配肾动脉（尤其是入球和出球小动脉）、肾小管和球旁细胞。节后纤维末梢在入球小动脉和出球小动脉管壁上的分布最密集，尤其是在入球小动脉管壁。肾交感神经节后纤维末梢释放的递质是去甲肾上腺素。其主要功能是调节肾血流量、调节肾小球滤过率和肾小管的重吸收、调节肾素的释放等。肾脏无副交感神经末梢分布。

二、肾血流量的特点及其调节

(一) 肾血液供应的特点

① 肾脏的血液供应量非常丰富，成人安静状态下两肾的血流量为 1200mL/min，约占心输出量的 20%～25%，而肾脏仅占体重的 0.5%。

② 在肾脏分布的两套毛细血管中，肾小球毛细血管网的血压较高，有利于肾小球的滤过；而肾小管周围毛细血管网的血压较低和血浆胶体渗透压较高，有利于肾小管的重吸收。

③ 在供应肾脏的血流量中，约 94% 供应肾皮质，约 5% 供应外髓质层，不到 1% 供应内髓质层，因此，肾实质不同部位的血液供应量是不均匀的。

(二) 肾血流量的调节

1. 肾血流量的自身调节　肾血流量的自身调节表现为当肾动脉血压在 70～180mmHg 范围内变动时，肾血流量仍然保持相对稳定。这种现象在去神经支配或离体灌注的肾依然存在，表明是一种自身调节。当肾动脉灌注压（血压）超出 70～180mmHg 范围时，肾血流量将随灌注压（血压）的改变而发生相应的变化。通过肾血流量自身调节，可以维持肾小球滤过率相对恒定。

(1) 肌源性学说　肾血管的灌注压↑→入球小动脉管壁的平滑肌因压力升高而受到的牵拉刺激↑→Ca^{2+} 进入细胞内↑→平滑肌的紧张性收缩↑→血管口径↓→血流阻力↑，因此肾血流量不会因为灌注压的升高而增加。相反，肾动脉的灌注压↓→入球小动脉管壁的平滑肌受到的牵拉刺激↓→使平滑肌的紧张性收缩↓→血流阻力↓，肾血流量也不会因为灌注压的降低而减少。肾动脉灌注压超过 180mmHg 或低于 70mmHg 时，平滑肌的收缩或舒张达到极限，因此肾血流量随灌注压的变化而变化。

(2) 管-球反馈　由于小管液流量的变化而影响肾血流量和肾小球滤过率的现象，称为**管-球反馈**（tubuloglomerular feedback，TGF）。肾血流量和肾小球滤过率↑→流经远曲小管致密斑的小管液流量↑→致密斑处小管液 NaCl 浓度↑→Na^+、Cl^- 进入致密斑细胞→激活钠钾泵→ATP 水解增加→腺苷生成↑→腺苷、ATP 作用于入球小动脉平滑肌细胞→引起入球小动脉收缩→肾血流量和肾小球滤过率降至正常。此外，ATP、腺苷还抑制入球小动脉球旁细胞释放肾素。相反，肾血流量和肾小球滤过率↓→到达致密斑的小管液流量↓→致密斑处 NaCl 浓度↓→致密斑分泌腺苷、ATP↓→入球小动脉舒张→肾血流量和肾小球滤过率增加至正常水平，并刺激肾素释放，肾素通过血管紧张素Ⅱ-醛固酮的作用增加 NaCl 和水的潴留。

2. 肾血流量的神经和体液调节　入球小动脉和出球小动脉的血管平滑肌受肾交感神经支配。肾交感神经兴奋时，末梢释放的去甲肾上腺素作用于肾血管平滑肌的 α 受体，使血管平滑肌收缩，肾血流量减少。体液因素中，肾上腺素、去甲肾上腺素、血管紧张素Ⅱ、血管升压素及内皮素等，均可收缩肾血管，减少肾血流量。肾脏局部组织中生成的 PGE_2、PGI_2、NO 和缓激肽等，可使肾血管舒张，肾血流量增加；而腺苷则引起入球小动脉收缩，肾血流量减少。

神经和体液因素对肾血流量调节的意义在于使肾血流量与全身的血液供应相适应。

3. 其他因素对肾血流量的调节　高蛋白摄入和严重高血糖时增加肾血流量和肾小球滤过率。

第二节　肾小球的滤过功能

一、肾小球的滤过作用

肾小球滤过是尿生成过程的第一步。对肾小囊腔内液体进行分析表明，囊内液中除血浆蛋白质外，其他物质的成分和浓度与血浆基本相似，说明囊内液是血浆的超滤液。

（一）肾小球滤过率和滤过分数

单位时间（每分钟）内两肾生成的超滤液量，称为**肾小球滤过率**（glomerular filtration rate，GFR）。正常成人安静时的肾小球滤过率为 125mL/min。这样，每天两侧肾脏生成的超滤液量可达到 180L。肾小球滤过率与肾血浆流量的比值，称为**滤过分数**（filtration fraction，FF）。从肾血流量和血细胞比容可计算出**肾血浆流量**（renal plasma flow，RPF）。若肾血流量为 1200mL/min，血细胞比容为 45％，则肾血浆流量为 660mL/min［1200×（1－45％）］。肾小球滤过率为 125mL/min，则滤过分数约为 19％。也就是说，血液流经肾小球时，约有 19％的血浆被滤过到肾小囊腔中，形成超滤液。

（二）有效滤过压

有效滤过压（effective filtration pressure，EFP）是肾小球滤过作用的动力。肾小球有效滤过压＝（肾小球毛细血管血压＋囊内液胶体渗透压）－（血浆胶体渗透压＋肾小囊内压）。由于肾小囊内的滤过液中蛋白质浓度极低，其胶体渗透压可忽略不计。因此**有效滤过压＝肾小球毛细血管血压－（血浆胶体渗透压＋肾小囊内压）**（图 8-5）。正常情况下，肾小球毛细血管血压为 45mmHg，血浆胶体渗透压为 25mmHg，肾小囊内压（有时简称囊内压）为 10mmHg。将上述数据代入公式，则肾小球毛细血管始端的有效滤过压＝45－（25＋10）＝10mmHg。

肾小球毛细血管不同部位的有效滤过压是不同的，越靠近入球小动脉端，有效滤过压越大。因为肾小球毛细血管内的血浆胶体渗透压不是固定不变的，当血液从入球小动脉端流向出球小动脉端时，由于不断生成超滤液，血浆中蛋白质的浓度会逐渐升高，使滤过的阻力逐渐增大，有效滤过压的值也就逐渐减小。当滤过的阻力等于滤过的动力时，有效滤过压降低到零，即达到**滤过平衡**，滤过停止（图 8-6）。

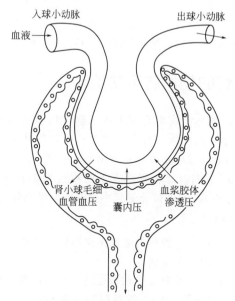

图 8-5　有效滤过压示意图

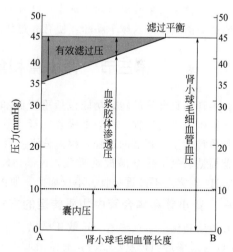

图 8-6　肾小球毛细血管血压、血浆胶体渗透压和囊内压对肾小球滤过率的影响

A—入球小动脉；B—出球小动脉

二、影响肾小球滤过的因素

（一）肾小球毛细血管滤过系数

滤过系数（filtration coefficient，K_f）是指在单位 EFP 的驱动下，单位时间内经过滤过膜的滤液量。K_f 是 k 和 s 的乘积，k 是反映滤过膜通透性大小的有效通透系数，s 为滤过膜的面积。因此，凡能影响滤过膜面积和通透性的因素，都能影响 GFR。当肾小球滤过面积减少时，尿生

成量将减少，如急性肾小球肾炎时，肾小球的变性或坏死，使正常的肾小球数目减少，造成滤过膜的总面积减少，因此，GFR 降低，可导致少尿或无尿。球外系膜细胞舒缩可调节滤过膜的面积和有效通透系数。

（二）有效滤过压

1. 肾小球毛细血管血压 肾小球毛细血管血压是肾小球滤过的唯一动力。在平时安静状态下，动脉血压在 $70\sim180\text{mmHg}$ 范围内变动时，肾血流量通过自身调节能保持相对稳定，肾小球毛细血管血压也就能保持稳定，肾 GFR 基本不变。如超出自身调节范围，肾小球毛细血管血压以及 EFP 和 GFR 将发生相应变化。例如：剧烈运动、情绪激动、血容量减少或强烈的伤害性刺激等，交感神经系统兴奋，入球小动脉强烈收缩，肾血流量减少，导致肾小球毛细血管血压、EFP 和 GFR 降低，尿生成量减少。

2. 囊内压 在生理情况下，囊内压一般较为稳定。在肾盂或输尿管受到结石、肿瘤等压迫或其他原因引起输尿管阻塞时，囊内压逆行性升高，使有效滤过压降低，导致 GFR 降低。

3. 血浆胶体渗透压 血浆胶体渗透压的高低取决于血浆蛋白的浓度。血浆蛋白浓度降低时，则血浆胶体渗透压降低，导致 EFP 压升高和 GFR 增加。例如静脉快速输入大量生理盐水时，血液被稀释，血浆蛋白的浓度降低；肝功能严重受损时，血浆蛋白合成减少，血浆蛋白浓度降低；某些肾脏疾病使滤过膜的通透性增加时，血浆蛋白被滤过而丢失，血浆蛋白浓度也因此而降低。

（三）肾血浆流量

肾血浆流量对 GFR 有很大影响，主要影响滤过平衡点。如果肾血浆流量大（例如静脉大量输入生理盐水和等渗葡萄糖溶液时），滤过分数小，肾小球毛细血管内血浆胶体渗透压的上升速度减慢，滤过平衡点就靠近出球小动脉，使有滤过作用的肾小球毛细血管长度增加，GFR 将随之增加。相反，肾血浆流量减少（例如，各种原因引起的肾交感神经兴奋，儿茶酚胺、血管紧张素等缩血管物质大量分泌引起入球小动脉收缩）时，滤过分数增大，血浆胶体渗透压上升速度加快，滤过平衡点靠近入球小动脉，使有滤过作用的肾小球毛细血管长度增加，GFR 将减少。

第三节　肾小管和集合管的物质转运功能

肾小管和集合管的转运功能包括重吸收和分泌。肾小管或集合管上皮细胞将物质从小管腔中转运至血液中的过程，称为**重吸收**。肾小管或集合管上皮细胞将本身代谢产生的物质或血液中的物质转运至小管液的过程，称为**分泌**。肾小管和集合管的重吸收和分泌是有选择性的，如滤过的葡萄糖、氨基酸全部被重吸收，Na^+、K^+、Ca^{2+}、HCO_3^-、尿素等不同程度地被重吸收，肌酐、H^+ 则完全不被重吸收。不仅如此，肌酐、H^+ 和 K^+ 还可被分泌到小管液中而排出体外。

一、肾小管和集合管中物质转运的方式和途径

1. 被动转运 包括渗透、扩散和易化扩散。此外，还有一种称为**溶剂拖曳**的转运方式，是指当 H_2O 通过渗透而被重吸收时，有些溶质可随 H_2O 一起被重吸收。

2. 主动转运 包括原发性主动转运和继发性主动转运。原发性主动转运的过程由钠泵、钙泵和质子泵等的活动完成。继发性主动转运包括 Na^+-葡萄糖、Na^+-氨基酸同向转运，Na^+-K^+-$2Cl^-$ 同向转运，Na^+-H^+ 和 Na^+-K^+ 逆向转运等。此外，肾小管上皮细胞还可通过入胞的方式重吸收少量小管液中的小分子蛋白质。

肾小管和集合管物质转运的途径有**跨细胞途径**和**细胞旁途径**两种。

二、肾小管和集合管中各种物质的重吸收和分泌

（一）Na^+、Cl^- 和 H_2O 的重吸收

1. 近端小管 在近端小管，滤过的 Na^+、Cl^-、H_2O 约 67% 被重吸收，其中约 2/3 经跨细胞

途径重吸收，主要发生在近端小管的前半段；1/3 经细胞旁途径重吸收，主要发生在近端小管的后半段。

（1）近端小管前半段　肾小管上皮细胞基底侧膜上分布有丰富的钠泵，能将肾小管上皮细胞内的 Na^+ 逆浓度差转运到组织间液，使小管上皮细胞内的 Na^+ 浓度降低，造成小管腔与上皮细胞出现 Na^+ 的浓度差，这样，小管液中的 Na^+ 得以经小管上皮细胞顶端膜上的 Na^+-H^+ 逆向转运体顺浓度差不断地进入小管上皮细胞内，H^+ 则被分泌到小管液中，此过程称为 Na^+-H^+ 交换。小管液中的 Na^+ 还可经顶端膜上的 Na^+-葡萄糖同向转运体和 Na^+-氨基酸同向转运体与葡萄糖、氨基酸共同转运，在 Na^+ 顺浓度差进入小管上皮细胞的同时，葡萄糖、氨基酸被转运到上皮细胞内（图 8-7）。进入上皮细胞内的 Na^+ 又不断被基底侧膜上的钠泵转运至组织间液。进入细胞内的葡萄糖、氨基酸经由基底侧膜上相应

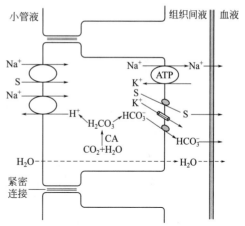

图 8-7　近端小管前半段重吸收 NaCl 示意图
S—葡萄糖、氨基酸

的载体以易化扩散的方式进入组织间液，然后进入血液循环。

由于 Na^+、葡萄糖、氨基酸等进入组织间液，使组织间液的渗透压升高，H_2O 便通过渗透作用进入组织间液，使组织间液内的静水压升高，促使 Na^+ 和 H_2O 进入肾小管周围毛细血管而被重吸收。

（2）近端小管后半段　在近端小管后半段的上皮细胞顶端膜上存在有 Na^+-H^+、Cl^--HCO_3^- 逆向转运体，其转运结果使 Na^+ 和 Cl^- 进入上皮细胞内，H^+ 和 HCO_3^- 进入小管液，HCO_3^- 可再以 CO_2 的形式重新进入上皮细胞内（见后叙）。进入上皮细胞内的 Na^+ 和 Cl^- 分别被基底侧膜上的钠泵和 K^+-Cl^- 同向转运体转运至组织间液，再进入血液循环。由于在近端小管前半段发生的 Na^+-H^+ 交换过程使细胞内的 H^+ 进入小管液，导致 HCO_3^- 的优先重吸收（以 CO_2 形式重吸收，即 H^+＋HCO_3^-→H_2CO_3→CO_2＋H_2O，后叙）。由于近端小管前半段重吸收 Na^+、H_2O 和有机溶质较多，使小管液中 Cl^- 的浓度比管周组织液高 20%～40%，小管液流至近端小管后半段时，部分 Cl^- 还可顺浓度差经小管上皮细胞之间的紧密连接进入组织间隙而被重吸收。Cl^- 进入组织间隙后，造成管腔内带正电，使 Na^+ 顺电位差通过细胞旁途径进入组织间隙而被重吸收（图 8-8）。因此，这部分 Na^+ 和 Cl^- 是被动重吸收的，Cl^- 顺浓度差扩散，Na^+ 顺电位差扩散，均经小管上皮细胞之间的紧密连接以细胞旁途径被动重吸收。

溶质的重吸收使小管液成为低渗液，组织间液成为高渗液，小管液的水分渗透性被动重吸收。因此，近端小管中的物质的重吸收为等渗性重吸收，经过近端小管后的小管液为等渗液。

2. 髓袢　在髓袢，滤过的 NaCl 约 25% 被重吸收，H_2O 约 15% 被重吸收。

（1）髓袢降支细段　髓袢降支细段对 H_2O 的通透性较高，但对 NaCl 不易通透，在小管外高渗的作用下 H_2O 被重吸收，小管液的渗透压逐渐升高，在髓袢降支细段与髓袢升支细段的交接处达最高。

（2）髓袢升支细段　髓袢升支细段对 Na^+ 和 Cl^- 的通透性较高，但对 H_2O 不通透，NaCl 顺浓度梯度扩散到组织间液，小管液的渗透压逐渐降低。

（3）髓袢升支粗段　在髓袢升支粗段，NaCl 的重吸收属于继发性主动重吸收，其过程如图 8-9 所示。基底侧膜上的钠钾泵将细胞内的 Na^+ 转运到细胞外，使小管上皮细胞内的 Na^+ 浓度降低。小管液中的 Na^+、Cl^-、K^+ 经管腔膜上的 Na^+-K^+-$2Cl^-$ 同向转运体转运，在 Na^+ 顺浓度差进入小管上皮细胞的同时，将 2 个 Cl^- 和 1 个 K^+ 一起转运至上皮细胞内。

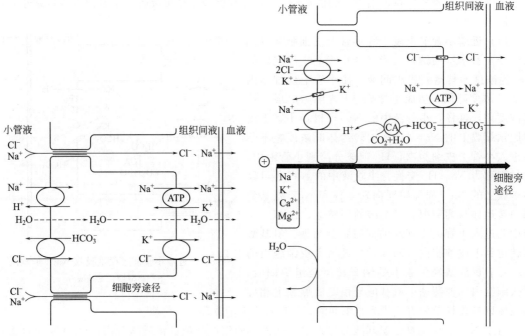

图 8-8　近端小管后半段重吸收 NaCl 示意图　　图 8-9　髓袢升支粗段重吸收 Na⁺ 和 Cl⁻ 示意图

进入细胞内的 Na^+ 又再被基底侧膜上的钠钾泵转运到组织间液，进入细胞内的 Cl^- 经基底侧膜上的 Cl^--K^+ 同向转运体进入组织间液，进入细胞内的 K^+ 顺浓度差经顶端膜返回小管腔。

由于 K^+ 返回小管腔，Cl^- 进入组织间液，使管腔呈正电，管周呈负电。此电位差使管腔中的部分 Na^+、K^+ 以及 Mg^{2+}、Ca^{2+} 顺电位差通过此细胞之间的紧密连接（细胞旁途径）进入组织间液（图 8-9）。因此，NaCl 在髓袢升支粗段是通过跨细胞途径和细胞旁途径（各占有 50%）被重吸收的，由于此段小管对水不通透，NaCl 及其他溶质的重吸收，使小管液的渗透压降至 150mOsm/（kg·H_2O）以下。由于髓袢升支产生低于血浆的小管液，故称之为"稀释段"。

某些利尿药如呋塞米便是通过抑制髓袢升支粗段上皮细胞管腔膜上的 Na^+-K^+-$2Cl^-$ 同向转运体的转运功能，从而抑制 NaCl 的重吸收而达到利尿的目的。

3. 远端小管和集合管　远端小管和集合管对 Na^+、Cl^- 和 H_2O 的重吸收可根据机体水、盐平衡情况而进行调节。Na^+ 的重吸收主要受醛固酮的调节，H_2O 的重吸收主要受抗利尿激素（ADH）的调节。

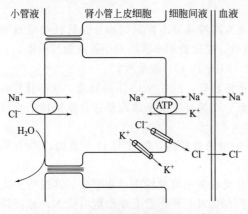

图 8-10　远端小管始段重吸收 Na⁺ 和 Cl⁻ 过程示意图

远端小管始段的上皮细胞对 H_2O 仍不通透，但能主动重吸收 NaCl，因而使小管液渗透压继续降低。小管液中的 Na^+ 和 Cl^- 经顶端膜上的 Na^+-Cl^- 同向转运体转运入细胞内。进入到小管上皮细胞内的 Na^+ 被基底侧膜上的钠泵转运到组织间液。进入细胞的 Cl^- 经管周膜上的 Cl^- 通道进入细胞间液（图 8-10）。噻嗪类利尿药可抑制此处的 Na^+-Cl^- 同向转运体对 NaCl 的主动转运，从而产生利钠利尿作用。

远端小管后段和集合管有两种上皮细胞，即**主细胞和闰细胞**。主细胞重吸收 NaCl 和 H_2O，分泌 K^+。闰细胞分泌 H^+ 并重吸收 K^+（通过顶端膜上

的 H^+-K^+-ATP 酶）（图 8-11）。主细胞基底侧膜上的钠钾泵活动维持细胞内低 Na^+，小管液中的 Na^+ 顺着浓度差经 Na^+ 通道进入细胞内，再被基底侧膜上的钠钾泵泵入细胞外组织间液再进入血液，细胞内的 K^+ 即顺着浓度差经 K^+ 通道被动扩散进入小管液。Na^+ 的重吸收造成小管液呈负电位，驱使小管液中的 Cl^- 经细胞旁途径被重吸收。

远端小管和集合管对 H_2O 的重吸收是通过主细胞顶端膜上的水通道蛋白 2（AQP2）及基底侧膜上的水通道蛋白 3（AQP3）和水通道蛋白 4（AQP4）介导的。抗利尿激素（ADH）可增加插入上皮细胞顶端膜上的 AQP2 的数量，从而提高集合管对 H_2O 的通透性。

（二）HCO_3^- 的重吸收和 H^+ 的分泌

机体代谢过程中产生的 CO_2 主要由呼吸道排出，而肾脏通过重吸收 HCO_3^- 和分泌 H^+ 及 NH_3，以维持机体的酸碱平衡。

1. 近端小管　肾小球滤过的 HCO_3^- 几乎全部被肾小管和集合管重吸收，其中 80% 在近端小管被重吸收。HCO_3^- 在血浆和小管液中是以 NaHCO_3 的形式存在。在小管液中 NaHCO_3 离解为 Na^+ 和 HCO_3^-，Na^+ 顺着浓度差经顶端膜上的 Na^+-H^+ 反向转运体，进入细胞内，细胞内的 H^+ 即被转运到小管液（Na^+-H^+ 交换）。在碳酸酐酶

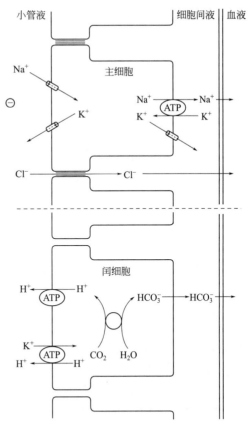

图 8-11　远端小管后段和集合管重吸收 Na^+、分泌 K^+、H^+ 示意图

（carbonic anhydrase，CA）的作用下小管液中的 HCO_3^- 与分泌到管腔中的 H^+ 结合生成 H_2CO_3，再变为 CO_2 和 H_2O。CO_2 扩散进入上皮细胞内，在 CA 的催化下与 H_2O 反应生成 H_2CO_3，再解离出 H^+ 和 HCO_3^-。H^+ 被分泌到管腔中，HCO_3^- 则与 Na^+ 一起重吸收回血。所以，HCO_3^- 是以 CO_2 的形式重吸收的，与 H^+ 的分泌相耦联回到血液中的 HCO_3^- 则是细胞内产生的（图 8-12）。细胞内的 Na^+ 经基底侧膜上的钠钾泵泵入组织间液再进入血液，HCO_3^- 即通过 Na^+-HCO_3^- 同向转运体和 Cl^--HCO_3^- 反向转运体进入组织间液。此外，有小部分的 H^+ 由近端小管顶端膜的质子泵（H^+-ATP 酶）主动（逆 H^+ 浓度差）分泌到管腔中（图 8-12）。

2. 髓袢　髓袢对 HCO_3^- 的重吸收主要发生在升支粗段，其机制与近端小管相同。

3. 远端小管和集合管　远端小管和集合管上皮细胞的顶端膜上存在有 H^+-ATP 酶和 H^+-K^+-ATP 酶，均可主动分泌 H^+。进入小管液的 H^+ 可与 HCO_3^- 结合，生成 CO_2 和 H_2O，或与 HPO_4^{2-} 反应生成 $H_2PO_4^-$，还可与 NH_3 反应生成 NH_4^+，从而降低小管液中 H^+ 的浓度（图 8-13）。小管液的 pH 值可影响肾小管和集合管 H^+ 的分泌量，当小管液的

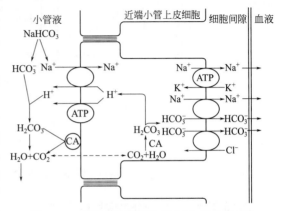

图 8-12　近端小管重吸收 HCO_3^- 和分泌 H^+ 的机制示意图

CA—碳酸酐酶；虚线箭头表示被动扩散

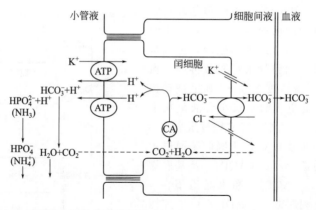

图 8-13　远端小管和集合管重吸收 HCO_3^- 和分泌 H^+ 的机制示意图

pH 值降低时，H^+ 的分泌将减少。

（三）NH_3 和 NH_4^+ 分泌及其与 H^+ 和 HCO_3^- 转运的关系

正常情况下，NH_3 的分泌主要发生在近端小管，但酸中毒时，肾小管其余各段也能分泌 NH_3。肾小管和集合管上皮细胞含有谷氨酰胺酶，可将从血液中运来的谷氨酰胺代谢转变为 NH_3 或 NH_4^+ 和 HCO_3^-（1分子谷氨酰胺可生成 2 分子的 NH_4^+ 和 2 分子的 HCO_3^-）。在近端小管、髓袢升支粗段和远端小管，NH_4^+ 被分泌到小管液（通过与 Na^+ 逆向交换），Na^+ 进入小管细胞内。进入小管液的 NH_4^+ 再与强酸盐（如 NaCl）的负电子结合生成铵盐（如 NH_4Cl），随尿排出。细胞内的 HCO_3^- 和 Na^+ 则通过基底侧膜进入组织间液。集合管对 NH_3 有高度通透性（对 NH_4^+ 通透性低），NH_3 可单纯扩散进入小管液，与分泌的 H^+ 结合形成 NH_4^+。小管液中的 NH_4^+ 再与 Cl^- 生成 NH_4Cl 而随尿排出体外（图 8-14）。

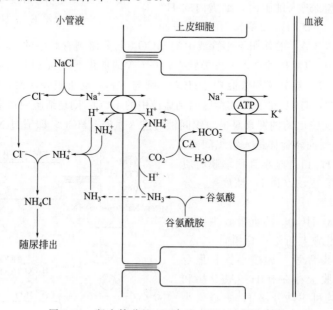

图 8-14　肾小管分泌 NH_4^+ 和 NH_3 过程示意图

NH_3 的分泌与 H^+ 的分泌密切相关，因为分泌到小管液中的 H^+ 不能直接以 H^+ 的形式排出体外，但通过分泌 NH_3 和生成铵盐，使 H^+ 能够排出体外。在生理情况下，肾脏分泌的 H^+ 约有 50% 是通过此形式排出体外的。因此，NH_3 的分泌有利于 H^+ 的排出和 HCO_3^- 的重吸收，这是肾脏调节酸碱平衡的重要机制之一。

（四）K^+ 的重吸收和分泌

肾小球滤过的 K^+ 几乎全部被重吸收，其中近端小管重吸收 $65\%\sim70\%$，髓袢升支粗段重吸收 $25\%\sim30\%$，以上部位对 K^+ 重吸收的比例是比较固定的。远端小管和集合管既能重吸收 K^+，也能分泌 K^+。

1. K^+ 分泌的过程　K^+ 的分泌主要发生在远端小管后段和集合管。远端小管后段和集合管上皮细胞中的主细胞具有分泌 K^+ 的能力，其分泌 K^+ 的过程如图 8-15 所示。远端小管和集合管上皮主细胞基底侧膜上的钠泵将细胞内 Na^+ 泵出，同时将细胞外的 K^+ 泵入细胞，使细胞内 K^+ 浓度升高，K^+ 顺浓度差通过顶端膜的 K^+ 通道进入小管液。在钠泵将细胞内 Na^+ 泵出后，细胞内 Na^+ 浓度降低，小管液中的 Na^+ 顺浓度差通过顶端膜的 Na^+ 通道进入上皮细胞内，小管液呈负电，K^+ 顺电位差扩散入小管液。因此，远端小管和集合管分泌 K^+ 是与 Na^+ 的重吸收耦联进行的，此过程称为 Na^+-K^+ 交换。

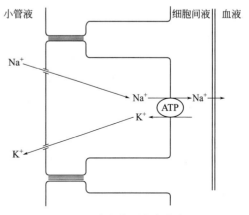

图 8-15　远端小管和集合管主细胞
分泌 K^+ 过程示意图

2. 影响 K^+ 分泌的因素

（1）醛固酮　肾上腺皮质合成和分泌的醛固酮能促进 K^+ 的分泌（见本章第五节）。

（2）细胞外液 K^+ 的浓度　细胞外液 K^+ 的浓度 $\uparrow$ → K^+ 的分泌量 $\uparrow$；反之，细胞外液 K^+ 的浓度 $\downarrow$ → K^+ 的分泌量 $\downarrow$。

（3）小管液的流速　当循环血量增加或使用利尿药时，小管液的流速加快，可将分泌的 K^+ 更快地带走，从而有利于 K^+ 的分泌。

（4）细胞外液 H^+ 的浓度　由于 Na^+-K^+ 交换与 Na^+-H^+ 交换之间存在竞争抑制，细胞外液中 H^+ 的浓度 $\uparrow$（如酸中毒时）→ Na^+-H^+ 交换过程 $\uparrow$，Na^+-K^+ 交换 $\downarrow$ → K^+ 的分泌量 $\downarrow$，可导致血 K^+ $\uparrow$。

（五）葡萄糖和氨基酸的重吸收

滤过的葡萄糖在近端小管完全被重吸收。小管液中的葡萄糖与顶端膜上的 Na^+-葡萄糖同向转运体结合后被转运入细胞内（继发性主动转运），再通过基底侧膜上的葡萄糖转运体 2（GLUT2）转入细胞间隙而被吸收。

近端小管对葡萄糖的重吸收是有一定限度的。当血糖浓度达 180mg/100mL 血液时，有一部分肾小管对葡萄糖的吸收已达到极限（每一肾单位的肾糖阈不完全相同），尿中开始出现葡萄糖，此时的血浆葡萄糖浓度称为**肾糖阈**（renal glucose threshold）。当血糖浓度继续升高时，尿中葡萄糖的浓度也随之升高。当血糖浓度升高至 300mg/100mL 时，全部肾单位对葡萄糖的重吸收量均已达到极限，此时，葡萄糖的排泄率则随血糖浓度及葡萄糖滤过率的增加而平行增加。葡萄糖吸收极限量，也称**葡萄糖的最大转运率**（maximal rate of glucose transport），正常男性平均为 375mg/min，女性平均为 300mg/min。

氨基酸重吸收的部位、过程和机制与葡萄糖的重吸收相同。但在近端小管顶端膜上存在有多种类型的氨基酸转运体。

（六）Ca^{2+} 的重吸收和排泄

经肾小球滤过的 Ca^{2+} 约 70% 在近端小管重吸收，20% 在髓袢重吸收，9% 在远端小管和集合管重吸收，不到 1% 的 Ca^{2+}（约 $200mg/d$）随尿排出。

在近端小管，约有 80% 的 Ca^{2+} 是由近端小管重吸收，是由于近端小管重吸收约 70% 的 Na^+、Cl^- 和 H_2O，使小管液中 Ca^{2+} 的浓度升高，Ca^{2+} 顺浓度差经小管上皮细胞之间的紧密连接进入组织间液，然后再进入血液循环；另外约有 20% 的 Ca^{2+} 经跨细胞途径主动重吸收，是因为小管液中的 Ca^{2+} 浓度高于上皮细胞内，且细胞内电位相对小管液为负，在此电化学梯度的驱动下，Ca^{2+} 从小管液扩散到上皮细胞内。进入细胞内的 Ca^{2+} 则经基底侧膜上的 Ca^{2+}-ATP 酶和 Na^+-Ca^{2+} 交换机制逆电化学梯度转运出细胞。髓袢降支细段和升支细段对 Ca^{2+} 均不通透，仅髓袢升支粗段对 Ca^{2+} 有通透性，能主动和被动重吸收 Ca^{2+}。在远端小管和集合管，小管液为负电位，故 Ca^{2+} 的重吸收是跨细胞途径的主动转运。

（七）一些代谢产物和进入体内的异物的排泄

肾小管还分泌许多外源性有机化合物，包括许多药物（如青霉素、酚红、利尿药）及有害化学物质。这些物质与血浆蛋白结合，因此不易通过肾小球滤过，主要从肾小管周围毛细血管分泌到小管液。临床上检测尿酚红的排泄量可作为判断近端小管排泄功能的粗略指标。

三、影响肾小管和集合管重吸收与分泌的因素

（一）小管液中溶质的浓度

肾小管和集合管重吸收水的动力是小管液和上皮细胞及小管外组织液之间的渗透压差，小管液中溶质的浓度↑→渗透压↑→与小管外组织液的渗透压差↓→H_2O 重吸收的动力↓→H_2O 的重吸收↓→小管液 Na^+ 浓度↓→肾小管内、外 Na^+ 浓度梯度↓→Na^+ 重吸收↓→H_2O 重吸收进一步↓，结果引起尿量增多和 NaCl 的排出量增加。

由于小管液中溶质的浓度升高，所形成的渗透压升高，阻碍了 H_2O 的重吸收而引起尿量增多的现象，称为**渗透性利尿**（osmotic diuresis）。例如糖尿病患者或正常人摄入大量的葡萄糖后，血糖浓度升高并超过了肾糖阈，滤过的葡萄糖不能被全部重吸收，造成小管液中葡萄糖的浓度升高，所形成的渗透压升高，使 H_2O 和 NaCl 的重吸收减少，引起尿量增加，而且尿中含有葡萄糖（尿糖）。临床上利用能被肾小球滤过但不被肾小管重吸收的物质如甘露醇，通过渗透性利尿的原理，以达到利尿的目的。

（二）球-管平衡

正常情况下，近端小管的重吸收率与 GFR 之间密切相关：GFR↑→近端小管对 Na^+ 和 H_2O 的重吸收量↑；反之，GFR↓→近端小管对 Na^+ 和 H_2O 的重吸收量↓。滤液的重吸收率总是占肾小球滤过率的 65%～70% 左右（近端小管的**定比重吸收**），这种现象称为**球-管平衡**（glomerulotubular balance）。

近端小管定比重吸收的机制主要与近端小管周围毛细血管血压和血浆胶体渗透压的变化有关：肾小球滤过率↑→流入近端小管周围毛细血管的血流量↓→管周毛细血管血压↓、血浆胶体渗透压↑↑→近端小管对 Na^+ 和 H_2O 的重吸收量↑；肾小球滤过率↓→近端小管周围毛细血管的血流量↑→管周毛细血管血压↑、血浆胶体渗透压升高的程度↓→近端小管对 Na^+ 和 H_2O 的重吸收量↓。球-管平衡的生理意义：使尿中排出的溶质和水不致因 GFR 的增减而出现大幅度的变动，维持尿量和尿钠排出量的相对稳定。

第四节　尿液的浓缩和稀释

所谓尿液的浓缩与稀释是根据尿液渗透压与血浆渗透压相比较而确定的。血浆渗透压约为 $300mOsm/(kg \cdot H_2O)$；如果机体缺水，肾将从尿中排泄较高浓度的溶质，尿的渗透压将比血浆的高 [最高可达 1200～$1400mOsm/(kg \cdot H_2O)$，比血浆高 4～5 倍]，称为高渗尿，表示尿液被

浓缩。反之，如果体内水过多，肾能从尿中排泄较多的水分，尿的渗透压比血浆的低［最低可至 $30\sim40mOsm/(kg\cdot H_2O)$，为血浆渗透压的 $1/7\sim1/10$］，称为低渗尿，表示尿液被稀释。如果肾的浓缩和稀释能力严重受损害，则无论机体水多水少，排出尿的渗透压与血浆的渗透压几乎相等，称为等渗尿。

一、尿液的浓缩机制

当机体缺 H_2O 时，例如在失水、禁水等情况下，血浆晶体渗透压升高，ADH 的分泌增加，肾远端小管和集合管对水的通透性增加，在小管外组织液存在高渗的条件下，从髓袢升支来的低渗液中的 H_2O 的重吸收增加，集合管内液体的渗透压升高，形成高渗尿排出，引起尿量减少、尿液浓缩。例如大量出汗后的尿量减少。

尿液的浓缩发生在远端小管和集合管，是由于小管液中的 H_2O 被继续重吸收而溶质仍留在小管液中而造成的。H_2O 重吸收的方式是渗透，其重吸收要求肾小管周围组织液是高渗透性的。在 ADH 的作用下，远端小管和集合管对 H_2O 有通透性，而管外组织液又存在高渗，H_2O 不断被重吸收而实现尿液的浓缩。因此，肾髓质高渗及渗透压梯度的建立和存在，就成为尿液浓缩的动力，而 ADH 的存在是一个不可缺少的条件。

（一）肾髓质组织液渗透压梯度的形成

1. 外髓部组织液渗透压梯度的形成　髓袢升支粗段上皮细胞通过 $Na^+-K^+-2Cl^-$ 同向转运体主动重吸收 NaCl 而不重吸收 H_2O，使管外组织液 NaCl 的浓度升高，形成高渗。所以外髓部组织液渗透压梯度是由于髓袢升支粗段对 NaCl 的主动重吸收形成的。利尿药呋塞米可抑制髓袢升支粗段 $Na^+-K^+-2Cl^-$ 同向转运体对 NaCl 的主动重吸收，使外髓部组织液渗透压梯度不能形成，产生利尿效应。

2. 内髓部组织液渗透压梯度的形成　内髓部组织液渗透压梯度的形成主要与尿素和 NaCl 由管内向管外组织液扩散有关（图 8-16）。由于髓袢升支粗段、远端小管和皮质部集合管对尿素的通透性低，当小管液流经远端小管、皮质部和外髓部集合管时，在 ADH 作用下，水被重吸收，所以小管液中的尿素浓度逐渐升高。当小管液进入内髓部集合管时，由于它对尿素有较大通透性，小管液的尿素迅速向髓质组织液扩散，造成内髓质高渗。髓袢降支细段对尿素和 NaCl 不易通透，对水易通透，所以在渗透压的作用下水从降支被"抽吸"出来进入内髓质，使降支小管液的 NaCl 浓度逐渐升高，到髓袢顶部可达 $1200mOsm/(kg\cdot H_2O)$。髓袢升支细段对水不易通透，对 NaCl 易通透，NaCl 将顺浓度差进入内髓质，使内髓质组织液渗透压进一步升高，而管内的 NaCl 浓度则越来越低，到达升支粗段变为低渗。由于升支细段对尿素有一定的通透性，所以从内髓质集合管扩散到组织间液的尿素可以进入升支细段，而后流经升支粗段、远端小管、皮质部和髓部集合管又回到内髓部集合管，再扩散到内髓组织间液，形成尿素的再循环。因此，内髓质渗透压梯度是由内髓部集合管扩散出来的尿素和髓袢升支细段扩散出来的 NaCl 共同形成的。

由于髓袢降支小管液从皮质流往髓质渗透压逐渐升高，而升支由髓质流往皮质渗透压逐渐降低，升降支的液流方向是相反的，故称为**逆流系统**。由于小管液反复通过髓袢之后，使髓袢顶端小管液的渗透压增加数倍［从 $300mOsm/(kg\cdot H_2O)$ 升至 $1200mOsm/(kg\cdot H_2O)$］。故称为**逆流倍增**。

（二）直小血管在维持肾髓质渗透压梯度中的作用

肾髓质的高渗透压的维持，与直小血管的逆流交换机制有关（图 8-16），血管壁对 H_2O 和溶质都有高度通透性。直小血管降支的渗透压最初为等渗（与血浆渗透压相等），伸入髓质后由于髓质组织间液的 NaCl 和尿素的浓度较高，于是 NaCl 和尿素被扩散进入直小血管降支，而血管中的 H_2O 则渗透到髓质组织间液；使血管内的血浆渗透压越来越高，在折返处达到最高。当血液经升支向皮质方向流动时，由于升支血液中的 NaCl 和尿素浓度较高，于是 NaCl 和尿素因管

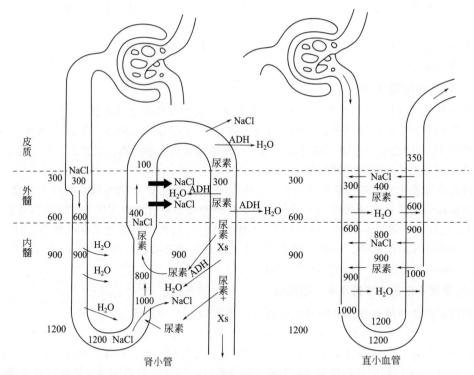

图 8-16　尿的浓缩机制示意图

粗箭头表示升支粗段主动重吸收 Na^+、Cl^-；Xs 表示未被重吸收的溶质，

各数字表示该处的渗透压浓度 $[mOsm/(kg \cdot H_2O)]$

内外浓度差又不断向组织液扩散。NaCl 和尿素不但再一次进入组织间液，并且再透入直小血管降支，这就形成了溶质在直小血管降支→升支→组织间液→降支这一短路循环，这是一个逆流交换过程。通过逆流交换作用可将肾髓质的溶质大部分保留下来，不被大量带走，同时将重吸收的水分送回体循环，从而维持了肾髓质部的渗透压梯度及高渗状态。

二、尿液的稀释机制

尿液的稀释主要发生在远端小管和集合管。当机体 H_2O 过多时，血浆晶体渗透压降低，抗利尿激素（ADH）分泌减少，在无 ADH 作用时，肾远端小管和集合管对 H_2O 通透性很低，从髓袢升支来的低渗液中的 H_2O 的重吸收减少，而 NaCl 继续被重吸收，因此小管液的渗透压进一步降低，形成低渗尿排出，而且尿量增加。例如饮大量清水后引起的尿量增加。如果 ADH 完全缺乏或肾小管和集合管缺乏 ADH 受体时，每天可排出高达 20L 的低渗尿，称为尿崩症。

三、影响尿液浓缩和稀释的因素

（一）影响肾髓质高渗形成的因素

1. 髓袢升支粗段主动重吸收 NaCl　髓袢升支粗段主动重吸收 Na^+、Cl^- 是形成髓质高渗区的关键因素，临床上使用的强效利尿药如呋塞米，可抑制髓袢升支粗段主动重吸收 NaCl，使髓质渗透浓度梯度不能建立，尿液不能浓缩，从而产生利尿效应。

2. 尿素再循环　营养不良特别是饮食蛋白质缺乏时，体内产生的尿素减少，血浆尿素浓度降低，从内髓部集合管扩散进入髓质组织间液的尿素量减少，影响内髓部高渗区的建立，尿液浓缩的能力降低。婴儿由于摄入的蛋白质较少，摄入蛋白质用于机体迅速地生长，生成的尿素较少，因此，尿液浓缩作用主要依赖于 NaCl 的作用，尿液浓缩的能力也较低。

3. 髓袢的长度及近髓肾单位的数量　尿液的浓缩和稀释主要在近髓肾单位进行，髓袢愈长，浓缩能力愈强。小儿髓袢较成年人短，故尿量较多。老年人及肾功能衰竭患者，有功能的近髓肾单位数量减少，使有主动重吸收 NaCl 功能的髓袢升支粗段减少，尿液浓缩能力降低。当肾脏疾病损害到内髓部（尤其是肾乳头）组织时，尿的浓缩能力降低。

（二）影响集合管对水通透性的因素

集合管对水的通透性依赖于血液中 ADH 的浓度。尿崩症患者是由于神经垂体释放的 ADH 不足或肾小管和集合管缺乏 ADH 受体，使肾脏对水的重吸收减少，尿液浓缩能力降低，从而排出大量低渗尿。前者称为中枢性尿崩症，后者称为肾性尿崩症。

（三）直小血管血流量和血流速度对髓质高渗维持的影响

如果直小血管的血流量增加和血流速度过快，过多的溶质从髓质被带走，渗透压梯度不能维持，尿液浓缩的能力也会因此而减弱。直小血管血流减少，使输送到髓质内肾小管 O_2 减少；由于肾小管转运物质需要 O_2 及 ATP，髓质血流减少，就会降低髓质肾小管对 NaCl 及尿素的转运，结果为髓质渗透压梯度不能维持。

第五节　尿生成的调节

一、神经调节

肾交感神经兴奋时，通过以下方式影响肾功能：①肾交感神经末梢释放的去甲肾上腺素作用于肾血管平滑肌 α 受体，使肾血管收缩，肾血流量减少。由于入球小动脉的收缩较出球小动脉明显，致使肾小球毛细血管的血流量减少、肾小球毛细血管血压降低，导致 EFP↓，GFR↓。②肾交感神经末梢释放去甲肾上腺素作用于球旁细胞 β 受体，促进球旁细胞释放肾素，启动肾素-血管紧张素-醛固酮系统。③直接促进近端小管和髓袢对 Na^+、Cl^-、H_2O 的重吸收。

肾交感神经的活动受多种因素的影响，例如劳动或运动、血量减少、动脉血压降低和精神紧张等情况，均可使肾交感神经的活动加强，肾脏的功能也发生相应的改变。

二、体液调节

（一）抗利尿激素

抗利尿激素（ADH）又称**血管升压素**（vasopressin，VP），ADH 在下丘脑视上核和室旁核合成，沿下丘脑-垂体束的轴突转运到神经垂体储存，在适宜的刺激下释放入血液循环。

1. 抗利尿激素的作用　ADH 作用的受体有 V_1 和 V_2 两种。V_1 受体分布于血管平滑肌，ADH 与 V_1 受体结合后，引起血管平滑肌收缩，血流阻力增加，血压升高。V_2 受体主要分布于肾远端小管后段和集合管的上皮细胞。ADH 与 V_2 受体结合后，通过 AC-cAMP-PKA 转导，使上皮细胞内水通道蛋白 2（AQP2）的囊泡镶嵌在上皮细胞的顶端膜中，形成水通道，增加水通道的数量，从而增加远端小管和集合管对水的通透性。

2. 抗利尿激素释放的调节　ADH 的释放受多种因素的影响，其中最重要的是血浆晶体渗透压的改变和循环血量的改变。另外，动脉血压的改变对 ADH 的释放也有影响（图 8-17）。

（1）血浆晶体渗透压　当血浆晶体渗透压升高时，ADH 的合成和释放增加。大量出汗、严重呕吐或腹泻等情况下，水的丢失多于溶质的丢失，血浆晶体渗透压升高，刺激下丘脑渗透压感受器，使 ADH 的合成和释放增加，远端小管和集合管对水的通透性增加，水的重吸收增加，尿量减少，尿液浓缩。大量饮水后，体液被稀释，血浆晶体渗透压降低，ADH 的合成和释放减少，肾脏对水的重吸收减少，尿量增加，尿液稀释。大量饮清水后引起尿量增多的现象，称为**水利尿**（water diuresis）。

（2）循环血量　循环血量的改变主要通过对心肺感受器的刺激而影响 ADH 的合成和释放

（图 8-17）。来自心肺感受器的传入冲动可抑制 ADH 的合成和释放。循环血量↑→对心肺感受器的刺激↑→经迷走神经传入至下丘脑的冲动↑→ADH 的合成和释放↓；循环血量↓→对心肺感受器的刺激↓→经迷走神经传入至下丘脑的冲动↓→对 ADH 合成和释放的抑制作用↓→ADH 的合成和释放↑。

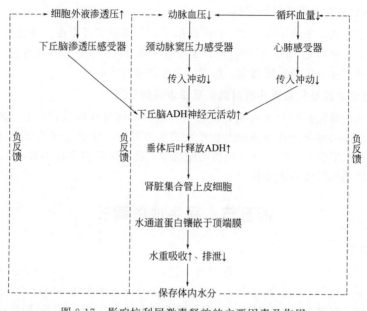

图 8-17　影响抗利尿激素释放的主要因素及作用

（3）动脉血压　当动脉血压升高时，刺激颈动脉窦压力感受器，也可反射性抑制 ADH 的释放，使尿量增加。动脉血压降低，则产生相反的作用。

血浆晶体渗透压升高或循环血量减少及动脉血压降低可使人产生渴的感觉，其中以渗透压的改变作用最强，血浆晶体渗透压只要升高 2%～3%，便产生强烈的渴感。

（4）其他调节因素　恶心、疼痛、应激刺激、血管紧张素Ⅱ、低血糖等均能刺激 ADH 的释放；一些药物如烟碱和吗啡也可刺激 ADH 的释放；乙醇对 ADH 的释放则有抑制作用，所以饮酒后尿量可增加。

（二）肾素-血管紧张素-醛固酮系统

肾素-血管紧张素-醛固酮系统（RAAS）的生成已在第四章中介绍过。

1.肾素分泌的调节

（1）肾内机制　①肾动脉灌注压↓→入球小动脉受牵拉程度↓→入球小动脉管壁牵张感受器的刺激↓→球旁细胞释放肾素↑；反之，当肾动脉灌注压升高时，肾素的释放减少。②球旁器中的致密斑感受器能感受小管液中 NaCl 含量的变化。GFR↓等造成流经致密斑的小管液中 NaCl 的含量↓→肾素释放↑；相反，通过致密斑的 NaCl 含量↑→肾素释放↓。

（2）神经机制　球旁细胞直接受肾交感神经支配。在剧烈运动、血量减少或血压下降、精神紧张等原因引起肾交感神经兴奋时，末梢释放去甲肾上腺素，作用于球旁细胞的 β 受体，增加肾素的释放。

（3）体液机制　血液中的肾上腺素和去甲肾上腺素、肾内生成的某些前列腺素（如 PGE_2 和 PGI_2）可增加肾素的释放。AngⅡ、ADH、心房钠尿肽、内皮素和 NO 等则可抑制肾素的释放。

2.血管紧张素Ⅱ（AngⅡ）调节尿生成的作用

（1）直接作用　①促进近端小管对 Na^+ 的重吸收：AngⅡ可直接作用于近端小管上皮细胞的血管紧张素受体，直接促进 Na^+ 的重吸收。②影响肾小球滤过率：在 AngⅡ浓度较低时，对出球小动脉的收缩作用大于对入球小动脉的收缩作用，因此主要引起出球小动脉收缩，肾血流量虽有所减少，但肾小球毛细血管压升高，使肾小球滤过率变化不大。Ang Ⅱ 浓度较高时，入球小动脉收缩加强，GFR 降低。Ang Ⅱ 还引起肾小球内系膜细胞收缩，K_f 值减小，也可使 GFR 降低。当肾动脉血压降低引起肾血流量减少时，肾内 Ang Ⅱ 的生成增加，由于出球小动脉收缩明显，故滤过分数增加，肾小球滤过率可维持正常，这是肾小球滤过率自身调节的机制之一。

（2）间接作用 通过促进 ADH 和醛固酮的合成和释放发挥作用。

3. 醛固酮的生理作用及分泌的调节

（1）醛固酮的生理作用 醛固酮的作用主要是促进远端小管和集合管重吸收 Na^+ 和排泄 K^+，同时也间接促进了 H_2O 和 HCO_3^- 的重吸收。因而产生"保钠、保水、排钾"的作用。因此血中醛固酮水平升高时（如原发性醛固酮增多症）可引起低血钾及代谢性酸中毒；相反，醛固酮分泌过少时（如肾上腺皮质功能不全）可产生高血钾及代谢性碱中毒。

（2）醛固酮的作用机制 醛固酮属于类固醇激素，脂溶性高。①血液中的醛固酮随血流到达远端小管和集合管的上皮细胞后，以其脂溶性穿过细胞膜进入胞质内，与胞内受体结合，形成激素-受体复合物；②激素-受体复合物穿过核膜进入细胞核内，通过基因表达机制，生成特异 mRNA；③mRNA 进入胞质后，在内质网合成多种功能不同的蛋白质（包括 Na^+、K^+ 通道和钠泵）和醛固酮诱导蛋白，新合成的通道和钠泵镶嵌到上皮细胞膜上，有利于 Na^+ 的重吸收和 K^+ 的分泌；④醛固酮还可诱导蛋白修饰原有的 Na^+、K^+ 通道和钠泵。最终导致 K^+ 分泌和 Na^+ 重吸收增加。

（3）醛固酮的分泌的调节 主要受 RAAS 和血 Na^+、血 K^+ 浓度的调节。Ang Ⅱ 和 Ang Ⅲ 可直接刺激肾上腺皮质合成和分泌醛固酮。血 K^+ 浓度升高或血 Na^+ 浓度降低，均可直接刺激肾上腺皮质球状带分泌醛固酮，以促进肾保 Na^+ 排 K^+，维持血 K^+、血 Na^+ 平衡。反之，当血 K^+ 浓度降低、血 Na^+ 浓度升高时，则抑制醛固酮的分泌。

（三）心房钠尿肽

心房钠尿肽（atrial natriuretic peptide，ANP）由心房肌细胞合成和释放。当心房壁受牵拉时，ANP 的释放增加，如血量过多、中心静脉压过高、头低足高位或身体浸在水中等。此外，去甲肾上腺素、ADH、ACh 和高血钾也能刺激 ANP 释放。心房钠尿肽的主要作用是增加肾脏 Na^+、H_2O 的排出量和舒张血管平滑肌。

1. 增加肾小球滤过率 心房钠尿肽可使入球小动脉舒张，使滤过分数增大，从而使 GFR 增加。此外还能使系膜细胞舒张，导致 K_f 增大。

2. 抑制集合管对 NaCl 和 H_2O 的重吸收 心房钠尿肽可使集合管上皮细胞顶端膜上的钠通道关闭，使 NaCl 的重吸收减少，同时，H_2O 的重吸收也减少。心房钠尿肽还可通过对抗 ADH 和 RAAS 的作用而抑制集合管对 H_2O 的重吸收。

3. 抑制其他激素的分泌 心房钠尿肽可抑制 ADH、肾素和醛固酮的合成和分泌，间接促进肾脏排钠和排水。

三、尿生成调节的生理意义

肾脏通过尿的生成与排放，可调节机体水与电解质平衡，调节体液渗透压及电解质浓度，调节酸碱平衡，排泄代谢终产物及外来物质；以及调节血压等。

第六节 清除率

一、清除率的概念和计算方法

清除率（clearance rate，C）是指肾脏在单位时间内清除血浆中某种物质的能力，通常以每分钟从尿中排出的某种物质的量相当于多少毫升血浆中所含该物质的量来表示，此血浆毫升数即为该物质的清除率。计算清除率需要测量三个数据：尿中某物质的浓度（U，mg/100mL），每分钟尿量（V，mL/min）和血浆中某物质的浓度（P，mg/100mL）。因为尿中该物质均来自血浆，所以，$U×V=P×C$，即清除率（C）$=U×V/P$。

二、测定清除率的意义

（一）测定肾小球滤过率

肾脏每分钟排出某种物质的量为 $U×V$，如果该物质可经肾小球自由滤过，又可被肾小管和集合管重吸收和分泌，则 $U×V$ 应是每分钟肾小球滤过量、重吸收量（R）和分泌量（S）的代数和，而每分钟肾小球滤过该物质的量为肾小球滤过率（GFR）与该物质血浆浓度（P）的乘积，因此，每分钟该物质的排出量为：$U×V=GFR×P-R+S$。如果该物质可以自由滤过，而且既不被重吸收，也不被分泌，即 $R=0$，$S=0$，则 $U×V=GFR×P$，就可以计算出 GFR，即 $GFR=U×V/P=C$。

1. 菊糖清除率 菊糖（inulin）就是符合上述条件的物质，所以，菊糖的清除率可用来代表肾小球滤过率。菊糖是一种对人体无害的多糖类物质，在进行菊糖清除率的测定时，给受试者静脉滴注一定量的菊糖，并维持血浆中菊糖的浓度恒定，然后分别测量尿量和尿中菊糖的浓度。根据对菊糖的清除率测得，GFR 为 125mL/min。

2. 内生肌酐清除率 内生肌酐（endogenous creatinine）是指体内组织代谢所产生的肌酐。在平常饮食条件下，从事一般工作时血浆和尿中排泄的肌酐都比较恒定，这样进行肌酐清除率测定时，需收集 24h 总尿量和测定尿中肌酐浓度，抽取少量静脉血，以测定血浆肌酐浓度，然后按以下公式计算内生肌酐清除率。

$$内生肌酐清除率=\frac{尿肌酐浓度(mg/L)×尿量(L/24h)}{血浆肌酐浓度(mg/L)} \tag{8-1}$$

我国成人内生肌酐清除率平均为 128L/24h，很接近 GFR，故临床上常用来推测 GFR。

（二）测定肾血浆流量、滤过分数和肾血流量

如果血浆中的某种物质在经过肾脏循环一次后就能被完全清除（包括滤过和分泌），即在肾静脉血中该物质的浓度接近于零，则该物质每分钟的尿排出量（$U×V$）应等于每分钟肾血浆流量（RPF）和血浆中该物质浓度（P）的乘积，则 $U×V=RPF×P$，$RPF=U×V/P=C$，所以该物质的清除率（C）即为每分钟肾血浆流量（RPF）。如静脉滴注**碘锐特**（diodrast）或**对氨基马尿酸**（para-aminohippuric acid，PAH）的钠盐，使其血浆浓度维持在 $1\sim3$mg/100mL，当血液流经肾脏一次后，血浆中的碘锐特或对氨基马尿酸的钠盐几乎能被肾脏完全清除，肾静脉血中两者的浓度接近于零。用这两种物质测得的清除率平均为 660mL/min，此数值即代表肾血浆流量。若已知 GFR 为 125mL/min，可进一步计算出滤过分数（FF），即 FF$=125$mL/min$÷660$mL/min$×100\%=19\%$。按血细胞比容为 45% 计算，血浆量占全血的 55%，则肾血流量$=660$mL/min$÷55\%=1200$mL/min。

（三）推测肾小管的功能

通过对各种物质的清除率的测定，从中可推测哪种物质能被肾小管净重吸收，哪种物质能被肾小管净分泌，从而推测肾小管对不同物质的转运功能。一般能通过肾小球自由滤过的物质，如果清除率小于 125mL/min，表明肾小管能重吸收该物质；如果清除率为零，表明肾小管能全部吸收该物质；如果清除率大于 125mL/min，表明肾小管能分泌这一物质。

（四）自由水清除率

肾脏排出浓缩尿或稀释尿的能力可用自由水清除率（free-water clearance，C_{H_2O}）来衡量。自由水清除率是指单位时间内必须从尿中除去或加入多少量（容积）的纯水（自由水、无溶质水）才能使尿液与血浆等渗。为了计算 C_{H_2O}，必须先算出肾对血浆全部溶质的清除率，即渗透

单位清除率（osmolar clearance，C_{osm}）。C_{osm} 可用一般的清除率测定方法测得，即分别测定血浆渗透压（P_{osm}）、尿渗透压（U_{osm}）和单位时间内的尿量（V），用清除率的算式计算，即：$C_{osm} = U_{osm} \times V / P_{osm}$。单位时间内生成的尿量等于渗透单位清除率和自由水清除率之和，即：$V = C_{osm} + C_{H_2O}$。所以，C_{H_2O} 等于单位时间内的尿量（V）与 C_{osm} 之差，即：$C_{H_2O} = V - C_{osm}$。可见，当尿液为低渗时（$V > C_{osm}$），C_{H_2O} 为正值，表明肾排泄无溶质水；反之，当尿液为高渗时（$V < C_{osm}$），C_{H_2O} 为负值，表明肾保留了无溶质水，在肾生理学中，可作为肾小管保留水分（tubular conservation water）的能力。不管肾排泄或重吸收无溶质水都依赖于 ADH 的存在。当缺乏 ADH 或 ADH 水平很低时，排泄无溶质水，当 ADH 水平很高时，无溶质水被重吸收。

第七节　尿的排放

一、膀胱和尿道的神经支配

膀胱壁上的平滑肌又称膀胱逼尿肌。在膀胱开口与尿道连接处有内括约肌。膀胱逼尿肌和内括约肌受交感神经和副交感神经的双重支配，膀胱外括约肌则受阴部神经的支配。

盆神经（副交感神经）起源于骶段脊髓 2～4 节段，节后纤维支配膀胱逼尿肌和内括约肌（作用于 M 受体），兴奋时，可使膀胱逼尿肌收缩、内括约肌舒张。盆神经中也含有传入纤维，可将来自膀胱壁牵张感受器的信号传入中枢。

腹下神经（交感神经）起源于腰段脊髓，节后纤维末梢释放的递质是去甲肾上腺素。交感神经兴奋时，可使膀胱逼尿肌舒张（通过 β_2 受体）、内括约肌收缩（通过 α 受体）。另外，交感神经中也含有感觉传入纤维，可将来自膀胱和尿道的痛觉信号传入中枢。

阴部神经（躯体神经）由骶段脊髓发出，直接受意识控制，兴奋时可使外括约肌收缩；阴部神经活动受抑制时，外括约肌舒张。另外，尿液对后尿道的刺激也是通过阴部神经传至排尿中枢的。

二、排尿反射

排尿反射是一种脊髓反射，初级中枢位于骶段脊髓，但脑的高级中枢可抑制或加强排尿反射的过程。排尿反射的过程如图 8-18 所示。

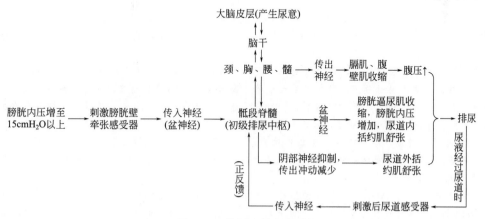

图 8-18　排尿反射示意图

当膀胱内的尿液量达到 400～500mL 时，膀胱内的压力升高，达到并超过 $10～15cmH_2O$，刺激膀胱壁牵张感受器，冲动沿盆神经传入骶段脊髓的初级排尿中枢，使初级排尿中枢兴奋。初级排尿中枢的兴奋沿脊髓传至脑的高级中枢，经大脑皮层产生尿意。如果条件不允许，骶段脊髓的排尿中枢活动被高位中枢下传冲动所抑制，排尿也就被抑制，如果条件许可，便可发动排尿反射。

排尿反射发生时，初级排尿中枢的兴奋性冲动沿盆神经传至膀胱，使膀胱逼尿肌收缩、内括约肌舒张，排出尿液。进入后尿道的尿液又刺激后尿道感受器，冲动沿阴部神经再次传到骶段脊髓的初级排尿中枢，进一步加强初级排尿中枢的活动，产生正反馈，使排尿反射加强，直至膀胱内的尿液排完为止。在此过程中，阴部神经的传出冲动随意性减少，使尿道外括约肌舒张，使排尿顺利进行；同时膈肌和腹壁肌收缩以增加腹内压，加速排尿的进行。

三、排尿异常

当储尿或排尿任一生理活动发生障碍时，都可出现排尿异常。临床上常见的**尿频**（排尿次数增多而排尿量减少），多由于膀胱炎症或受机械性刺激（如膀胱结石）而引起；**尿潴留**（膀胱内尿液充盈过多而不能排出）则多见于腰骶部脊髓损伤，使排尿初级中枢的活动发生障碍所致；**尿失禁**（排尿活动失去意识控制而不能自主排放）常是脊髓受损，致使排尿初级中枢与大脑皮层高级中枢失去功能上的联系，但排尿初级中枢的功能尚且完好所致。

同步练习

1. 人在急性大失血后动脉血压降至约 60mmHg，此时尿量和尿渗透压有何变化？为什么？
2. 给家兔静脉注射 20% 葡萄糖液 5mL 后，动物的尿量、尿糖有何变化？为什么？
3. 人在夏日露天强体力劳动时，大量出了汗（估计达 1500mL），且未饮水，此时尿量和尿渗透压有何变化？为什么？
4. 原发性醛固酮增多症患者可出现水肿、低血钾、高血压等表现，这是为什么？
5. 为什么肾是机体维持内环境稳态最重要的器官？
6. 影响肾小球滤过的因素有哪些？
7. 影响肾小管和集合管的重吸收与分泌的因素有哪些？
8. 抗利尿激素的释放受哪些因素的调节？
9. 如何利用清除率来推算肾小球的功能？

参考答案

1.（1）当血压下降不低于 60mmHg 时，通过肾血流量的自身调节，可使肾小球滤过率保持稳定，从而保证泌尿功能。但如果低于 60mmHg，则尿量减少，原因有：①动脉血压下降，肾血流量减少及交感神经兴奋，入球小动脉收缩，肾小球毛细血管血压下降，有效滤过压降低，滤过率减少；②血容量减少，反射性地使 ADH 分泌增多，远端小管和集合管对水的重吸收增多，尿量减少；③肾脏缺血，肾素分泌增多，使肾素-血管紧张素-醛固酮系统活动增强，Na^+ 和水的重吸收增多，尿量减少。

（2）尿渗透压升高。ADH 分泌增加使髓袢升支粗段对 NaCl 的主动重吸收和内髓部集合管对尿素的通透性增加，从而增加髓质组织间液的溶质浓度，提高髓质组织间液的渗透压，使尿液浓缩，尿渗透压升高。

2. 尿量增多，尿糖增加。因为血糖浓度明显升高，超过了肾糖阈，近曲小管不能将原尿中的葡萄糖全部重吸收，多余的葡萄糖在流经肾小管时，使小管液渗透压升高，对抗肾小管对水的重吸收，使尿量增多（渗透性利尿），同时尿糖增加。

3. 尿量减少，尿渗透压升高。因为汗液为低渗液体，大量出汗造成机体水分的丢失大于电解质的丢失，使血浆晶体渗透压升高，对渗透压感受器刺激增强，ADH 释放增多，促使远曲小管和集合管对水的重吸收，尿量减少。ADH 分泌增加可增加髓袢升支粗段对 NaCl 的主动重吸收和内髓部集合管对尿素的通透性，从而增加髓质组织间液的溶质浓度，提高髓质组织间液的渗透压，有利于尿液浓缩，尿渗透压升高。

4. 因为醛固酮的生理作用主要是增加远曲小管和集合管对钠的重吸收和钾的分泌，同时，氯离子和水的重吸收也增加，导致细胞外液量增多。钠和水的重吸收增加导致水钠潴留，引起水肿；而细胞外液量增多导致高血压；钾的分泌增加导致低血钾。

5. 肾脏是机体主要的排泄器官，通过生成和排出尿液，以实现排出机体代谢终产物和进入体内的过剩物质以及异物（包括药物），调节水和电解质平衡，调节体液渗透压、体液量和体液电解质浓度，调节动脉血压和酸碱平衡等功能。因此，肾脏是维持机体内环境稳态的最重要的器官。

6.影响肾小球滤过的因素有：①肾小球滤过膜的通透性和滤过面积；②有效滤过压：由于有效滤过压等于肾小球毛细血管血压减去肾小囊内压和血浆胶体渗透压，因此这三者中任何一个改变都可影响肾小球有效滤过率；③肾小球血浆流量：肾小球血浆流量大，肾小球滤过率大；反之则小。

7.见本书第146页。

8.①血浆晶体渗透压：血浆晶体渗透压↑，ADH分泌↑；反之则↓。②循环血量：循环血量↑→刺激心肺感受器→下丘脑-垂体后叶释放ADH↓；循环血量↓→心肺感受器刺激减少→下丘脑-垂体后叶释放ADH↑。③动脉血压：动脉血压↑→刺激颈动脉窦压力感受器→ADH分泌↓；血压降低，则作用相反。④痛刺激、恶心、低血糖→ADH分泌↑。

9.①清除率<125mL/min，表明肾小管能重吸收该物质，如尿素；②清除率>125mL/min，表明肾小管能分泌该物质，如肌酐；③清除率为零，表明肾小管能全部重吸收该物质，如葡萄糖；④清除率=125mL/min，表明该物质只有肾小球滤过，没有肾小管的重吸收和分泌，如菊糖。

（谢新华）

第九章 感觉器官的功能

第一节 感觉概述

一、感受器和感觉器官

感受器（receptor）是指分布在体表和机体内部的一些能感受机体内、外环境变化的特殊结构，其功能是将各种刺激的能量转变为传入神经上的神经冲动，传向中枢神经系统。感受器的结构有的极为简单，只是外周的感觉神经末梢，如痛觉感受器是游离神经末梢；有些感受器是在裸露的神经末梢周围包绕一些结缔组织构成的被膜，如环层小体、触觉小体和肌梭等。此外，体内还有一些结构和功能上都特殊分化了的感受细胞，如视网膜中的视杆细胞和视锥细胞（光感受细胞）、耳蜗中的毛细胞（声感受细胞）等，这些感受细胞连同它们的非神经附属结构，如眼的折光系统和耳的传音装置，构成感觉器官（sense organ）（视觉器官和听觉器官）。高等动物中最重要的感觉器官有眼（视觉）、耳（听觉）、前庭（平衡感觉）、嗅上皮（嗅觉）、味蕾（味觉）等，称为特殊感觉器官。

二、感受器的一般生理特性

（一）感受器的适宜刺激

感受器对不同种类的刺激的敏感性不同，一种感受器一般只对一种刺激最敏感，对其他种类的刺激则不敏感或根本不感受，这种最敏感的刺激就称为该感受器的适宜刺激（adequate stimulus）。感受器对一些非适宜刺激也可能引起反应，但所需能量的强度要比它作用于其敏感的感受器大得多。感受器的这种特殊敏感性是在动物长期的进化过程中逐步形成的，它有利于机体对内外环境中某些有意义的变化进行灵敏的感受和精细的分析。

（二）感受器的换能作用

各种感受器都能把作用于它们的各种形式的刺激能量，转变为相应的传入神经纤维上的动作电位，这种作用称为换能作用。当感受器受到刺激时，刺激在转变成为神经动作电位之前，一般都要先在感受器细胞上或传入神经末梢上引起一个在性质上类似于局部兴奋的过渡性电变化，称为感受器电位（receptor potential）。其电位大小在一定范围内和刺激强度成正比例，故无"全或无"性质，有总和现象，能以电紧张的形式在膜上扩布很短的距离，使邻近膜去极化，达阈电位时即可引发感觉神经产生动作电位。可见动作电位的产生是经过感受器电位或发生器电位的引发所致。

（三）感受器的编码功能

感受器在把刺激转换成传入神经动作电位时，不仅仅是发生了能量形式的转换，更重要的是把刺激所包含的环境变化的信息也转移到了动作电位的序列和组合之中，这一过程称为编码（coding）功能。中枢就根据这些经过编码的电信号才获得对外在世界的主观认识。其机制不完全清楚，而且感觉编码也不完全是在感受器完成的，在感觉传导通路乃至大脑终端都有编码功能。所有的感觉系统能编码四种基本的刺激属性，即刺激的类型、强度、部位和持续时间。

1. 刺激类型的编码 不同类型的感觉（如热、冷、声、压力等）的产生，首先取决于刺激的性质及被刺激的感受器类型，某一感受器对某种刺激特别敏感（适宜刺激），是因为该感受器质膜含有该信号的传导机制及离子通道。例如视觉感受器含有色素分子，光线可引起其结构改变，从而改变膜离子通道的活性而产生感受器电位。其次，还取决于传入冲动所经过的感觉传入通路（专用线路）。所以当传输某一感觉信息的感觉传入通路上不论哪个部位受到刺激或受到什么样的刺激，都是该感受器在生理情况下兴奋所引起的感觉（即特定神经能量学说）。例如，位于手掌中的环层小体的神经纤维被来自手肘的压力压迫或臂神经丛内肿瘤压迫而受刺激时，所引发的感觉都是触觉。

2. 刺激强度的编码　刺激的量或强度是以该刺激引起单一神经纤维发放冲动的频率高低和参加这一信息传输的神经纤维的数目多少来编码的。如强刺激使传入纤维上的冲动频率增高，弱刺激则减少；刺激强，受到刺激的感受野增大，参加这一电信息传输的神经纤维的数目也多。

3. 刺激部位的编码　刺激部位是由刺激作用的感受器的部位以及感觉传入冲动通过专用线路到达相关的皮层作为神经定位图编码的。例如皮层躯体感觉神经元排列组成的躯体特定感觉区的定位图，这些神经元接受体表对应部位的信息，能区分信息来自不同的部位。影响定位精确度的其他因素是单个感受单位的感受野的大小、感受单位密度及与邻近感受单位重叠的数量。**感受野小、感受单位密度大、与邻近感受单位重叠少，定位的精确度就高**。另外，感觉通路上的侧向抑制（见后叙）对刺激部位定位也起重要作用。感觉单位是指一个感觉触突及其所有的外周分支，此感觉触突末梢所分布的空间范围称为它的感受野。

4. 持续时间的编码　与感受器电位的时程有关。例如，皮肤上的慢适应感受器在整个持续刺激过程中重复放电，而快适应感受器在同一刺激开始或停止时放电。

（四）感受器的适应现象

当恒定强度的刺激持续作用于感受器时，常常可以见到传入神经纤维上的冲动（动作电位）的频率逐渐减少，这种现象称为感受器的适应（adaptation）。

1. 快适应感受器　如嗅、触觉感受器。快适应感受器的功能一般在于探索新异刺激。

2. 慢适应感受器　如肌梭，颈动脉窦压力感受器，痛、冷及肺牵张感受器适应很慢或不完全适应。慢适应感受器有利于机体对某些功能进行持久的调节，如姿势、血压等；痛、冷感觉由潜在的有害刺激引起，如果适应快，将部分失去其"报警"作用。

适应不是疲劳，因为对某一刺激产生适应后，如增加刺激的强度，又可引起传入冲动的增加。

（五）感觉通路中的侧向抑制

在感觉通路中，由于存在辐散式联系，一个局部刺激常可激活多个神经元，处于感受野中心区的神经元受刺激最强，其直接兴奋下一个神经元（中央次级神经元）及抑制性中间神经元的作用也较强；而处于周边部的神经元受刺激较弱，因此兴奋周边次级神经元及抑制性中间神经元的作用也较弱。这样从中心区传入中枢的兴奋达到最强，

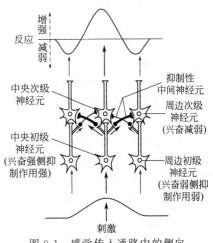

图 9-1　感觉传入通路中的侧向抑制示意图

而从周边区传入中枢的兴奋减弱，即来自周边区的信息是抑制的。这种现象称为**侧向抑制**（图 9-1）。侧向抑制能增强中心区与周边区之间反应的对比，增强中枢（脑）对感觉冲动的定位能力。

第二节　躯体和内脏感觉

一、躯体感觉

躯体通过皮肤及其附属的感受器接受不同的刺激，产生各种类型的感觉，称为躯体感觉。躯体感觉包括浅感觉和深感觉两大类，浅感觉又包括触-压觉、温度觉和痛觉；深感觉即为本体感

觉,主要包括位置觉和运动觉。

(一) 触-压觉

给皮肤施以触、压等机械刺激所引起的感觉,分别称为触觉和压觉。触-压觉的感受器可以是游离神经末梢、毛囊感受器、环层小体、麦斯纳小体和梅克尔盘等。触-压觉的适宜刺激是机械刺激。

(二) 温度觉

温度觉包括热觉和冷觉。热觉感受器位于 C 类传入纤维的末梢上,而冷感受器则位于 Aδ 和 C 类传入纤维的末梢上。温度感受器在皮肤上呈点状分布,冷点明显多于热点(多 5～11 倍)。当皮肤温度升至 30～46℃时,热感受器被激活而放电,放电频率随皮肤温度升高而增高。当皮肤温度超过 46℃时,热觉突然消失,代之出现痛觉。这是由于伤害性感受器被激活。引起冷感受器放电的皮肤温度在 10～40℃之间。当皮肤温度降到 30℃以下时冷感受器放电频率增加,冷觉也随之增加。皮肤上皮细胞(包括角质细胞)也可以直接感受温度刺激,然后将温度信息传递给相应的感觉传入纤维。在伤害性感觉神经末梢上有多种能对毒素、温度、机械或化学刺激起反应的受体,其中一类是被称为非选择性阳离子通道的瞬时受体电位(transient receptor potential,TRP)离子通道。此外还有一些其他通道蛋白参与皮肤温度换能。

(三) 痛觉

1. 痛觉的定义 痛觉是一种与组织伤害性刺激有关的感觉、情感、认知和社会维度的痛苦体验。它是由体内、外伤害性刺激所引起的一种主观感觉,常伴有情绪变化、防卫反应和自主神经反应。痛觉感受器不存在适宜刺激,任何形式(机械、温度、化学)的刺激只要达到对机体伤害的程度均可使痛觉感受器兴奋,所以又称伤害性感受器。痛觉感受器属于慢适应感受器。

2. 痛觉信息的感受和传导

(1) 致痛物质 能引起痛觉的外源性和内源性化学物质,统称为致痛物质。它包括 H^+、K^+、ATP、缓激肽、5-HT、组胺、乙酰胆碱、蛋白溶解酶、P 物质、前列腺素和降钙素基因相关肽等。

(2) 痛觉感受器的激活与换能 痛觉感受器是游离神经末梢。在痛觉感受器上分布有许多受体或离子通道,可被各种伤害性刺激所激活,产生感受器电位,进而触发可传导的动作电位,经脊髓背角传递和接替传到高级中枢,产生痛觉和情绪反应。

(3) 痛觉信息的传导 快痛是一种尖锐和定位明确的"刺痛",发生快,消失快,由 Aδ 有髓纤维传导,主要经特异性投射系统到达大脑皮层第一和第二感觉区。慢痛是定位不明确的"烧灼痛",发生慢,消失也慢,常伴有明显的不愉快情绪,由 C 类纤维传导,主要投射到扣带回和经非特异性投射系统投射到大脑皮层广泛区域。

(四) 本体感觉

本体感觉是指来自躯体深部的组织结构如肌肉、肌腱和关节等,对躯体的空间定位、姿势、运动状态和运动方向的感觉。感受器主要有肌梭、腱器官和关节感受器等(详见第十章牵张反射)。

二、内脏感觉

内脏感觉是由内脏感受器受到刺激所引起的传入冲动,经内脏传入神经传至各级中枢神经所产生的主观感觉。例如,适度扩张膀胱、直肠和胃的传入信息等,被高级中枢解读成尿意、便意和胃饱满等内脏感觉。

(一) 内脏感受器

按形态结构分,内脏感受器有游离神经末梢、神经末梢形成的缠络和环层小体三种类型。按功能分,有化学感受器、机械感受器、伤害性感受器和温度感受器。内脏的黏膜、肌肉、浆膜的游离神经末梢是伤害性感受器。此外还有多觉型感受器，能对一种以上刺激起反应。

（二）内脏感受器的适宜刺激

内脏感受器的适宜刺激是体内的自然刺激，如肺的牵张、血压的升降、血液的酸碱度等。

（三）内脏传入的中枢投射

内脏传入冲动经脊髓进入脑干有关中枢，可产生各种反射活动，还可上升到大脑皮质产生内脏感。

（四）内脏痛和牵涉痛

1. 内脏痛 内脏痛是由内脏病变而引起的一种疼痛。引起这类疼痛的有效刺激是脏器的突然扩张、机械性牵拉、脏器的局部缺血、内脏平滑肌的痉挛以及在病理损伤时所释放的化学物质。内脏疾病除了引起患病脏器本身的疼痛外，还能引起邻近体腔壁骨骼肌的痉挛和疼痛。内脏痛的特点：①定位不精确，这是内脏痛的主要特点，如腹痛时患者常不能说出发生疼痛的具体部位，因为内脏中痛觉感受器数量相对较少，且分布明显比躯体稀疏；②发生缓慢，持续时间较长，主要表现为慢痛，呈渐进性增强，但有时也可迅速转为剧烈疼痛；③中空内脏器官壁上的感受器对扩张性刺激和牵拉性刺激十分敏感，而对烧灼、切割等能引起皮肤痛的刺激不敏感；④内脏痛特别能引起不愉快的情绪反应，这可能是因为内脏痛的传入通路与引起恶心、呕吐及其他自主神经效应的通路之间有密切的联系。

体腔壁痛：是指内脏疾病引起邻近体腔壁浆膜受刺激或骨骼肌痉挛而产生的疼痛。例如胸膜或腹膜受到炎症等刺激时可发生体腔壁痛。体腔壁痛定位明确，其痛冲动由 $A\delta$ 纤维传入。

2. 牵涉痛 某些内脏疾病往往引起远隔的体表部位发生疼痛或痛觉过敏，这种现象称为牵涉痛（referred pain）。例如，心肌缺血时，可发生心前区、左肩和左上臂及其内侧体表的疼痛；胆囊病变时，右肩胛区会出现疼痛；阑尾炎时，常感上腹部或脐周疼痛等。

牵涉痛的发生的原理：①会聚学说。患病内脏和牵涉痛皮肤的传入纤维进入脊髓后会聚到同一后角神经元，并由同一上行纤维传入脑后引起主观意识的错觉。②易化学说。内脏和躯体的痛觉传入纤维也可能到达脊髓后角同一区域内彼此非常接近的不同神经元，由患病内脏传来的冲动可提高邻近的躯体感觉神经元的兴奋性，从而对体表传入冲动产生易化作用，因而较弱的体表传入冲动也能引起痛觉。

第三节 视觉

人眼感受各种光波的刺激主要包括两个过程：一是折光过程，即外界物体发射或反射到眼的光线，经过眼的透明组织——角膜、房水、晶状体、玻璃体的折射，把物体成像在视网膜上；二是感光过程，即视网膜感受光的刺激，并把光能转变为神经冲动，视神经冲动传入视觉中枢，从而产生视觉。据估计，在人脑所获得的外界信息中，至少有70%以上来自于视觉系统，因此，眼是人体最重要的感觉器官。

一、眼的折光系统及其调节

（一）眼的折光系统

光线入眼后，眼内物像的形成过程基本上与凸透镜成像原理相似，但眼对光的折射情况则要比凸透镜复杂得多，为了便于理解，生理学上把眼睛进一步简化为一个单球面的折光系统，称为简化眼（reduced eye），假设空气与眼内容物之间是一个简单的界面，即只有一个节点（n），它靠近晶状体的后表面，距角膜表面约5mm，约在视网膜前15mm处，光线经过节点不折射，直接投射至视网膜上；前焦点 F 在角膜前15mm处。通过前焦点 F 的光线折射后与主光轴平行。后焦点 b 位于节点后15mm处，距角膜表面20mm。正常眼晶状体处于完全静息状态下，平行光线（6m 以外物体发出或反射出的光线）进入眼内的后焦点 b 恰好落在视网膜上，并形成一个缩小的倒置的实像。根据简化眼的数据，应用下列公式，可以计算出不同远近物体在视网膜上成像的大小。如图 9-2 所示，AnB 和 anb 是两个相似三角形，所以可按下式计算出物像（ab）的大小。

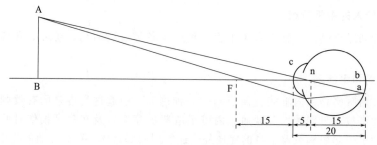

图 9-2　简化眼及成像情况

n—节点；F—前焦点；c—角膜前面。单位为 mm

$$\frac{物像大小（ab）}{物体大小（AB）} = \frac{物像到节点距离（bn）}{物体到节点距离（Bn）} \tag{9-1}$$

如在眼前 10m 处有一高 30cm 的物体，假设物像长为 x mm，可用此式计算出成像的大小。

$$\frac{x}{300\text{mm}} = \frac{15\text{mm}}{10005\text{mm}} \qquad x = \frac{300\text{mm} \times 15\text{mm}}{10005\text{mm}} = 0.45（\text{mm}）$$

可见，眼前 10m 远处 30cm 高的物体，可在视网膜上形成一个长约 0.45mm 的倒置的物像。

（二）眼的调节

正常眼看远处（6m 以外）的物体能聚焦的视网膜上，故成像清晰。当观看 6m 以内的物体时，因光线将呈不同程度辐散状，经折射后在视网膜后方聚焦，故视网膜上的物像模糊不清。看近物时经过调节，使入眼光线折射增强，结果也能在视网膜上形成清晰的物像。

1. 眼的近反射

（1）晶状体变凸　当眼视近物时，后焦点在视网膜后，物像模糊，到达视皮层完成反射，使睫状肌收缩，睫状突向前、向中移行，悬韧带松弛，晶状体依靠自身的弹性向前后凸出且前凸更明显（图 9-3），使前表面曲率增大，屈光能力增大，较辐散的光线仍聚焦（成像）在视网膜上。反之，视远处物体，则睫状肌松弛，睫状突后移，悬韧带拉紧，晶状体凸度变小，屈光力减弱，主焦距延长，物像向后移到视网膜上。

人眼的调节能力是一定的，并随年龄的增长逐渐减弱，眼作最大调节时能看清楚物

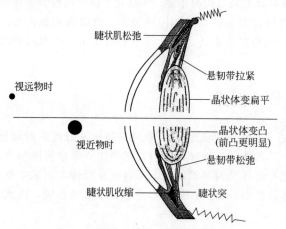

图 9-3　视近物和视远物时晶状体的变化

体的最近距离称视觉的近点（near point），近点可表示眼的最大调节能力。近点愈近，说明晶状体的弹性愈好。晶状体的弹性随年龄增大而减小。例如，10 岁近点平均约 9cm，20 岁左右的成人约为 11cm，而 60 岁时增大到 83cm。

（2）瞳孔缩小　扩瞳肌受胸交感传出神经支配，该神经兴奋可使扩瞳肌收缩，故瞳孔扩大。虹膜括约肌受副交感神经支配，此神经兴奋时瞳孔缩小。视近物时，在晶状体变凸的同时伴有瞳孔缩小，也称为瞳孔近反射。瞳孔大小的改变可调节射入眼内的光量，保护视网膜，减少球面像差和色像差。其反射过程是：视近物时，模糊的视觉形象到达皮层的视区时，经分析发出下行冲

动经皮层中脑束到中脑正中核，再到双侧的动眼神经缩瞳核，再由动眼神经中副交感神经节前纤维到睫状神经节，最后经睫状短神经到达睫状肌和瞳孔括约肌，引起晶状体曲率增加，瞳孔缩小。

（3）视轴会聚 当双眼凝视一个向眼移近的物体时，在出现瞳孔缩小的同时，可见双眼视轴同时向鼻侧聚合，这种现象称为视轴会聚或辐辏反射。其意义在于看近物时物像仍可落在两眼视网膜的对称点上，从而产生清晰的视觉。

2. 瞳孔对光反射 指瞳孔的大小随视网膜光照强度而变化的反射。在亮光处，瞳孔变小，在暗光处瞳孔扩大，可以调节入眼内的光量，其直径变动于 1.5～8.0mm 之间。瞳孔对光反射的效应是双侧性的，即光照一侧瞳孔可引起双侧瞳孔缩小，称为互感性对光反射（comsensual light reflex）。对光反射的途径是：光照→视网膜换能→视神经冲动→视神经、视束→外侧膝状体→中脑顶盖前区换神经元→两侧动眼神经缩瞳核（副交感神经核）→动眼神经副交感纤维→睫状神经节→睫状短神经→瞳孔括约肌收缩→瞳孔缩小。由顶盖前区发出的神经纤维小部分不交叉，大部分交叉到对侧，故可引起双侧瞳孔缩小。

（三）眼的折光能力及调节能力异常

眼折光能力异常有近视（myopia）、远视（hyperopia）、散光（astigmatism）三种，调节能力异常有老视（presbyopia），见表 9-1 。

表 9-1　眼的折光异常及其调节

	近视	远视	散光	老视
成因	眼球前后径过长（轴性近视）；折光体折光能力过强（折光近视）	眼球前后径过短；折光体折光能力过弱	折光面（通常为角膜）各经纬线曲率不一致	晶状体弹性降低
成像	近物：视网膜上（很少调节或无需调节）；远物：视网膜后	近物：视网膜后；远物：视网膜后	混合性散光眼有的聚焦于视网膜前，有的聚焦于视网膜后	近物：视网膜后；远物：视网膜上
视力	近物：能看清（近点较正常眼较近）；远物：不能看清	近物：不能看清（近点较正常眼远）；远物：经调节后能看清	近物：不能看清；远物：不能看清	近物：不能看清；远物：能看清
矫正	凹透镜（平行光线入眼前分散），焦距延长	凸透镜（增加折光力，焦点前移）	规则散光戴圆柱面镜	看近物戴凸透镜（增加折光力，焦点前移）

（四）房水和眼内压

充盈于眼的前、后房中的透明液体称为房水。房水来自血浆，由睫状体脉络膜丛生成，由后房经瞳孔进入前房，然后流过前房角的小梁网，经许氏管进入静脉。房水不断生成，又不断回流入静脉，两者保持动态平衡。房水具有营养角膜、晶状体和玻璃体的功能，并维持一定的眼内压（平均为 20mmHg）。眼内压的稳定有助于保持眼球特别是角膜的正常形态与折光能力。眼内压的病理性增高为青光眼。

二、眼的感光换能系统

（一）视网膜的结构功能特点

视网膜厚结构复杂，组织学将其分为 10 层，但按主要的细胞层次，可简化为 4 层，自外向内为色素上皮层、感光细胞层、双极细胞层和节细胞层。视网膜剥离就发生在色素上皮层与其他层之间。

1. 色素上皮层 有黑色素颗粒和视黄醇（维生素 A），其功能有：吞噬感光细胞脱落的外段结构，吸收视网膜散射的光线，把血液中的营养物质输送给感光细胞，参与感光细胞视黄醛的循环（见下文），稳定光感受细胞周围的离子浓度，有助于维持其对光的正常反应等。

2. 感光细胞层 感光细胞包括视锥细胞（cone cell）与视杆细胞（rod cell）两种。视锥细与视杆细胞是直接感受光刺激的光感受器，它们呈单层排列在视网膜上，均由外段、内段和突触部三个部分构成。视锥细胞的外段呈短圆锥状，视杆细胞外段呈长杆状，两者所含感光色素不同。内段含有大量的线粒体，是能量代谢最旺盛的部分。外段细胞膜折叠形成许多盘状结构的膜盘。膜盘镶嵌的蛋白质绝大部分是称为视紫红质的视色素。人的每个视杆细胞外段中有近千个膜盘，每个膜盘含有约 100 万个视紫红质分子。视锥细胞外段的膜盘中含有三种不同的视色素。

3. 视网膜细胞的联系　两种感光细胞都通过突触部和第三层（双极细胞层）的双极细胞发生突触联系，双极细胞再与节细胞层中的神经节细胞联系。此外，还可通过水平细胞和无长突细胞的突起进行横向联系，它可使视网膜不同区域之间相互影响。视网膜细胞除通过化学性突触联系外，还有大量电突触即缝隙连接存在。由神经节细胞发出的神经轴突，先在视网膜表面聚合成束，形成视盘，再穿过视网膜，在眼后极出眼球，形成视神经。视盘没有感光细胞，所以无感受光的作用，在视野中形成生理盲点。视网膜的中心有一黄色区，称为黄斑（直径 1.5mm），黄斑中心视敏度（视力）最高的区域称中央凹，含密集的细长形视锥细胞，其直径为 0.3mm，此处无视杆细胞。视网膜的周缘部分，视杆细胞较多，视锥细胞则明显减少。人类每个视网膜上有 1.2 亿个视杆细胞和 600 万个视锥细胞，而一侧视神经中仅有 120 万根神经纤维。因此，感光细胞与双极细胞和神经节细胞之间的联系普遍存在会聚现象，即多个感光细胞与同一个双极细胞联系，而多个双极细胞再与同一个神经节细胞联系。但视锥细胞的会聚程度要小得多。中央凹处可看到一个视锥细胞只同一个双极细胞联系，而这个双极细胞只同一个神经节细胞联系的一对一的"单线联系"方式，使中央凹视敏度最高。当眼正视物体时，入眼光线恰好投射到视网膜的中央凹。

（二）视网膜的感光换能系统

1. 视杆系统　又称暗视觉系统，由视杆细胞和与它们联系的双极细胞和神经节细胞等组成，它对光的敏感度较高，可感受弱光，但无颜色感觉，只能区别明暗和物体粗轮廓。

2. 视锥系统　又称明视觉系统，由视锥细胞和与它们相联系的双极细胞及神经节细胞等组成，它对光的敏感性较差，分辨能力低，只感受类似白昼的强光，视物时能辨别颜色，对物体的轮廓及表面的细节有高分辨能力。

支持这两种相对独立的感光换能系统存在的主要依据是：①两种感光细胞的数量和所含的视色素不同，在人的视网膜，视杆细胞总数比视锥细胞多得多，视杆细胞外段比视锥细胞长，所含的视色素较多，这可解释前者对光的敏感性更高。视杆细胞只含有一种感光色素，而视锥细胞含三种对不同颜色光敏感性不同的感光色素，故能辨别颜色。②视网膜中央凹的视觉敏感性低，周边部视觉敏感性高，这与视锥细胞与视杆细胞在这两部位的分布特点相一致。③两种感光细胞和双极细胞以及神经节细胞形成信息传递通路时，虽然逐级之间都有一定的会聚现象，但视锥系统会聚程度较小，特别是中央凹处的视锥细胞与双极细胞、神经节细胞之间可见到无会聚现象的"单线联系"，这是视锥系统有较高的精细分辨能力的结构基础；而在视杆系统中，普遍存在会聚现象，例如，在视网膜周边部，可见到多达 600 个视杆细胞会聚一个双极细胞，许多双极细胞再会聚于一个神经节细胞的情况。这种聚合排列具有较强的总和多个弱刺激的作用，使视觉敏感性提高。④夜间活动和怕光的动物，如猫头鹰等，其视网膜上只有视杆细胞；白昼活动的动物，如鸡、鸽等的视网膜主要为视锥细胞。

（三）视杆细胞的感光换能机制

1. 视紫红质的光化学反应　视紫红质是视杆细胞产生视觉的基础。感光细胞的外段是进行光-电换能的关键部位。视紫红质是一种结合蛋白，由视蛋白（opsin）和视黄醛（retinal）的生色基团组成。视黄醛是由视黄醇（维生素 A）氧化生成的醛。视蛋白是一种属于耦联 G 蛋白的螺旋形受体蛋白，其肽键 7 次穿越视膜盘结构（图 9-4）。视蛋白耦联的 G 蛋白称为传导蛋白（transducin，G_t 蛋白），其作用的效应器酶为分解 cGMP 的磷酸二酯酶。

在暗处，视紫红质中的视黄醛是 11-顺视黄醛（一种较为弯曲的分子构象）。光照时，视紫红质吸收光量子后发生构象变化，其中的视黄醛转变为全反型视黄醛（一种较为直的分子构象）。同时视蛋白构象也发生变化，经过一系列中间过程后，最后视紫红质分解为视蛋白和全反型视黄醛。这是一个可逆反应，这个分解过程中，经过较为复杂的信号传递系统的活动，可诱发视杆细胞出现感受器电位。该电信号在视网膜神经元网络中传输，最终诱发神经节细胞产生动作电位，传向视觉中枢。在亮处分解的视紫红质在暗处又可重新合成，其反应的平衡点取决于光照的强度。视紫红质再合成的第一步，是全反型视黄醛转变为 11-顺视黄醛，这一步耗能，需视黄醛异构酶的催化；第二步是 11-顺视黄醛与视蛋白结合成视紫红质，这一步不耗能，反应

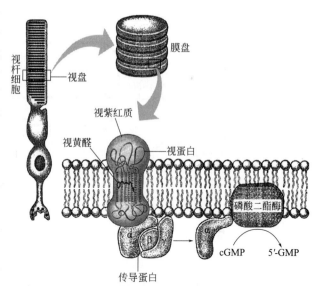

图 9-4 视杆细胞外段的超微结构示意图

视杆细胞外段有许多膜盘，膜盘上镶嵌着大量视紫红质

快。此外，一部分全反型视黄醛也可先转变为全反型视黄醇（维生素 A 的一种形式），然后，全反型视黄醇在异构酶作用下转变成 11-顺视黄醇，最后 11-顺视黄醇再转变成 11-顺视黄醛，后者与视蛋白结合形成视紫红质。还有，储存于视网膜色素细胞层中的维生素 A（视黄醇）也是全反型的，它在耗能的情况下可转变成 11-顺视黄醇，进入视杆细胞后再氧化成 11-顺视黄醛，参与视紫红质的合成与补充。这个变化速度较慢（图 9-5）。

人在暗处视物时，视紫红质既有分解又有合成，这是人在暗处能持续视物的基础。由于在暗处合成过程超过分解过程，视杆细胞含有较多的视紫红质，从而使视网膜对弱光较敏感。相反，在亮处时，视紫红质分解大于合成，使视杆细胞几乎失去感受光刺激的能力，此时人的视觉是依靠视锥系统来完成的。由于视紫红质分解和再合成过程中，有一部分视黄醛被消耗，需要由血液循环及肝中的维生素 A 来补充，而血液循环和肝中的维生素 A 最终来

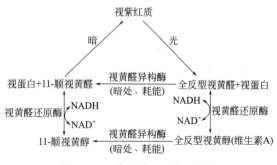

图 9-5 视紫红质的光化学反应

源于食物，因此人维生素 A 长期摄入不足，可影响人在暗处的视觉，即产生夜盲症。

2. 视杆细胞的感受器电位 视杆细胞的感受器电位与其他细胞的感受器电位不同，是一种超极化的慢局部电位。视杆细胞外段的细胞膜上有 cGMP 门控的 Na^+ 通道。在暗环境下，鸟苷酸环化酶（GC）持续激活，产生 cGMP，维持视杆细胞质内高浓度的 cGMP，cGMP 维持 Na^+ 通道开放，Na^+ 顺浓差入膜内，产生内向电流（又称暗电流），使视杆细胞处于恒定的去极化状态（静息电位为 $-40mV$），去极化引起视杆细胞末端释放神经递质（可能是谷氨酸）。在视杆细胞的内段膜上有持续活动的钠泵，它将 Na^+ 移出膜外，以维持膜内外的 Na^+ 平衡（图 9-6）。

光照时，视紫红质吸收光量子后发生构象变化及分解，视蛋白的构象也随之发生改变，视蛋白构象的变化，激活其邻近的传导蛋白（G_t），后者再激活膜中的磷酸二酯酶，使 cGMP 水解，胞浆中的 cGMP 水平降低，Na^+ 通道关闭，Na^+ 内向电流减小，导致膜超极化（膜内电位达 $-80\sim-90mV$），从而引起视杆细胞抑制性递质释放减少，双极细胞兴奋（去抑制），释放兴

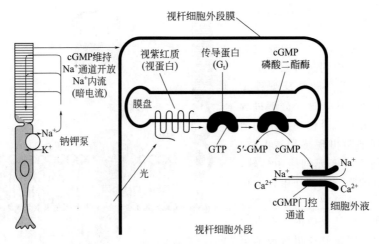

图 9-6　视杆细胞感受器电位产生的示意图

奋性递质，使神经节细胞产生动作电位，传至视中枢。类似的过程也发生在视锥细胞，但膜的超极化较视杆细胞发生快。

（四）视锥系统的感光换能和颜色视觉

视锥细胞外段也具有与视杆细胞类似的盘状结构，并含有特殊的视色素。视锥细胞的视色素与视杆细胞的视紫红质相比，仅视蛋白不同，而视黄醛相同。

视锥细胞的重要特征是它有辨别颜色的能力。颜色的不同，主要是不同波长的光线作用于视网膜后在大脑引起的主观印象。每一种颜色不但可以由某一固定波长的光线所引起，而且由红光（波长 723～647nm）、绿光（575～492nm）及蓝光（492～450nm）单色光不同比例的混合能产生几乎所有的色调。这一点很重要，它是颜色视觉的三色学说（trichromatic theory）的基础，也被用于电视屏幕及计算机的监视器上，它们显示红、绿和蓝像素。该学说认为，视网膜中含三种不同的视锥细胞，分别含有对红、绿、蓝三种光最为敏感的视锥色素（cone pigment）：感红色素、感绿色素、感蓝色素，它们分别对波长 570nm（长波长）、535nm（中波长）和 445nm（短波长）的光波反应最大。当某一种颜色的光线作用于视网膜时，使三种不同的视锥细胞的视色素有不同程度的分解，三种视锥细胞产生不同程度的兴奋（使每种视锥细胞发放冲动的相对频率不同），这样的信息传到大脑，就产生某一种颜色感觉。三种视锥细胞同等程度的兴奋产生白色感觉，如果没有任何一种光线刺激，产生黑色感觉。色盲就是由于缺乏对某种波长光线敏感的视锥细胞或相应的视锥色素，有红色盲、绿色盲和蓝色盲之分。色弱是由于某种视锥细胞反应能力较弱所致。

三、视觉传入通路及视中枢

来自两眼视网膜的神经纤维分别组成视神经，进入颅腔后与来自鼻侧视网膜的视神经形成视交叉，又与未交叉的颞侧视网膜的视神经延续为两侧视束，视束投射到两侧丘脑的外侧膝状体后，由外侧膝状体核发出的纤维组成视辐射，经过内囊投射到位于大脑半球内侧面枕叶皮层距状沟之上、下缘的大脑初级视皮层（17 区）。在视觉传导路中，由于来自鼻侧视网膜的视神经纤维形成视交叉，来自颞侧视网膜的纤维则不交叉，因此一侧视束以及其后传导通路上的膝状体和位于枕叶距状裂周围的视皮层（17 区）接受的是同侧眼颞侧视网膜和对侧眼鼻侧视网膜的传入纤维。因此，当一侧视束、一侧膝状体或一侧枕叶皮层受损时，会造成两眼对侧视野偏盲。由于视交叉处的纤维是来自双眼鼻侧视网膜的视神经纤维，故当垂体肿瘤影响到视交叉时，可使双眼颞侧半视野偏盲。当然，如果一侧视神经损伤，则会出现同侧眼视野全盲。

四、与视觉有关的几种生理现象

（一）明适应与暗适应

1. 明适应 从暗处初来到亮处时，最初感到一片耀眼光亮，甚至感到眼痛，不能看清物体，瞳孔也迅速缩小，片刻之后即可恢复，这一过程称为明适应。耀眼的光感主要是在暗处时合成的视紫红质突然大量分解，视杆细胞暂时失去视物能力，而视紫红质对光的敏感性较视锥细胞的视色素高，只有较多的视杆细胞视色素迅速分解之后，对光较不敏感的视锥细胞视色素才承担起在亮环境中的感光功能。

2. 暗适应 从亮处突然进入暗处，最初任何东西都看不见，经过一段时间，才逐渐恢复在暗处的视力，这一过程称为暗适应。暗适应是从亮光处进入暗光处后，视紫红质再合成增加，对光敏感度逐渐增高的过程。暗适应有两个阶段，第一阶段是入暗室后 5～8min 以内的视觉恢复，这与视锥细胞内视色素合成增加有关，第二阶段在进入暗室 25～30min，由于视杆细胞视紫红质合成增加，视网膜对光敏感性达最高值，以后也稳定在这一水平。

（二）视力与视野

1. 视力（视敏度） 视力是指眼分辨物体细微结构的能力，以能分辨空间两点的最小距离为衡量标准。正常眼在 5m 处能分辨两点的最小距离为 1.5mm。此时从两点反射出来的光线射入眼球在节点前交叉所成的角度（视角）为 $1'$，在视网膜上形成的物像两点间的宽度约为 $4.5\mu m$，而中央凹的视锥细胞直径为 $2.0～2.5\mu m$，这样物像至少可以刺激视网膜两个感光细胞，而且在两个感光细胞之间间隔一个感光细胞。兴奋传至中枢，就可隔着一个小小的空间，因而感到两点是分开的。

2. 视野 单眼固定地注视前方一点，这时候该眼能看到的空间范围称为视野。视野一般颞侧较大，鼻侧较小；不同颜色的视野大小亦不相同，由大至小依次为白色、黄色、蓝色、红色、绿色。临床上检查视野，目的在于了解视网膜的普遍感光能力，可帮助诊断眼和脑的某些疾病。

（三）视后像和融合现象

视网膜受到光刺激发生光化学反应和产生视觉冲动，在光刺激停止后，视觉不会立即消失，尚残留一极短的瞬间光感，称为视后像或视觉暂留。如果用重复的闪光刺激人眼，当闪光频率较低时（即闪光之间的间歇时间较长），产生一闪一闪的光感。当闪光频率增加到一定限度时，则人眼产生连续的光感，这一现象称为融合现象。这是由于闪光的间歇时间比视觉暂留时间更短的缘故。能引起连续光感的最低闪光频率称为临界融合频率，在中等光照强度下为 25 周/秒。临界融合频率与光的强度有关，光线较暗时临界融合频率较低；光线较强时，临界融合频率较高。此外，闪光的颜色、视角大小、受试者的年龄、中枢神经系统的功能状态及某些药物均可影响临界融合频率。

（四）双眼视觉和立体视觉

1. 双眼视觉 双眼同时看一物体时产生的视觉称双眼视觉。这时物像恰好落在两眼视网膜中央凹的对应点上，分别由两眼的视神经传至中枢，在主观感觉上产生一个完整物体的感觉。斜视或两眼运动不协调者，物体不会在两眼视网膜的相对应部位成像，而会产生两个物体的感觉，这称为复视。双眼视觉优于单眼视觉，它可弥补视野中存在盲点的缺陷，可扩大单眼视觉时的视野并产生立体视觉，增强对物体的距离、大小、空间的深度等判断的准确性。

2. 立体视觉 两眼注视同一近物时，由于同一物体在两眼视网膜上所形成的像不完全等同。右眼看到物体的右侧较多，左眼看见左侧较多，两侧的物像经中枢神经系统的综合就产生立体感觉。这种感觉除了可见物体的高度和宽度外，还能看到深度形成立体感。单眼视物也可根据物体的相对大小、俯视物体的角度、物体表面的阴影及运动物体间的相对运动和生活经验等估计物体是否是立体，但精确性较差。

第四节 听觉

听觉是人耳接受机械振动波，即声波刺激引起的感觉。听觉器官可分为外耳、中耳和内耳的耳蜗三部分。外耳、中耳主要是传音装置，内耳耳蜗的螺旋器是感音装置，可将声波的机械能转变为神经冲动。神经冲动通过第Ⅷ对脑神经到达听中枢，经整合产生听觉。

人的听觉器官能听到的声音频率在 20～20000Hz，而对每一种频率又有一个可听的强度范围，介于听阈与最大可听阈之间。刚能引起听觉的最小振动强度，称为听阈，增加振动强度达某一限度时，在引起听觉的同时，还会引起鼓膜的疼痛感觉，这个值就称为最大可听阈。听阈与最大可听阈曲线二者所包围的面积，称为听域，它表示人耳对声波频率和强度的感受范围。

一、外耳和中耳的功能

(一) 外耳的功能

外耳包括耳郭和外耳道。耳郭有集音作用，外耳道不但有传音作用，还有扩音作用，对辨别声音方向也有一定作用。根据物理学共振原理，一端封闭的充气管道可与波长 4 倍于管长的声波产生最好的共振。人的外耳道长度平均为 2.5cm，它的 4 倍是 10cm，这与 3800Hz 声音的波长（11.4cm）相仿。因此，人类外耳道的共振频率为 3800Hz 左右。由于这种共振因素的存在，当 3000～5000Hz 的声音传到鼓膜时，声压级可增加 12dB 左右。

(二) 中耳的功能

中耳包括鼓膜、鼓室、听骨链、中耳小肌肉和咽鼓管等主要结构。鼓膜→听骨链→内耳卵圆窗三者构成了声音由外耳传向耳蜗的最有效通路，此传导通路对振动波产生增压效应。鼓膜呈漏斗形，是一个压力承受装置，有较好的频率响应和较小的失真度，而且其振动与声波振动同始同终。

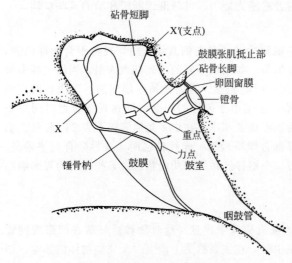

图 9-7 中耳传音系功能示意图
XX′为振动轴；→为振动方向

听骨链由锤骨、砧骨和镫骨顺次连接而成，三者之间共同构成一个两臂之间呈固定角度的杠杆：支点在砧骨短脚（由韧带固定），力点（长臂）在锤骨柄，重点（短臂）在砧骨长突（图 9-7）。

1. 鼓膜-听骨链系统的增压效应 ①鼓膜的有效振动面积为 55mm²，而卵圆窗膜（镫骨底板）的面积为 3.2mm²，因此比卵圆窗膜大 17.2 倍，致卵圆窗上压强增大 17.2 倍；②听骨链杠杆长臂与短臂之比为 1.3∶1，在短臂上的压强将增大 1.3 倍。总的增压效应为 17.2×1.3=22.4 倍。因此鼓膜-听骨链系统的作用是将振幅大、振动力小的声波变成振幅小、振动力大的液体传导，从而增加了听觉敏感度，又对内耳有保护作用。

2. 鼓膜张肌和镫骨肌的作用 前者收缩使锤骨柄与鼓膜向内牵引，鼓膜紧张度增加；后者收缩使镫骨底板向外、向后移动。强烈的声响或气流经过外耳道，以及角膜和鼻黏膜受到机械刺激时，都可反射性地使它们收缩，结果使鼓膜紧张，使各听小骨之间的连接更为紧密，导致听骨链传递振动时幅度减小，阻力加大，总的效果是使中耳的传音效能降低，阻止较强的振动传到耳蜗，对感音装置起保护作用。但是由声音刺激到中耳肌的反射性收缩（音响反射）需要 40～160ms（随刺激的响度而异），故对突然发生的短暂爆炸声不能提供保护作用。

3. 咽鼓管的作用 咽鼓管是鼓室和鼻咽部的连通管道，它有两种作用：①保持鼓室内压力与外界大气压力平衡，有利于鼓膜的振动。当炎症引起咽鼓管阻塞时，鼓室内气体被吸收、压力变负，引起鼓膜内陷、产生疼痛并影响膜的正常功能。②中耳的引流作用，咽鼓管黏膜上皮的纤毛运动能促使鼓室的分泌物排向鼻咽腔。咽鼓管在正常情况下其鼻咽部开口常处于闭合状态，故能阻挡自身说话、呼吸、心跳等声音直接传入鼓室，此称咽鼓管的防声作用；在吞咽、打呵欠或喷嚏时由于腭帆张肌等肌肉的收缩，可使管口暂时开放，有利于气压平衡。乘飞机起降或潜水时鼓膜内外压力不相等，可引起鼓膜疼痛。

（三）声波传入内耳的途径

1. 气传导 在听觉器官正常的情况下，声波由外耳振动鼓膜，通过听骨链到达卵圆窗，引起前庭阶中外淋巴振动，从而使前庭膜和蜗管中的内淋巴振动，而后使基底膜振动，这一传导途径称为气传导。

声波通过鼓膜振动，直接使鼓室内空气振动，空气再通过圆窗膜振动使鼓阶中外淋巴振动，从而使基底膜振动。本途径传导也属于气传导，其效应很差，故在正常情况下不重要，当鼓膜和听小骨活动障碍时起作用。

2. 骨传导 声波经颅骨作用于骨迷路的外淋巴，再引起内淋巴振动，这称为骨传导。骨传导效能很差，在正常听觉中的作用非常小，只在鉴别耳聋的性质上有一定意义。正常的听觉是气导大于骨导，当鼓膜和中耳病变引起传音性耳聋时，气导明显低于骨导，而在耳蜗病变出现感音性耳聋时，气导与骨导同时受损。

二、内耳耳蜗的功能

（一）耳蜗的结构特点

耳蜗是一蜗牛形骨管，长约 30mm，围绕蜗轴盘旋 2.5～2.75 周而成。在耳蜗的横断面上可见两个分界膜，一为斜行的前庭膜，一为横行的基底膜。此两膜将耳蜗管分为三个腔，分别称为前庭阶、鼓阶和蜗管（图 9-8）。前庭阶在耳蜗底部与卵圆窗膜相接，内充满外淋巴；鼓阶在耳蜗底部与圆窗膜相接，也充满外淋巴。前庭阶和鼓阶通过蜗顶的蜗孔相通。蜗管是一个盲管，其内充满内淋巴。在内淋巴液中浸浴着位于基底膜上的螺旋器的表面。内外淋巴不相通。

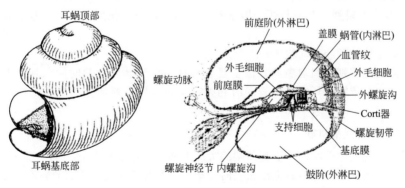

图 9-8 耳蜗横断面模式图

基底膜全长约 30mm，宽度不一致，从 0.04～0.5mm 不等，靠近卵圆窗处最窄，越往顶部越宽。基底膜上的螺旋器（又称 Corti 器），其构造极为复杂，主要由声音感受细胞和支持细胞组成。声音感受细胞包括纵向排列的一行内毛细胞和 3～5 行外毛细胞，毛细胞依靠支持细胞竖立在基底膜上。此外，还有其他细胞和存在于这些细胞间的较大间隙，这些间隙中的液体在成分上和外淋巴一致，并通过基底膜上的小孔与鼓阶中的外淋巴相通而与蜗管中的内淋巴不相通。

这样的结构使得毛细胞的顶部和蜗管中的内淋巴相接触，而毛细胞的周围和底部则与外淋巴相接触。毛细胞顶部表面形成网状，上面整齐排列着上百根听毛，其中较长些的埋植在盖膜中。盖膜内侧连耳蜗轴，外侧游离在内淋巴中。蜗轴中有螺旋神经节，其细胞发出许多神经纤维经螺旋板到基底膜与毛细胞接触，这些神经纤维组成了前庭蜗神经（第Ⅷ对脑神经）的耳蜗支。

（二）耳蜗的感音换能作用

声波的物理特性有频率、强度和波形。它们作用于人的感觉器官，在主观感觉上，对声音分别产生了音调、响度与音色。

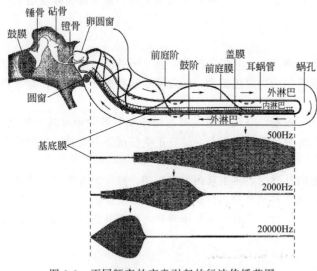

图 9-9　不同频率的声音引起的行波传播范围及最大振幅的位置图

1. 对音调的辨别与行波学说　声音的音调是由物体振动的频率所决定的。声波传入耳蜗引起基底膜振动，是以所谓行波（travelling wave）的方式进行的，即基底膜的振动会像水波一样循着膜的纵轴向蜗顶方向传送，这种传送波叫行波。振动从靠近蜗底的基底膜开始，逐渐向蜗顶推进，振动的幅度也随之逐渐加大，到基底膜的某一部位振幅达到最大，之后，振动波逐渐消失，并停止前进。由于声波频率不同，基底膜产生最大振幅的部位也不同：声波频率越低，最大振幅所在部位越靠近蜗顶；声音频率越高，则最大振幅所在部位越靠近蜗底（图 9-9）。不同频率的声音在基底膜上都有一个特定的行波传播范围和最大振幅部位，位于该部位的毛细胞受到的刺激就最强，与该部位的毛细胞相联系的听神经纤维的传入冲动也就最多。起自基底膜不同部位的听神经纤维的冲动传到听觉中枢的不同部位，就产生不同音调的声音感受。动物实验和临床观察也证实，耳蜗底部受损害时主要影响对高频声音的感受，而耳蜗顶部受损害时主要影响低频声音的听力。

2. 对声音强度的辨别　至少与两个因素有关：第一，声音强度增大，使基底膜及毛细胞振动的幅度增大，使听神经发放神经冲动的频率增加。第二，声音强度增大，被兴奋的听神经末梢数量增多，传向中枢的神经冲动增多。

3. 对声源方位的辨别　判别声源方位主要是根据声波到达两耳的时间和强度差。对低频声音方向的判定，主要依据两耳感受声音的时相差；高频音则主要依据两耳感受声音的强度差判定声源方向。

（三）耳蜗的感音换能机制

当声音引起基底膜振动时，毛细胞顶端的听纤毛插入盖膜的胶状物中与盖膜的下面相接触。当基底膜发生机械运动时，螺旋器也作相应的运动，但基底膜和盖膜的振动轴不一致，两膜之间的相对位置发生变化，使听纤毛受到一个切向力的作用而弯曲。

毛细胞静纤毛顶部有机械门控阳离子通道（K^+通道），当静纤毛向动纤毛侧偏移（基底膜向前庭阶方向偏移）时，通道打开，K^+内流，毛细胞产生去极化，引起其基侧面的电压门控 Ca^{2+}通道开放增加（在静息时少量开放），Ca^{2+}进入毛细胞内触发兴奋性递质（谷氨酸）释放，递质作用于与其形成突触关系的耳蜗神经末梢，产生感受器电位继之产生动作电位，传向听中枢。当静纤毛向相反方向偏移（基底膜向下偏移）时，K^+通道关闭，毛细胞产生超极化，递质释放减少。因此毛细胞产生一种交变的毛细胞感受器电位（图 9-10）。大量的耳蜗传入纤维的电活动综合成可在细胞外记录到的复合动作电位。

(四) 耳蜗的生物电现象

1. 耳蜗内电位　在耳蜗未受到声波刺激时，如果将一探测电极放置在蜗管内淋巴中，将一参考电极插入鼓阶或前庭阶外淋巴中并接地（即使其电位为零），可记录到 $+80mV$ 的电位差，称为耳蜗内电位又称内淋巴电位；如果将探测电极刺入基底膜上的毛细胞膜内，则可记录到膜内电位为 $-70mV$，这是毛细胞静息电位。这样，蜗管内与毛细胞膜内之间也就是毛细胞顶端膜内外的电位差为 $150mV$。因此，毛细胞顶端膜电导的变化可引起快速的电流，使这些细胞产生感受器电位，这种电流可在细胞外记录到，称为耳蜗微音器电位（见后叙）。蜗管内正电位的产生和维持是由于蜗管侧壁的血管纹细胞膜上含有大量钠泵，将血浆中的 K^+ 泵入内淋巴，将内淋巴中

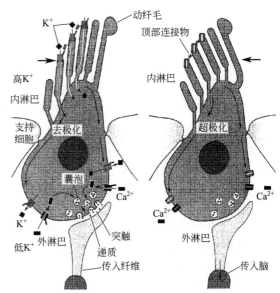

图 9-10　耳蜗基底膜毛细胞的机械换能过程
粗箭头表示毛细胞纤毛倒向

的 Na^+ 泵入血浆，由于被转运的 K^+ 的量超过 Na^+ 转运的量，结果使内淋巴中 K^+ 大量蓄积，使电位升高，故有较高的正电位。在缺 O_2 时，因 ATP 生成受阻，故钠泵活动也受阻，内淋巴正电位就不能维持，常可导致听力障碍。临床上使用的依他尼酸和呋塞米等利尿药也具有抑制钠泵的作用，因而也可导致内淋巴正电位不能维持，产生听力障碍。

2. 耳蜗微音器电位　当耳蜗接受声音刺激时，在耳蜗及其附近结构可记录到一种交流性质的电位波动，这种波动的电信号如同讲话的声音经话筒（即微音器）将声波转变为电信号一样，经扩音机放大后输送喇叭，能复制原来的声音，因而将其命名为耳蜗微音器电位（cochlear microphonic potential）。耳蜗微音器电位的特点是：在一定的刺激强度范围内，它的频率和幅度与声波振动完全相同，电位最大可达数毫伏；潜伏期极短，小于 0.1ms；没有不应期；对缺氧和深度麻醉相对不敏感，动物死亡后仍可保留一段时间才消失。

耳蜗微音器电位是许多毛细胞在接受声音刺激时所产生的感受器电位的综合表现，是引发听神经纤维动作电位的动因。耳蜗微音器电位具有一定的位相性，当声音的位相倒转时，耳蜗微音器电位的位相也发生倒转。

三、听神经动作电位

听神经动作电位是耳蜗对声波刺激所产生的一系列反应中最后出现的电变化，是耳蜗对声波刺激进行换能和编码的结果，其作用是向听觉中枢传递声波信息。根据记录方法的不同，可记录到单一听神经纤维动作电位和听神经复合动作电位。

四、听觉的传入通路及听觉皮层中枢

听觉的投射是双侧性的。来自耳蜗的听神经首先在同侧脑干的耳蜗神经核换元，换元后的纤维大部分交叉至对侧（小部分不交叉），再经上橄榄核接替后形成外侧丘系抵达内侧膝状体，后者发出听放射最后投射到两侧大脑皮质的听觉代表区。人类听觉代表区位于颞叶皮层的颞横回和颞上回（41、42 区）。电刺激这些区域能引起受试者产生铃声或吹风样主观感觉。由于上橄榄核以上神经通路接受来自双耳的听觉冲动，所以一侧外侧丘系、听放射或听皮层损伤，不会产生明显的听觉障碍。

第五节　平衡感觉

内耳的耳蜗属于听觉器官，而内耳的椭圆囊、球囊及三个半规管属前庭器官。前庭器官是感受头部在空间位置、机体姿势及运动状态的感受器官，也称平衡器官。

一、前庭器官的感受装置和适宜刺激

前庭器官的感受装置是椭圆囊、球囊的囊斑和三个半规管的壶腹嵴（图 9-11）。囊斑是感受性毛细胞、一些支持细胞和前庭神经末梢构成的盘状结构。毛细胞顶端的纤毛穿插在位砂膜内。壶腹嵴表面也是由一层竖排的毛细胞构成，毛细胞顶端的纤毛埋在圆顶形的壶腹帽中。毛细胞的纤毛最长的一条称为动毛，位于一侧边缘部，其余的称为静毛。当外力引起纤毛偏移时，毛细胞产生电位变化（当外力使这些纤毛由静纤毛一侧倒向动纤毛一侧时，毛细胞的静息电位减小即去极化，同时毛细胞底部的神经纤维上冲动发放频率明显增加；与此相反，当外力使纤毛由动纤毛倒向静纤毛一侧时，毛细胞静息电位变为超极化，神经纤维上冲动发放频率比纤毛处于自然不受力状态时还少）。由于各前庭器官中毛细胞所在位置不同，使得头部空间位置的改变和不同形式的变速运动都能以特定的方式改变毛细胞的倒向，使相应的传入神经纤维的冲动发放频率发生变化，把机体运动状态和头部空间位置的信息传到中枢，引起特殊的运动觉和位置觉，并出现各种躯体和内脏功能的反射性改变。

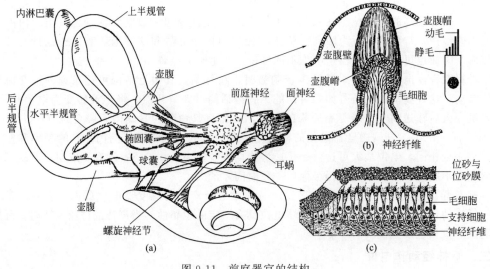

图 9-11　前庭器官的结构
（a）内耳迷路；（b）壶腹嵴；（c）囊斑

1.椭圆囊　感受头部的空间位置及水平面（前后和左右方向）的直线加（减）速运动。

2.球囊　感受头部的空间位置及垂直线的直线加（减）速运动。

3.半规管　感受旋转加（减）速运动。水平（外）半规管：感受头脚为轴的旋转加（减）速运动（如滑冰时的快速旋转）；后半规管：感受以两外耳道为轴的旋转加（减）速运动（如前后滚翻）；前（上）半规管：感受以前后为轴的旋转加（减）速运动（如侧滚翻）。

二、前庭反应

（一）前庭姿势调节反射

直线变速运动可刺激椭圆囊和球囊的囊斑，反射性地改变颈部、躯干与四肢肌紧张程度，以维持身体平衡，称为直线变速运动的姿势反射。当人体按不同的轴进行变速旋转运动时，有关的

半规管壶腹嵴受刺激，可反射性改变颈部、躯干和四肢的肌紧张以维持姿势的平衡，称为旋转变速运动的姿势反射。

（二）前庭自主神经反应

当半规管感受器受到过强的刺激，通过前庭神经核与网状结构的联系，可引起自主神经功能失调，导致心率加速、血压下降、呼吸加深加快、出汗、呕吐、皮肤苍白、眩晕等现象。前庭功能过敏的人，则一般性的前庭刺激也会引起自主神经反应。晕船、晕车均是前庭受刺激过强或前庭功能过敏的表现。

（三）眼震颤

旋转变速运动时刺激半规管壶腹嵴毛细胞，除可引起姿势反射外，还可出现眼外肌紧张度变化所引起的眼球不随意运动——眼震颤。这也是前庭反射的一种形式，并常用来判断前庭功能是否正常。眼震颤按其性质可分为水平性、垂直性和旋转性三种。现以头脚方向为轴向左旋转所引起的水平性眼震颤来说明眼震颤的发生规律（图9-12）。在旋转开始时，内淋巴因惯性而滞后，使左侧半规管壶腹帽向壶腹方向弯曲（即静纤毛倒向动纤毛），此时毛细胞受刺激增强，右侧半规管壶腹帽向半规管方向弯曲（即动纤毛倒向静纤毛），毛细胞受刺激减弱，这样的刺激可反射性引起右眼外直肌紧张度增加，内直肌紧张度降低，左眼则相反。这时出现眼球缓慢向右侧移动，这称为慢动相；当眼球向右移动达最大限度，不能再右移时，立刻返回到原位，这称为快动相，此后反复出现慢动相和快动相。直到旋转变为匀速转动时，内淋巴与半规管做同方向的同步运动，两侧壶腹没有受到内淋巴的冲击而弯曲，眼震颤停止，而居于眼裂正中。当旋转停止时半规管停止运动，内淋巴又因惯性作用不能立刻停止运动而继续向左流动，故两侧壶腹帽又发生与旋转开始时相反方向的弯曲，从而产生与旋转开始时相反的快动相和慢动相。正常人的眼震颤持续15～40s。眼震颤时间过长或过短，都说明前庭功能异常。

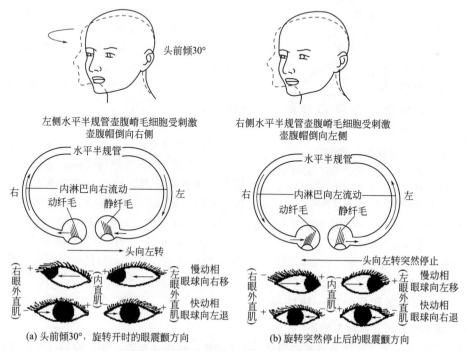

(a) 头前倾30°，旋转开时的眼震颤方向　　(b) 旋转突然停止后的眼震颤方向

图 9-12　眼震颤产生的机制及眼球运动的方向
＋表示肌肉收缩；－表示肌肉舒张

第六节　嗅觉和味觉

一、嗅觉感受器和嗅觉的一般性质

(一) 嗅觉感受器及其适宜刺激

嗅觉感受器位于上鼻道及鼻中隔后上部的黏膜（嗅上皮）上，两侧总面积约 $5cm^2$。嗅觉的感受细胞是嗅细胞，呈纺锤形，细胞顶端有 $4\sim25$ 根短的纤毛，细胞底端有长突，它们组成嗅丝，穿过筛板进入嗅球，与嗅球内的神经元发生突触联系。突出的嗅毛能和溶于嗅腺分泌液中的气味物质起作用，从而使嗅细胞兴奋，嗅神经发出神经冲动，所有的嗅受体都与 G 蛋白偶联，有的通过 AC-cAMP 起作用，有的通过 PKC 及磷脂酰肌醇水解产物起作用，它们大多数打开阳离子通道，引起 Na^+、Ca^{2+} 内流，产生去极化型的感受器电位，后者再引起轴突膜上产生不同频率的动作电位。进而传向更高级的嗅觉中枢（皮层）引起嗅觉。

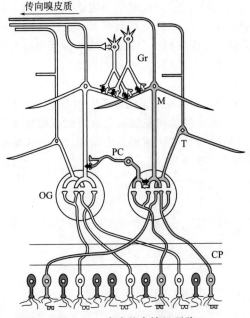

图 9-13　嗅球基本神经环路

每个嗅球（OG）只接受一种类型的嗅感受器细胞的传入

PG—球周细胞；CP—筛板；Gr—颗粒细胞；

M—僧帽细胞；T—簇状细胞

(二) 嗅觉的一般性质

不同动物的嗅觉灵敏度相差很大，即使同一个体对不同气体物质的敏感程度也不同，例如人可嗅出空气中含量小于 $4\times10^{-7}mg/L$ 的甲硫醇，而乙醚含量则需要达到 $6mg/L$ 人才可嗅出。有些动物的嗅觉十分灵敏，如狗对乙酸的敏感度比人高 1000 万倍。人能辨别 $4000\sim10000$ 种不同的气味。目前认为嗅的多种感觉是由几种孤立的基本气味形成的。基本的气味有 7 种，即樟脑味、麝香味、花香味、薄荷香味、乙醚味、辛辣味和腐臭味。近年来某些文献指出，有多到 50 种或 50种以上的基本气味。大多数具有同样气味的物质，具有共同的分子结构，但是，也有例外的。嗅觉的灵敏度在饥饿时增大，鼻黏膜充血（如感冒）时降低。

人的嗅上皮中约有 1000 种嗅细胞（嗅觉神经元），每种神经元仅具有一种嗅受体，只能结合一种嗅质，因此有 1000 种嗅受体。僧帽细胞和簇状细胞与嗅感受器细胞构成突触关系，它们的轴突投射到嗅觉皮质的不同部分。球周细胞及颗粒细胞对嗅球进行侧抑制，这可加强和集中嗅觉信号。每个嗅球只接受一种嗅感受器（受体）的传入冲动，但每种嗅感受器可对多种嗅质（气味物质）起反应，并且一种嗅质可激活多种嗅细胞。因此，尽管嗅细胞只有 1000 种，但它们可以产生无数种的组合，形成无数的嗅质模式，所以人能够辨别约 10000 种不同的气味（图 9-13）。

二、味觉感受器和味觉的一般性质

(一) 味觉感受器及其适宜刺激

味觉感受器是味蕾。味蕾的感受细胞是一种毛细胞，也称味细胞。味细胞的纤毛从味孔伸出，细胞体的周围有传入神经末梢包围。味觉感受器的适宜刺激是食物中有味道的物质，即味质。

(二) 味觉的一般性质

人的基本味觉有 4 种：甜、酸、苦、咸。舌能觉察所有的味道，但分布在舌各部的味细胞，对不同味刺激的敏感性不一样。舌尖部对甜味较敏感，舌两侧前部对咸味较敏感，舌两侧对酸味较敏感，软腭和舌根部对苦味较敏感，而硬腭对酸与苦味也敏感。近年又提出第五种味觉——香味或鲜味（umami），是与肉味有关的一种味觉，即吃中餐时尝到的那种滋味，它由谷氨酸盐（即味精）离子刺激引起。有许多因素影响味觉的敏感性，如辣味能降低其他味觉的敏感性，温度改变可影响味觉。在一定范围内温度升高，味觉敏感性增加。20～30℃之间味觉最敏感。血液化学成分也影响味觉的辨别力。味觉还受其他感觉特别是嗅觉的影响，例如，患感冒时因鼻道肿胀，嗅觉暂时丧失，引起味觉显著下降。味觉敏感度随着年龄增长而下降。味觉感受器也是一种快适应感受器。

5 种基本味觉物质产生感受器电位的机制不同。咸味是通过上皮细胞 Na^+ 通道（ENaC）开放 Na^+ 内流，产生去极化，引起味觉细胞产生感受器电位。酸可能通过 H^+ 阻断酸感受细胞顶部的 K^+ 通道，使膜内 K^+ 外流减少，减少膜内负电位，以及 H^+ 也通过 ENaC 进入细胞内产生去极化。甜味物质结合于 G 蛋白偶联受体，激活 G 蛋白，通过 AC-cAMP-PK 途径，使味觉细胞基侧膜上的 K^+ 通道磷酸化，而关闭 K^+ 通道，使 K^+ 外流减少，膜内正电位增加而去极化。苦味物质通过 G 蛋白升高细胞内 IP_3、DG 以及降低 cAMP 水平方式进行跨膜信号转导。鲜味物质谷氨酸盐结合于谷氨酸门控的非选择性阳离子通道，使之打开，Na^+、Ca^{2+} 进入细胞而去极化。所有这 5 种基本味觉的信号转导最终都是升高味觉细胞内的 Ca^{2+} 水平（打开味觉细胞膜上的电压门控 Ca^{2+} 通道，Ca^{2+} 进入细胞内，或促进细胞内钙库释放 Ca^{2+}），引起味觉细胞囊泡释放递质。递质作用于与味觉细胞构成突触关系的味觉初级传入纤维，使之产生动作电位，经第 Ⅶ、Ⅸ 和 Ⅹ 对脑神经传入延髓，换元后通过丘脑进入味觉皮质。中枢对来自许多味觉细胞的味觉信息进行分析比较，根据反应最强的神经元群阐明味的感觉。

同步练习

1. 感受器的一般生理特性有哪些？
2. 内脏痛有何特点？
3. 涉牵痛是如何产生的？有何临床意义？
4. 看近物时人眼会发生哪些变化？有何生理意义？
5. 机体缺乏维生素 A 时，视力会有何变化？为什么？
6. 简述视网膜中两种感光细胞的分布及功能特点。
7. 简述视觉传导通路及其不同部位损伤后的视野缺损特点。
8. 试分析鼓膜穿孔对中耳功能的影响。
9. 内耳受损后可出现哪些功能障碍？为什么？
10. 试述行波学说。
11. 简述前庭器官的功能。
12. 用阿托品液滴眼为什么会引起视物模糊？
13. 为什么从事暗环境工作的人常戴红色眼镜？

参考答案

1. 见本书第 156 页。
2. 见本书第 159 页。
3. 见本书第 159 页。
4. ①晶状体变凸：增强折光力，使辐散光线聚焦在视网膜上；②瞳孔缩小：减少入眼光量，减少

球面像差和色像差；③双眼球向鼻侧会聚：使物像落在两眼视网膜的相称部位，产生清晰的视觉。

5. 当机体维生素 A 缺乏时，将导致视紫红质合成障碍，发生夜盲症。视紫红质是视网膜感光细胞感光换能的物质基础，它由视杆细胞外段内的视蛋

白和视黄醛结合而成。而视黄醛由维生素 A（视黄醇）氧化而来。视紫红质在暗处合成，亮处分解，在此过程中，有部分视黄醛被消耗，主要由血液中的维生素 A 来补充。

6. 视网膜中有两种感光换能系统，即视杆系统和视锥系统。视杆系统由视杆细胞和与它们相联系的双极细胞和神经节细胞等组成，它们对光的敏感度较高，能在昏暗的环境中感受光刺激而引起视觉，但视物无色觉，只能区分明暗；而且视物时只能有较粗糙的轮廓，精确性差。也称为暗视觉系统。视锥系统由视锥细胞和与它们相联系的双极细胞及神经节细胞等组成，它们对光敏感性较差，只有在类似白昼的强光条件下才能被刺激，但视物时可以辨别颜色，且对物体表面的细节和轮廓都能看得很清楚，有高分辨能力。也称为明视觉系统。

7. 见本章第 164 页。

8. 鼓膜穿孔后鼓膜-听骨链的增压效应大为减弱或消失，使听骨链的振动不足以推动耳蜗内淋巴液的移位和振动，造成听力明显下降。

9. 内耳受损可导致听力受损和身体平衡功能（包括感受头部在空间的位置，机体姿势维持和运动的调节及身体平衡等）受损。因为内耳的耳蜗是听觉器官，而内耳前庭器官包括半规管、椭圆囊和球囊，是身体空间位置、姿势及运动状态的感受器官。

10. 行波学说是指声波振动能量在基底膜上的传播方式，声波传递到内淋巴后，首先在靠近卵圆窗处引起基底膜振动，此振动再以行波的形式沿基底膜从蜗底向蜗顶方向传播。声波频率不同，行波传播的远近和最大行波振幅出现部位不同，振动频率愈高，行波传播愈近，最大振幅区局限于蜗底附近，在最大行波出现后，行波很快消失。由于每一种频率的声波在基底膜上都有一个特定的行波传播范围和最大振幅区，因而不同频率的声波都可使相关区域的毛细胞和听神经纤维受最大的刺激而兴奋。这样，基底膜不同区域的听神经冲动及其组合形式，传到听觉中枢的不同部位，便产生了不同的音调感觉。

11. 椭圆囊、球囊和三个半规管合称为前庭器官。主要有三方面的功能：①感受头部位置和人体在空间移动时速度的变化；②通过反射调节肌肉紧张度，维持机体在各种姿势和运动情况下的身体平衡；③调整眼的运动，使在运动中可继续注视某一物体并看清该物体。

12. 阿托品是 M 受体的阻断剂，可阻断多数副交感神经节后纤维的作用。用它滴眼可阻断睫状肌及虹膜括约肌上的 M 受体，使睫状肌和瞳孔括约肌松弛。前者引起悬韧带（睫状小带）拉紧，晶状体变凸受阻，使视物模糊；后者引起瞳孔散大，瞳孔散大产生球面像差和色像差，也导致视物模糊。

13. 视紫红质是一种红色色素，它反射（不是吸收）红光，所以对红光不敏感，在暗室环境下工作的人佩戴红色眼镜（使红光通过）不分解视紫红质。处于暗室工作的人，有时需暂开亮灯或走出暗室到亮处，由于佩戴了红色眼镜，再进入暗环境工作时便能使暗适应时间大为缩短或取消。

（刘万蓉）

第十章　神经系统的功能

第一节　神经系统功能活动的基本原理

一、神经元与神经胶质细胞

（一）神经元

1.神经元的一般结构　人类神经系统内约有 10^{11} 个神经元。神经元分胞体和突起两部分，突起又分树突和轴突两种。树突和胞体主要是接受信息，其上的受体可与邻近细胞释放的神经递质结合，并将化学信号转换为电信号或生化反应。轴突由胞体的轴丘分出。轴突自轴丘发出后，其开始一段称为始段，没有髓鞘包裹。轴突离开细胞一段距离后才获得髓鞘，成为神经纤维（图 10-1）。根据髓鞘的厚薄，神经纤维又分为有髓神经纤维和无髓神经纤维。所谓无髓神经纤维并非完全没有髓鞘，只是髓鞘较薄而已。轴突的功能主要是传导兴奋（动作电位），使动作电位以不衰减的方式传向末梢。轴突末梢则失去髓鞘，形成许多分支，称神经末梢，每个分支末梢的膨大部分称为突触小体或突触前终末（末梢）。轴突末梢是信息输出区，在此处动作电位能使神经递质释放到细胞上的突触间隙中。

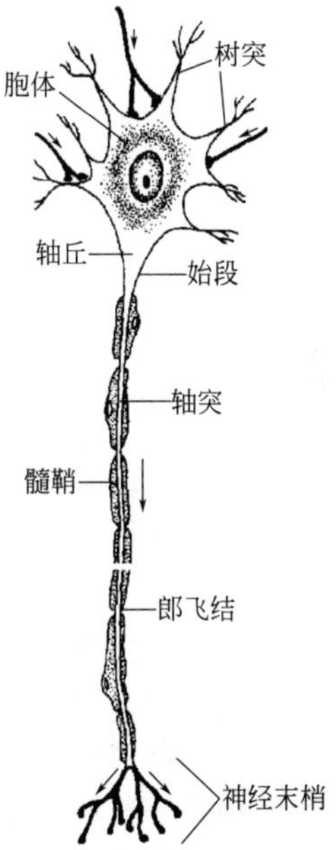

2.神经元的主要功能　接受、储存、整合、传递和输出信息。

3.神经纤维及其功能

（1）神经纤维的分类

① 根据电生理学特性分类：可分为 A、B、C 三类（表 10-1）。这种分类方法多用于对传出纤维进行分类。

图 10-1　神经元模式图

表 10-1　哺乳动物周围神经纤维的分类

电生理学分类		功能	纤维直径/μm	传导速度/(m/s)	直径、来源分类
A(有髓鞘)	Aα	本体感觉(肌梭、腱器官传入纤维)，躯体运动(支配梭外肌的传出纤维)	13～22	70～120	I_a(肌腱)、I_b(腱器官)
	Aβ	触-压觉的传入纤维	8～13	30～70	II
	Aγ	躯体运动(支配梭内肌的传出纤维)	4～8	15～30	
	Aδ	痛觉、温度觉、触-压觉传入纤维	1～4	12～30	III
B(有髓鞘)		自主神经节前纤维	1～3	3～15	
C(无髓鞘)	后根	痛觉、温度觉、触-压觉传入纤维	0.4～1.2	0.6～2.0	IV
	交感	交感节后纤维	0.3～1.3	0.3～2.3	

② 根据纤维的直径大小及来源分类：可分为 I、II、III、IV 四类，I 类纤维中包括 I_a 和 I_b 两类（表 10-1）。这种分类方法多用于对传入纤维进行分类。

③ 按有无髓鞘分类：可分为有髓神经纤维和无髓神经纤维。

④ 按兴奋传导方向分类：将感受器产生的电活动传至中枢的神经纤维称为传入纤维；把中枢兴奋传至效应器的神经纤维称为传出纤维。

⑤ 按末梢释放递质分类：末梢释放去甲肾上腺素的神经纤维称为肾上腺素能纤维；末梢释放乙酰胆碱的神经纤维称为胆碱能纤维。其他类同。

(2) 神经纤维传导兴奋的特征　生理完整性、绝缘性、双向性（双向传导）和相对不疲劳性。

(3) 神经纤维传导兴奋的速度　一般纤维直径大者、有髓鞘者传导速度快，髓鞘厚的比髓鞘薄的快，恒温动物的神经纤维比变温动物的传导速度快。人上肢正中神经内的运动神经纤维和感觉神经纤维传导速度分别为 58m/s 和 65m/s。

(4) 神经纤维的轴浆运输功能　轴突内的轴浆在胞体与轴突末梢之间经常流动，进行物质运输，称为轴浆运输。该运输是双向的。

① 顺向轴浆运输：由胞体流向轴突末梢为顺向轴浆运输。顺向轴浆运输又分为快速顺向轴浆运输和慢速顺向轴浆运输。前者主要运输具有膜结构的细胞器（如线粒体、递质囊泡、分泌颗粒等），它们沿着微管移动，并需要 Ca^{2+} 及 ATP 供能，其运输速度为 410mm/d。后者主要是运输胞质中的可溶性成分（如胞质蛋白及细胞骨架蛋白），随着微管和微丝的不断向前延伸而向前运输，其速度为 1～12mm/d。药物秋水仙碱（colchicine）可破坏微管，从而抑制顺向轴浆运输。

② 逆向轴浆运输：由轴突末梢流向胞体为逆向轴浆运输。其速度约为 205mm/d，可使神经元回收在突触传递过程中神经末梢使用过的物质，如释放了递质的囊泡，运输神经末梢通过胞饮作用摄取的某些物质，如神经营养因子（neurotrophins，NT）、某些病毒（如带状疱疹病毒、脊髓灰质炎病毒、狂犬病毒）及毒素（如破伤风毒素）。神经生长因子（nerve growth factor，NGF）是第一个被确定的神经营养因子，通过逆向轴浆运输到胞体，可促进蛋白质合成以及神经元的发育、生长及存活。

4. 神经末梢对效应组织的作用　神经纤维对其所支配的组织或器官能发挥两方面的作用。

(1) 功能性作用　是指通过冲动传至神经末梢使突触前膜释放神经递质，引起所支配组织迅速执行其功能活动，如肌肉收缩、腺体分泌等。

(2) 营养性作用　是指神经元合成的某些营养因子，通过轴浆运输，在其末梢释放，持久的调整被支配组织的内在代谢活动，缓慢而持久地影响其形态结构和功能状态。若所支配的肌肉失去神经的营养作用，可发生萎缩。

5. 神经营养因子对神经元的调控作用　神经营养因子（NT）是一类由神经元所支配的组织（如肌肉）和星形胶质细胞产生的、为神经元生长与存活所必需的蛋白质分子。现已发现十多种神经营养因子，如神经生长因子（NGF）、脑源性生长因子、神经营养因子 3、神经营养因子 4、神经营养因子 5 等。这些因子的本质都是蛋白质，作用于神经末梢特异性受体，被末梢摄取经逆向轴浆运输送达胞体，促进与神经递质合成及轴突生长、发育有关蛋白质（酶）的合成，从而影响神经元生长、发育和功能完整性。有的神经营养因子是由神经元本身合成，通过顺向轴浆运输输送到末梢，以维持突触后神经元的完整性。

(二) 神经胶质细胞

1. 神经胶质细胞的结构和功能特征　神经胶质细胞数量上为神经元的 10～50 倍，但其总体积与神经细胞近似相等。神经胶质细胞在中枢有星形胶质细胞、少突胶质细胞和小胶质细胞，在外周有施万细胞和卫星细胞。胶质细胞也有突起，但无树突与轴突之分；细胞间不形成突触，但普遍存在缝隙连接；胶质细胞具有较高的静息电位，但不能产生动作电位。在星形胶质细胞膜上存在多种神经递质受体。

2. 神经胶质细胞的类型和功能

(1) 星形胶质细胞

① 支持和引导神经元迁移：星形胶质细胞的广泛突起构成神经组织的网架，对网架内的神经元起着支持作用。发育中的神经元可沿着胶质细胞突起的方向迁移到它们最终的定位部位。

② 隔离作用：胶质细胞具有隔离中枢神经系统内各个区域的作用。

③ 参与创伤的修复：当神经元因外伤、缺血、感染等出现变性坏死时，邻近存活的神经元一般不会分裂生成新的神经元修复创伤部位，一般由星形胶质细胞形成胶质瘢痕。

④ 参与构成血-脑屏障（blood-brain barrier，BBB）：星形胶质细胞的部分突起末端膨大，终止在毛细血管表面（血管周足），覆盖了毛细血管表面积的85%，是血-脑屏障的重要组成部分。

⑤ 参与神经递质的代谢：细胞膜上有不同神经递质的转运体（transporter），其作用是逆浓度梯度将神经递质从胞外摄入胶质细胞内，并在相应酶的作用下转化。如摄取谷氨酸、γ-氨基丁酸等。

⑥ 稳定细胞外的 K^+ 浓度：神经元兴奋时引起 K^+ 外流，星形胶质细胞可以通过其细胞膜上的钠钾泵活动将细胞外过多的 K^+ 泵入胞内，以维持细胞外合适的 K^+ 浓度，有助于神经元电活动的正常进行。

⑦ 物质代谢和营养性作用：星形胶质细胞一方面通过血管周足和突起连接毛细血管与神经元，对神经元起运输营养物质和排除代谢产物的作用；另一方面还能产生神经营养因子，以维持神经元的生长、发育和功能完整性。

⑧ 免疫应答作用：星形胶质细胞是中枢内的抗原提呈细胞，其质膜上存在特异性主要组织相容性复合分子Ⅱ，后者能与经处理过的外来抗原结合，将其呈递给 T 淋巴细胞。

（2）少突胶质细胞和施万细胞 分别在中枢神经和周围神经系统形成髓鞘。

（3）室管膜细胞 构成脑脊髓腔的内衬；持续形成脑脊液，为神经干细胞，具有形成新的神经细胞和胶质细胞的潜力。

二、突触传递

神经调节是通过反射实现的，反射的结构基础是反射弧。因此，神经调节的过程一定涉及信息在反射弧中的神经元之间或神经元与效应器之间的跨细胞传递。这种传递都是通过突触进行的，称为突触传递。突触传递可分为电突触传递和化学性突触传递两大类。化学性突触传递又分定向突触传递和非定向突触传递两种。

（一）电突触传递

电突触的结构基础是缝隙连接，是两个神经元膜紧密接触的部位。两层膜间的间隔只有 $2\sim 3nm$，连接部位的神经元膜没有增厚，其旁轴浆内无突触小泡存在。连接部位有沟通两个细胞胞质的通道，带电离子可通过这些通道而传递电信号，这种电信号传递一般是双向的；又由于其低电阻性，因而传递速度快，几乎不存在潜伏期。在中枢神经系统和视网膜中，电突触传递主要发生在同类神经元之间，具有促进同步化活动的功能。

（二）化学性突触传递

1.定向突触传递

（1）突触的分类 根据突触的接触部位，可将突触分为：轴突-胞体型（轴突与胞体相接触）、轴突-树突型（轴突与树突棘或树突杆相接触）和轴突-轴突型（轴突与轴突相接触）等类型［图 10-2(a)］。

（2）突触的微细结构 一个神经元的轴突分支末梢膨大称为突触小体，贴附在下一个神经元的胞体或树突或轴突上形成突触。一个突触即由突触前膜、突触间隙和突触后膜三部分组成。在突触前膜内侧有致密突起，致密突起和网格形成囊泡栏栅。在突触小体的轴浆内，含有较多的线粒体和大量聚集的突触囊泡。突触囊泡的直径为 $20\sim 80nm$，它们含有高浓度的递质［图 10-2(b)］。突触囊泡有三种：①小而清亮透明的突触囊泡；②小而有致密中心的突触囊泡；③大而有致密中心突触囊泡。第一类和第二类突触囊泡分布靠近突触前膜部位。突触前膜的活化区（active zone）是递质释放的部位；在其相对应的突触后膜上则存在相应的特异性受体或化学门控通道。

（3）突触传递过程 突触传递过程是连续的，可分为以下几个阶段描述（图 10-3）。

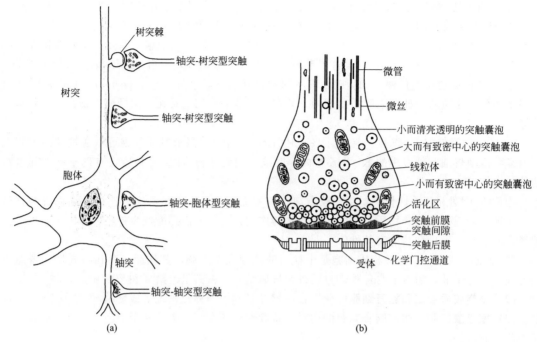

图 10-2　突触的主要类型（a）和微细结构（b）模式图

① 突触前膜去极化：当突触前神经元的动作电位传导至轴突终末时，突触前膜发生去极化。② Ca^{2+} 进入突触小体：突触前膜的去极化引起活化区邻近的突触前膜上电压门控性钙通道开放。由于细胞膜外的 Ca^{2+} 浓度远高于细胞内，Ca^{2+} 通过开放的通道内流。③突触囊泡动员、着位、与前膜融合：囊泡动员是指轴浆内 Ca^{2+} 浓度升高时，Ca^{2+} 与轴浆中的钙调蛋白结合并通过激活蛋白激酶Ⅱ（Ca^{2+}-CaM K Ⅱ），使囊泡从细胞骨架丝上游离下来成为可移动的突触囊泡的过程；突触囊泡固定到突触前膜上的过程称为着位；突触囊泡的膜和突触前膜融为一体的过程是膜的融合。研究表明，囊泡动员、着位、与前膜融合都是由特异的蛋白质介导，由 Ca^{2+} 触发的。④递质释放：又称出胞（exocytosis）。当轴浆内 Ca^{2+} 浓度达到一定程度时，Ca^{2+} 和

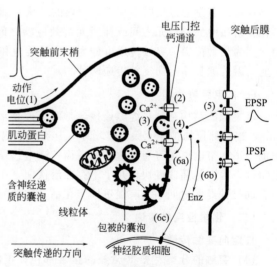

图 10-3　突触传递过程示意图
EPSP—兴奋性突触后电位；
IPSP—抑制性突触后电位；Enz—酶

某些蛋白质的相互作用可使融合的膜形成一个融合孔，通过出胞作用将神经递质从融合孔以"量子"方式排放到突触间隙。⑤ 递质与受体结合并触发突触后事件：释放入突触间隙的递质通过扩散到达突触后膜，作用并激活相应受体、触发突触后事件，通常是离子通道的开放或 G 蛋白偶联受体级联反应。离子通道开放后，跨膜离子流动的结果是使突触后膜产生一定程度的去极化或超极化，即突触后电位（图 10-4），从而改变了突触后细胞的兴奋性。G 蛋白偶联受体激活后也可直接或通过第二信使间接影响离子通道。⑥递质清除：突触间隙内的神经递质通过扩散、酶解、突触前膜和胶质细胞摄取等方式失活，从而使突触传递终止。

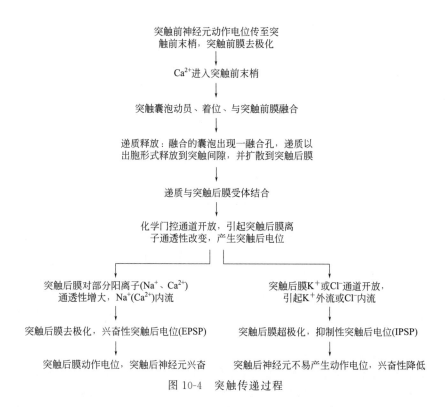

图 10-4 突触传递过程

2. 非定向突触传递 也称非突触性化学传递，不经过经典的突触进行传递。递质从曲张体释放通过弥散作用于效应细胞的受体，产生生理效应。非定向突触传递与定向突触传递相比，有下列几个特点：①不存在经典突触结构；②不存在一对一的支配关系，一个曲张体能支配较多的效应细胞；③曲张体与效应细胞间的距离一般大于 $20nm$，有的可达 $0.4\mu m$ 以上，因此突触传递的时间较长；④曲张体邻近细胞膜上不一定都有相应的受体；⑤释放的递质能否产生效应，取决于突触后结构上有无相应的受体。

3. 影响定向突触传递的因素

（1）影响递质释放的因素 ①细胞外 Ca^{2+} ↑ 或 Mg^{2+} ↓ →递质释放↑，反之释放↓；②河豚毒素阻断轴突末梢 Na^+ 通道，阻止其去极化，导致动作电位不能产生；③破伤风及肉毒杆菌毒素阻止突触囊泡与突触前膜融舍，抑制出胞过程，抑制递质释放。

（2）影响递质清除的因素 毒扁豆碱和有机磷农药抑制胆碱酯酶，使 ACh 在突触间隙持续发挥作用。氟西丁（百忧解）能抑制 5-HT 递质的重摄取，增加突触间隙 5-HT 水平，普遍用于治疗脑内 5-HT 减少引起的抑郁症。

（3）影响突触后膜反应性的因素 筒箭毒碱及 α-银环蛇毒可阻断骨骼肌运动终板上的 N_2 型 ACh 受体通道，阻断神经-肌肉接头处的兴奋传递。筒箭毒碱临床上已用作肌肉松弛剂。

4. 突触后电位 突触后电位有以下两种。

（1）兴奋性突触后电位（EPSP） ①特点：突触后膜出现局部去极化，其兴奋性提高。②产生机制：突触前膜释放兴奋性递质（ACh），作用于突触后膜上相应受体，提高后膜对 Na^+ 或 Ca^{2+} 的通透性，Na^+（Ca^{2+}）内流增加，导致局部膜去极化（EPSP）。③效应：EPSP 是一种局部电位，其大小取决于突触前膜同一时间或快速连续传来的神经冲动的数目。如果同一时间或连续传来的冲动多，释放的递质就多，产生的 EPSP 就较大，当达到阈电位时，则可在轴突始段（轴丘）产生动作电位，并沿着轴突传播出去（图 10-4）。产生 EPSP 的突触称为兴奋性突触，其相应的神经递质称为兴奋性递质。

（2）抑制性突触后电位（IPSP） ①特点：突触后膜出现超极化，其兴奋性降低。②产生机制：突触前膜释放抑制性递质（如 GABA），作用于突触后膜上相应受体，Cl^- 或 K^+ 通道打开，突触后膜对 Cl^- 或 K^+ 的通透性↑，Cl^- 内流或 K^+ 外流↑，局部膜出现超极化（IPSP）。③效应：IPSP 与阈电位差距加大，降低突触后膜的兴奋性，使突触后神经元细胞膜不易产生动作电位，产生抑制效应。产生 IPSP 的突触称为抑制性突触，其相应的神经递质称为抑制性递质，释放抑制性递质的神经元称为抑制性神经元。整个突触传递过程见图 10-4。

5. 突触后神经元动作电位的产生　由于一个突触后神经元常与多个神经元的突触前末梢构成突触，在同一时间有的产生 EPSP，有的产生 IPSP，前者使突触后神经元兴奋性提高，后者使兴奋性降低，突触后神经元是否兴奋取决于这些 EPSP 和 IPSP 的代数和。当总和的 EPSP（绝对值）超过总和的 IPSP 时，使突触后膜去极化达到阈电位时，即可爆发动作电位；反之，突触后神经元表现为抑制。

6. 突触可塑性　突触传递可受先前传递经历的影响而增强或减弱（即突触效能的改变），这种变化称为突触可塑性（synaptic plasticity）。它普遍存在于中枢神经系统，尤其是与学习和记忆有关的部位，因而可能是学习和记忆的生理学基础。突触可塑性主要有以下几种形式。

（1）强直后增强　突触前末梢在接受一短暂的高频刺激后，往往引起突触后电位短暂性增大，若增大仅维持几十到数百毫秒，即称为易化，若维持几十秒至数分钟，便称为强直后增强。这是由于高频刺激引起 Ca^{2+} 大量进入突触前末梢，使轴浆内游离 Ca^{2+} 过高，导致突触囊泡持续释放大量递质，引起突触后电位增大。

（2）习惯化和敏感化　习惯化是指重复给予较弱的刺激时，突触对刺激的反应逐渐减弱以至消失的现象。而敏感化即是指重复的强刺激使突触对刺激的反应增强和延长，使传递效率提高的现象。习惯化是由于突触前末梢钙通道逐渐失活，Ca^{2+} 内流减少，轴浆 Ca^{2+} 浓度降低，末梢递质释放减少所致。敏感化是因突触前末梢 Ca^{2+} 内流增加，递质释放增加所致。

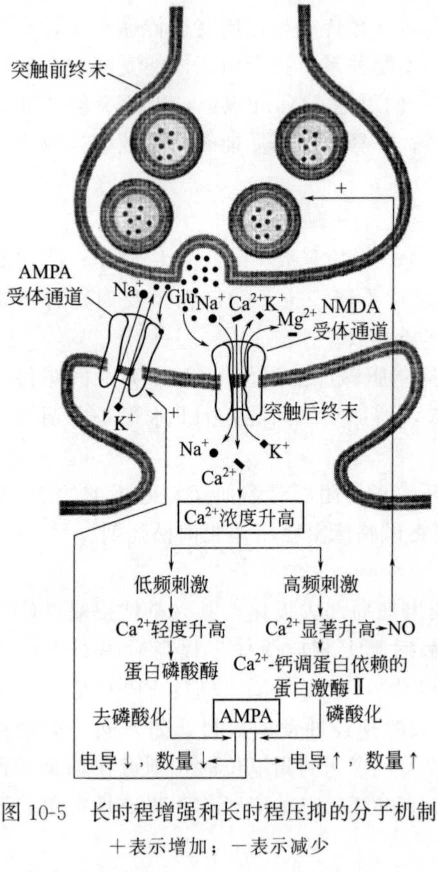

（3）长时程突触可塑性（图 10-5）

① 长时程增强（long-term potentiation，LTP）：是指短暂快速重复刺激突触前神经元后，后续刺激迅速引起突触后神经元的突触后电位持续地增强。它类似强直后增强，但持续时间较长，可达几小时甚至几周；另外，其产生是由于突触后神经元胞质内 Ca^{2+} 增高引起。LTP 产生的机制是由于突触前神经元受到高频刺激，谷氨酸（Glu）自突触前神经元释放，与突触后神经元后膜上的 AMPA 受体和 NMDA 受体结合，通道打开，使 Ca^{2+} 和 Na^+ 一起进入突触后神经元，突触后神经元的 Ca^{2+} 显著升高，激活 Ca^{2+}-钙调节蛋白依赖的蛋白激酶Ⅱ，后者可使 AMPA 受体通道磷酸化而增加其对 Na^+ 的通透性，还能使储存于胞质中的 AMPA 受体转移到突触后膜上；此外，突触后神经元胞质 Ca^{2+} 浓度升高，还可促进 NO 的合成，NO 从突触后神经元逆行性作用于突触前神经元，促进囊泡递质释放，引起谷氨酸长时间释放。

② 长时程压抑（long-term depression，LTD）：指短暂刺激某突触，引起该突触传递效能较长时间降低。LTD 是由突触前神经元受到低频刺激，突触后神经元

图 10-5　长时程增强和长时程压抑的分子机制
＋表示增加；－表示减少

胞质内 Ca^{2+} 少量增加而引起。胞质内 Ca^{2+} 少量增加，主要激活蛋白磷酸酶，使 Ca^{2+}-钙调蛋白依赖的蛋白激酶Ⅱ去磷酸化，AMPA 受体下调节突触后神经元从而产生 LTD。

三、神经递质和受体

（一）神经递质概述

神经递质（neurotransmitter）是由突触前神经元合成并在神经末梢释放，能特异性作用于突触后神经元或效应器细胞上的受体，使突触后神经元或效应器细胞产生一定效应的信息传递物质。

1. 神经递质的鉴定　确认神经递质需具备以下条件：①细胞具有能够合成该递质的前体物质和酶系统；②合成的神经递质能够储存在突触囊泡内，以防止被酶水解；③动作电位到达神经末梢后能够引起神经递质的释放；④内源性释放或外源性人工给予的神经递质都能够发挥生理作用；⑤递质发挥作用后其活性可以被有效地消除，如酶解、突触前膜重新摄取或胶质细胞转运等；⑥有特异的受体激动剂和拮抗剂，以激动或阻断该受体的生理作用。

2. 神经调质的概念　神经元合成和释放一类化学物质，不在神经元之间直接起信息传递作用，而是增强或削弱递质的信息传递效率，即对递质信息传递起调节作用的物质，称为神经调质（neuromodulator）。神经调质所发挥的作用称为调制作用（modulation）。

3. 递质共存　两种或两种以上的递质共同存于一个神经元内的现象称为递质共存（coexistence of transmitters）。其意义可能与某些生理过程的协调有关。例如，支配唾液腺的副交感神经末梢内含 ACh 和血管活性肠肽（VIP）。前者引起唾液分泌，后者使血管舒张而增加唾液腺的血流，还可增强唾液腺上的胆碱能受体的亲和力。两者共同作用，可引起唾液腺分泌大量稀薄的唾液。

3. 递质的分类　根据递质存在或释放的部位可将其分为周围神经递质和中枢神经递质两大部分。根据递质的化学性质又可分为：胆碱类、胺类、氨基酸类、肽类、嘌呤类、气体类和脂类等。此外，根据递质对突触后膜的效应将其分为兴奋性递质和抑制性递质两大类。但是，在某些部位引起兴奋效应的递质，在别处可能引起抑制效应。这是由突触后膜的受体类型所决定的。

4. 递质的代谢　递质的代谢包括递质的合成、储存、释放、降解、重摄取和再合成等步骤。

（二）神经系统受体的类型和分布

1. 受体及其亚型　受体（receptor）是存在于细胞膜或细胞内能与某些化学物质包括神经递质、激素等特异结合并引起生物效应的特殊生物分子。其中，与神经递质结合的受体均为膜受体。能与受体特异性结合的化学物质称为配体。配体中与受体结合后可产生生物学效应的又称为激动剂（agonist）；与受体结合后可选择性对抗激动剂所引起的生物效应的配体称为拮抗剂（antagonist）或阻断剂（blocker）。每一种配体具有许多受体亚型，例如肾上腺素能受体可分为 α 受体和 β 受体，α 和 β 受体又可分别再分为 α_1、α_2 受体亚型和 β_1、β_2、β_3 受体亚型。受体亚型扩大了每种配体的作用，使其对细胞的作用具有更大的选择性。

2. 突触前受体　神经元受体不仅存在于突触后膜，突触前膜上也存在有受体，称为突触前受体（presynaptic receptor）。如果突触前末梢释放的递质返回来（反馈）作用于该末梢自身，则该受体称自身受体（autoreceptor）。例如，去甲肾上腺素在释放后又作用于突触前的 α_2 受体，抑制其自身释放递质（图 10-6）；作用于其他种类的突触末梢上的受体，即称为异源性受体（heteroreceptor）。突触前受体可通过调制（抑制或易化）突触前末梢的递质释放来影响突触的传递效应。

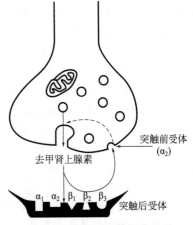

图 10-6　突触前受体调节递质释放示意图

虚线箭头表示抑制

3. 受体的作用机制 受体与配体（神经递质）结合和激活后，通过一定的跨膜信号转导途径，使突触后神经元活动改变或效应器细胞产生效应。主要的跨膜信号转导途径为通过 G 蛋白-效应器酶-第二信使-蛋白激酶途径和离子通道（化学门控通道）途径（详见第二章）。

4. 受体的调节 膜受体的数量和与递质结合的亲和力在不同生理或病理情况下均可发生改变。当递质分泌不足时，受体的数量增加及与配体的亲和力（结合力）增加，称为受体的上调；反之，当递质释放过多时，则受体的数量和亲和力均下降，称为受体的下调。

（三）周围神经递质及其受体

1. 乙酰胆碱（acetylcholine, ACh）及其受体 在周围神经系统，能够释放 ACh 的神经纤维即胆碱能纤维，包括：躯体运动神经纤维、自主神经节前纤维、大多数副交感节后纤维（少数释放肽类）和少数交感节后纤维（支配汗腺和骨骼肌血管）（图 10-7）。能够与乙酰胆碱结合的受体称为胆碱能受体，它包括两种类型。

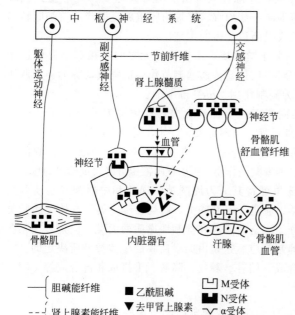

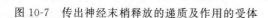

图 10-7 传出神经末梢释放的递质及作用的受体

（1）毒蕈碱受体 大多数副交感神经节后纤维所支配的效应器细胞以及少数交感节后纤维支配的效应器细胞（汗腺和骨骼肌血管）膜上存在毒蕈碱受体（muscarinic receptor），简称为 M 受体。乙酰胆碱与之结合后产生的效应包括：心肌活动的抑制、内脏平滑肌的收缩、消化腺和汗腺分泌的增加等。这些效应与天然植物中的毒蕈碱效应相似，故将这类受体称为毒蕈碱受体。M 受体属于 G 蛋白偶联受体，其作用机制与改变细胞内第二信使浓度有关。阿托品（atropine）是 M 受体阻断剂；毒蕈碱（muscarine）、毛果芸香碱（pilocarpine）则是 M 受体激动剂。

（2）烟碱受体 这种受体存在于神经-骨骼肌接头的终板膜及自主神经节的神经元突触后膜上，与乙酰胆碱结合后能导致骨骼肌和节后神经元兴奋。这些效应与天然植物中的烟碱效应相似，所以这些受体被称为烟碱受体（nicotinic receptor），简称为 N 受体，其作用称为 N 样作用。N 受体可以分为两个亚型，神经节处神经元突触后膜上的 N 受体为 N_1 受体（神经元型），骨骼肌终板膜上的 N 受体为 N_2 受体（肌肉型）。N_1 和 N_2 受体都属于促离子型受体，本质都是化学门控通道。筒箭毒碱（tubocurarine）可以阻断 N_1 和 N_2 受体；六烃季铵（hexamethonium）可选择性阻断 N_1 受体；十烃季铵（decamethonium）可选择性阻断 N_2 受体。临床上常用筒箭毒碱和十烃季铵作为肌肉松弛剂。

2. 去甲肾上腺素（norepinephrine, NE）及其受体 大部分交感神经节后纤维释放的递质是 NE，这些纤维被称为肾上腺素能纤维。能与儿茶酚胺类（包括去甲肾上腺素和肾上腺素等）物质结合的受体称为肾上腺素能受体。这种受体分布于大部分交感神经节后纤维支配的效应器细胞上，也可分为两型：α 型和 β 型。α 型又可分为 α_1、α_2 两个亚型；β 型又分为 β_1、β_2 和 β_3 三个亚型。肾上腺素能受体的效应除与受体类型不同有关外，还与受体在器官上的分布特点有关。有的效应器细胞仅有 α 受体，有的仅有 β 受体，有的二者均有。

（1）α 受体 α 受体兴奋后，主要使平滑肌产生兴奋效应，如扩瞳肌收缩，使瞳孔开大；血管收缩，使外周阻力增大，血压升高。但对平滑肌也有抑制效应，如使小肠平滑肌舒张（α_2 受体）。酚妥拉明（phentolamine）可以阻断 α_1 和 α_2 受体；哌唑嗪（prazosin）可以选择性阻断 α_1

受体；育亨宾（yohimbine）可以选择性阻断 α_2 受体。肾上腺素能纤维末梢存在 α_2 受体，属于突触前受体，其作用在于调节神经末梢递质的释放。当末梢释放的 NE 超过一定量时，即能与 α_2 受体结合，负反馈性抑制 NE 的释放（图 10-6）。

（2）β受体 β受体兴奋后产生的平滑肌效应一般是抑制性的（β_2 受体），如冠状血管舒张、支气管舒张、小肠舒张。但对心肌的效应却是兴奋的（β_1 受体）。普萘洛尔（propranolol，心得安）可阻断 β_1 和 β_2 受体；阿替洛尔（atenolol）和美托洛尔（metoprolol）可选择性阻断 β_1 受体；丁氧胺（butoxamine，心得乐）可选择性阻断 β_2 受体。所以当心绞痛患者伴有呼吸系统疾病时，应采用阿替洛尔或美托洛尔以单独阻断心肌上的 β_1 受体，而不影响支气管平滑肌（有 β_2 受体）的舒张，如用普萘洛尔可诱发支气管哮喘。

（四）中枢神经递质及其受体

1. 乙酰胆碱脏及其受体 胆碱能神经元在中枢神经系统中分布广泛。脊髓前角 α 运动神经元、丘脑后腹核的特异性投射神经元、脑干网状结构上行激动系统及丘脑非特异性投射系统的各个环节、纹状体、基底前脑区以及边缘系统中杏仁核、海马等结构内的某些神经元都属于胆碱能神经元。中枢内的胆碱能受体也有 M 受体和 N 受体之分。脑内的 M 受体主要是 M_1 受体，约占脑内 M 受体总量的 50%～80%；中枢乙酰胆碱对感觉、运动功能有重要影响，参与睡眠-觉醒状态的调节，并且能增强学习和记忆能力。已经证实，阿尔茨海默病患者终止于海马及大脑皮质的胆碱能神经元有选择性退行性改变。

2. 单胺类递质及其受体 主要包括多巴胺、去甲肾上腺素、5-羟色胺（5-HT）和组胺等。

（1）多巴胺及其受体 多巴胺（dopamine，DA）能神经元主要存在于脑内的三个部位，分别发出纤维形成投射通路：① 中脑黑质的 DA 能神经元，形成黑质-纹状体投射系统，参与运动控制；② 中脑脚间核头端背侧部（腹侧被盖区）的 DA 能神经元，形成中脑-边缘系统通路，参与奖赏行为、成瘾，并与精神活动有关；③ 下丘脑弓状核的 DA 能神经元，形成结节-漏斗部通路（图 10-8）。DA 受体有 5 个亚型，分别是 D_1、D_2、D_3、D_4 和 D_5 受体，都属于 G 蛋白偶联受体。

（2）去甲肾上腺素及其受体 去甲肾上腺素能神经元主要位于低位脑干，尤其是中脑网状结构、脑桥蓝斑以及延髓网状结构的腹外侧部分，其纤维投射分为上行、下行和支配低位脑干三部分。NE 有维持脑电和行为觉醒、维持血压、体温、情绪以及某些神经内分泌功能的重要作用。去甲肾上腺素受体的各种亚型都属于 G 蛋白偶联受体。

（3）5-羟色胺及其受体 5-HT 能神经元主要位

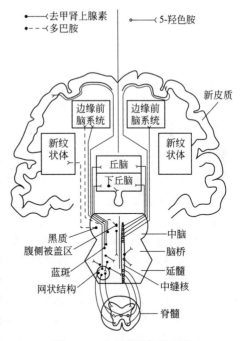

图 10-8 中枢单胺类递质的
分布及其投射通路

于低位脑干中缝核内，其纤维投射也可分为上行、下行和支配低位脑干三部分，其功能与睡眠、体温、精神情绪、痛觉等活动的调节有关。体内的 5-HT 约 90% 存在于消化道，8%～9% 存在于血小板中，中枢神经系统中的 5-HT 仅占 1%～2%。但是，血液中的 5-HT 很难通过血-脑屏障进入中枢。因此，可把中枢和外周的 5-HT 视为两个独立系统。例如，在影响痛觉方面，外周和中枢作用恰好相反，外周具有致痛作用，中枢给药则产生镇痛作用。存在 7 种 5-HT 受体（$5\text{-HT}_{1\sim7}$），每种受体还有亚型。除 5-HT_3 属于门控通道外，其余均为 G 蛋白偶联受体。

（4）组胺及其受体　中枢神经系统中的组胺能神经元集中在下丘脑后部的结节乳头体核内，其轴突投射到所有脑区及脊髓。组胺受体有三种：H_1、H_2 和 H_3 受体。中枢组胺能递质的功能可能与觉醒、性行为、垂体某些激素的分泌、血压、饮水、痛觉及痒觉的调节有关。

3. 氨基酸类递质及其受体

（1）兴奋性氨基酸及其受体　兴奋性氨基酸主要有谷氨酸（glutamate，Glu）和门冬氨酸（aspartate，Asp）。谷氨酸在中枢神经系统内含量很高，尤其是大脑皮层和脊髓背侧部。谷氨酸是感觉传入纤维和大脑皮层内的兴奋性递质。谷氨酸受体有促离子型和促代谢型两类。促离子型受体包括海人藻酸（kainic acid，KA）受体、AMPA 受体和 NMDA 受体三种类型。KA 受体和 AMPA 受体激活时主要是增加 Na^+ 和 K^+ 的通透性，某些 AMPA 受体也对 Ca^{2+} 具有通透性；NMDA 受体对 Na^+、K^+ 和 Ca^{2+} 都具有通透性，但安静情况下，Mg^{2+} 可以将 NMDA 受体通道阻塞，只有去极化达到一定水平时，Mg^{2+} 被移出，通道才开放。所以，NMDA 受体通道具有配体和电压双重门控特性。NMDA 受体参与突触可塑性，与学习记忆机制有关。但如果兴奋性氨基酸浓度异常增高时，NMDA 受体过度激活，可造成大量 Ca^{2+} 内流而引起神经元死亡，这称为谷氨酸的兴奋毒作用，它在卒中所造成的脑部损伤中起重要作用。谷氨酸促代谢型受体属于 G 蛋白偶联受体，通过第二信使改变细胞功能。门冬氨酸也是兴奋性氨基酸，但研究资料尚不多。

（2）抑制性氨基酸及其受体　抑制性氨基酸主要有甘氨酸（glycine，Gly）和 γ-氨基丁酸（γ-aminobutyric acid，GABA）等。

① 甘氨酸：甘氨酸在脊髓腹侧部含量最高，它是由脊髓前角闰绍细胞的轴突末梢释放的一种抑制性递质，对脊髓前角 α 运动神经元起抑制作用。α 运动神经元上具有甘氨酸受体，本质属于离子通道。甘氨酸与该受体结合后，可使通道开放，出现 Cl^- 内流，导致 α 运动神经元出现超极化。破伤风杆菌的毒素能够阻断闰绍细胞甘氨酸的释放，从而使前角 α 运动神经元活动亢进，引起惊厥。甘氨酸受体可被士的宁（strychnine）所阻断。

② γ-氨基丁酸：GABA 在大脑皮层浅层和小脑皮层的浦肯野细胞层含量最多，黑质-纹状体投射纤维也释放 GABA。一般认为，GABA 是一种抑制性递质。GABA 受体中的 $GABA_A$ 是 Cl^- 通道，$GABA_B$ 则是 G 蛋白偶联受体。苯二氮䓬类（benzodiazepines），例如地西泮（diazepam）及巴比妥类（barbiyurates）药可增强 GABA 受体介导的抑制作用（促进 Cl^- 内流，产生超极化作用），从而产生明显的抗焦虑及镇静作用，临床上用于治疗焦虑和失眠。

4. 肽类递质及其受体　脑内的肽类递质——神经肽（neuropeptides）种类多、分布广、作用多样，在神经系统起递质或调质作用。阿片肽（opioid peptide）有 20 多种，主要有脑啡肽（enkephalin）、内啡肽（endophin）和强啡肽（dynorphin）。作用广泛，在调节痛觉、内脏活动、免疫、内分泌、体温、摄食行为、性活动以及学习记忆、情绪方面都有重要影响。阿片受体有三类：μ、κ 和 δ 受体。产妇分娩时 β-内啡肽大量释放，针刺镇痛是由于释放内源性阿片肽。脑肠肽主要有缩胆囊素（CCK）、促胰液素、血管活性肠肽等，其中 CCK 具有抑制摄食行为的作用；脑内还有其他肽类，如 P 物质、神经肽 Y、降钙素基因相关肽（calcitonin gene-related peptide，CGRP）等。P 物质存在于肠、周围神经及中枢神经系统许多部位。在脊髓初级传入神经末梢含量丰富，它参与脊髓背角痛觉传导途径的调节，并可能是轴突反射的调质，在下丘脑可能起神经内分泌调节作用。神经肽 Y 有增强摄食行为的作用，神经肽 Y 受体拮抗剂可用于治疗肥胖。CGRP 与降钙素都是降钙素基因的产物，CGRP 与 P 物质或 ACh 共存，注射于皮下引起血管扩张。

5. 嘌呤类递质及其受体　嘌呤类递质主要有腺苷和 ATP。腺苷在中枢通常起抑制性作用，如咖啡和茶的中枢兴奋作用就是由于咖啡因和茶碱阻断腺苷受体而产生的；腺苷有舒张脑血管的作用。腺苷受体有 A_1、A_{2A}、A_{2B}、和 A_3 四种。ATP 在自主神经系统中常与其他递质共存，参与对血管、心肌、膀胱、肠平滑肌等的活动调节，在痛觉传入中具有重要作用。ATP 受体可分为 P2X 和 P2Y 两种亚型。

6. 气体分子类递质　一氧化氮（NO）和一氧化碳（CO）作为脑内气体分子的神经递质，可以透过细胞膜，直接激活胞质内的鸟苷酸环化酶，通过第二信使 cGMP 发挥生物效应。

四、反射活动的基本规律

（一）中枢神经元之间的联系方式

按照神经元在反射弧中所处位置的不同，可将神经元分为传入神经元、中间神经元和传出神经元三种。人体中枢神经系统的传出神经元数目有几十万；传入神经元较传出神经元多 1～3 倍；而中间神经元的数目最大，仅以中间神经元组成的大脑皮层来说，就估计约有 140 亿，这说明了中间神经元具有重要的生理作用。神经元的数量如此巨大，它们之间的联系也必然非常复杂（表 10-2）。

表 10-2　中枢神经元的联系方式

联系方式	定义	主要所在部位	意义
单线式	一个突触前神经元只和一个突触后神经元发生联系		有助于保持信号传递的精确性
辐散式	一个神经元的轴突通过分支与许多神经元建立突触联系	主要在传入神经元与中枢神经元建立联系的部位	可扩大兴奋或抑制传播的范围
聚合式	多个神经元通过轴突末梢与同一神经元建立突触联系	中枢神经元与传出神经元建立突触联系的部位	能使许多神经元的兴奋或抑制在同一神经元上进行整合
链锁式	神经元之间依次连接，同时都有侧支传出冲动		可扩大空间的作用范围
环路式	一个神经元通过轴突侧支与中间神经元建立突触联系，中间神经元返回来直接或间接再作用于该神经元		实现反馈调节。如果中间神经元是兴奋性神经元，则兴奋通过环路得以加强和延续（反馈）；如果环路中存在抑制性中间神经元，环路式联系导致原神经元活动的减弱或中止（负反馈）

（二）中枢兴奋传播的特征

中枢兴奋传播的特征见表 10-3。

表 10-3　中枢兴奋传播的特征

特征	解释
单向传递	兴奋只能从突触前膜传至突触后膜，不能逆传，因为只有突触前末梢才能释放神经递质，突触后末梢则不能
中枢延搁	中枢神经系统内，完成一次突触传递约需 0.5ms，也就是说，0.5ms 只跨过了突触间隙（20nm）。这一传递速度较神经冲动在神经纤维上传导慢得多，称为中枢延搁或突触延搁。其原因是化学性突触传递较复杂，其中包括突触前膜 Ca^{2+} 通道开放、递质释放、扩散、与受体结合等过程
兴奋的总和	在中枢内单个传入纤维的单个冲动，一般不能引起突触后神经元产生传出效应，因为单个冲动产生的一个 EPSP 太小，达不到阈电位。如果许多突触前末梢同时传入单个冲动到同一中枢神经元，在同一神经元同时产生多个 EPSP 可以叠加起来，达到阈电位水平；或单根传入纤维（突触前末梢）快速连续传入一连串的动作电位，使突触后神经元相继产生多个 EPSP 叠加起来，达到阈电位。前者称为空间总和，后者称为时间总和
兴奋节律的改变	兴奋通过突触传递后，其突触后神经元的传出频率与突触前神经元的传入冲动频率往往不同，称为兴奋节律的改变。这是由于突触后神经元同时接受许多不同来源的突触前神经元的传入冲动（有的产生 EPSP，有的产生 IPSP），这些不同来源的传入冲动在突触后神经元上发生整合，再发出传出冲动；此外，突触后神经元发出的冲动还受其自身功能状态的影响
后发放	在许多情况下，传入神经元传入中枢的冲动停止后，中枢神经元仍发出传出冲动，经传出神经传出，这称之为后发放。后发放产生的机制主要与神经元之间存在环状联系有关

续表

特征	解释
对内环境变化敏感和易疲劳	突触间隙与细胞外液沟通,因此内环境的变化,如缺氧、CO_2 堆积、酸碱度变化、麻醉剂及有关药物均可影响突触传递过程。用高频电脉冲连续刺激突触前神经元,突触后神经元的放电频率即很快下降,反射活动明显减弱,这称为易疲劳。突触疲劳原因可能与神经递质的耗竭有关
可塑性	突触传递具有可塑性,即经一系列刺激后,突触传递功能可以长时间地增强或减弱。这一特征与脑的学习和记忆有关

(三) 中枢抑制和中枢易化

在任何反射活动中,其中枢活动总是既有抑制又有易化,这样反射活动才能协调进行。

1. 突触后抑制 在突触后神经元的突触后膜上发生超极化,使突触后神经元的兴奋性降低。突触后抑制分为两种形式。

(1) 传入侧支性抑制 感觉传入神经纤维进入脊髓或脑干后,一方面直接兴奋某一中枢神经元,另一方面通过其侧支兴奋另一抑制性中间神经元,再通过抑制性中间神经元的活动转而抑制另一中枢的神经元,又称为交互抑制。交互抑制的两个中枢往往具有相互拮抗的性质。例如叩击伸肌的肌腱时,刺激了感受器肌梭,传入纤维进入中枢后,直接兴奋支配该伸肌的运动神经元,同时发出侧支兴奋一抑制性中间神经元,转而抑制支配屈肌的运动神经元,导致伸肌收缩而屈肌舒张 (图 10-9)。传入侧支性抑制的意义在于使同一生理活动、功能相互拮抗的不同中枢之间的活动得以协调进行。

(2) 回返性抑制 某一中枢神经元兴奋时,其传出冲动沿轴突外传,同时又经侧支兴奋一个抑制性中间神经元,经它转而抑制原先发动兴奋的神经元或同一中枢的其他神经元,抑制它们的活动。这是一种负反馈抑制,其意义在于及时终止神经元的活动并使同一中枢内的许多神经元的活动同步化。例如,脊髓前角运动神经元和闰绍细胞之间的联系 (图 10-10)。闰绍细胞是一种抑制性中间神经元,其接受脊髓前角运动神经元侧支的传入,发出的轴突又与该运动神经元或邻近的运动神经元发生突触联系,通过其释放的抑制性递质 (甘氨酸) 使运动神经元产生 IPSP 而受到抑制。

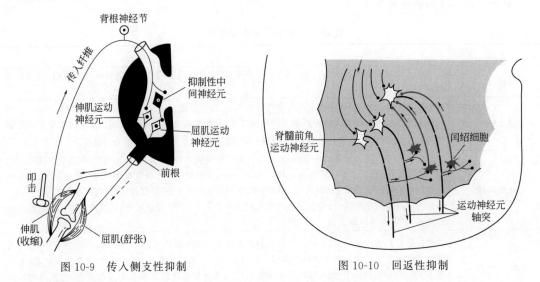

图 10-9 传入侧支性抑制 图 10-10 回返性抑制

2. 突触前抑制 发生在突触前末梢,是由于突触前末梢受到另一抑制性中间神经元的作用 (通过轴突-轴突型突触),抑制性中间神经元兴奋时释放递质 GABA,作用于该突触前末梢上的 GABA 受体,引起轴突前末梢的 Cl^- 通道打开,Cl^- 内流,膜部分去极化,使兴奋传来时产生的动作电位幅度减小，兴奋性递质释放减少，从而使突触后神经元的 EPSP 减小，达不到阈电位，而出现抑制性效果（图 10-11）。

突触前抑制在中枢内广泛存在，主要分布于感觉传入的各级接替部位，所以突触前抑制在控制外周的感觉（包括痛觉）传入中具有重要作用。突触前抑制的主要特点是抑制产生的潜伏期较长，抑制作用的持续时间也较长。

3. 突触前易化 与突触前抑制相反，由于突触前末梢受到另一兴奋性中间神经元的作用，此中间神经元兴奋时释放 5-HT，作用于轴突末梢上的 5-HT 受体，升高末梢内的 cAMP，使 K^+ 通道磷酸化而关闭，结果使其动作电位复极化时程延长，Ca^{2+} 通道开放的时间延长，进入突触前末梢的 Ca^{2+} 增多，释放的递质增加，使突触后神经元的 EPSP 增大，更易达到阈电位而爆发动作电位（图 10-11）。

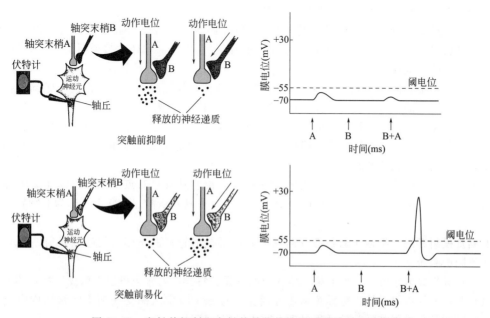

图 10-11 突触前抑制和突触前易化的神经元联系方式及机制

4. 突触后易化 即一般所说的易化，表现为 EPSP 的总和，使 EPSP 增大，而更接近阈电位水平。在此基础上给予一个刺激就容易达到阈电位水平而爆发动作电位。

第二节 神经系统的感觉功能

一、中枢对躯体感觉的分析

（一）躯体感觉的传导通路

躯体感觉的传入通路上一般有三级接替神经元。躯体感觉初级传入神经元的胞体位于后根神经节或脑神经节中，其周围突与躯体感受器相连，中枢突进入脊髓和脑干后发出两类分支，一类在不同水平直接或间接通过中间神经元与运动神经元相连而构成反射弧，完成各种神经反射；另一类经多级神经元接替后向大脑皮层投射而形成感觉传入通路，产生各种不同的感觉。

1. 丘脑前的传入系统 传导精细触觉（辨别两点间距离和感受物体表面性状及纹理等）和肌肉本体感觉的纤维（Aβ 类纤维）在同侧后索上行至延髓下部，在薄束核和楔束核更换神经元，换元后的第二级神经元再发出纤维交叉到对侧，经内侧丘系抵达丘脑的后腹核以及相关的特异感觉接替核。这个上行系统通常称为后索-内侧丘系传入系统。另一些触觉纤维与传导痛觉、温度觉的纤维（Aδ类纤维和C类纤维）进入脊髓后均在后角更换神经元，换元后的第二级神经元再发出纤维在中央管前交叉至对侧，在脊髓的前外侧1/4部分形成前外侧系的上行纤维。其中传导痛觉、温度觉的纤维走行于脊髓丘脑侧束，而传导触-压觉的纤维走行于脊髓丘脑前束。这些纤维中一部分抵达丘脑的特异感觉接替核，另一部分经中脑网状结构投射到丘脑中线区和髓板内的非特异投射核。

来自头面部的痛觉、温度觉冲动主要由三叉神经脊束核中继，而触觉与肌肉本体感觉主要由三叉神经的主核和中脑核中继。自三叉神经主核和脊束核发出的二级纤维越至对侧组成三叉丘系，它与脊髓丘脑束毗邻上行，终止于丘脑的后内侧腹核，换神经元后投射到中央后回下部。

2.丘脑的核团 丘脑是除嗅觉以外的各种感觉纤维向大脑皮层投射的重要中继站，同时也能对感觉传入信息进行初步的分析和综合。

丘脑的核团或细胞群大致可分为以下三类。

（1）第一类细胞群（特异感觉接替核） 如后外侧腹核（接受脊髓丘脑束与内侧丘系的纤维）、后内侧腹核（接受头面部感觉的三叉丘系的纤维）、内侧膝状体（接受听觉传入纤维）、外侧膝状体（接受视觉传入纤维）。

（2）第二类细胞群（联络核） 如丘脑前核、丘脑枕、外侧腹核等，它们接受感觉接替核和其他皮层下中枢来的纤维，换元后投射到大脑皮层某一特定区域。

（3）第三类细胞群（非特异投射核） 主要是髓板内核群，包括中央中核、束旁核、中央外侧核等，除部分核团可向边缘叶、眶回投射外，一般是间接通过多突触联系，弥散投射到整个大脑皮层，维持皮层的兴奋状态。

以上三类核团中，第一类和第二类向大脑皮层的投射具有点对点的联系，因此属于特异性丘脑投射核，第三类核团向大脑皮层的投射十分广泛，不具有点对点的联系，称为非特异性丘脑投射核。

3.感觉投射系统 根据丘脑各部分向在大脑皮层投射特征的不同，把感觉投射系统分为以下两个不同的系统。

（1）特异性投射系统 经典的感觉传导通路→丘脑特异投射核→投向大脑皮层特定感觉区。

（2）非特异性投射系统 特异感觉传导通路经过脑干时发出侧支→脑干网状结构内反换元上行→丘脑非特异投射核→弥散地投射到大脑皮层广泛区域。

两系统的结构特点比较见表10-4。

表 10-4 特异性投射系统与非特异性投射系统的比较

特异性投射系统	非特异性投射系统
投射至皮层特定感觉区,有点对点的联系,引起特定感觉	弥散投射至皮层各区,不具点对点的联系,不引起特定感觉
主要终止于皮层第四层,再转而与大锥体细胞的胞体形成突触联系	止于皮层各层细胞,在广大范围内与皮层神经元树突形成突触联系
阈下兴奋易总和,产生扩布性兴奋	阈下兴奋不易总和,但能改变细胞兴奋状态
接受特异传导通路的冲动,切断特异传导通路的动物仍保持觉醒	接受脑干网状结构上行激活系统的冲动,切断此系统,引起睡眠。此系统对麻醉药敏感
产生特定感觉,能触发大脑发出传出冲动	维持觉醒,是产生精确的特定感觉的基础

脑干网状结构上行激活系统：各种特异感觉传导通路（传导束）上行经脑干时，发出侧支与脑干网状结构的神经元发生突触联系，后者的神经元反复换元形成一条不同感觉的共同通路，上行抵达丘脑的第三类核团，失去了感觉传导的专一性，称之为网状结构上行激活系统。

（二）躯体感觉的皮层代表区

从丘脑后腹核上行的躯体感觉信息经特异性投射系统投射到大脑皮层的特定区域称为躯体

感觉代表区（somatic sensory area），主要有体表感觉区和本体感觉区。

1. 体表感觉代表区

（1）第一感觉区　位于中央后回（3-2-1区），投射特征为：①交叉投射，但头面部为双侧投射；②倒置安排，但头面部内部安排是正立的；③投射区域大小与感觉精细程度有关，感觉精细的代表区大。

（2）第二感觉区　位于大脑外侧沟的上壁，由中央后回延伸到脑岛的区域，其投射呈正立安排，双侧性，能对感觉作粗糙分析，还能接受痛觉的传入冲动。

2. 本体感觉代表区　中央前回（4区）是运动区，也是肌肉本体感觉投射。

躯体痛觉的感觉传入除了向第一和第二感觉区投射外、许多痛觉纤维经非特异性投射系统投射到大脑皮层广泛区域。痛觉的感觉分析发生于感觉通路在不同中枢水平的各个环节。

二、中枢对内脏感觉的分析

（一）内脏感觉的传导通路

内脏感觉（主要是痛觉）的传入神经为自主神经，包括交感神经和副交感神经，其胞体位于脊髓胸7至腰2和骶髓2～4节段后根神经节，以及第Ⅶ、Ⅸ、Ⅹ对脑神经节内。内脏感觉的传入冲动沿着躯体感觉的同一通路上行，也经脊髓丘脑束、内侧丘系与感觉投射系统到达大脑皮层。

（二）内脏感觉代表区

可投射到第一、第二感觉区、辅助运动区和边缘系统的皮层部位。内脏感觉的皮层代表区部分与躯体感觉代表区重叠。

第三节　神经系统对躯体运动的调控

一、运动的中枢调控概述

（一）运动的分类

运动可分为反射运动、随意运动和节律性运动三类。

1. 反射运动　是最基本、最简单的运动。由特定感觉刺激引起，有固定的运动轨迹，不受意识控制。

2. 随意运动　较复杂，通常为达某一目的而进行。随意运动一般由主观意愿而发动，也可以是对感觉刺激的反应，其动态的方向、轨迹、速度和时程均可随意改变。

3. 节律性运动　这类运动可随意地开始和停止，运动一旦开始便不需要有意识的参与而能自动地重复进行，但在进行过程中能被感觉信息调制。如呼吸肌和咀嚼肌的运动。

（二）运动调控的中枢基本结构和功能

参与控制骨骼肌运动的神经元可以分为三级水平，每个水平在运动控制中执行不同任务。大脑皮质联络区、基底神经节和皮层小脑居最高水平，负责运动的总体策划；运动皮质和脊髓小脑居中间水平，负责运动的协调、组织和实施；而脑干和脊髓处于最低水平，负责运动的执行。三个水平有从高级到低级的关系，也有平行的联络协同关系。

关于随意运动的产生机制，目前认为，随意运动是由大脑许多部位以及小脑、基底神经节共同发动和调节的。目前认为，随意运动的指令起源于**皮层联络区**，运动的设计及编程在大脑皮层和皮层下的基底神经节和小脑半球外侧部（即皮层小脑）进行。基底神经节和小脑将设计好的运动信息经丘脑传送到运动皮层（中央前回和运动前区），由运动皮层发出动作指令，大部分运动指令经皮质脊髓束和皮质延髓束输送到脊髓和脑干的运动神经元；但这些途径的侧支及少数由运动皮质来的直接终止于脑干神经核的直接连接，也投射到脑干和脊髓中的运动神经元，这些途径也参与随意运动的控制。在此过程中，运动的设计需在大脑皮层与皮层下两个运动脑区之间不断进行信息交流；而且运动设计的执行需要小脑半球中间部（即脊髓小脑）参与，后者利用其与脊髓、脑干和大脑皮层之间的纤维联系，将来自肌肉、肌腱、关节和皮肤的感觉传入信息（即反馈信息）与大脑皮层发出的运动指令反复比较，并根据运动设计和实际执行情况之间的差异修正大脑皮层的活动。外周感觉反馈信息也可直接传入运动皮层，不断纠正可能出现的运动偏差指令，从而使随意运动协调、平稳和精确（图10-12）。脑干中与姿势和运动协调有关的路径包括红核脊髓束、网状脊髓束、顶盖脊髓束和前庭脊髓束。

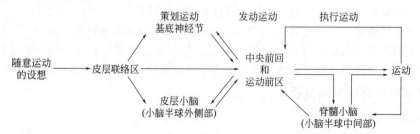

图 10-12　产生和调节随意运动的示意图

随意运动可分为三个时相：策划、发动和执行。本体感受器将运动的实际情况反馈给脑，可随时矫正策划运动与执行运动之间的任何偏差

二、脊髓对躯体运动的调控作用

（一）脊髓前角运动神经元和运动单位

1. 脊髓运动神经元　在脊髓灰质前角内存在 α、β 和 γ 运动神经元。α 运动神经元接受脑干和大脑皮层各级中枢发出的下行冲动，也接受来自躯干、四肢皮肤、肌肉和关节等处的外周传入信息，许多运动信息在此会聚整合，最终由它发出冲动到达所支配的骨骼肌，产生一定的反射活动，因此，α 运动神经元称为躯体运动反射的最后公路（final common path）。γ 运动神经元的胞体小，其轴突构成 Aγ 纤维，支配梭内肌，其兴奋可提高肌梭对被动牵拉的敏感性，兴奋性较高，常以较高频率持续放电。β 运动神经元的功能尚不十分清楚。

2. 运动单位　由一个 α 运动神经元及其所支配的全部肌纤维所组成的功能单位称为**运动单位**（motor unit）。一个运动单位中所含肌纤维数目的多少取决于 α 运动神经元轴突末梢分支的多少。例如，一个眼外肌运动神经元只支配 3～6 根肌纤维，而一个四肢肌的运动神经元所支配的肌纤维数目可达 2000 根。前者有利于肌肉进行精细的运动，而后者则有利于产生巨大的肌张力。同一个运动单位的肌纤维，可以和其他运动单位的肌纤维交叉分布，因此，即使只有少数运动神经元活动，在肌肉中产生的张力也是均匀的。

（二）脊休克

1. 脊休克的定义　当人和动物脊髓与高位中枢离断后（动物常在第 5 颈髓水平横切断，保留膈肌呼吸运动），横断面以下的脊髓暂时丧失反射活动能力，进入无反应状态，称为脊髓休克（简称脊休克）。脊髓与高级中枢离断的动物称为脊髓动物（脊动物）。

2. 脊休克的主要表现　在横断面以下的脊髓所支配的骨骼肌紧张性降低或消失，血压下降、外周血管扩张，发汗反射不出现，粪尿潴留等。

3. 脊休克后的恢复　脊休克以后反射逐渐恢复（简单的、较原始的反射先恢复，如屈肌反射、腱反射等，较复杂的反射后恢复，如对侧伸肌反射、搔爬反射等）。反射恢复后，血压也逐渐上升到一定水平，有一定的排粪排尿反射。有些反射比正常时增强，如屈肌反射、发汗反射等。脊髓离断后，离断水平以下永久性地失去知觉和随意动作的能力。

4. 脊休克产生的原因　脊休克的产生是由于离断的脊髓突然失去了高位中枢的调节，主要是失去从大脑皮层到低位脑干（如前庭核、脑干网状结构等）的下行纤维对脊髓的兴奋性冲动

（刺激）的控制作用。并非切断脊髓的损伤刺激本身。脊休克的产生和恢复，说明脊髓可以完成某些简单的反射活动，但正常时它们是在高级中枢控制下进行活动的。切断脊髓后，伸肌反射往往减弱而屈肌反射比正常时增强，说明高位中枢具有易化伸肌反射和抑制屈肌反射的作用。

（三）脊髓对姿势反射的调节

姿势是指人和动物身体各部之间以及身体与周围空间之间的相对位置关系。中枢神经系统通过反射改变骨骼肌的肌紧张或产生相应的运动，以保持或改变身体的姿势，以免发生倾倒，称为姿势反射。

1. 屈肌反射和对侧伸肌反射　脊动物皮肤受到伤害性刺激时，该侧肢体屈肌收缩而伸肌舒张，此称屈肌反射，有保护意义。刺激加强时反射范围扩大，达一度强度时出现同侧肢体屈曲，对侧肢体伸直，称为对侧伸肌反射，为姿势反射之一，具有维护姿势、支持体重、不致使身体摔倒的保护意义。人脊髓失去锥体束或大脑运动区的控制时，可出现一种原始屈肌反射：以钝物划足跖外侧部，出现踇趾背屈，其他四趾扇形外展，称巴宾斯基征（Babinski sign）阳性，临床用以检查锥体束的功能。

2. 牵张反射　有神经支配的骨骼肌，受到外力牵拉使其伸长时，能反射性地引起被牵拉的同一肌肉收缩，称为牵张反射。

（1）牵张反射的感受器

① 肌梭：是一种感受牵拉刺激的梭形感受装置，是感受肌肉长度的感受器，外层有结缔组织囊，肌梭囊内有梭内肌纤维（6～12 条）。囊外为梭外肌纤维（一般肌纤维），受 α 运动神经元支配。梭内肌纤维分核袋纤维（核集中于中央）和核链纤维（核分散于整个纤维）。梭内肌纤维两端有收缩能力（受 γ 运动纤维支配），梭内肌中央为感受装置所在部位。肌梭的传入神经纤维为 Ia 和 II 类纤维。当梭内肌收缩时，或骨骼肌受到牵拉时，中央感受装置受牵拉刺激增多，冲动经 Ia 和 II 类纤维传入脊髓，兴奋支配同一肌肉的 α 运动神经元，产生牵张反射。此外，传入冲动还通过侧支和中间神经元的接替上传到小脑和大脑皮层感觉区（图 10-13）。

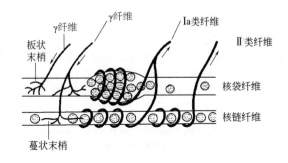

由于支配梭内肌的收缩部分受 γ 纤维的支配，所以当 γ 传出（运动）纤维活动加强时，梭内肌纤维收缩，刺激肌梭内的感受装置，其传入冲动增加，引起支配同一肌肉的 α 运动神经元兴奋，使梭外肌收缩，这一反射途径称为 γ 环路。

② 腱器官和反牵张反射：位于肌纤维与肌腱之间的张力感受装置，Ib 类纤维为传入纤维，是感受肌肉张力的感受器。当梭外肌收缩、肌张力增高或牵拉力量过大时，由于张力增加刺激腱器官，冲动经 Ib 类纤维传入脊髓，通过一抑制性中间神经元抑制支配同一肌肉的 α 运动神经元，使被牵拉而紧张的肌肉受到抑制，避免过度牵拉使肌肉受损伤，从而起到保护作用（反牵张反射）（图 10-13）。

（2）牵张反射的类型

① 腱反射（位相性牵张反射）：为快速牵拉肌腱引起的单突触反射，如膝反

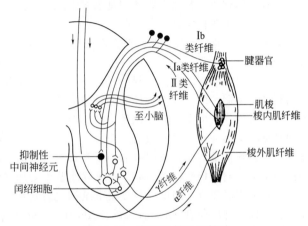

图 10-13　牵张反射的反射弧

射、跟腱反射。腱反射的感受器是肌梭，传入纤维为Ⅰa类，中枢在脊髓前角，效应器是收缩较快的快肌纤维。

② 肌紧张（紧张性牵张反射）：缓慢持续牵拉肌腱时发生的牵张反射，是多突触反射，是姿势反射的基础。感受器也是肌梭，传入纤维为Ⅰa和Ⅱ类，效应器主要是慢肌纤维。

3. 节间反射　脊动物在反射恢复的后期，可出现较复杂的**节间反射**。节间反射是指脊髓一个节段的神经元发出的轴突与邻近节段的神经元发生联系，通过上下节段之间神经元的协同活动所进行的一种反射活动。如刺激动物腰背皮肤，可引起后肢发生一系列节奏性搔爬动作，称为**搔爬反射**（scratching reflex）。

三、脑干对肌紧张和姿势的调控

（一）脑干对肌紧张的调控

1. 脑干网状结构的易化区和抑制区

（1）易化区　指脑干网状结构中存在的加强肌紧张和肌运动的区域，包括延髓网状结构的背外侧面部分、脑桥的被盖、中脑的中央灰质及被盖等。易化区可自发放电。

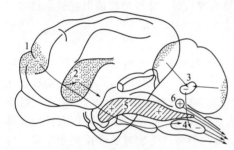

图 10-14　猫脑内与肌紧张调节有关的脑区及其下行路径示意图

下行抑制作用（－）路径：4 为网状结构抑制区，发放下行冲动抑制脊髓牵张反射，这一区接受大脑皮层（1）基底神经核（2）和小脑（3）传来的冲动；下行易化作用（＋）路径；5 为网状结构易化区，发放下行冲动加强脊髓牵张反射；6 为延髓前庭核，有加强脊髓牵张反射的作用

（2）抑制区　指脑干网状结构中具有抑制肌紧张和肌运动的区域，位于延髓网状结构腹内侧部，范围较小（图 10-14）。抑制区本身不能自发性发放神经冲动，其活动是被来自大脑皮层（4S 区）、小脑及基底神经核的冲动所驱动。因此，易化区的活动较强，抑制区的活动较弱，在肌紧张的平衡调节中，易化区略占优势。

脑干网状结构的易化区和抑制区对肌肉的易化和抑制作用都是通过网状脊髓束下传，可能是易化或抑制 α 运动神经元，直接调节肌肉收缩，也可能是易化或抑制 γ 运动神经元，通过 γ 环路加强或抑制 γ 运动神经元，以增加或减少肌梭的敏感性，间接调节肌肉运动。网状结构对肌紧张的调节可能主要是依靠后一种作用。此外，前庭核通过前庭脊髓束可直接兴奋脊髓 α 运动神经元而加强肌紧张及肌肉僵直。

由此可见，脑内既有抑制肌紧张的中枢部位，也有易化肌紧张的中枢部位，正常两者对抗而相对平衡，以维持正常肌紧张。当两者平衡失调时，将出现肌紧张亢进或减弱。

2. 去大脑僵直　易化系统和抑制系统对肌紧张的影响，可用去大脑僵直实验加以说明。

（1）去大脑僵直现象　将猫在中脑上、下丘之间切断，动物即出现全身伸肌肌紧张亢进，表现为头尾昂起，脊柱挺硬，四肢伸直，肌肉坚硬如柱，呈角弓反张状态，称为去大脑僵直（decerebrate rigidity）。

（2）去大脑僵直的发生机制　因为在上述部位横断脑干，使较多的抑制区被切除，使驱动脑干网状结构抑制区的三个下行抑制途径失去两个，即来自皮层及基底神经核的抑制作用被消除，使抑制系统的作用削弱，而易化系统的作用持续（相对占优势）的结果。因此会聚在 γ 运动神经元的兴奋与抑制冲动的平衡偏向兴奋，γ 运动神经元放电增加，使牵张反射过度激活。这些易化作用主要影响抗重力肌，故四肢的伸肌和头部上抬的肌肉紧张性加强，造成僵直现象。去大脑动物由于小脑抑制区仍然存在，如果再去除小脑则会加强僵直程度。

（3）去皮层僵直　当皮层与皮层下结构失去联系时，可出现明显的下肢伸肌僵直及上肢的半屈状态，称去皮层僵直（decorticate rigidity），也可在内囊出血或栓塞后半身不遂的那一侧见到。因为人的正常体位是直立的，所以上肢的半屈状态是抗重力肌肌紧张增强的表现。人类的去大脑僵直，有时可在中脑疾病或脑干上部两侧大面积出血时出现，表现为头后仰，上下肢均僵硬伸直，上臂内旋，手指屈曲。

（4）去大脑僵直的类型　有α僵直（α-rigidity）和γ僵直（γ-rigidity）两种类型。由于高位中枢的下行作用，直接易化α运动神经元引起的僵直称为α僵直；高位中枢的下行作用间接通过γ运动神经元再易化α运动神经元的活动而出现的僵直称为γ僵直。α僵直主要是通过前庭脊髓束实现的，而γ僵直则主要是通过网状脊髓束实现的。经典的去大脑僵直属于γ僵直。

（二）脑干对姿势的调控

脑干参与的姿势反射有状态反射、翻正反射、直线或旋转加速运动反射等。

四、基底神经节对躯体运动的调控

（一）基底神经节的组成与纤维联系

1.基底神经节的组成　基底神经节（basal ganglia）是皮层下一些核团的总称。包括尾状核、壳核、苍白球、丘脑底核和黑质（图10-15）。尾状核、壳核、苍白球统称纹状体，壳核和苍白球共属于豆状核，尾状核和壳核称新纹状体，苍白球在发生上较古老，称为旧纹状体。黑质可分为致密部和网状部两部。

2.基底神经节与大脑皮层之间的联系　基底神经节的新纹状体接受大脑皮层的兴奋性纤维投射，其递质为谷氨酸（Glu）；基底神经节（新纹状体）的传出纤维经丘脑前腹核和外侧腹核接替后又回到大脑皮层。从丘脑前腹核和外侧腹核到大脑皮层的通路也是兴奋性的（其递质为Glu），但从新纹状体到丘脑前腹核和外侧腹核通路较复杂。

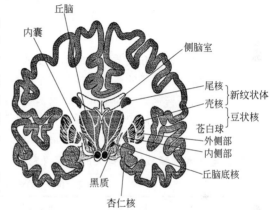

图 10-15　脑的额切面观：示基底神经节

基底神经节的传出部分是苍白球内侧部（和黑质网织部），苍白球内侧部的传出纤维可紧张性地抑制丘脑前腹核和外侧腹核的活动，其递质为抑制性递质GABA。从新纹体到苍白球内侧部的投射途径有两条：①直接通路，纹状体神经纤维直接投向苍白球内侧部，抑制苍白球内侧部正常时对丘脑的抑制性输出，其递质为GABA；因此加强丘脑-皮层途径的兴奋性活动（丘脑去抑制），易化大脑皮层发动运动。②间接通路，先经苍白球外侧部和丘脑底核两次中继后到达苍白球内侧部，到苍白球外侧部和丘脑底核的递质是GABA，从丘脑底核到苍白球内侧部的递质为兴奋性递质Glu，因此，间接通路激活时，苍白球外侧部的活动被抑制使之对丘脑底核的抑制作用减弱，丘脑底核对苍白球内侧部的兴奋性作用增强，从而增强苍白球内侧部对丘脑-皮层投射途径的抑制，对大脑皮层运动区产生抑制作用（图10-16）。因此直接通路和间接通路具有相反的作用，这两条通路任一通路活动过强，使两者失去平衡，可改变皮层的运动性输出，导致运动控制失去平衡，这也是基底神经节疾病的特征。

3.黑质-纹状体投射系统　黑质-纹状体多巴胺（DA）能神经元由黑质致密部发出，向新纹状体投射（其递质为多巴胺），新纹状体内的神经元主要是GABA能抑制性神经元（其膜上有D_1受体和D_2受体），除接受大脑皮层的谷氨酸能纤维投射外，还接受黑质-纹状体多巴胺能纤维投射。此外，新纹状体内还有少量胆碱能中间神经元。黑质-纹状体多巴胺能纤维末梢释放的多巴胺通过激活D_1受体可增强直接通路的活动，而通过激活D_2受体可抑制间接通路的活动。

（二）基底神经节的功能及与基底神经节损伤有关的疾病

基底神经节的主要功能是对正在进行的有目的运动，特别一些缓慢、与维持姿势及支撑有

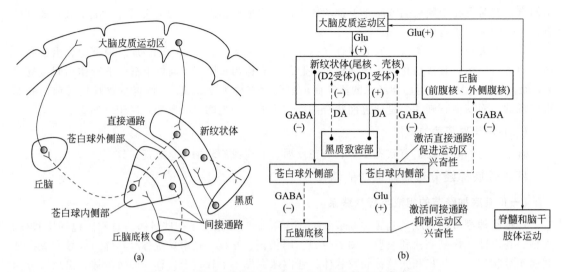

图 10-16　基底神经节与大脑皮层之间神经回路模式图
(a) 基底神经节与大脑皮层的神经回路；(b) 直接通路和间接通路
DA—多巴胺；GABA—γ-氨基丁酸；Glu—谷氨酸；＋表示兴奋作用；—和虚线箭头表示抑制作用

关的随意运动进行监视和调节，抑制不需要的运动形式，抑制肌紧张；参与运动的设计和运动程序的编制，即将一个抽象的概念转换为一个随意运动的过程。

基底神经节某些核团（如基底神经核），通过其与额叶皮质的相互联系还可能参与认知过程，损伤基底神经核导致测试中的物体反置障碍和交替动作延缓。此外，人类左侧基底神经核头部及附近白质损伤伴有发音困难形式的失语症。

（三）与基底神经节损害有关的疾病（表 10-5）

表 10-5　帕金森病与亨廷顿病

比较项目	帕金森病（Parkinson disease）	亨廷顿病（Huntington's disease）
主要临床表现	肌紧张增强、肌肉强直、随意运动过少、动作迟缓、静止性震颤	肌紧张降低、随意运动增多
病因	黑质致密部病变，黑质-纹状体多巴胺递质系统递质严重减少	纹状体病变，纹状体 GABA 能神经元和胆碱能神经元受损或丧失
发病机制	纹状体到苍白球内侧部的直接通路（起兴奋作用）活动减弱，而间接通路（起抑制作用）活动加强，使苍白球内侧部的活动增强，从而对丘脑的抑制增强，使丘脑对皮质运动区的兴奋作用减弱，使皮质运动区活动减少。静止性震颤可能与丘脑外侧腹核的结构异常有关	纹状体内的 GABA 减少，使之对苍白球外侧部的抑制作用减弱，导致丘脑底核神经元活动减弱，因此苍白球内侧部神经元兴奋降低，使丘脑神经元去抑制，导致大脑皮质运动区神经元活动亢进
治疗	左旋多巴（多巴胺前体）、纹状体移植多巴胺能神经元，还可通过手术或埋藏电极破坏苍白球内侧部	用利血平耗竭多巴胺可缓解症状

五、小脑对躯体运动的调控

小脑与基底神经节都参与运动的设计和程序编制、运动协调、肌紧张的调节以及本体感受传入冲动信息的处理等活动。但二者在功能上有一定的差异，基底神经节主要在运动的准备和发动阶段起作用，而小脑则主要在运动进行过程中起作用。另外，基底神经节主要与大脑皮层之间构成回路，而小脑除与大脑皮层形成回路外，还与脑干运动神经核及脊髓有广泛纤维联系。因此，基底神经节可能主要参与运动的设计，而小脑除了参与运动的设计外，还参与运动的执行。

（一）前庭小脑

前庭小脑主要由绒球小结叶构成，主要接受前庭系统的传入，并回投给前庭。前庭小脑主要与身体姿势平衡和正常姿势的维持有密切关系。绒球小结叶调节平衡的功能与前庭器官及脊髓的前庭神经核的活动有密切关系，其反射进行的途径为：前庭器官→前庭核→绒球小结叶→前庭核→脊髓前角运动神经元→肌肉装置（图10-17）。因此前庭小脑损伤产生的运动障碍类似前庭器官受损伤的表现，包括平衡失调、站立不稳、步态蹒跚，常有眼震颤。

（二）脊髓小脑

脊髓小脑由小脑前叶和后叶的中间带区（包括蚓部和半球中间部）构成。

1. 调节肌紧张 ①小脑前叶蚓部有抑制肌紧张的作用，这一作用是通过加强延髓网状结构抑制区的活动，进而抑制脊髓运动神经元，使肌紧张减弱；②小脑前叶两侧部和后叶中间部有加强肌紧张的作用，其作用可能是通过网状结构易化区来加强脊髓运动神经元活动而实现的。因此。小脑前叶对肌紧张的调节是既有抑制又有易化（加强）的双重作用。在种系进化过程中，前叶的抑制作用逐渐减弱，而易化作用逐渐占主要地位，在人类小脑损伤后表现为肌紧张降低、肌无力。

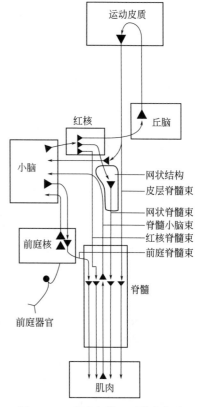

图10-17 小脑与神经系统各部位的纤维联系示意图

2. 协调随意运动 由于脊髓小脑后叶一方面与大脑皮层运动区之间有环路联系，另一方面又与脊髓有往返的神经联系，因此它在大脑皮层发动的随意运动中有重要的协调作用。当大脑皮层发动随意时，下行冲动经锥体束下传将引起脊髓前角运动神经元的活动，同时将运动指令"拷贝"一份给小脑；肌肉运动刺激肌梭等本体感受器，这些本体感觉传入冲动由脊髓小脑束传到脊髓小脑，从而获得肌肉运动的实际情况（如肌肉收缩的力量、速度、限度、方向及顺序等）。脊髓小脑把获得的外周反馈信息与大脑皮层运动区预定的运动指令进行比较，如果两者不相符，即发出适当的矫正信号：①通过丘脑接替返回大脑皮层运动区；②到红核。运动区及红核分别通过皮层脊髓束和红核脊髓束，适时调整脊髓前角运动神经元的活动，从而使运动符合皮层运动区预定的指令。当切除或损伤这部分小脑后，随意运动的力量、方向、速度及限度将发生很大障碍，同时肌张力减退，表现为肌无力。受害动物或人不能完成精巧的动作，伸手取物不能准确接触物体，或超过目标或不及，或左或右，肢体抖动，且越接近目标时抖动越厉害，称为意向性震颤。

（三）皮层小脑

皮层小脑是指小脑半球的两外侧部，其功能是参与复杂（连续）运动计划的形成和运动程序的编制，并且还能将这种连续运动的信息储存起来（记忆）。皮层小脑损伤的主要表现是手、手指、脚及发音器官有目的的复杂运动严重障碍，连续运动分解，即以一系列不连续的步骤完成运动，一次动一个关节，运动定时不准。

六、大脑皮层对躯体运动的调控

（一）大脑皮层运动区

人类和灵长类动物的大脑皮层运动区得到高度发展，包括初级运动区、运动前区、辅助运动区和后顶叶皮层等区域，见表10-6。

表 10-6 大脑皮层运动区

运动区名称	所在部位	特点	主要功能	损伤后的表现
主要运动区（MⅠ）	中央前回（4区）	①交叉支配：一侧运动皮层支配对侧躯体的肌肉运动，但头面部肌肉是双侧支配；②具有精细的功能定位，呈倒置分布；③皮层代表区的大小与运动的复杂精细程度有关	电刺激MⅠ引起个别肌肉或肌群间断收缩，执行已编程的运动	损坏MⅠ任何部分引起该区所控制的肌肉麻痹
辅助运动区	两半球纵裂内侧壁，皮层外侧面4区顶叶之前	接受基底神经节、小脑及后顶叶皮层的传入冲动，发出传出冲动到基底神经节、小脑、4区和脑干	参与运动设计及运动程序编制	运动时动作笨拙，难以完成需双手协调的复杂运动
运动前区	皮层侧面4区之前（6区）	从后顶叶皮层、小脑及辅助运动区获得传入冲动，传出冲动到达4区、脑干及脊髓	参与运动开始时的姿势准备及运动时身体和臂的定位	不能学会依赖视觉信息的运动
后顶叶皮层	躯体感觉区之后（5区、7区）	接受皮层其他感觉（包括视、听及皮肤感觉）区的输入，除参与皮层脊髓束及皮层核束的组成外，有纤维投射到运动前区	将躯体感觉区和视皮层有关运动的信息输送到运动前区。5区与运动时手的定向有关，7区与手-眼协调有关	不能通过复杂的感觉信息完成有目的空间运动，例如，不能成功地使用刀、叉吃食物

皮质联络区：运动、感觉及语言区仅占整个大脑皮质的一半，其余区域称为联络区，包括前额叶联络皮质，顶、颞、枕联络皮质和边缘联络皮质三部分。它们执行更高级的功能。前额叶联络皮质位于额叶前部，运动前区之前，其主要功能有随意运动的计划、作出判断、创造力及人的个性。此区损坏者人品及社会行为发生改变。顶、颞、枕联络皮质位于顶叶、颞叶和枕叶的交界面。此区汇集和整合从这三个脑叶发出的躯体、听觉和视觉感觉，让人得到一个人体各部与外部世界相互关系的复杂概念。边缘联络皮质大部分位于颞叶的内部及底部，主要与动机、情绪及记忆有关。

（二）运动传出通路

1. 皮质脊髓束和皮层脑干束 从皮层出发，经内囊、脑干下行，到达脊髓前角运动神经元的传导束，称为皮层脊髓束，而由皮层出发，经内囊到脑干内各脑神经运动神经元的传导束，称为皮层脑干束。它们在调节躯干、四肢和头面部运动中发挥重要作用。皮质脊髓束的纤维约31%起源于中央前回（4区），约29%起源于运动前区及辅助运动区，约40%起源于第一感觉区（1、2、3区）及后顶叶皮层（5、7区）。

2. 运动传导通路损伤时的表现 在灵长类动物实验中，仔细地横切延髓锥体，高度选择性地破坏皮质脊髓侧束，动物迅速出现并持久地丧失用两手指夹起细小物品的能力，但仍保留腕部以上部位的运动能力，动物仍能大体上应用其手，并能站立和行走。这些缺陷与失去神经系统对四肢远端肌肉精细的、技巧性的运动控制是一致的。另一方面，损伤皮质脊髓前束后，由于近端肌肉失去神经控制，身体平衡、行走和攀登均发生困难。

运动神经元可分为上运动神经元和下运动神经元。上、下运动神经元损伤后的表现是截然不同的。下运动神经元损伤表现为柔软性麻痹、肌肉萎缩、肌纤维自发性收缩、肌紧张降低和反射减弱或消失。上运动神经元损伤开始时引起肌肉软弱和柔软性麻痹，但最后导致强直状态、肌张力过强、牵张反射增强、异常的跖反射即巴宾斯基征（Babinski sign）阳性体征（以钝物划足跖外侧时，出现拇趾背屈和其他四趾外展呈扇形散开）。平时由于受到皮质脊髓束的抑制，使这一原始的屈肌反射不出现。在婴儿皮质脊髓束未发育完全，以及成人在深睡眠或麻醉状态下，也可出现巴宾斯基征阳性。临床上常用此体征来检查皮质脊髓侧束功能是否正常。

第四节　神经系统对内脏活动、本能行为和情绪的调节

一、自主神经系统

调节和控制内脏器官功能活动的神经系统，称为**内脏神经系统**，又称为**自主神经系统**。自主神经系统应包括传入神经和传出神经，但习惯上仅指支配内脏器官的传出神经，且将其分为**交感神经系统和副交感神经系统**两部分。自主神经分布示意见图 10-18。

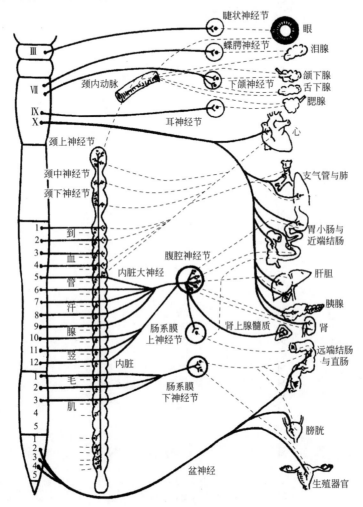

图 10-18　自主神经分布示意图
实线：节前纤维；虚线：节后纤维

（一）自主神经的结构特征

交感神经起自脊髓胸、腰段（$T_1 \sim L_3$）的中间外侧角，副交感神经一部分起自第 Ⅲ、Ⅶ、Ⅸ、Ⅹ 对脑神经核的副交感神经元，一部分起自骶部脊髓（$S_2 \sim S_4$）相当于侧角的部位。

传出纤维分节前、节后两种纤维，交感神经节前纤维短，节后纤维长；副交感神经则相反。一根交感神经节前纤维与多个节后神经元发生突触联系，而副交感神经的节前与节后纤维的数量比较接近。

交感神经分布范围广，支配全部内脏、心血管、腺体。而副交感神经分布较局限，大部分血管、汗腺、竖毛肌、脾、肾上腺髓质均无副交感神经支配。

（二）自主神经系统的功能

自主神经的主要功能是调节心肌、平滑肌和腺体（消化腺、汗腺和部分内分泌腺）的活动。交感和副交感神经分别通过其释放的递质去甲肾上腺素和乙酰胆碱，作用于相关效应器上的相关受体产生作用（表10-7）。

表 10-7　自主神经系统胆碱能受体和肾上腺素能受体的分布及其生理功能

效应器	胆碱能系统		肾上腺素能系统	
	受体	效应	受体	效应
自主神经节	N_1	神经节的兴奋传递		
心脏				
窦房结	M	心率减慢	β_1	心率加快
房室传导系统	M	传导减慢	β_1	传导加快
心肌	M	收缩力减弱	β_1	收缩力增强
血管				
冠状血管	M	舒张	α_1	收缩
			β_2	舒张（为主）
骨骼肌血管	M	舒张[1]	α_1	收缩
			β_2	舒张（为主）
腹腔内脏血管			α_1	收缩（为主）
			β_2	舒张
皮肤黏膜、脑和唾液腺血管	M	舒张	α_1	收缩
支气管				
平滑肌	M	收缩	β_2	舒张
腺体	M	促进分泌	α_1	抑制分泌
			β_2	促进分泌
胃肠				
胃平滑肌	M	收缩	β_2	舒张
小肠平滑肌	M	收缩	α_2	舒张[2]
			β_2	舒张
括约肌	M	舒张	α_1	收缩
腺体	M	促进分泌	α_2	抑制分泌
胆囊和胆道	M	收缩	β_2	舒张
膀胱				
逼尿肌	M	收缩	β_2	舒张
三角区和括约肌	M	舒张	α_1	收缩
输尿管平滑肌	M	收缩（?）	α_1	收缩
子宫平滑肌	M	可变[3]	α_1	收缩（有孕）
			β_2	舒张（无孕）
眼				
虹膜环行肌	M	收缩（缩瞳）		
虹膜辐射状肌			α_1	收缩（扩瞳）
睫状肌	M	收缩（视近物）	β_2	舒张（视远物）
唾液腺	M	分泌大量稀薄唾液	α_1	分泌少量黏稠唾液
皮肤				
汗腺	M	促进温热性发汗[1]	α_1	促进精神性发汗
竖毛肌			α_1	收缩
内分泌				
胰岛	M	促进胰岛素释放	α_2	抑制胰岛素和胰高血糖素释放
	M	抑制胰高血糖素释放	β_2	促进胰岛素和胰高血糖素释放
肾上腺髓质	N_1	促进肾上腺素和去甲肾上腺素释放		
甲状腺	M	抑制甲状腺激素释放	α_1、β_2	促进甲状腺激素释放
代谢				
糖酵解			β_2	加强糖酵解
脂肪分解			β_3	加强脂肪分解

① 为交感节后胆碱能纤维支配。

② 可能是突触前受体调制递质的释放所致。

③ 因月经周期、循环中雌激素、孕激素以及其他因素而发生变动。

（三）自主神经系统功能活动的基本特征

1. 双重神经支配　除少数器官外，例如，肾上腺、大多数血管、皮肤竖毛肌及汗腺只受交感神经支配；而泪腺、睫状肌及舌下腺只受副交感神经支配。大多数内脏器官同时接受交感与副交感双重神经支配。

2. 拮抗作用　受双重神经支配的器官，交感与副交感神经的作用绝大多数是相反的，即拮抗作用。但也有少数器官，两者的作用不是拮抗，而是互补或协同的。例如，对唾液腺的分泌作用，交感与副交感神经都起促进作用。

3. 自主神经的作用与效应器的功能状态有关　例如，刺激交感神经抑制无孕动物的子宫平滑肌，而兴奋有孕动物的子宫平滑肌。

4. 紧张性作用　在静息状态下，交感神经和副交感神经持续地处于一定程度的活动状态，向它所支配的器官不断地发出一定频率的神经冲动，分别称为交感紧张和副交感紧张。在这个背景上，通过中枢控制，其紧张性可增强或降低，从而使交感或副交感神经既可增强也能减弱受支配器官的活动。

5. 自主神经的主要功能是维持内环境的稳定　交感神经系统的活动一般比较广泛，常以整个系统来参加反应，其主要作用在于促进机体适应内外环境的剧烈变化（应急作用）。副交感神经的活动，不如交感神经那样广泛，比较局限，在安静状态下活动增强，以保证安静状态下的生理平衡。其整个系统的活动在于保护机体、促进消化与合成代谢、积蓄能量和加强排泄和生殖等功能。

二、中枢对内脏活动的调节

（一）脊髓对内脏活动的调节

脊髓可完成基本的血管张力反射，有维持血管紧张性和保持一定外周阻力的作用。此外还可完成发汗反射、排尿反射、排便反射、勃起反射。但这些调节是初级的，很不完善，不能很好地适应生理功能的需要。

（二）脑干对内脏活动的调节

延髓是维持生命活动的基本中枢。由延髓发出的副交感神经传出纤维（含于第Ⅶ、Ⅸ、Ⅹ对脑神经中）支配头面部的所有腺体、心、支气管、喉、食管、胃、胰腺、肝和小肠等；同时，脑干网状结构中存在许多与内脏活动功能有关的神经元，其下行纤维支配脊髓，调节脊髓的自主神经功能，所以，许多基本生命现象（如循环、呼吸等）的反射调节在延髓水平已能初步完成，故延髓有"生命中枢"之称。此外，中脑是瞳孔对光反射的中枢部位。

（三）下丘脑对内脏活动的调节

下丘脑是调节内脏活动的较高级中枢，它能把内脏活动和其他生理活动联系起来，调节着体温、营养摄取、水平衡、内分泌、情绪反应、生物节律等重要生理过程而间接调控内脏活动。

1. 调节自主神经系统活动　下丘脑通过其传出神经纤维到达脑干和脊髓，改变自主神经系统节神经元的紧张性，从而控制多种内脏功能。

2. 调节体温　下丘脑（视前区-下丘脑部）是体温调节的基本中枢（详见第七章第二节）。

3. 调节摄食活动　见下文。

4. 调节水平衡　见下文。

5. 内分泌功能　下丘脑不但本身分泌多种激素，如 ADH、催产素（缩宫素），经下丘脑-垂体束运抵神经垂体储存，并可调节其释放，而且分泌多种调节性多肽，经垂体门脉到达腺垂体，促进或抑制腺垂体激素的分泌。

6. 对生物节律的影响　下丘脑的视交叉上核是生物节律的控制中心。破坏视交叉上核后，分泌 ACTH 及褪黑激素的日周期节律活动消失。

7. 对免疫功能的影响　环境应激刺激抑制免疫功能。其机制之一是由于刺激下丘脑分泌促肾上腺皮质激素释放激素，后者引起垂体释放 ACTH，ACTH 又引起肾上腺皮质分泌皮质醇，皮质醇可直接作用于淋巴细胞抑制免疫功能。

8. 其他功能　参与性行为和情绪（防御反应）的调节。

（四）大脑皮层对内脏活动的调节

1. 新皮层　电刺激新皮层某些区域可引起内脏活动的变化。

2. 边缘系统　电刺激或损伤边缘系统的一些区域，可引起内脏活动的明显改变。由于边缘系统对内脏活动的调节是通过增强或抑制各级初级中枢的活动来实现的，因此，刺激边缘系统所得的反应往往随动物当时所处的情况而变。

三、本能行为和情绪的神经调控

本能行为是指动物在进化过程中形成并经遗传固定下来的对个体和种属生存具有重要意义的行为，如摄食行为、饮水行为和性行为等。情绪是指人类对客观环境刺激所表达的一种特殊的心理体验和某种固定形式的躯体行为表现。情绪有恐惧、焦虑、发怒、平静、愉快、痛苦、悲哀和惊讶等多种表现形式。在本能行为和情绪活动过程中，常伴发自主神经系统和内分泌系统功能活动的改变。本能行为和情绪主要受下丘脑和边缘系统的调节。

（一）本能行为

1. 摄食行为　下丘脑外侧区有摄食中枢，腹内侧核有饱中枢。电刺激摄食中枢引起贪食，而破坏之则动物严重拒食，动物消瘦可致死；电刺激饱中枢，动物拒食，而破坏之则多食，可发生肥胖。近代证明下丘脑特别是弓状核通过调节能量摄入与能量消耗在维持正常的能量平衡中起重要作用。下丘脑从胃肠道、血液和脂肪组织等获得有关饥饱和营养状况的信号，通过一定的传出途径，调节食物的摄入量及能量消耗，以维持正常的体重。

2. 饮水行为　下丘脑存在饮水中枢（渴中枢），位于下丘脑视前区的前外侧。电刺激该部位，动物出现口渴和饮水，破坏之则拒饮。任何引起细胞内脱水的因素（如血压容量减少、血浆渗透压升高等）都将引起渴感。此外，细胞外液减少时，肾素分泌增加，使循环血管紧张素Ⅱ水平升高，血管紧张素Ⅱ也可刺激渴中枢引起渴感。对水排出的控制则是通过下丘脑视上核释放 ADH 实现的，而细胞外液渗透压升高及血管紧张素Ⅱ又可刺激下丘脑分泌 ADH。因此控制 ADH 分泌与渴的机制有许多相似。

3. 性行为　性反射中枢位于脊髓及低位脑干，但伴随性反射的行为表现，如性欲、性行为等在很大程度上是由下丘脑及边缘系统调节的。杏仁核在性行为方面特别重要，破坏幼年大鼠的双侧杏仁核与终纹，可使青春期提前出现。去除猫和猴杏仁核上方梨状皮质，性活动明显增强，并出现异常性行为（与同性动物、幼年动物及其他种属动物或非生命物体交配）。损伤人双侧杏仁核或附近结构后性欲增强。这说明杏仁核有抑制性功能的作用。大脑皮层对性行为具有很强的控制作用。

（二）情绪

1. 恐惧和发怒　恐惧和发怒是一种本能的防御反应。动物在发怒时表现为出汗、瞳孔扩大、蜷缩、左右探头企图寻机逃跑等；而发怒时则常表现出攻击行为，如张牙舞爪、发出咆哮等。

（1）下丘脑　刺激或损伤动物和人的下丘脑对情绪行为产生明显的影响：刺激下丘脑外侧部不仅引起吃和喝的行为，而且提高动物的整体活动水平，有时出现狂怒和攻击行为；而损伤下丘脑两外侧部，动物不但不吃、不喝，而且变得非常温顺。相反，电刺激下丘脑腹内侧核及其周围区，动物不但产生饱足感，吃得少，而且很安静；而损伤之，产生相反的结果，动物不但吃得多、喝得多，且变得非常凶恶，受到轻微刺激便引起大怒。在正常动物，发怒现象主要被来自下丘脑腹内侧核的抑制性信号抑制。在人类，下丘脑损伤（如垂体手术时偶尔损伤下丘脑）或病变（如脑炎）也常伴有不正常的情绪反应（如受到普通刺激便引起大怒）。

（2）边缘系统　边缘系统与情绪反应有密切的关系。破坏猴两侧杏仁核，动物变得很温顺和异常安静，而电刺激猫杏仁核的某些部位，动物易于发怒（类似刺激下丘脑引起的发怒）；而损伤杏仁核变得温顺的动物，再破坏下丘脑腹内侧核后又变为狂怒。国外有人用损害双侧杏仁核方法治疗焦虑、攻击性精神病，治疗后患者变得很安静、易管理，且不出现性功能亢进及遗忘症。

2. 愉快和痛苦　愉快是一种积极的情绪，通常由能够满足机体需要的刺激所引起。而痛苦则是一种消极的情绪，一般由躯体或精神受伤害的刺激或因渴望得不到满足而产生。用猴自我刺激实验方法证明脑内存在奖赏系统和惩罚系统。

（1）奖赏系统　从中脑被盖腹侧区延伸到额叶皮层的近中线部分，包括中脑被盖腹侧区、内侧前脑束、伏隔核和额叶皮质等结构。电刺激产生愉快感觉。

（2）惩罚系统　下丘脑后部的外侧部分，中脑背部和内嗅皮质。电刺激这些部位动物出现退缩、回避等表现。

3. 焦虑和抑郁　焦虑是一种不愉快的情感，是人们对日常生活中存在的现实的或感觉的危险情况产生的一种正常适应性反应。适当的焦虑对机体有益，可以提高机体的行为能力。但过度（对环境应激因素不相称的恐惧）或长时间的焦虑（焦虑症）是一种行为障碍（疾病）。焦虑症可用作用于 GABA 能系统的药物苯二氮䓬类治疗。

典型的抑郁是一种悲哀的心情，缺乏快感、早醒、食欲降低、坐立不安。许多证据表明，抑郁与脑内生物胺类神经递质 5-HT 及去甲肾上腺素缺乏有关。此症可用能增加脑内生物胺浓度的单胺氧化酶抑制剂及选择性 5-HT 再摄取抑制剂治疗。

（三）情绪生理反应

1. 自主神经系统功能活动的改变　情绪的生理反应有时表现为交感神经兴奋加强的反应：如瞳孔扩大、出汗、心率加快、血压升高、骨骼肌血管收缩、皮肤内脏血管收缩、呼吸加快、肌紧张增强等。在某些情况下也可表现为副交感神经活动加强的反应：如皮肤血管扩张、脸红、心跳减慢甚至抑制；焦急不安时引起排尿和排便；悲伤时流泪。

2. 内分泌系统功能活动的改变　情绪生理反应常引起多种激素分泌改变，如创伤、疼痛引起痛苦、恐惧和焦虑等情绪反应时，血液中促肾上腺皮质激素释放激素和肾上腺糖皮质激素水平明显升高，肾上腺素、去甲肾上腺素等激素水平也升高。

（四）动机与成瘾

1. 动机　动机是推动人从事某种行为的念头。前脑腹侧被盖区及伏隔核参与动机行为，例如奖赏、笑、愉快、成瘾及恐惧。这些区域被称为脑的奖赏中枢或愉快中枢。从中脑投射到伏隔核的间皮层质（mesocortical）多巴胺能神经元及额叶皮层也参与动机。

2. 成瘾　成瘾是反复强迫使用某种物质，尽管它对健康有不良影响，可由各种不同的药物所引起。根据 WTO 资料，全世界有 7600 万人滥用乙醇而成瘾，超过 1500 万人滥用药物而受害。乙醇和药物成瘾与奖赏系统有关。易成瘾的药物主要有阿片肽（吗啡、海洛因）、可卡因、苯丙胺、乙醇、大麻素及烟碱等。虽然它们以不同的途径作用于脑，但它们都增加作用于伏隔核 D_3 受体的多巴胺递质的数量，刺激脑的奖赏系统。长时间成瘾者可产生对该药物的耐受性和依赖性，即需增加药物的剂量才能产生效果，一旦停止使用便会产生戒断症状，如烦躁不安、失眠、疼痛加剧、肌肉震颤、呕吐、腹痛、流泪流涕等。于终纹床核注射 β 受体拮抗剂或 α_2 受体激动剂以及双侧破坏外侧被盖肾上腺素能纤维能缓解阿片肽的戒断症状。此外，还可用作用于中枢吗啡和海洛因受体的各种药物，例如美沙酮（methadone）和丁丙诺啡（buproenorphine）治疗阿片肽戒断症状；用纳曲酮（naltrexone）、阿坎酸（acamprosate）及双硫仑（disulfiram）治疗滥用酒精者。纳曲酮是一种阿片受体的拮抗剂，阻断奖赏系统和对酒精的渴望。阿坎酸可减轻滥用酒精引起的戒断症状，双硫仑通过阻止酒精降解引起乙醛堆积，导致对饮酒的不愉快反应（例如潮红、恶心和心悸）。成瘾者在治疗后易复发（复瘾）。复瘾常因接触过去使用药物时有关的情景、声音和环境而发生。复瘾可能与记忆有关的内侧额叶皮层、海马和杏仁核投射至伏隔核的谷氨酸能兴奋性递质释放有关。

第五节 脑电活动及睡眠与觉醒

一、脑电活动

(一) 自发脑电活动

在无明显刺激情况下，大脑皮层经常自发地产生的节律性电变化，称为自发脑电活动。应用单极或双极记录法在头皮上引导出的电位变化称脑电图 (EEG)；在皮层表面引导出的电位变化称皮层电图 (ECOG)。

1.脑电图的波形（图 10-19） ①α 波：频率 8～13Hz，波幅 20～100μV。在枕叶显著，在清醒、安静、闭目时出现。波幅呈梭形变化，每一梭形持续 1～2s。睁开眼睛或接受其他刺激时，α 波立即消失而呈现快波（β 波），这一现象称为 α 波阻断。②β 波：频率 14～30Hz，波幅 5～20μV，在额叶与顶叶比较明显，是大脑皮层处于紧张状态时电活动的主要表现，是去同步化快波。③θ 波：频率 4～7Hz，波幅 50～100μV，在枕叶比较明显，困倦时即出现，幼儿清醒时也常见到。④δ 波：频率 0.5～3Hz，波幅 20～200μV，婴儿时期、成人熟睡或极度困倦及麻醉状态时可出现此波。

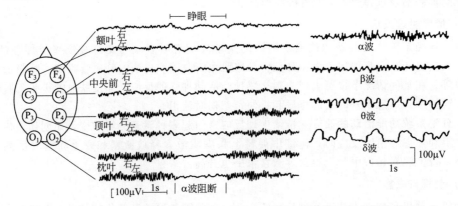

图 10-19 正常人脑电图的波形（右）及从头皮 8 处记录到的正常人安静觉醒状态的脑电图图形（左），当睁眼时 α 波阻断

当有许多皮层神经元的电活动趋于步调一致时，就出现低频率高振幅的波形，这种现象称为同步化。α 波就是一种同步化波。当神经元电活动不太一致，就表现为高频率低振幅的波形，称为去同步化。β 波就是一种去同步化波。

2.脑电波形的变动 新生儿的脑电图呈不规则的低幅波。婴幼儿时期可出现 δ 波，少年时期常见到 θ 样波形，到青春期开始出现成人型的 α 波。进入老年期，脑电波又出现频率变慢的趋势，在两侧颞部甚至可以出现少量的 θ 波或 δ 波。癫痫患者或皮层有占位病变（如肿瘤等）的患者，脑电波会发生改变，如癫痫患者常产生异常的高频、高幅脑电波或在高频、高幅波后跟随一个慢波的综合波形。因此，利用脑电波改变的特点，并结合临床资料，可用来诊断癫痫或探索肿瘤所在的部位。

3.脑电波形成的机制 皮层表面的电位变化，主要由神经细胞的突触后电位形成的。当浅层的神经组织发生 EPSP 时，皮层表面呈负波；当浅层神经组织发生 IPSP 时，皮层表面出现正波。深层神经组织突触后电位变化的影响则相反。脑电波是大量神经元发生突触后电位总和的结果。α 节律来自丘脑，一定同步节律的丘脑非特异投射系统的活动，促进了皮层电活动的同步化。刺激脑干网状结构引起的上行激动作用，扰乱了丘脑的非特异性投射系统与皮层之间的同步化环节，即出现去同步化快波。

（二）皮层诱发电位

当人工刺激感受器、感觉神经或感觉传入通路上任何一点时，在大脑皮层的某一特定区域可以产生较为局限的电位变化，称为诱发电位。皮层诱发电位一般分为三个部分：①主反应，皮层诱发电位的主反应是指在刺激标记后，经一定潜伏期在大脑皮层出现的一个先正后负的电位变化。潜伏期的长短取决于刺激部位离皮层的距离、神经纤维的传导速度和所经过的突触数目等因素。②次反应，皮层诱发电位的次反应是跟随主反应之后的扩散性续发反应，可见于皮层的广泛区域。次反应的特点是潜伏期较长、频率低、振幅大而不稳定的负相电位波动。③后发放，皮层诱发电位后发放为一系列正相的周期性电位波动。

平均诱发电位：是运用计算机将电位变化叠加和平均处理后，能使皮层诱发电位突出地显示出来的电位。临床常用的有体感诱发电位、听觉诱发电位和视觉诱发电位等。对于中枢损伤部位的诊断具有一定价值。

二、觉醒与睡眠

觉醒和睡眠都是人体正常生活中不可少的两个生理过程。只有在觉醒状态下，人体才能进行劳动和其他活动；而通过睡眠，可以使人体的精力和体力得到恢复，于睡眠后保持良好的觉醒状态。成年人一般需要睡眠 $7 \sim 8h$，儿童需要的睡眠时间较长，每天需要 $12 \sim 14h$，新生儿需 $18 \sim 20h$，老年人睡眠时间较短。

（一）睡眠的两种状态及生理意义

1. 慢波睡眠（slow wave sleep，SWS） 脑电图呈同步化慢波。表现为嗅、视、听、触等感觉功能减退，呼吸和心率减慢，血压和代谢率降低，产热减少，体温下降，发汗功能增强，瞳孔缩小，骨骼肌反射活动和肌紧张减弱，垂体前叶生长激素分泌明显增多，有利于促进生长和体力的恢复。根据脑电波的特点，可将人的慢波睡眠分为 Ⅰ～Ⅳ 期（图 10-20）。慢波睡眠Ⅰ期（SWS-Ⅰ）为入睡期（瞌睡期），α 波频率、波幅及所占时间的比例逐渐减小，脑电波趋于平坦，正常人此期通常不超过数分钟。慢波睡眠Ⅱ期（SWS-Ⅱ）为浅睡期，出现睡眠梭形波，即 σ 波，频率较快（$13 \sim 15Hz$），幅度较低（$20 \sim 40\mu V$），并有少量 δ 波。梭形波的持续时间为 $0.5 \sim 1s$。慢波睡眠Ⅲ期（SWS-Ⅲ）为中度睡眠期，出现高幅的 δ 波（$>75\mu V$），出现这种节律的时间占该时期的 $20\% \sim 50\%$，或出现 δ 波和梭形波的复合，即 κ 复合波。慢波睡眠Ⅳ期（SWS-Ⅳ）为深度睡眠期，出现频率 $1.5 \sim 2Hz$、幅度为 $75\mu V$ 以上的 δ 波，其数量超过 50%。由于这个睡眠时期，眼球不出现快速运动，故又称非快眼动睡眠（non-rapid eye movement sleep，NREM sleep）。

2. 快波睡眠（fast wave sleep，FWS） 又称快眼动睡眠（rapid-eye movement sleep，REM sleep），脑电图呈去同步化的低幅快波。肌张力进一步降低，但某些肌肉出现阵发性收缩，如出现快速的眼球转动，部分躯体抽动。各种感觉功能进一步减退，较难以唤醒。血压、心率呼吸出现明显不规则的短时变化。脑内蛋白质合成加快，有利于幼儿神经系统的发育成熟和促进精力的恢复，有利于建立新的突触联系而促进学习记忆活动。

睡眠过程中两个时相互相交替。正常成人夜间进入睡眠后，首先是慢波睡眠，持续 $80 \sim 120min$ 后转入快波睡眠，维持 $20 \sim 30min$ 后又转入慢波睡眠；整个睡眠过程中交替 $4 \sim 5$ 次，越近睡眠的后期，REM 睡眠持续时间越长（图 10-20）。两种睡眠状态均可直接转变为觉醒状态，但从觉醒状态只能进入慢波睡眠，而不能直接进入快波睡眠。

（二）觉醒与睡眠的产生机制

1. 与觉醒有关的脑区 一般认为觉醒状态与脑干网状结构上行激活系统（ascending reticular activating system，ARAS）的活动有关。另一方面，大脑皮层、下丘脑等部位也有下行纤维到达

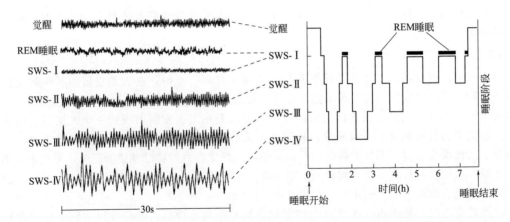

图 10-20 正常成年人觉醒、快波和慢波睡眠期间的脑电波（左）及不同睡眠阶段的转变（右）
在 8h 的睡眠期间，首先进入 SWS-Ⅰ，依次进入 SWS-Ⅱ、SWS-Ⅲ和 SWS-Ⅳ阶段，
然后又返回 REM 睡眠。随着睡眠的持续，REM 睡眠时间越长

网状结构并使之兴奋。此外，脑干中的单胺能神经元，如脑桥的蓝斑核（递质为去甲肾上腺素）、低位脑干的中缝核（递质为 5-HT）和结节乳头体核（递质为组胺），以及下丘脑外侧区（递质为增食因子）与觉醒有关。觉醒状态包括脑电觉醒和行为觉醒。脑电觉醒表现为去同步化快波。蓝斑核上部的去甲肾上腺素递质系统、脑干 ARAS 内的乙酰胆碱递质系统的功能与脑电觉醒有关。行为觉醒的维持可能与中脑黑质-纹状体多巴胺递质系统的功能有关。

2. 与睡眠有关的脑区

(1) 促进慢波睡眠的脑区 最重要的是下丘脑的视前区腹外侧部（ventrolateral preopic area，VLPO）。此外还有：①脑干网状结构的上行抑制系统；②位于下丘脑后部、丘脑髓板内核群邻旁区和丘脑前核的间脑促眠区；③位于下丘脑或前脑视前区和 Broca 斜带区的前脑基底部促眠区。

(2) 促进快波睡眠的脑区 位于脑桥头端被盖外侧区的胆碱能神经元在 REM 睡眠启动中起重要作用。而蓝斑核的去甲肾上腺素神经元及中缝核的 5-HT 神经元不但能启动和维持觉醒，还能终止 REM 睡眠。

3. 调节觉醒与睡眠的内源性物质 ①腺苷：具有促进睡眠的作用，咖啡因的中枢兴奋作用（增强觉醒）是通过阻断腺苷受体实现的。②前列腺素 D_2：内源性促眠物质。③生长激素、白细胞介素-1、干扰素、胞壁酰肽（muramyl peptide）等促进慢波睡眠。

第六节 脑的高级功能

脑的高级功能包括学习、记忆、判断、语言和其他心理活动功能。

一、学习和记忆

学习和记忆是脑的高级功能之一。学习就是机体为适应环境的变化而获得新的行为习惯（或经验）的过程。记忆则是将学习到的经验或行为习惯（各种信息）储存一定时期并能回忆和（或）"读出"的神经活动过程。学习是记忆的前提和基础，而记忆是学习的结果。

(一) 学习的形式

1. 非联合型学习 非联合型学习（nonassociative learning）指发生在单一刺激重复发生反应时，它不需刺激和反应之间形成某种明确的联系。习惯化和敏感化就属于这种类型的学习。

(1) 习惯化 是指中性（不产生伤害性效应）的刺激重复作用时，机体对刺激的反射反应逐渐减弱的过程。变得习惯这种刺激而忽视它。

（2）**敏感化** 是指重复刺激使反射反应加强的过程，一个弱刺激本仅引起弱的反应，但在强刺激作用后弱刺激的反应就明显加强。

2. 联合型学习 联合型学习是两个事件在时间上很靠近地重复发生，最后在脑内逐渐形成联系，从而使人或动物学会在两个刺激间或刺激与行为之间建立联系。如经典条件反射和操作式条件反射属于这种类型的学习。

（1）**经典条件反射** 将无关刺激与非条件刺激（例如给狗听铃声后吃食物）反复结合，以后单独无关刺激（铃声）也能引起反射活动（唾液分泌），称为条件反射。这时无关刺激已成为非条件刺激（吃食物）的信号，称为条件刺激。无关刺激与非条件刺激在时间上的结合叫强化（reinforcememt）。任何无关刺激与非条件刺激反复结合应用，都可以形成条件反射。

（2）**操作式条件反射** 操作式条件反射是一种比经典条件反射更为复杂的条件反射，它要求人或动物通过学习而完成一系列操作，在此过程中获取经验，从而建立能得到奖励或逃避惩罚的条件反射。这种条件反射是要求动物在执行一定的操作后才能建立起来的。例如，先训练动物使它学会踩动杠杆而得到食物的操作。然后，以灯光或其他信号为条件刺激建立条件反射，即在出现某种信号后去踩杠杆才能得到食物，称为**操作式条件反射**。马戏团里的动物表演就是形形色色的操作式条件反射，其获得的奖赏主要是它喜欢吃的食物。

（二）记忆的形式

1. 陈述性记忆和非陈述性记忆

根据记忆的储存和提取方式分类，可分为以下两类。

（1）**陈述性记忆** 陈述性记忆也称清晰记忆，是对自身经历和学习的事件进行编码、储存并回忆、再现的过程，是将片段信息进行加工、重组，有意识地回忆、读出并表达出来。它与认知或意识有关，依赖于记忆在海马、内侧颞叶及其他脑区内的滞留时间，往往只经过一次测试或一次经验即能建立起来。陈述性记忆可分为两个亚类：①情景式记忆，对一件具体事物或一个场面的记忆；②语义式记忆，对文字、规则和语言等的记忆。

（2）**非陈述性记忆** 非陈述性记忆也称含糊记忆，它的形成与认知或意识无关，也不涉及在海马的滞留，但需要经过多次重复测试才能逐步形成，其表现主要是反复操作某些作业时，使动作具有连续性并逐渐掌握其步骤和程序，使操作更加完善。如某些技巧性的动作、习惯性行为和条件反射等。该类型记忆一旦形成，则往往不能用语言表达出来。例如司机知道怎样换挡，人知道怎样系鞋带。

2. 短时程记忆、中间时程记忆和长时程记忆

根据记忆保留时间的长短分类，可将记忆分为以下三类。

（1）**短时程记忆** 也称为工作性记忆，其保留时间的长短仅能满足完成某项极为简单的工作的需要，如打电话时的拨电话号码，拨完后记忆就马上消失。记忆保留的时间仅几秒钟到几分钟。

（2）**中间时程记忆** 保留时间自几分钟到几天，记忆在海马和其他脑区内进行处理，并能转变为长时程记忆。

（3）**长时程记忆** 长时程记忆的信息量相当大，保留时间自几天到数年，有些内容，如与自己和最为接近的人密切相关的信息，甚至可终生保持记忆。

（三）人类的记忆过程和遗忘

1. 人类的记忆过程 人类的记忆过程可以分成四个阶段，即感觉性记忆、第一级记忆、第二级记忆和第三级记忆。前两个阶段相当于上述的短时程记忆。感觉性记忆是指通过感觉系统获得信息后，首先在脑的感觉区内储存的阶段，这阶段记忆储存的时间很短，一般不超过1s，如果没有经过注意和处理就会很快消失。例如，一辆汽车从你眼前开过，你尽管看见了它的车号，但没有特别留意，因此记不清它的车号，就属于这类记忆。如果信息在这阶段经过加工处理，把那些不连续的、先后进来的信息整合成新的连续的印象，就可以从短暂的感觉性记忆转入第一级记忆。信息在第一级记忆中停留的时间仍然很短暂,平均约几秒钟。通过反复运用学习,信息便在第一级记忆中循环,从而延长信息在第一级记忆中停留的时间,这样就使信息容易转入第二级记忆之中。第二级记忆是一个大而持久的储存系统。发生在第二级记忆内的遗忘似乎是由于先前的或后来的信息的干扰所造成的,这种干扰分别称为前活动性干扰和后活动性干扰。有些记忆的痕迹,如自己的名字和每天都在进行操作的手艺等,通过长年累月的运用,是不易遗忘的,这一类记忆储存在第三级记忆中。

2. 遗忘　遗忘是指部分或完全失去回忆和再认的能力,包括生理性遗忘和病理性遗忘两类。生理性遗忘是一种正常的生理现象。遗忘在学习后就开始,最初遗忘的速率很快,以后逐渐减慢。遗忘并不意味着记忆痕迹的消失,因为复习已经遗忘的材料总比学习新的材料容易。产生遗忘的原因,一是条件刺激久不强化、久不复习所引起的消退抑制;二是后来信息的干扰。

病理性遗忘是脑疾病的常见症状,称为记忆障碍或遗忘症(amnesia),并分为顺行性遗忘症(anterograde amnesia)和逆行性遗忘症(retrograde amnesia)两类。顺行性遗忘症表现为不能保留新近获得的信息。该症多见于慢性酒精中毒,其发生机制可能是由于信息不能从第一级记忆转入第二级记忆。逆行性遗忘症表现为不能回忆脑功能障碍发生之前一段时间内的经历,多见于脑震荡,其发生机制可能是第二级记忆发生了紊乱,而第三级记忆却未受影响。

(四) 学习和记忆的机制

1. 参与学习和记忆的脑区　临床观察发现,Korsakoff 综合征患者表现为长时程记忆的严重障碍,而记忆短时间信息的能力仍能保持;内侧颞叶(包括海马)损伤的患者对新信息的获得能力发生障碍,而长时程记忆的回忆能力则不受损害。这些现象表明学习和记忆在脑内有一定的功能定位。目前已知与记忆功能有密切关系的脑内结构有大脑皮层联络区、海马及其邻近结构、杏仁核、丘脑和脑干网状结构等。

(1) **大脑皮层联络区**　该区是指感觉区、运动区以外的广大皮层区。它们之间有广泛的纤维联系,可以集中各方面的信息,并进行加工、处理,成为记忆痕迹的最后储存区域。破坏联络区的不同区域可引起各种选择性的遗忘症(包括各种失语症和失用症,见后叙)。电刺激清醒的癫痫患者额叶皮层外侧表面,能诱发对往事的回忆;刺激颞上回,患者似乎听到了以往曾听过的音乐演奏,甚至还似乎看到乐队的映像。顶叶皮层可能储存有关地点的映像记忆。额叶皮层在短时程记忆中起重要作用。

(2) **海马及其邻近结构**　大量实验资料和临床观察表明,海马与学习记忆有关。例如,由于手术切除双侧颞叶的患者或第三脑室囊肿而不慎损伤穹窿后部的患者常丧失近期记忆能力。下丘脑乳头体或乳头体丘脑束的疾病也会导致近期记忆能力的丧失。因此,与近期记忆功能有关的神经结构就是海马环路。

(3) **其他脑区**　丘脑的损伤也可引起记忆丧失,但损伤主要引起顺行性遗忘症,而对已经形成的久远记忆影响较小,表明丘脑不是长时程记忆的储存部位。

2. 陈述性记忆和非陈述性记忆的形成机制

(1) **陈述性记忆的机制**　中、短时程的陈述性记忆需要大脑皮层联络区和海马的参与,海马环路是其形成的重要结构基础。陈述性记忆的神经通路大致是:视、听、触-压觉冲动进入大脑感觉皮层后到达皮层联络区,而味、嗅觉冲动主要经额叶和额叶的边缘皮层到达皮层联络区,两路信息再经内侧颞叶边缘系统、丘脑内侧核团、额叶腹内侧部分进入基底-前脑胆碱能系统,最后又回到大脑皮层联络区。

(2) **非陈述性记忆的机制**　参与非陈述性记忆的主要中枢结构是大脑皮层-纹状体系统,小脑、脑干和脊髓也参与部分活动。技巧性运动记忆通常在训练完成后由大脑皮层转移到较低级的中枢部位。如破坏猴的大脑皮层可阻断对新技巧操作的学习,但不会影响已经学会的动作。非陈述性记忆的神经通路大致是:感觉冲动进入感觉皮层后先到达皮层联络区,经颞叶皮层进入纹状体，又经纹状体-黑质通路进一步到达脑干运动系统，这一通路在协助锥体系完成已经学会的运动中具有重要意义。此外，从大脑皮层、边缘系统经伏隔核到纹状体苍白球的通路在运动学习的动机形成中起重要作用。

3. 记忆的细胞与分子基础

（1）神经生理学基础　突触可塑性改变可能是学习和记忆的神经生理学基础。

（2）神经生物学基础　较长时间的记忆必然与脑内的物质代谢有关，尤其是与脑内的蛋白质合成有关。蛋白质的合成和基因的激活通常发生在从短时程记忆起到长时程记忆的这段时间里。在动物，如果在每次学习训练后的 5min 内，让动物接受麻醉、电击、低温处理，或给能阻断蛋白质合成的药物、抗体、寡核苷酸，则长时程记忆反应将不能建立。在人类，类似于这种情况的是脑震荡或电休克治疗后出现的逆行性遗忘症。

（3）神经解剖学基础　从神经解剖学角度来看，永久性记忆可能与建立新的突触联系及脑的形态学改变有关。动物实验中观察到，生活在复杂环境中的大鼠，其皮层的厚度和沟回的复杂程度较生活在简单环境中鼠的脑皮层要明显地增厚和加深。说明学习记忆活动多的大鼠，其大脑皮层发达，神经元之间突触的联系多而复杂。

二、大脑皮层的语言功能

在人群中的大多数右利者，语言功能区定位于大脑左半球，而理解和表达能力定位于左半球大脑皮层的不同区域，这些区域受损将导致不同形式的失语症。

（一）大脑皮层的语言中枢

与语言有关的脑区位于大脑侧裂附近。在颞上回后端有一区域称为韦尼克（Wernicke）区，它接受来自视觉或听觉皮质的传入冲动，与理解听觉和视觉信息的意义有关。它通过弓状束投射到邻近运动皮质下部前方的布洛卡（Broca）区。Broca 区能将来自 Wernicke 区的信息处理为说话的运动程序，再经由脑岛内语言发音区输送到运动皮质，引起唇、舌、喉的适当运动而产生语言（图 10-21）。在 Wernicke 区后面的角回是整合听觉、视觉和躯体感觉信息的中枢，可将阅读文字形式的信息转化为 Wernicke 区能接受的听觉文字形式信息的区域。

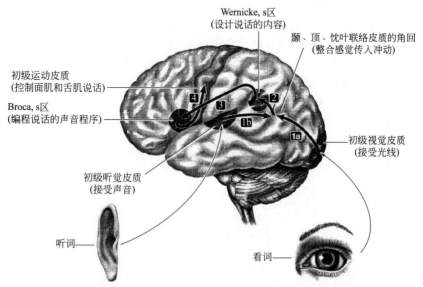

图 10-21　语言中枢传送和处理视、听觉输入信息的有关脑区和纤维联系示意图

（二）语言功能障碍

人类大脑皮层一定区域的损伤，可引起各种特殊的语言活动功能障碍（失语症），根据损伤

部位、语言输出、复述、理解和命名等临床特征将语言功能障碍分为以下几类。

1. 流畅失语症 由 Wernicke 区受损所致，有两种不同表现：一种是患者说话正常，但有时说话过度，话中充满杂乱语和新创词，患者也不能理解别人说话和书写的含义；另一种流畅失语症是有条件的，患者说话相当好，也能回想起某些地名和人名，回忆动词和形容词的能力也都正常。能理解别人说话的含义，无法把话的不同部分凑在一起或回想起话语，这种失语症称为**传导失语症**（conduction aphasia）。其产生的原因以前被认为是弓状束的病变，使 Wernicke 和 Broca 区失去联系，但现在认为似乎是听觉皮质和其附近发生病变。

2. 运动失语症 Broca 区受损，患者可以看懂文字与听懂别人的谈话，但自己却不会说话，不能用词语来口头表达自己的思想，与发音有关的肌肉并不麻痹。

3. 失写症 损伤额中回后部接近中央前回的手部代表区，患者可以听懂别人说话，看懂文字，自己也会说话，但不会书写；手部的其他运动并不受到影响。

4. 感觉失语症 颞上回后部的损伤，患者可以讲话及书写，也能看懂文字，但听不懂别人的谈话；患者并非听不到别人的发音，而是听不懂谈话的含义，好像听到不懂的外国语一样。

5. 失读症 角回受损，患者能写、能说，也能听懂别人的谈话，视力良好，就是看不懂文字的含义。

三、大脑皮层功能的一侧优势

大多数以右手劳动为主的成年人，左侧半球语言活动功能占优势，称为语言中枢的优势半球。这种一侧优势现象的出现主要是在后天生活实践中逐渐形成的。小儿 2~3 岁之前左右半球功能无明显差别，10~12 岁时左侧优势逐步建立，但左侧半球损伤后尚可在右侧再建立语言活动中枢。成年后左半球损伤即失去语言功能。左利者，语言中枢多在右半球，也可在左半球。

右半侧大脑在非语词性认识功能上占优势，如直觉思维、物体的颜色、空间辨认、深度知觉、触觉认识、音乐欣赏等。右侧大脑皮层顶叶损伤的患者，常表现穿衣失用症（穿衣困难）。右侧大脑半球后部病变患者，常有视觉障碍，对颜色、物体、地方的认识障碍。上述一侧优势是相对的，因左半球也有一定的非语词性认识功能，右半球也有一定的简单的语言活动功能。

四、两侧大脑皮层功能的相关

两侧大脑皮层之间有许多连合纤维。在哺乳类动物中最大的连合纤维结构是胼胝体，进化愈高等则胼胝体愈发达，人类的胼胝体估计含有 100 万根纤维。两侧大脑皮层的感觉分析功能是相关的，胼胝体连合纤维能将一侧皮层的活动向另一侧传送。电生理研究指出，刺激一侧皮层某一点可以加强另一侧皮层对应点的感觉传入冲动引发的诱发电位，即起易化作用。这一易化作用是通过胼胝体连合纤维完成的，而且这类纤维主要联系两侧皮层相对应的部位。在人类，两侧大脑皮层的功能也是相关的，两半球之间的连合纤维对完成双侧的运动、一般感觉和视觉的协调功能有重要作用。右手学会了一种技巧运动，左手虽然没有经过训练，但在一定程度上也会完成这种技巧运动，说明一侧皮层的学习活动功能可以通过连合纤维向另一侧传送。

同步练习

1. 如何证实轴浆运输的存在？其生理意义是什么？
2. 举例说明神经的营养性作用。
3. 试使用兴奋性突触后电位、抑制性突触后电位、侧支性抑制和回返性抑制等概念解释膝反射的中枢传递过程。
4. 何谓胆碱能神经纤维？周围神经中哪些神经纤维属于于此类纤维？
5. 什么是乙酰胆碱的毒蕈碱样作用和烟碱样作用？仅从外周器官的反应能否严格区分这两种作用？
6. 试述条件反射和非条件反射的区别和联系。

7.试述特异性投射系统和非特异性投射系统的特征和意义。

8.简述下丘脑的主要功能。如何通过实验验证下丘脑对内脏活动的调节？

9.人体的直立姿势是如何维持的？

10.为什么心血管意外容易发生在快眼动睡眠期？

11.怎样通过实验证明中枢某一部位对躯体运动的调节作用？

12.轴突外髓鞘有何生理作用？若失去髓鞘可对神经系统产生什么影响？

13.突触传递有哪些方式？传递过程如何？受哪些因素的影响？有何实际意义？

14.兴奋通过化学性突触传递与通过神经纤维传导有何异同？

15.举例说明中枢兴奋和抑制产生的机制。

16.根据生理学原理，有机磷农药（如胆碱酯酶抑制剂）中毒可产生哪些临床症状？为什么？

17.睡眠有哪两种不同的时相？各有何特点及生理意义？能否通过设计实验加以证明？

参考答案

1.实验证明：①结扎神经纤维，发现轴突的近胞体端和远胞体端均有物质堆积，而近端的堆积大于远端；②切断轴突不仅远端部分发生变性，近端部分甚至胞体也可发生变性；③用同位素标记的氨基酸注射到蛛网膜下隙上，可观察到注射物首先被神经元的胞体摄取，出现在胞体中，然后依次在轴突的近端和远端轴浆内出现。

生理意义：轴浆运输通过转运神经元所需的重要细胞成分，对维持神经元的形态和功能的完整性具有重要意义。轴浆运输障碍可导致多种神经退行性疾病，如多发性硬化。

2.神经末梢释放某些营养因子，调整所支配组织的代谢活动，缓慢而持久地影响其结构和功能状态，即为神经的营养性作用。如神经被切断后它所支配的肌肉内糖原合成减慢，蛋白质分解加速，肌肉逐渐萎缩。脊髓灰质炎患者，就是因为支配相应肌肉的脊髓中央灰质前角运动神经元变性死亡，对肌肉失去营养性作用，导致所支配的肌肉萎缩。

3.膝反射是指叩击股四头肌腱引起股四头肌收缩而其拮抗肌舒张，使小腿上跷。叩击股四头肌腱刺激肌梭本体感受器，传入神经进入脊髓后角发出分支，末梢释放兴奋性递质，作用于前角支配股四头肌的伸肌运动神经元和抑制性中间神经元，使之产生兴奋性突触后电位，引起股四头肌收缩和中间神经元兴奋；抑制性中间神经元释放抑制性递质，使支配拮抗肌（屈肌）的运动神经元产生抑制性突触后抑制，屈肌舒张（侧支性抑制）；前角运动神经元兴奋时，其传出冲动沿轴突外传，还可经侧支兴奋一个抑制性中间神经元，经它转而抑制该运动神经元或同类神经元（回返性抑制）。

4.凡神经末梢释放乙酰胆碱作为递质的神经纤维为胆碱能神经纤维。周围神经系统中这类纤维包括：①交感和副交感神经的节前纤维；②副交感神经的节后纤维；③部分交感神经的节后纤维，如支配汗腺的神经纤维和骨骼肌的舒血管纤维；④躯体运动神经纤维。

5.胆碱能神经末梢释放的乙酰胆碱与外周效应器官结合产生的效应，类似天然植物伞蕈所分泌的生物碱的作用，包括心脏活动抑制，内脏平滑肌收缩，消化腺、汗腺分泌增加和骨骼肌血管舒张等，这些作用统称乙酰胆碱的毒蕈碱样作用（M样作用），其作用的受体称为M受体；在交感神经节和骨骼肌，烟碱模拟乙酰胆碱的刺激（兴奋）作用（节后神经元兴奋，骨骼肌收缩），这些作用称为乙酰胆碱的烟碱样作用（N样作用），其作用的受体称为N受体。阿托品是M受体的阻断剂，可阻断乙酰胆碱的M样作用，而不能阻断其N样作用。因此从外周器官反应就能区分这两种作用。

6.区别：见表10-8。

表 10-8 非条件反射与条件反射的比较

非条件反射	条件反射
在种族进化过程中形成的先天性反射	在个体生活过程中建立的获得性反射
脊髓和脑干的反射	大脑反射
反射弧较简单,固定	反射弧较复杂,是暂时易变的神经联系
数量有限	数量无穷
必须用该感受器的特殊刺激(非条件刺激)才能引起	任何无关刺激与非条件刺激多次结合都可成为条件反射的刺激
无预见性	有预见性
适应性小	适应性广大
是形成条件反射的基础	能控制非条件反射活动

两者的联系：条件反射是在非条件反射的基础上建立起来的，条件反射又能控制非条件反射。

7.见表 10-4。

8.下丘脑是调节内脏活动的较高级中枢，它能把内脏活动和其他生理活动联系起来，调节着体温、营养摄取、水平衡、内分泌、情绪反应、生物节律等重要生理过程而间接调控内脏活动。①调节自主神经系统活动：下丘脑通过其传出神经纤维到达脑干和脊髓，改变自主神经系统节神经元的紧张性，从而控制多种内脏功能。②调节体温：下丘脑的视前区-下丘脑前部（PO/AH）是体温调节中枢，其中的温度敏感神经元在体温调节中起着调定点作用。③调节摄食活动：下丘脑外侧区的摄食中枢和腹内侧核的饱中枢，存在相互制约关系，共同调节摄食行为。④调节水平衡：下丘脑控制摄水的某些部位与控制抗利尿激素分泌（控制排水）的核团在功能上紧密联系，两者协同调节着水平衡。⑤内分泌功能：下丘脑促垂体区肽能神经元能分泌多种调节性多肽，经垂体门脉系统到达腺垂体，促进或抑制某种腺垂体激素的分泌。此外，下丘脑视上核和室旁核能合成血管升压素和缩宫素。⑥参与情绪反应：电刺激下丘脑外侧区和背侧区，动物出现情绪生理反应行为，人类下丘脑病变也往往伴有不正常的情绪生理反应。⑦对生物节律的影响：下丘脑的视交叉上核可能是生物节律的控制中心。

可以用刺激或毁坏下丘脑某部位后观察某些内脏活动的变化来证明下丘脑对内脏活动的调节作用。

9.人体直立姿势的维持主要依靠牵张反射。例如，人体取直立姿势时，由于重力作用，支持体重的关节趋向弯曲，关节弯曲必然使伸肌的肌梭受到牵拉，通过牵张反射，引起被牵拉的肌肉收缩，使背部的骶棘肌、颈部肌以及下肢的伸肌群肌紧张加强，以对抗关节的屈曲，保持抬头、挺胸、伸腰、直腿的直立姿势。

10.快波睡眠期间血压、心率、呼吸出现明显不规则的短时变化，血压上升或降低，心率加快，呼吸加快而不规则。所以此期睡眠期间易出现心绞痛一类疾病。

11.可以通过刺激或毁坏中枢某部位后观察躯体运动的变化或缺陷。

12.神经纤维（轴突）的髓鞘的生理功能主要有二：一是可提高神经纤维传导兴奋的速度，因为兴奋（动作电位）只产生在郎飞结处，呈跳跃传导，传导速度比相同直径的无髓纤维快得多，例如，$10\mu m$ 直径的有髓纤维传导速度为 $50m/s$，而直径 $500\mu m$ 的枪乌鲗巨大轴突为 $20m/s$。二是传导更节能，因为只在郎飞结处有离子通道，在髓鞘处无离子通道，无跨膜离子转运（钠泵活动），不需消耗 ATP。某些疾病时，神经纤维失去髓鞘（脱髓鞘），将影响动作电位的传导，产生一系列症状。例如，一种被称为多发性硬化的神经病，神经系统内轴突广泛而进行性脱髓鞘。这种病变常见于严重的糖尿病患者，是由于周围神经轴突脱髓鞘，由于电紧张电位扩布的距离缩短，兴奋传导速度明显降低，而且动作电位从一个郎飞结传到下一个郎飞结时，由于达不到爆发动作电位的强度，而终止动作电位的传导。此病的主要症状包括肌肉软弱、不协调、视力障碍等。疾病有缓解期，可能是由于髓鞘重新形成或在缺乏髓鞘处嵌入了新的电压门控通道。

13.突触传递的方式有：电突触传递和化学性突触传递两大类。电突触传递即兴奋通过缝隙连接传递；化学性突触传递又可分为定向突触传递和非定向突触传递。三种突触传递的特点见表 10-9。

突触传递过程见本章图 10-4。

影响定向突触传递的因素如下。

（1）影响递质释放的因素 ①进入轴突末梢的 Ca^{2+} 量增加或减少，递质的释放量也随之增加或减少；而 Mg^{2+} 的作用即相反。而到达突触前末梢的动作电位的频率或幅度增加，又可使进入末梢的 Ca^{2+} 增加。②河豚毒素（TTX）及蛤蚧毒（saxitoxin，STX）可阻断神经末梢的 Na^+ 通道，从而阻止其去极化，导致神经递质不能释放；树眼镜蛇毒（denerotoxin）与 TTX 的作用相反，可阻断突触前末梢的 K^+ 通道，抑制突触前膜复极化，延长动作电位的持续时间，从而促进递质的释放。③破伤风及肉毒杆菌毒素为含锌内肽酶，这些毒素进入神经末梢特异性分解出胞过程所需的各种蛋白，从而抑制递质释放，进而导致肌无力现象（引起柔软性麻痹）。临床上破伤风感染常引起痉挛性麻痹，而肉毒杆菌感染则引起柔软性麻痹，这是由于破伤风毒素能阻断脊髓前角抑制性递质甘氨酸的释放，而肉毒杆菌毒素则抑制神经-骨骼肌接头处递质释放。但就肉毒杆菌毒素（"botox"）有利的一面而言，局部少量注射则可治疗因肌肉高反应性（高度激活）所产生的各种症状，例如，注射于下食管括约肌以治疗括约肌失松弛症，注射其入颜面肌以消除皱纹，注射少量于斜视患者的眼肌，能抑制异常的肌肉痉挛，恢复正常视力。此外，突触前膜上存在突触前受体，它们可在某些神经调质或递质作用下改变递质的释放量。

（2）影响递质消除的因素 已释放的递质要被突触前末梢重取摄或被酶解代谢而消除，因此凡能影响递质重摄取和酶代谢的因素也能影响突触传递。例如，氟西丁能选择性抑制 5-羟色胺（5-HT）递质的摄取，增加突触间隙 5-HT 的水平，普遍用于治疗脑内 5-HT 减少所致的抑郁症。而新斯的明、有机磷农药等可抑制胆碱酯酶，使乙酰胆碱在突触间隙持续

表 10-9 定向突触传递、非定向突触传递和电突触传递的比较

比较内容	定向突触传递	非定向突触传递	电突触传递
结构基础	由突触前膜、突触后膜和突触间隙三部分组成	为曲张体,无突触前膜和突触后膜的特化结构	为缝隙连接,相连部位为细胞膜
传递物质	神经递质	神经递质	电信号(电流)、离子和小分子物质
细胞间距离	突触间隙 20～40nm	曲张体与效应器之间的距离>20nm,有的>400nm	两神经元之间的膜间隙为2～3nm
传递方向	单向传递	单向传递	可双向传递
传递时间	长短不一,从数毫秒至数小时	传递时间较长,>1s	短,无突触延搁
存在部位	中枢神经系统广泛存在	支配平滑肌的交感神经节后神经元;中枢单胺类纤维末梢,如黑质多巴胺能纤维,脑干5-羟色胺类纤维	中枢神经系统内广泛存在;视网膜;神经胶质细胞
对所传信号的影响	有放大作用	有放大作用	可使传递信号减小
突触的可塑性	可塑性大		可塑性小
功能	可产生兴奋作用与抑制作用	可产生兴奋作用与抑制作用,使一个神经元能支配许多效应器细胞	促进同类神经元之间同步化活动,难以产生抑制效应
影响因素	见下述		邻近细胞质中的 pH↓ 或 Ca^{2+} 浓度↑,缝隙连接关闭

发挥作用,从而影响突触传递。

（3）影响突触后膜反应性的因素 递质释放量发生改变时,受体与递质的结合力及受体的数量均可发生改变（受体的上调与下调）,从而影响突触传递。另外,由于突触间隙与细胞外液相通,因此一些药物、毒物及其他化学物质均能到达突触后膜,而影响突触传递。例如筒箭毒碱和 α-银环蛇毒可特异性地阻断骨骼肌终板膜中的 N 型 ACh 受体阳离子通道,使神经-骨骼肌接头兴奋传递受阻,导致肌肉松弛。

14.（1）不同点 ①路径和传导性质不同。兴奋的传递是指兴奋通过两个细胞之间所构成的突触进行的传递过程,通常需要化学物质的参与（化学传递）,也可能通过电流扩布方式进行的。②传递方向不同。兴奋的传递是单向的,只能从突触前向突触后或从神经末梢传向效应器,而不能逆传;兴奋的传导可以是双向的（或多向的）,但在体内反射弧上兴奋的传导一般是单向的。③耗时不同。兴奋的传递因过程复杂而消耗的时间较长,称为突触延搁;兴奋的传导很迅速,耗时短暂。④易疲劳性。兴奋的传递易疲劳,兴奋的传导耗能低,可以较长时间进行而不易疲劳。⑤内环境变化影响。兴奋的传递易受内环境变化的影响,如 Ca^{2+} 浓度降低和或 Mg^{2+} 浓度升高会影响递质的释放,以及受体功能和递质的失活等都会受到环境因素变化的影响,从而影响兴奋的传递;而兴奋的传导除受温度及 Na^+、K^+ 浓

度显著变化的影响外,较少受其他因素的影响。

（2）相同点 传播的都是神经的信息（动作电位）。

15.中枢抑制分为突触后抑制和突触前抑制两类。

（1）突触后抑制 在神经元的突触后膜上发生超极化,即抑制性突触后电位（IPSP）,使突触后神经元的兴奋性降低,称之为突触后抑制。它是由抑制性中间神经元（释放抑制性递质）活动引起的。分为两种类型。①传入侧支性抑制。传入纤维兴奋某一中枢神经元的同时,其侧支兴奋另一抑制性中间神经元,转而抑制另一中枢的神经元,又称交互抑制。其意义在于使同一生理活动、功能相互拮抗的不同中枢之间的活动得以协调进行。例如叩击股四头肌腱引起的膝跳反射。②回返性抑制。指某一中枢的神经元兴奋时,其传出冲动经轴突侧支去兴奋另一抑制性中间神经元,转而抑制原先发动兴奋的神经元及同一中枢的其他神经元。如脊髓前角运动神经元→闰绍细胞（释放甘氨酸）→脊髓前角运动神经元。其意义能使神经元的活动及时终止,也使同一中枢内许多神经元之间的活动能步调一致。

（2）突触前抑制 突触前抑制发生部位在突触前末梢,它是由于突触前末梢受到另一抑制性中间神经元的作用（通过轴突-轴突型突触）,减少了其兴奋性递质的释放,从而使突触后神经元的 EPSP 减小,使神经冲动传至该突触时不易甚至不能引起其突触后膜的神经元兴奋,从而出现抑制效应。这时

突触后膜的兴奋性并无变化，也不产生 IPSP。由于这种抑制是改变了突触前膜的活动而发生的，故称为突触前抑制。突触前抑制在中枢神经系统广泛存在，例如，延髓中缝大核和网状结构的神经元发出下行纤维到脊髓后角，激活抑制性中间神经元，后者释放内啡肽（内源性阿片），与痛觉传入纤维末梢的阿片受体结合，通过突触前抑制，抑制其递质（P物质）释放，因此阻断痛觉信号进一步向中枢传递。

中枢兴奋的产生是由于一个突触后神经元常与多个突触前末梢构成突触，在同一时间有的产生EPSP，有的产生IPSP，前者使突触后神经元兴奋性提高，后者使兴奋性降低，突触后神经元是否兴奋取决于这些EPSP和IPSP的代数和。当总和的EPSP（绝对值）超过总和的IPSP，使突触后膜去极化达到阈电位时，即可爆发动作电位。

16. 有机磷农药中毒时，由于有机磷能抑制胆碱酯酶的活性，致使 ACh 发挥作用后不能及时失活，而聚集在突触间隙持续发挥作用，引起一系列临床症状：①ACh 与 M 受体结合，产生一系列副交感神经末梢兴奋的效应（M样作用），如心率过缓、支气管痉挛、腹痛、流涎、大小便失禁、大汗淋漓、瞳孔缩小等。②ACh 与 N 受体结合，产生兴奋性突触后电位和终板电位，分别导致节后神经元和骨骼肌的兴奋，如骨骼肌颤动，严重者有呼吸肌麻痹。

17. 睡眠时相分为慢波睡眠和快波睡眠，二者相互转化。慢波睡眠，循环、呼吸系统和交感神经系统的活动水平都轻度降低，且相当稳定。肌张力也轻度降低，较易唤醒。生长激素分泌明显增高，所以该时相对促进生长，促进体力恢复；快波睡眠是正常生活中所必需的生理活动过程，在此期睡眠，脑电图的特点与觉醒时相似，呈去同步化的低振幅快波，但在行为表现上却处于熟睡状态；肌张力进一步降低，但某些肌肉出现阵发性收缩，特别是上眼肌，结果引起眼球快速运动；各种感觉功能进一步减退，较难唤醒；血压、心率、呼吸出现明显而不规则的短时变化，这可能与某些疾病的夜间发作有关；约有80%的人在此期做梦。在快波睡眠期间脑内蛋白质合成加快，这与幼儿神经系统的成熟和新的突触联系的建立有密切关系，可促进学习记忆活动和精力的恢复。无论是快波睡眠还是慢波睡眠都为正常人所必需。人在长期被剥夺睡眠后，如果再任其自然睡眠，慢波睡眠的时间明显增加，睡眠程度加深，以补偿前阶段睡眠的不足。如果连续数天在受试者一进入快波睡眠时就将其唤醒，即选择性地剥夺其快波睡眠而不缩短其慢波睡眠时间，此时受试者将变得容易激动。随后，当受试者的睡眠不再受干扰时，则快波睡眠出现的次数和持续时间明显增加，即出现补偿性快波睡眠增加。在这种情况下，受试者可从觉醒状态直接进入快波睡眠。如果长期剥夺动物的快波睡眠，动物体重会减轻，最终死亡。研究证明，睡眠对于维持代谢、热量与体温平衡、免疫功能及学习与记忆都是必要的。

（王亚虹　岳霞　赵婧瑶）

第十一章　内分泌

第一节　内分泌与激素

一、内分泌与内分泌系统

内分泌是指腺细胞将其产生的物质（即激素）直接分泌到血液或细胞外液等体液中，并以它们为媒介对细胞产生调节效应的一种分泌形式。具有这种功能的细胞称为内分泌细胞。

内分泌系统是由机体的内分泌腺体（如垂体、甲状腺、甲状旁腺、肾上腺、性腺等）和散在分布于某些组织器官（如消化道、心脏、肾脏、肺、中枢神经系统等）中的内分泌细胞组成的信息传递系统，在机体的神经-内分泌-免疫网络调控中担负着重要的信息传递和功能调节作用。

二、激素

由内分泌腺或内分泌细胞所分泌，以体液为媒介在细胞之间传递信息的高效能的生物活性物质，称为激素（hormone，H）。激素对其作用的靶器官既能产生兴奋（刺激）作用，也能产生抑制作用。

（一）激素的分类

激素可按其来源、功能及化学性质分类。按其化学性质可分为如下几类。

1. 含氮类激素（肽、蛋白质及胺类）

（1）多肽或蛋白质类激素　主要有下丘脑分泌的释放激素及抑制激素，腺垂体分泌的生长激素、催乳素和促激素，下丘脑合成的抗利尿激素、催产素（缩宫素），甲状腺滤泡旁细胞分泌的降钙素，甲状旁腺分泌的甲状旁腺素，胰岛分泌的胰岛素、胰高血糖素、生长抑素等，以及散在分布于机体各组织中的内分泌细胞分泌的多肽类激素（如促胃液素、内啡肽、P物质等）。

（2）胺类激素　多为氨基酸的衍生物，包括肾上腺髓质分泌的肾上腺素与去甲肾上腺素，甲状腺滤泡细胞分泌的甲状腺激素，松果体分泌的褪黑素。

除甲状腺激素属于亲脂激素外，其他的肽类、蛋白质类以及胺类激素都是亲水性激素。

2. 脂类激素

（1）类固醇激素（steroid hormone）　是以胆固醇为原料合成的激素，包括肾上腺皮质、性腺（卵巢和睾丸）及妊娠时的胎盘等合成与分泌的激素，如皮质醇、醛固酮、雌二醇、孕酮、睾酮以及胆钙化醇等。此类激素的分子量小，相对不溶于水，易溶于脂类，因此又称亲脂激素。

（2）类花生酸（eicosanoids）　包括由花生四烯酸（arachidonic acid）转化而成的前列腺素类（prostaglandins，PGs）、血栓素 A_2（thromboxane A_2，TXA_2）及白三烯类（Leakotriemes，LTs）。

类固醇激素、甲状腺激素及胆钙化醇（维生素 D_3）这类亲脂激素能通过细胞膜进入细胞内，与胞质或核内受体结合产生生物学效应。

（二）激素的作用

人体的激素种类繁多，作用广泛，可概括为以下五个方面：①调节三大营养物质、水盐及能量代谢，维持代谢的稳态，为机体的活动提供能量；②促进细胞的分裂与分化，确保各组织、器官的正常发育、成熟及生长，并影响衰老过程；③影响中枢神经系统及自主神经系统的发育及其活动，从而影响学习、记忆与行为；④促进生殖器官与生殖细胞的发育与成熟，调节包括受精、受精卵的运行、着床、妊娠以及分娩、泌乳在内的生殖过程；⑤激素与神经系统、免疫系统协调配合，使机体能更好地适应环境变化。

（三）激素的传递方式及作用的一般特征

1. 激素传递方式

（1）远距分泌　大多数激素经血液运输至远距离的靶组织而发挥作用。

（2）旁分泌　一部分激素分泌后经组织液扩散至邻近的细胞而发挥作用。

（3）自分泌　有些激素分泌后，经组织液扩散又作用于该分泌细胞自身而发挥作用。

（4）内在分泌或胞内分泌　有的激素直接在合成该激素的细胞内发挥作用。

（5）神经分泌　某些神经细胞既有神经细胞功能，又能合成和释放激素，这类细胞称为神经内分泌细胞，它们产生的激素称为神经激素。神经激素可沿神经细胞轴突借轴浆流动运送至末梢而释放，称之为神经分泌。

2. 激素作用的一般特征

（1）相对特异性作用　激素被释放入血后，可到达全身各个部位，与各种组织细胞接触，但它们只选择性地作用于某些组织细胞（靶细胞），对其他细胞不起作用，这称为激素作用的特异性。但有的激素如甲状腺素、生长激素作用比较广泛，对全身大多数组织细胞的代谢过程都发挥作用。激素作用的特异性与靶细胞上存在与激素特异性结合的受体有关。

激素受体是存在于细胞膜或细胞内能与特定的激素结合的特殊蛋白质。它们不是细胞的稳定成分，在神经和体液因素的调节下，其数量和与激素结合的能力（即亲和力）是可以改变的。当体内某种激素过多时，其相应受体的数量减少，这种现象称为减量调节（down regulation）或"下调"；而当激素不足时，其相应的受体数量增加，这称为增量调节（up regulation）或"上调"。

激素与受体的亲和力也可随生理条件的变化而变化。例如，长期使用大剂量胰岛素可导致靶细胞（如脂肪细胞）与胰岛素的亲和力降低，胰岛素受体数量减少，结果使靶细胞对胰岛素的敏感性降低，即脱敏现象。当减少胰岛素的使用剂量后，受体的数量和亲和力又可恢复。为了防止脱敏现象的发生，体内许多肽类激素以脉冲式分泌而不是连续地分泌。

（2）信使作用　内分泌系统是以化学信号——激素形式传递信息的。激素作用于靶细胞只能通过增强或减弱细胞内原有的生理生化反应发挥调节作用，而不能发动细胞内本来不存在的新陈代谢过程，也不能给细胞添加成分和提供能量，只是将生物信息传递给靶细胞的信使物质，启动和调节靶细胞固有的生理生化反应。

（3）高效作用　激素在血液中的含量很低，但其作用非常显著。所以体液中激素浓度轻微变化，就能引起相应组织器官的功能明显改变，这种高效作用是由于激素与受体结合后，引起一系列酶促放大作用，一个接一个地逐级放大效果，形成一个效能极高的生物放大系统。若某内分泌腺分泌的激素稍有过多或不足，便可引起明显的功能增强或减弱，临床上称为该内分泌腺的功能亢进或功能减退。

（4）相互作用　①协同作用：两种或多种激素共同作用产生相加的互补效应，表现为效应的增强和叠加。例如，生长素、肾上腺素、胰高血糖素、糖皮质激素作用于相同或不同的代谢环节，都有升高血糖的作用。②拮抗作用：一种激素的作用对抗另一种激素的作用。例如，胰岛素有降低血糖的作用，与上述升高血糖的激素效应拮抗。③允许作用：是指某些激素本身并不是直接对某器官或细胞发生作用，但它的存在却使另一种激素产生的效应明显增强，这种现象称为激素的允许作用，例如，皮质醇本身并不能引起血管平滑肌收缩，但只有它存在时，去甲肾上腺素才能更有效地发挥其缩血管作用。允许作用的机制可能是由于前一激素的作用可使后一激素的受体数量或受体对激素的敏感性增加，或使有作用的激素灭活减少所致。

（四）激素的作用机制

激素要对细胞发挥作用，首先需与细胞上的相应受体结合。细胞上的受体大多数存在于细胞膜上（膜受体），有的在细胞内（胞浆或细胞核受体）。作用于膜受体的激素一般要通过"第二信使"才能产生生理效应；而作用于细胞内受体的激素是通过"基因调控"或"基因表达"起作用的。

1. 膜受体介导的激素作用机制 一些含氮类激素分子量较大，且非脂溶性，一般不易通过细胞膜直接进入细胞，而需先与膜上的特异性受体蛋白结合，然后通过信号跨膜转导途径产生细胞反应。膜受体是一类跨膜蛋白质分子，主要有离子通道偶联受体、G 蛋白偶联受体、酪氨酸激酶受体、酪氨酸激酶结合型受体和鸟苷酸环化酶受体等。经 G 蛋白偶联受体介导的信号转导过程，需经第二信使介导。起第二信使作用的有 cAMP、cGMP、IP_3、DG 及 Ca^{2+} 等（见第二章）。

激素经 G 蛋白偶联受体介导的途径不但可产生核外效应，即激活或抑制一系列特定的酶而调节代谢过程；还可产生核内效应，即启动和调节基因转录，合成新的功能蛋白质（图 11-1）。

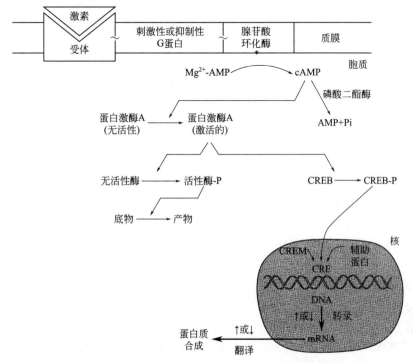

图 11-1 通过 G-蛋白-cAMP 第二信使介导的激素作用机制

CREM—cAMP 反应元件调制物；CRE—cAMP 反应元件；CREB—cAMP 反应元件结合蛋白；CREB-P—磷酸化 CREB

2. 胞内受体介导的激素作用机制 许多亲脂激素不是通过结合于细胞膜受体，而是结合于细胞内受体（包括胞质受体及核受体）发挥作用的。由于胞质受体与激素结合后也要转入核内发挥作用，因此也视胞质受体为核受体。这类受体种类繁多，包括类固醇激素、甲状腺激素及视黄酸受体，此外还包括一些迄今还没有确定配体的相关受体——孤儿受体（orphal receptor）。类固醇激素、视黄酸是经扩散进入细胞，甲状腺激素是经载体介导的转运进入细胞。这些分子一旦进入细胞便结合于细胞内受体，这些配体结合的受体是活性的转录因子，通过结合于特定的 DNA 序列来调节靶基因的表达。

亲脂激素通过调节靶细胞的基因转录及表达的产物（蛋白质）引起的生物效应，称为类固醇激素、甲状腺激素、维生素 D 的基因作用（genomic action）或基因效应（genomic effect），该作用需要数十分钟甚至更长时间才能显现。但这一作用机制还不能解释类固醇激素、甲状腺素和维生素 D 在数秒至数分钟内发生的某些作用。这些作用不被基因表达或蛋白质合成的抑制剂所阻断。因此，这类激素还存在非基因作用或非基因效应，这种快速的非基因效应是通过膜受体和第二信使介导的（图 11-2）。

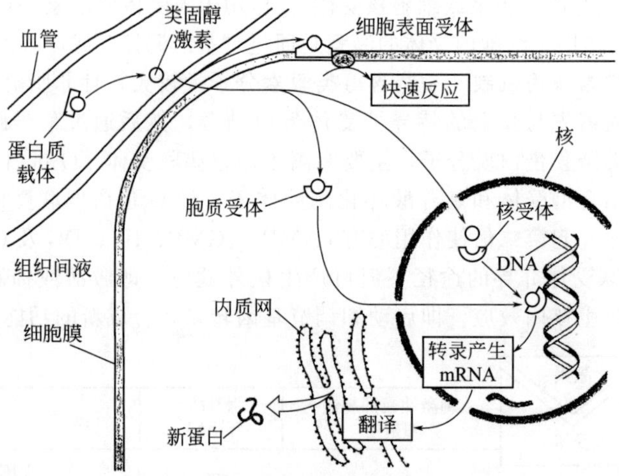

图 11-2　类固醇激素作用机制示意图

激素与胞质特异性受体结合→形成激素-受体复合物→激素-受体复合物转入核内→激素-受体复合物与 DNA 特定反应
元件结合→启动特定基因转录→生成特定 mRNA→mRNA 在核糖体上翻译→合成某些特定功能蛋白质（包括酶）→
细胞功能改变。有的类固醇激素还结合于膜受体，通过第二信使系统产生快速的细胞反应

（五）激素作用的终止

激素产生的效应只有及时终止，才能保证靶细胞不断接受新信息，适时产生精确的调节。激素作用的终止是许多环节综合作用的结果：①调节系统使内分泌细胞能适时终止分泌激素，如提高磷酸二酯酶活性，水解 cAMP，从而终止该途径的信号转导；②激素与受体分离；③激素被靶细胞内吞并进行处理（如被溶酶体灭活）；④激素在肝脏经水解、氧化、还原、羟化、脱羧和甲基化而降解。此外，激素在信号转导过程中生成一些中间物质也能限制自身的信号转导过程。

（六）激素分泌节律及其分泌的调控

激素的分泌除了有本身的分泌规律，如基础分泌、昼夜节律、脉冲式分泌等外，不同激素之间还形成多级（层次）调节关系，发生相互影响。此外，激素分泌还受神经系统的调节。

1. 生物节律性分泌　许多激素呈节律性分泌，即不是恒定速率的连续性分泌，而是按一定时间间隔的波动式分泌，分泌间隔之间激素分泌很少甚至不分泌。这种节律性分泌，短者表现以分钟或小时计的脉冲式分泌，长者表现为按日、月、季节为周期的波动。例如，下丘脑的一些神经内分泌激素和一些腺垂体分泌的激素表现为脉冲式分泌；褪黑素、皮质醇、促肾上腺皮质激素、生长激素等表现为呈昼夜节律性分泌；女性生殖周期中性激素呈月周期性分泌；甲状腺激素则存在季节性周期性波动。激素分泌的这种节律性受机体的生物钟控制，下丘脑视交叉上核是生物钟的关键部位所在。

2. 激素分泌的调控

（1）体液调节　激素分泌体液调节的主要形式是反馈调节。内分泌细胞除了能合成与释放其自身的激素外，还有能感受激素产生的生物学效应的能力，从而使内分泌细胞能调整其激素分泌的速率，以适应机体功能的需要，维持稳态。

① 直接反馈调节：当刺激引起内分泌细胞分泌激素时，此内分泌细胞即受到它的靶细胞或激素所造成的体液成分变化的调节，包括正反馈和负反馈，但多为负反馈，这是一个闭合环路。例如，血糖升高，刺激胰岛 B 细胞分泌胰岛素，后者作用于肝脏、肌肉、脂肪等细胞，引起血糖降低，而血糖降低则使 B 细胞降低它的分泌速率，从而维持血糖水平的相对稳定。少数情况下为正反馈，如卵泡发育过程中，卵巢所分泌的雌激素在血液中达到一定浓度后作用于下丘脑，可正反馈地引起黄体生成素分泌增多，最终引起排卵。

② 多轴系反馈调节：多轴系反馈调节是一个多级层次的调节系统。如垂体前叶控制各种内分泌腺产生激素就涉及多级水平的反馈调节（图 11-3）。下丘脑产生释放激素（releasing hormone，RH），RH 刺激腺垂体分泌促激素（trophic hormone，TH），后者刺激靶腺产生内分泌细胞激素（endocrine cell hormone，EH），EH 又能负反馈作用抑制下丘脑和腺垂体分泌 RH 及 TH（称为长反馈）；此外，TH 还可抑制下丘脑 RH 的分泌（称为短反馈），在某些情况下 RH 可抑制下丘脑自身分泌 RH（称为超短反馈）。如此形成下丘脑-腺垂体-靶腺轴调节系统，包括下丘脑-腺垂体-肾上腺皮质轴、下丘脑-腺垂体-甲状腺轴及下丘脑-腺垂体-性腺（睾丸和卵巢）轴。

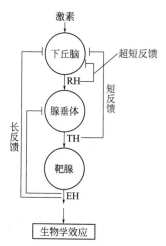

图 11-3 下丘脑-腺垂体-靶腺轴
⊦表示抑制

（2）神经调节 体内的内分泌腺和散在的内分泌细胞都受到神经系统的直接或间接控制。肾上腺髓质、胰岛、松果体、甲状腺和许多散在的内分泌细胞都由自主神经纤维支配，中枢神经系统可以直接控制或影响它们的分泌活动。肾上腺皮质、甲状腺和性腺，通过下丘脑-腺垂体-靶腺轴间接受到中枢神经系统的控制。下丘脑是神经系统与内分泌系统相互联系的重要枢纽。

下丘脑与中枢神经系统有广泛的神经联系，体内外的许多刺激通过中枢神经系统可影响下丘脑的神经内分泌细胞的分泌活动，从而影响靶腺激素的分泌。

第二节 下丘脑-垂体及松果体内分泌

下丘脑与垂体在形态和功能上联系极为密切，所以，可以将它们看作一个功能单位，称之为下丘脑-垂体单位或下丘脑-垂体系统，包括下丘脑-神经垂体系统和下丘脑-腺垂体系统。此外，居于脑干四叠体背面的松果体所分泌的激素也参与机体高级整合活动。

一、下丘脑-腺垂体系统内分泌

（一）下丘脑调节肽

下丘脑促垂体区肽能神经元分泌的肽类激素，主要作用是调节腺垂体的活动，因此称为下丘脑调节肽（hypothalamic regulatory peptide，HRP），目前已确定，下丘脑调节肽至少有 9 种（表 11-1），其中 5 种已经分离并确定了化学结构，定为激素，其余尚未弄清化学结构的暂称之为因子。它们有许多共同的特性和作用，包括：①脉冲式分泌；②作用于特异性膜受体；③通过 cAMP、IP_3/DG 和（或）Ca^{2+} 等第二信使转导信号；④刺激储存于腺垂体的激素释放；⑤在转录

表 11-1 下丘脑调节肽的化学性质及主要作用

中文名	英文缩写	化学结构	对垂体的作用
促甲状腺激素释放激素	TRH	3 肽	促进 TSH、PRL 释放
促性腺激素释放激素	GnRH	10 肽	促进 LH、FSH 释放
生长抑素	GIH	14 肽	抑制 GH、PRL、TSH、LH、FSH、ACTH 释放
生长激素释放激素	GHRH	44 肽	促进 GH 释放
促肾上腺皮质激素释放激素	CRH	41 肽	促进 ACTH、促脂解素、β-内啡肽释放
催乳素释放因子	PRF	未定	促进 PRL 释放
催乳素释放抑制因子（激素）	PIF(PIH)	多巴胺	抑制 PRL、TSH 释放
促黑素释放因子	MRF	未定	促进 MSH 释放
促黑素释放抑制因子	MIF	未定	抑制 MSH 释放

注：TSH—促甲状腺激素；PRL—催乳素；LH—黄体生成素；FSH—促卵泡激素；GH—生长激素；ACTH—促肾上腺皮质激素；MSH—促黑素。

水平刺激靶腺垂体激素的合成；⑥通过转录后作用（如糖基化等）修饰垂体激素的生物学活性；⑦刺激靶腺细胞的增生和肥大；⑧通过受体的增量调节和减量调节，修饰其作用。

下丘脑直接或经过多突触传递，间接接受大脑、网状结构上行激活系统、中脑、边缘系统（杏仁核、嗅球、海马及僵核）、眼及新皮质的传入冲动，通过这些传入冲动，垂体功能可受疼痛、睡眠、觉醒、惊吓、愤怒、嗅觉、光线甚至思维的影响。这些影响能使垂体功能与神经系统的反应相协调。能影响下丘脑肽能神经元分泌活动的神经递质种类较多，包括肽类（如脑啡肽、β-内啡肽、血管活性肠肽、P物质、神经降压素及缩胆囊素等）及单胺类（如多巴胺、NE、5-HT）。

（二）腺垂体激素

腺垂体主要分泌7种激素，包括3种直接作用于靶组织或靶细胞的激素和4种促激素。

1. 生长激素 人生长激素（human growth hormone，hGH）是含191个氨基酸残基的蛋白质类激素，结构上与催乳素相似，故GH有弱的催乳素作用，催乳素也有弱的促生长作用。GH具有种属特异性，除猴以外，其他动物的GH对人类无效。成人血浆中GH浓度男性不超过 $1\mu g/dL$，女性稍高于男性，儿童高于成人，青春期达到最高，老年人较低。GH分泌呈节律性波动。

（1）生长激素的生理作用 GH具有促机体生长和代谢作用。GH可通过直接激活靶细胞生长激素受体和诱导产生胰岛素样生长因子（insulin-like growth factor，IGF）[又称生长素介质（somatomedin，SM)]，间接对靶细胞产生生理效应（图11-4）。

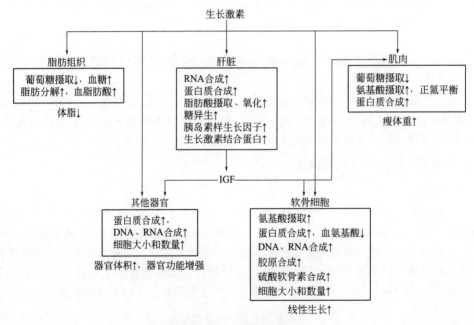

图 11-4　生长激素的作用

① 促进生长：GH对几乎所有组织和器官的生长都有促进作用，尤其对骨骼、肌肉、和内脏器官的作用最为显著。GH的促生长作用主要是由于GH促进骨、软骨、肌肉和其他组织细胞的增殖和增加细胞中蛋白质的合成，促进全身多数器官细胞的大小和数量增加。人在幼年时如GH缺乏（或GH受体缺乏，或生长素介质缺乏），则生长缓慢、身体矮小，但智力一般不受影响，称为侏儒症。如在青春期前生长素分泌过多，则生长过度，身材高大，由以四肢明显，称为巨人症。成年后如生长素分泌过多，由于骨骺已经闭合，长骨不能纵向生长，则将刺激肢端短骨、面部扁骨等增生，出现手大、指粗、下颌突出，称为肢端肥大症。肢端肥大症者内脏器官如肝、肾、脾等也增大，产生内脏肥大现象。

② 调节代谢：GH能调节糖、脂肪、蛋白质等物质代谢。a.糖代谢，减少外周组织（如骨骼

肌和脂肪组织）对葡萄糖的摄取，抑制肝糖原生成，促进其分解，增加葡萄糖释放，减少葡萄糖的氧化供能，升高血糖水平，GH 分泌过多时，可造成垂体性糖尿。b.脂肪代谢，激活激素敏感的脂酶，促进脂肪分解，增强脂肪酸氧化供能，使组织特别是肢体的脂肪量减少，使机体的能量来源由糖代谢转向脂肪代谢，为低血糖、饥饿及应激时提供一个稳定的能量来源，并有利于机体的生长和修复过程。c.蛋白质代谢，促进氨基酸进入细胞，促进细胞核的 DNA 的转录，加速 RNA 的翻译，加速蛋白质的合成，同时又降低机体蛋白质的分解，产生正氮平衡。GH 还可促进机体对钠、钾、钙、磷、硫等的摄取和利用。

（2）生长激素的作用机制　生长激素与催乳素、促红细胞生成素、干扰素及许多细胞因子的受体属于同一超家族，即为酪氨酸激酶结合型受体（见第二章第二节）。GH 分子具有两个与受体分子结合的部位（序列），与 2 个 GH 受体分子结合而使受体成为同源二聚体，然后吸引并锚接胞质内一个或多个 Janus 家族的酪氨酸激酶（JAK，又称 Janus 激酶），受体与 JAK 结合导致 JAK 自身和受体磷酸化，然后受体-JAK 复合物与信号转导及转录活化蛋白（STAT）结合，STAT 被磷酸化，并与受体-JAK 复合物脱离，磷酸化的 STAT 二聚体转入核内，激活某种或某些基因的转录。

（3）生长激素分泌调节（图 11-5）

① 下丘脑对 GH 分泌的调节：腺垂体 GH 的分泌受下丘脑 GHRH 与 GIH 的双重控制及 IGF 的负反馈控制。GHRH 促进 GH 分泌，而 GIH 则抑制 GH 分泌。GHRH 的作用占优势。

② 反馈调节：血中的 GH 和 IGF-1 对 GH 分泌有负反馈调节作用，这种作用可通过刺激下丘脑释放 GIH 和或抑制 GHRH 实现，也可以通过直接作用于腺垂体抑制 GH 的分泌。

③ 其他因素：慢波睡眠、低血糖、血中游离脂肪酸和氨基酸降低刺激 GH 分泌。运动、应激刺激、饥饿（蛋白质缺乏）、创伤、雌激素与雄激素均能促进 GH 分泌。葡萄糖及游离脂肪酸浓度升高、皮质醇分泌增多则抑制 GH 分泌。肥胖、妊娠和老年期 GH 分泌降低。青春期 GH 分泌增加。

2.催乳素　催乳素（prolactin，PRL）是含 199 个氨基酸残基的单链多肽，分子量为 22kD。成人血浆中 PRL 浓度为 0.5～0.8μg/dL，半衰期约为 20min。

（1）PRL 的生理作用

① 调节乳腺活动：PRL 的重要作用是促进乳腺生长发育，启动并维持泌乳。女性青春期前后 PRL 与雌激素、孕激素、皮质醇、生长激素一起，刺激乳腺导管的增生和分支。妊娠期，PRL 与雌激素、孕激素一起引起小叶腺泡充分发育，并使其具备泌乳能力，但很少泌乳，其原因是此时血中雌激素与孕激素浓度过高，它们与 PRL 竞争乳腺细胞上的受体，使 PRL 失去作用，从而抑制 PRL 的泌乳作用。分娩后，血中雌激素、孕激素水平明显降低，PRL 才发挥启动和维持泌乳的作用。

② 调节性腺功能：PRL 对生殖功能有刺激和抑制两方面作用。低浓度 PRL 有刺激黄体生成及促进卵巢雌激素及孕激素合成的作用。但血浆催乳素浓度过高时（如垂体肿瘤）可抑制下丘脑

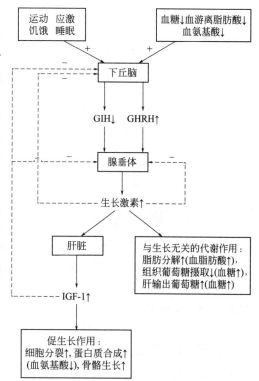

图 11-5　生长激素分泌的调节

GIH—生长抑素；GHRH—生长激素释放素；IGF-1—胰岛素样生长因子-1；＋刺激作用；－抑制作用

GnRH 的合成与脉冲式释放，引起腺垂体 LH 及 FSH 分泌减少，从而可导致生殖功能障碍：在女性可引致性欲降低、排卵停止、闭经，同时出现乳汁分泌（闭经溢乳综合征）；在男性引起性欲低下、睾酮分泌减少、精子生成抑制、阳痿，并出现溢乳现象。

③ 参与应激反应：在身体及精神应激时，血中 PRL 水平升高，同时伴有 GH 和 ACTH 水平升高。PRL 与 ACTH 及 GH 一样，是应激反应中腺垂体分泌的三大激素之一。

④ 调节免疫功能：协同一些细胞因子促进淋巴细胞增殖，直接或间接促进 B 淋巴细胞分泌 IgM 和 IgG，增加抗体产量。

（2）PRL 分泌的调节

① 下丘脑调节肽的调节：PRL 受下丘脑 PRF 和 PIH（多巴胺）的双重控制。平时 PIH 的作用占优势。

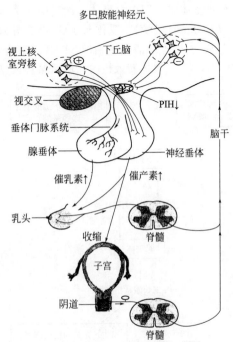

图 11-6　吸吮和分娩时催乳素与催产素分泌的神经内分泌途径

② 下丘脑-垂体的负反馈调节：血浆中 PRL 水平升高又可负反馈抑制 PRL 的分泌，这一作用主要是通过抑制下丘脑 GnRH 分泌，继而抑制腺垂体 PRL 的分泌。

③ 其他因素的影响：妊娠期 PRL 分泌增加。左旋多巴（合成多巴胺的前体，在体内可转化为多巴胺）及多巴胺激动剂（如溴隐亭）可抑制 PRL 的分泌（后者可用于治疗高 PRL 血症），而多巴胺拮抗剂（如精神抑制药地西泮）则促进 PRL 分泌。TRH、阿片样物质、雌激素和催产素也刺激 PRL 分泌。吸吮或刺激乳头可反射性引起催乳素释放抑制因子（PIH）分泌减少，继而引起 PRL 分泌增加，是正常情况下 PRL 分泌的有效刺激（图 11-6）。婴儿断乳后 2～3 周内血浆 PRL 水平降至正常非妊娠水平。睡眠和应激时 PRL 分泌增加。

3. 促激素　腺垂体分泌的促激素有 4 种，即促甲状腺激素（TSH）、促肾上腺皮质激素（ACTH）、促卵泡激素（FSH）和黄体生成素（LH），其中 FSH、LH 又合称为促性腺激素（ganadotropic hormone）。在男性，FSH 又称配子生成素（gametogenous hormone），LH 又称间质细胞刺激素（interstitial cell stimulating hormone，ICSH）。

二、下丘脑-神经垂体内分泌

神经垂体不能合成激素，所谓神经垂体激素是指神经垂体释放的催产素（oxytocin，OXT）和血管升压素（vasopressin，VP；又称抗利尿激素，ADH），它们是由下丘脑的视上核和室旁核的大细胞神经元合成，包装于囊泡中，囊泡经下丘脑-垂体束纤维运至神经垂体，储存于神经末梢中。当视上核和室旁核受到刺激时，神经冲动沿着下丘脑-垂体束传至神经垂体中的神经末梢，使之去极化，通过出胞作用将神经垂体激素释放入血液循环。两种激素的作用及分泌的调节见表 11-2 和图 11-6。

三、松果体内分泌

松果体位于四叠体背面，接受颈上交感神经节后纤维支配。松果体主要分泌吲哚类和多肽类两类激素。前者以褪黑素（melatonin，MT）为代表，后者以 8-精催产素（8-arginine vasotocin，AVT）为代表。

表 11-2　血管升压素与催产素

	血管升压素(抗利尿激素)	催产素
分泌的细胞	下丘脑视上核、室旁核,以视上核为主	下丘脑视上核和室旁核,以室旁核为主
化学本质	9 肽:半胱-酪-苯丙-谷酰-门酰-半胱-脯-精-甘-NH₂ └─S──S─┘	9 肽:半胱-酪-异亮-谷酰-门酰-半胱-脯-亮-甘-NH₂ └─S──S─┘
半衰期	18min	3～4min
释放的控制	主要受血浆渗透压浓度和血容量变化的控制	分娩时对子宫颈和阴道的扩张刺激,哺乳时吸吮和触摸乳头
影响释放的因素	血压下降、恶心、呕吐、应激、AngⅡ、低血糖增加释放,乙醇抑制释放	射乳反射容易形成条件反射,应激、性活动时分泌增加,乙醇抑制释放
靶细胞或组织	血管平滑肌细胞、肾脏远端小管和集合管上皮细胞	乳腺腺泡及导管的肌上皮细胞、子宫平滑肌细胞
靶受体	V₁、V₂ 和 V₃ 受体,都是 G 蛋白偶联受体,V₁、V₃ 受体通过磷脂酰肌醇水解升高细胞内 Ca^{2+} 浓度,V₂ 受体通过 G_s 升高 cAMP 水平	G 蛋白偶联受体,通过升高细胞内 Ca^{2+} 发挥作用
生理作用	收缩血管平滑肌,升高血压(通过 V₁ 受体);促进远端小管和集合管对水的重吸收,使尿量减少(通过 V₂ 受体);增强记忆、调制痛觉	收缩乳腺腺泡及导管肌上皮细胞,射乳;收缩子宫平滑肌,协助分娩;男性性活动时增强输精管的收缩,参与射精及促进精子运行;参与学习记忆、痛觉及体温调节
分泌失调的表现	分泌过少时产生尿崩症,分泌过多时产生 ADH 分泌失调综合征	
临床应用	用于治疗肺和食管出血,人工合成的 ADH 用于治疗尿崩症	用于足月妊娠的引产及产后止血

（一）褪黑素

1. 生理作用　褪黑素具有广泛的生理和药理作用,包括:①抑制下丘脑-腺垂体-靶腺轴的活动,特别是对性腺轴抑制作用更明显。松果体破坏性肿瘤的男孩会出现性早熟现象;切除幼年动物松果体的最突出表现是性早熟,性腺、甲状腺和肾上腺的重量增加,活动增强。②抗衰老作用。研究发现褪黑素可通过清除体内自由基,调节机体的免疫功能而延缓衰老。③调整生物节律。实验证明外源性褪黑素可使功能紊乱的生物钟,如"时差"得以恢复或重建,也可改善衰老时生物钟不同步等障碍。④镇静、催眠、镇痛、抗惊厥等作用。

2. 分泌调节　褪黑素的合成和分泌与光照有关。褪黑素的分泌有明显的昼夜节律,白天分泌减少,夜晚分泌增加。视交叉上核是控制褪黑素昼夜节律分泌的中枢。外界环境昼夜节律变化刺激视网膜,冲动通过视网膜-下丘脑神经纤维到达视交叉上核,后者发出纤维,下行至胸段脊髓的灰质外侧柱的交感神经节前神经元,节前纤维在颈上神经换元后,节后纤维(递质为去甲肾上腺素)支配松果体,通过松果体细胞的 β₁ 受体介导的信号转导途径促进褪黑素的合成与分泌。但人褪黑素分泌的昼夜节律可能是内源性的,持续光照或无光照的季节里,其日节律依然存在。

（二）8-精催产素

8-精催产素是 9 肽激素。其作用是通过抑制下丘脑促性腺激素释放激素和垂体促性腺激素的合成和释放而抑制生殖系统的活动。

第三节　甲状腺内分泌

甲状腺是人体内最大的内分泌腺,重约 20g,主要由许多大小不等的滤泡组成。滤泡腔内充满胶状质,主要成分是甲状腺球蛋白。甲状腺球蛋白上形成的甲状腺激素以胶状质形式储存于腺泡腔,是体内唯一一种大量储存于细胞外的激素。甲状腺激素储存量大,可供机体约 2 个月的代谢需要。除滤泡细胞外,甲状腺还有滤泡旁细胞(又称 C 细胞),散于甲状腺滤泡之间,分泌降钙素。

一、甲状腺激素的合成与代谢

甲状腺激素(thyroid hormone,TH)是酪氨酸的衍生物,其特点是分子中含有碘原子,主要有两种:甲状腺素(thyroxine,又称四碘甲腺原氨酸,T_4)和三碘甲腺原氨酸($3,5,3'$-triiodothyronine,T_3)两种。另外还有一种逆 T_3(reverse triiodothyronine,rT_3),含量较少,不具有甲状腺激素的生理作用。T_4 占甲状腺激素总量的 90% 以上,但活性较低。T_4 脱碘后转变成 T_3,其含量不到甲状腺激素总量的 7%,但生物活性较强,约为 T_4 的 5 倍,是甲状腺激素的主要活性形式。

(一)甲状腺激素的合成

合成甲状腺激素的主要原料是碘和甲状腺球蛋白(TG)。甲状腺球蛋白由甲状腺上皮细胞合成后被分泌到腺泡腔内储存。甲状腺球蛋白的酪氨酸残基经碘化后形成甲状腺激素。

甲状腺激素的合成过程包括三个步骤(图 11-7)。

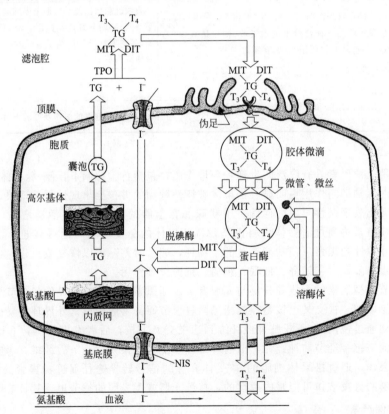

图 11-7 甲状腺激素(T_3、T_4)合成及代谢示意图

TPO—甲状腺过氧化物酶;TG—甲状腺球蛋白;DIT—二碘酪氨酸;MIT——碘酪氨酸;NIS—Na^+-I^-同向转运体

1. 甲状腺滤泡聚碘 血中的碘以 I^- 的形式存在,甲状腺对碘的摄取是逆电-化学梯度的继发性主动转运过程。甲状腺上皮细胞的基底膜存在 Na^+-I^- 同向转运体(sodium-iodide symporter,NIS)不断将 I^- 转入细胞。此过程称为碘捕获。滤泡细胞碘捕获能力可用甲状腺/血浆碘比率来评价,正常约为 30,当其活性加强时,可达 250。毒毛旋苷 G(哇巴因,ouabain)抑制 ATP 酶,可使聚碘发生障碍。与 I^- 大小相近的一些单价阴离子如硫氰酸根(SCH^-)、过氯酸根(ClO_4^-)、过锝酸根(TcO_4^-)等可与 I^- 竞争 Na^+-I^- 同向转运体,都可抑制甲状腺的聚碘。

2. 碘的活化　进入滤泡上皮细胞的 I^- 在上皮细胞顶端膜与腺泡腔交界处（图11-7），在过氧化氢存在的条件下，经甲状腺过氧化物酶（thyroid peroxidase，TPO）的催化迅速被氧化为"活化碘" I_2（碘分子）或 I^0（碘原子）。I^- 的活化是碘取代酪氨酸残基上氢原子的先决条件。如先天性缺乏 TPO，I^- 不能活化，影响甲状腺激素的合成。

3. 酪氨酸碘化与甲状腺激素的合成　活化后的 I^- 取代酪氨酸残基上氢原子的过程称为酪氨酸碘化。一分子甲状腺球蛋白含有约 5000 个氨基酸残基，其中 3％ 为酪氨酸，其中约 10％ 的酪氨酸可被碘化。碘化后的酪氨酸先形成一碘酪氨酸（MIT）和二碘酪氨酸（DIT），然后 2 分子 DIT 耦联缩合生成 T_4，1 分子 DIT 和 1 分子 MIT 耦联缩合生成 T_3 以及极少量的 rT_3。在正常成人甲状腺内有机碘化合物的比例大致为 MIT 23％，DIT 33％，T_4 35％，T_3 7％，其余为 rT_3 及其他化合物。

以上 I^- 的活化、酪氨酸碘化以及缩合的过程，都是在 TPO 的催化下完成。因此，能抑制 TPO 活性的药物，如硫氧嘧啶，有阻断 T_3、T_4 合成的作用，可用于治疗甲状腺功能亢进症。

（二）甲状腺激素的储存、释放、运输与降解

1. 储存　在甲状腺球蛋白上形成的甲状腺激素，以胶质形式储存于腺泡腔内，储存量很大，可供机体用 50～120 天，是体内储存量最多的激素，所以使用抗甲状腺药物时，需要较长时间才能奏效。

2. 释放　当甲状腺受到 TSH 刺激后，滤泡细胞顶端伸出伪足，将含有 MIT、DIT、T_3、T_4 的甲状腺球蛋白的胶质小滴吞入腺细胞内，再与溶酶体融合而形成吞噬体，并在溶酶体蛋白水解酶作用下，将 T_4、T_3、MIT 和 DIT 水解下来，MIT 和 DIT 受脱碘酶作用而脱碘，脱下碘大部分供重新合成激素用，小部分释放入血液。T_3、T_4 对滤泡上皮细胞内的脱碘酶不敏感，可迅速进入血液。经脱掉 T_4、T_3、MIT 和 DIT 的甲状腺球蛋白，被溶酶体的蛋白水解酶水解。

3. 运输　T_3、T_4 释放入血后，多数与血浆蛋白结合，游离状态甚少，但只有游离的甲状腺激素才能进入细胞发挥作用。结合型的甲状腺激素没有生物活性，但起到大的循环储备和防止甲状腺激素从尿中排出的作用，因此，结合型甲状腺激素是其储存形式。游离型甲状腺激素是其活性形式，能够发挥甲状腺激素的生理功能。能与甲状腺激素结合的血浆蛋白有三种：甲状腺素结合球蛋白（thyroxine-binding globulin，TBG）、甲状腺素结合前白蛋白（thyroxine-binding pre-albumin，TBPA；又称甲状腺素转运蛋白，transthyretin）及白蛋白（albumin）。血液中 T_4 有 99.97％ 与蛋白质结合（游离的占 0.03％），其中与 TBG 结合占 75％，与 TBPA 结合占 15％，10％ 与白蛋白结合。T_3 有 99.7％ 与蛋白质结合（游离的占 0.3％），主要与 TBG 及白蛋白结合（分别占 75％ 和 25％）。正常成人血清总 T_4 浓度为 65～155nmol/L，总 T_3 浓度为 1.6～3.0nmol/L。

4. 降解　T_4 的半衰期约为 7 天，T_3 约 1 天。T_4 和 T_3 在肝、肾等组织脱碘。在成人循环中，55％ 的 T_4 被转化为 T_3（由 5'-脱碘酶催化），45％ 转化为 rT_3（由 5-脱碘酶催化）。循环中，仅约 13％ 的 T_3 由甲状腺分泌而来，87％ 由 T_4 脱碘形成；5％ 的 rT_3 由甲状腺分泌，95％ 由 T_4 脱碘形成。部分 T_3 和 T_4 然后转化为各种二碘甲腺原氨酸。

T_3 与 T_4 在肝与葡萄糖醛酸和硫酸结合，经胆汁排入小肠，经水解后部分被小肠吸收（通过肠-肝循环），部分随粪便排出。此外，部分 T_3、T_4 还可从循环直接进入肠腔。

二、甲状腺激素的生理作用

甲状腺激素作用于机体许多组织，作用极为广泛，它调节物质代谢与能量代谢、生长和发育过程等。

（一）甲状腺激素的作用机制

甲状腺激素是亲脂激素，其作用主要是由核受体介导，通过调节基因转录、诱导多种功能蛋白质合成而实现的。

位于核内的甲状腺激素受体（thyroid hormone receptor，THR）与 DNA 上的甲状腺激素反应元件（thyroid hormine response element，TRE）结合，TRE 上有两个半位点，THR 仅结合一个半位点，另一个半位点与视黄酸 X 受体（retinoid X receptor，RXR）结合。THR 与 RXR 结合于 TRE 上的两个半位点，形成异二聚体形式的激素–受体复合物，复合物在其他转录调节因子的协同作用下刺激基因表达，合成新的结构与功能蛋白质，最终产生细胞反应。

在缺乏 TH 配体时，THR 与辅阻遏蛋白（corepressor protein）结合，抑制基因转录，因此虽然 THR 和 RXR 结合于 DNA 上，但 TRE 被抑制，当 THR 与 TH 结合时，辅阻遏蛋白被移走，并与辅激活蛋白（coactivator protein）结合。

TH（T_3、T_4）通过扩散或载体介导的转运进入细胞，在胞质内 T_4 脱碘转化为 T_3，再进入核内与 THR 结合。TRE 上的两个半位点也能同时与两个 THR 结合，形成同二聚体（homodimer），激活基因转录。

（二）甲状腺激素的生理作用

甲状腺激素的主要生理作用是调节物质与能量代谢，促进生长和发育。

1. 调节新陈代谢

（1）增强能量代谢　甲状腺激素可提高机体除成人脑、皮肤、淋巴器官、性腺以外所有组织的耗氧率，加速细胞的氧化速率，增加产热。

甲状腺激素的产热作用可能与它的下列作用有关：①甲状腺素增加线粒体的数量和活性，从而增加生成 ATP 的速度。②刺激细胞合成细胞色素、细胞色素氧化酶及 Na^+-K^+-ATP 酶，从而影响进行氧化磷酸化的能力。氧化磷酸化速度增加，产热增加。③刺激某些细胞脱偶联蛋白的合成，后者使化学能不能转化生成 ATP，而转化为热。

（2）调节物质代谢

① 糖代谢：甲状腺激素几乎刺激糖代谢的各个方面，如增加糖酵解和糖异生，增加肠道对糖的吸收，并可增强肾上腺素、胰高血糖素、生长激素、糖皮质激素的糖异生作用，因此使血糖升高。甲状腺激素又能加强外周组织对糖的利用，使血糖降低，但升血糖作用大于降血糖作用。因此甲状腺功能亢进时，血糖升高，甚至出现尿糖。

② 脂类代谢：甲状腺激素也影响脂肪代谢的各个方面，特别是加速脂肪组织的氧化，降低体脂储存。增强儿茶酚胺与胰高血糖素敏感脂酶的活性。甲状腺激素可促进胆固醇合成，但又刺激肝细胞低密度脂蛋白受体的生成，使更多胆固醇从血中清除，从而降低血清胆固醇水平。

③ 对蛋白质代谢的影响：生理剂量的甲状腺激素促进蛋白质合成，引起正氮平衡，大剂量则促进蛋白质分解，引起负氮平衡，特别是加速骨骼肌蛋白质的分解，故甲状腺功能亢进时，出现肌肉消瘦无力，且尿中肌酸含量增加。又因促进骨基质蛋白质分解，而导致高血钙、高尿钙和骨质疏松、生长发育停滞。甲状腺激素分泌不足时，蛋白质合成减少，肌肉无力，但细胞间的黏蛋白增加，后者结合大量正离子与水分子，使皮下组织细胞间液增加，引起水肿，称为黏液性水肿。

2. 促进生长发育　甲状腺激素促进器官、组织的分化、生长和成熟。甲状腺激素对哺乳动物和人类的正常生长发育特别重要，尤其对脑与长骨的发育与生长作用更明显。先天性缺碘或甲状腺发育不全的胎儿，出生时身长可基本正常，但脑的发育已受到程度不同的影响，在数周至 3～4 月后才出现智力迟钝和长骨生长停滞现象。神经元增殖、分化、迁移，神经细胞树突与轴突的形成，髓鞘的形成与胶质细胞的生长，神经系统功能的发生与发展以及脑血流供应均需要有适量的 T_4 或 T_3，如胎儿及婴儿早期缺乏 T_4 或 T_3，上述过程即不能顺利完成，因而智力迟钝、长骨生长停滞，以致身材矮小，上、下身长度不成比例，牙齿发育不全等（呆小病或克汀病）。从胎儿到出生后 2 年内是脑发育的关键时期，此时期如缺乏甲状腺激素，将引起结构和功能损害。此后补充甲状腺激素也不能逆转缺乏甲状腺激素所造成的损害。所以，治疗呆小症必须抓住时机，在出生后 3 个月左右就开始补充甲状腺激素。

3. 影响器官系统功能

甲状腺激素的主要生理作用及分泌异常时的临床表现见表 11-3。

表 11-3　甲状腺激素的主要生理作用及分泌异常时的临床表现

	正常作用	分泌过多的表现	分泌过少的表现
能量代谢	组织耗氧率↑,产热↑,基础代谢率↑	基础代谢率↑,产热↑,体温↑,怕热、多汗	基础代谢率↓,体温↓,少汗,怕冷
物质代谢 蛋白质代谢	蛋白质合成↑,正氮平衡	蛋白质分解↑(特别是骨骼肌蛋白质),肌肉消瘦,体重减轻	蛋白质合成↓,肌肉无力,组织黏蛋白↑,出现黏液性水肿,体重↑
糖代谢	肠吸收糖↑,糖异生↑;外周组织利用糖↑,糖酵解↑,血糖正常	血糖↑,糖尿	血糖↓
脂肪代谢	脂肪分解和脂肪酸氧化↑,胆固醇清除↑>胆固醇合成↑	血胆固醇水平↓	血胆固醇水平↑,易患动脉粥样硬化
生长发育	促成器官、组织的分化、生长和成熟,尤其是对脑和长骨的发育与生长作用更为明显	骨质疏松	生长发育障碍,智力迟钝、长骨生长停滞——呆小症
神经肌肉	促成觉醒、警惕性。对刺激的反应性,提高听觉、记忆及学习能力,加快外周神经的反应速度(肌肉活动速度↑)	注意力不集中,神经过敏,易激动,失眠多梦,肌肉软弱、震颤,易疲劳	CNS 的兴奋性↓,反射时延长,记忆力减退,言行迟缓,淡漠无情,少动嗜睡,肌无力
心血管系统	心率↑,心肌收缩力↑,心输出量↑	心动过速,小血管舒张,脉压↑	心率↓,心输出量↓,血压↓
消化系统	消化腺分泌和消化管运动↑	食欲↑,常感饥饿,排便次数增加	食欲↓,常有便秘
生殖系统	维持正常的性欲、性功能	月经过少甚至闭经,男性阳痿	性欲下降甚至丧失,月经过多或闭经
其他		突眼、睑后缩、激怒	毛发稀少,脆弱

三、甲状腺功能的调节

(一) 下丘脑-腺垂体-甲状腺轴调节系统

下丘脑释放 TRH 通过垂体门脉系统刺激腺垂体分泌促甲状腺激素 (TSH),TSH 又刺激甲状腺滤泡增生,合成和分泌甲状腺激素增加;当血液中游离的 T_3、T_4 达到一定水平又负反馈地抑制 TSH 及 TRH 分泌,以维持血液中甲状腺激素于正常水平。

1. 下丘脑对腺垂体的调节　下丘脑分泌的 TRH 经垂体门脉系统运送到腺垂体,促进腺垂体合成和释放 TSH。在整体情况下,下丘脑神经元可受内外环境因素的影响而改变 TRH 的分泌量,从而影响甲状腺的分泌活动。例如寒冷刺激的信息到达中枢神经,一方面作用于下丘脑前部的体温调节中枢,激活产热机制,抑制散热机制;另一方面作用于 TRH 神经元,使 TRH 分泌增加,从而使 TSH 及 TH 释放增加,结果产热量增加,有利于御寒。相反,发热期间倾向于减少 TSH 及 TH 的分泌。此外,创伤、应激(如饥饿)、感染时抑制 TRH 和 TSH 分泌,继而降低 TH 分泌。另外,多巴胺、生长抑素及糖皮质激素也抑制 TSH 分泌。下丘脑还可通过生长抑素 (SS) 控制 TSH 的分泌(图 11-8)。

2. 腺垂体 TSH 对甲状腺功能的调节　腺垂体分泌的 TSH 是调节甲状腺功能的主要激素。TSH 释放后,经血液运送到甲状腺,与腺泡细胞膜上的相应受体结合,通过 G 蛋白激活腺苷酸环化酶,使细胞内 cAMP 生成增加,然后激活蛋白激酶 A (PKA),促进甲状腺激素的释放与合成。TSH 的长期效应是刺激滤泡上皮细胞核酸与蛋白质合成,促进甲状腺滤泡细胞增生。长期缺乏 TSH 时会出现甲状腺腺体萎缩。

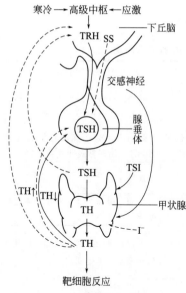

图 11-8　甲状腺分泌调节
TRH—促甲状腺激素释放激素；
TSH—促甲状腺激素；TH—甲状
腺激素；SS—生长抑素；TSI—刺激
甲状腺免疫球蛋白；实线箭头表示促进
作用或分泌；虚线箭头表示抑制作用

腺垂体 TSH 呈脉冲式释放，并有明显的日周期变化，血浆 TSH 水平在晚上 9 时开始升高，午夜最高，以后降低。TSH 平均血浆水平均 2～10mU/L，生物半衰期约 30min。

3. 甲状腺激素的反馈作用　当血中游离甲状腺激素（T_3、T_4）浓度增加时，可刺激腺垂体促甲状腺细胞产生一种抑制性蛋白，后者使 TSH 的合成与释放减少，同时还使促甲状腺激素细胞的 TRH 受体下调，使腺垂体对 TRH 的反应性降低，最终使血中的 T_3、T_4 的浓度降低。反之，血中 T_3、T_4 浓度降低时，上述负反馈作用减弱或被取消，腺垂体促甲状腺激素细胞的 TRH 受体上调，对 TRH 的反应性增强，腺垂体 TSH 的分泌增加，使血中 T_3、T_4 水平高。当饮食中缺碘时，体内 T_3、T_4 合成减少，对腺垂体的负反馈抑制作用减弱，使 TSH 分泌增加，从而导致甲状腺组织代偿性增生和肥大，称为地方性甲状腺肿或单纯性甲状腺肿。肿大的甲状腺增加从血液聚碘和合成 T_3、T_4 的能力。此外，T_3、T_4 对下丘脑 TRH 神经元也有负反馈调节作用。

（二）甲状腺的自身调节

甲状腺能根据碘供给的多少改变其自身摄取碘及合成甲状腺激素的能力，称为甲状腺的自身调节。当摄入的碘相对较少时，甲状腺激素合成的速率与摄入碘的多少直接相关，但如果摄碘量超过 2mg/d 时，滤泡细胞内碘浓度增加，可抑制碘的转运及甲状腺激素的合成，使合成甲状腺激素的速率不会进一步增加，甚至使甲状腺激素合成减少。甲状腺的这种自身调节称为碘阻滞效应（Wolff-Chaikoff 效应）。随着甲状腺内碘水平的降低，抑制甲状腺聚碘及甲状腺激素合成的作用被解除，甲状腺激素的合成恢复正常。由于过量碘可暂时抑制甲状腺激素的合成，因此可在短期内给大量碘剂以预防甲亢危象的发生。在碘摄入充足时，甲状腺合成的 T_3 与 T_4 比例为 20：1，但当碘摄入不足时，活性高的 T_3 的合成比例升高，这也是甲状腺自身调节的一种表现。

（三）甲状腺功能的神经和免疫调节

甲状腺接受交感、副交感神经和 VIP 能神经支配。电刺激交感神经和副交感神经可分别促进和抑制甲状腺激素的分泌。VIP 也可以刺激甲状腺激素的分泌。某些甲状腺功能亢进症患者，血浆 TSH 浓度比正常低，甚至接近为零。但血中存在由 B 淋巴细胞合成的、化学结构和作用类似 TSH 的免疫球蛋白抗体，称为刺激甲状腺免疫球蛋白（thyroid-stimulating immunoglobulin，TSI）。TSI 与 TSH 竞争甲状腺细胞膜上的受体，从而刺激甲状腺分泌，引起甲状腺激素分泌增加，并可使甲状腺增生和肥大，从而导致甲状腺功能亢进症（Graves 病）。甲状腺素分泌过多又抑制腺垂体分泌 TSH。

第四节　甲状旁腺、维生素 D 与甲状腺 C 细胞内分泌

钙和磷是维持生命所必需的物质，它们不仅在硬组织（即骨和齿）中起重要的结构作用，而且在代谢及信号转导途径中起重要作用。因此，维持和调节体内钙、磷的正常水平是极其重要的。调节钙、磷代谢的激素主要有三种，即甲状旁腺激素、1,25-$(OH)_2$-D_3 及降钙素，习惯称钙调节激素。

体内的钙大部分存在于骨和牙中，约 1.3kg，细胞外液中的钙约为 1g。磷也主要存在于骨，

约为 0.6kg，软组织中的磷（如磷脂、磷蛋白、核酸、核苷酸）约为 0.1kg，不到 500mg 的无机磷存在于细胞外液中。正常成人血钙浓度为 2.25～2.58mmol/L（9.0～10.3mg/dL），其中游离 Ca^{2+} 和与血浆蛋白等结合的钙各占 50%。体液中的游离 Ca^{2+} 是极重要的第二信使分子，它还参与血液凝固、动作电位的产生、肌肉收缩、细胞分裂与分泌、细胞骨架重建及调节酶活性等。血磷浓度为 0.97～1.61mmol/L（3.0～5.0mg/dL），其中游离磷约为 50%。磷对于所有的生命系统也是极其重要的，是糖、脂肪和蛋白质代谢中许多中间物的组成成分，它参与下列物质的组成：①高能转移和储存化合物，如 ATP、磷酸肌酸；②辅因子，例如辅酶Ⅰ（NAD）、辅酶Ⅱ（NADP）及焦磷酸硫胺素；③第二信使，如 cAMP/IP3；④DNA 和 RNA。通过蛋白质（酶）的磷酸化和去磷酸化参与细胞功能的调节。

一、甲状旁腺激素

甲状旁腺激素（parathyroid hormone，PTH）是由 84 个氨基酸残基组成的直链多肽，分子量为 9.5kD。正常人血浆中的 PTH 浓度为 1～10pmol/L，在体循环中的半衰期约为 10min，主要在肝内水解灭活，其代谢产物经肾脏排出体外。

（一）甲状旁腺激素的生理作用

PTH 为生命所必需。PTH 的主要作用是升高血钙、降低血磷，是调节血钙和血磷水平的最重要的激素。PTH 作用的主要靶器官是骨和肾。

1. 对骨的作用　PTH 促进骨钙入血。其作用包括快速效应和延缓效应两个时相。快速效应在 PTH 作用后数分钟即出现，其产生机制是 PTH 能迅速提高骨细胞膜对 Ca^{2+} 的通透性，使骨液中的钙进入细胞，进而激活骨细胞膜上的钙泵，将进入细胞内的 Ca^{2+} 转运到细胞外液中，增加血钙浓度。延缓效应在 PTH 作用后 12～14h 出现，在几天或几周后达高峰，这一作用是通过 PTH 促进破骨细胞的生成，加强破骨细胞活动，加速骨基质溶解，使钙、磷释放进入血液。PTH 的这一作用是通过一些旁分泌物包括护骨蛋白和被称为破骨细胞分化因子的核因子-κB 受体活化因子配体介导的。

2. 对肾的作用　PTH 增加近端肾小管上皮对 Ca^{2+} 的重吸收，减少尿钙排出，使血钙升高；同时，PTH 能抑制近端小管对磷酸盐的重吸收，促进尿中磷酸盐的排泄，使血磷降低。此外，PTH 还能激活肾内 1α-羟化酶，使 25-羟维生素 D_3 转化成活性更强的 1,25-二羟维生素 D_3，后者可促进小肠及肾小管对钙和磷的吸收。

（二）甲状旁腺激素的分泌调节

1. 血钙水平　PTH 的分泌主要受血钙浓度调节，血钙浓度轻微下降就可直接刺激甲状旁腺细胞释放 PTH，从而促进骨钙释放和肾小管对钙的重吸收，使血钙水平迅速回升；相反，血钙浓度升高时，PTH 分泌减少，促进钙沉积于骨。长时间的血钙升高，可引起甲状旁腺萎缩；而持续低血钙，则会导致甲状旁腺增生。

2. 其他因素　血磷升高可使血钙降低，从而间接刺激 PTH 分泌。血镁降低也可刺激 PTH 分泌，但血镁慢性降低可减少 PTH 分泌和靶器官对 PTH 的反应性。降钙素的大量释放促进 PTH 的分泌。生长抑素能够抑制 PTH 分泌。

二、维生素 D_3

维生素 D_3 在体内经修饰活化后生成的活性维生素 D_3——1,25-二羟维生素 D_3（又称钙三醇，calcitriol），是参与钙、磷代谢的重要激素。

（一）1,25-二羟维生素 D_3 的生成

维生素 D_3 是胆固醇的衍生物，也称胆钙化醇（cholecalciferol），可从肝、乳、鱼肝油等食物中摄取，也可由皮肤中的 7-脱氢胆固醇经日光中的紫外线照射转变而成。维生素 D_3 需经羟化

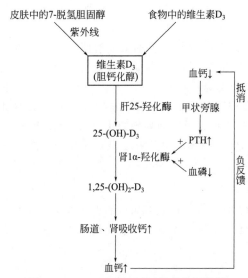

图 11-9 1,25-$(OH)_2$-D_3 的合成与激活
＋表示促进

后才有活性，首先在肝脏经 25-羟化酶作用下生成 25-羟维生素 D_3 ［25-(OH)-D_3］，再在肾内经 1α-羟化酶催化生成活性更高的 1,25-二羟维生素 D_3 ［1,25-$(OH)_2$-D_3］即钙三醇（图 11-9）。其在血浆中的浓度约为 100pmol/L，半衰期为 12～15h。

（二）1,25-二羟维生素 D_3 的生理作用

1. 对小肠的作用 1,25-二羟维生素 D_3 进入小肠黏膜上皮细胞内，通过其特异性受体促进 DNA 转录，生成钙结合蛋白（calcium-binding protein, CaBP），直接参与小肠上皮细胞吸收钙的转运过程，促进 Ca^{2+} 吸收，使血 Ca^{2+} 升高。此外，还能促进小肠黏膜细胞吸收磷，使血磷升高。1,25-二羟维生素 D_3 缺乏时，肠道吸收钙、磷减少。

2. 对骨的作用 1,25-二羟维生素 D_3 对骨的吸收与骨钙沉积于骨均有作用。1,25-二羟维生素 D_3 大剂量引起骨吸收，促进骨钙、骨磷释放进入细胞外液，缺乏 1,25-二羟维生素 D_3 时，PTH 促进骨吸收的作用也明显降低甚至受阻；小剂量 1,25-二羟维生素 D_3 可促进钙沉积，即促进新生的前骨质矿化，这个过程需要钙和磷，这对于骨骼迅速生长的儿童及青春期极为重要。

3. 对肾脏的作用 1,25-二羟维生素 D_3 通过促进肾小管上皮细胞钙结合蛋白合成，增加钙的重吸收，也促进磷的重吸收，使尿钙、磷排泄减少。

（三）1,25-二羟维生素 D_3 生成的调节

1. 血钙和血磷水平 血钙或血磷↓→1,25-二羟维生素 D_3 生成↑；血钙或血磷↑→1,25-二羟维生素 D_3 生成↓。

2. 其他因素 PTH 通过增强肾内 1α-羟化酶活性而促进 25-羟维生素 D_3 羟化，使 1,25-二羟维生素 D_3 的生成增加（图 11-9）。雌激素也具有激活 1α-羟化酶、促进 1,25-$(OH)_2$-D_3 生成的作用，而糖皮质激素则抑制 1,25-二羟维生素 D_3 生成。

三、降钙素

降钙素（calcitonin, CT）主要由甲状腺滤泡旁细胞（又称 C 细胞）所分泌。它是由 32 个氨基酸残基组成的多肽，分子量为 3.4kD，已能人工合成。正常成人血清 CT 浓度为 10～20ng/L，血中半衰期小于 1h。在甲状腺以外的一些组织中如下丘脑、垂体及起源于神经嵴的细胞也发现有 CT 存在。在人的血液中还存在一种与 CT 来自同一基因的降钙素基因相关肽（calcitonin gene related peptide，CGRP），CGRP 由 37 个氨基酸残基组成，主要分布于神经和心血管系统，具有强烈的舒血管、增强心肌收缩力及加快心率的作用。

（一）降钙素的生理作用

CT 的主要作用是降低血钙和血磷浓度。其作用的靶器官主要是骨和肾脏。

1. 对骨的作用 CT 对骨的作用主要是抑制原始骨细胞向破骨细胞转化，同时抑制破骨细胞的活动。此外，降钙素还能使成骨细胞活动增强。由于破骨细胞的数量减少，活动减弱，导致溶骨过程减弱，而成骨过程加强，从而使骨组织中钙、磷沉积增加，血中钙、磷水平降低。

2. 对肾脏的作用 CT 还能抑制肾小管对钙、磷、钠、氯的重吸收，增加它们在尿中的排出。

临床上 CT 主要用于治疗变形性骨炎（Paget's 病，溶骨过程明显增强）、甲状旁腺肿瘤和维生素 D 中毒引起的高血钙。

（二）降钙素的分泌调节

1. 血钙水平的影响　CT 的分泌主要受血钙浓度的影响，血钙↑→CT 分泌↑。CT 与 PTH 对血钙的作用相反，CT 主要在血钙浓度升高（＞10.5mg/dL）时起作用；PTH 主要在血钙浓度降低（＜9.0mg/dL）时起作用。在 9～10.5 mg/dL 之间即正常血钙范围内，受 CT 与 PTH 两者共同调节。

2. 其他调节　进食可刺激 CT 分泌，这可能与一些胃肠激素如促胃液素、促胰液素、缩胆囊素和胰高血糖素的分泌有关，这些胃肠激素均可促进 CT 的分泌，其中以促胃液素的作用最强。此外，血镁浓度升高也刺激 CT 分泌。

第五节　胰岛内分泌

人胰岛细胞的 A 细胞分泌胰高血糖素、B 细胞分泌胰岛素；D 细胞分泌生长抑素；H 细胞分泌胰多肽。其中，胰岛素和胰高血糖素的主要作用是调节三大营养物质代谢。

一、胰岛素

（一）胰岛素及其受体

1. 胰岛素　胰岛素是含有 51 个氨基酸的小分子蛋白质，分子量为 5.8kD。胰岛素分子由 21 个氨基酸的 A 链与 30 个氨基酸的 B 链组成，两链之间有两个二硫键。B 细胞先合成一个大分子的前胰岛素原，以后加工成 86 个氨基酸的胰岛素原，再水解为等分子数的胰岛素及 C 肽（连接肽）。当胰岛素释放时，胰岛素与 C 肽同时进入血中。由于 C 肽清除率慢，外周血中 C 肽/胰岛素比例常大于 5，且不受外源性胰岛素影响，因此，测定血中的 C 肽含量能更准确反映胰岛 B 细胞的分泌功能。

正常人空腹血清胰岛素浓度为 35～145pmol/L（5～20mU/L），C 肽含量为 400pmol/L。胰岛素在血液中的半衰期为 5min，主要灭活场所是肝脏，小部分在肾脏和肌肉组织灭活。

2. 胰岛素受体及受体后的信号转导　胰岛素受体属于酪氨酸激酶受体，其本身为受体酪氨酸激酶，是由两个 α 亚单位和两个 β 亚单位组成的四聚体糖蛋白。两个 α 亚单位暴露在细胞膜外，是与胰岛素结合的部位。两个 α 亚单位之间以及 α 与 β 亚单位之间由二硫键相连。两个 β 亚单位为跨膜结构，其胞质侧含有酪氨酸激酶，能使 ATP 分解，释放其末端磷酸基与 β 亚单位或其他蛋白（包括酶）的酪氨酸残基结合，即磷酸化。

胰岛素与胰岛素受体的 α 亚单位结合引起受体构象发生改变，激活 β 亚单位的酪氨酸激酶活性，导致 β 亚单位的酪氨酸残基交互磷酸化。这些磷酸化酪氨酸残基又引起细胞内许多其他酶磷酸化，包括一组称为胰岛素底物（insulin receptor substrate，IRS）的酶，不同组织有不同类型的 IRS（例如，IRS-1，IRS-2、IRS-3、IRS-4），增加或减弱这些酶的活性，最终产生各种代谢效应。胰岛素受体介导的信号转导中许多环节障碍均可导致胰岛素抵抗的产生，即胰岛素靶细胞对胰岛素的敏感性降低，需要更大量的胰岛素才能产生正常生理效应。

（二）胰岛素的生理作用

胰岛素是促进物质合成代谢的主要激素，它具有促进糖原、脂肪及蛋白质合成的作用，对于机体能源物质的储存及机体生长具有重要作用。

1. 对糖代谢的作用　胰岛素是体内维持血糖浓度稳态的主要激素。血糖浓度升高可迅速引起胰岛素分泌；而胰岛素又迅速引起体内几乎所有组织（脑除外），特别是肝、肌肉和脂肪组织摄取、储存和利用葡萄糖，结果使血糖回降。其作用途径如下：①胰岛素增加细胞膜葡萄糖转运体（GLUT4）的数量，促进葡萄糖进入细胞，缺乏胰岛素时葡萄糖不易通过组织的细胞膜；②提高葡萄糖激酶的活性，加速葡萄糖的磷酸化，促进葡萄糖氧化；③提高糖原合成酶活性，促进肝糖原、肌糖原合成；④抑制糖异生过程有关酶的活性而抑制糖异生；⑤抑制糖原磷酸化酶活性而抑制糖原分解；胰岛素还能促进葡萄糖转变为脂肪酸并存储于脂肪组织。可见，胰岛素既可以减少血糖来源，又可增加血糖的去路，从而降低血糖水平。胰岛素分泌不足和（或）作用缺陷时血糖浓度升高，当超过肾糖阈时，葡萄糖将由尿排出，出现糖尿。

2. 对脂肪代谢的作用　胰岛素能促进脂肪的合成与储存，同时抑制脂肪的分解。作用途径：①促进肝合成脂肪酸并转运到脂肪组织储存；②促进葡萄糖进入脂肪细胞，部分用于合成脂肪酸，大部分形成α-磷酸甘油，并与脂肪酸形成甘油三酯储存于脂肪细胞；③抑制激素敏感性脂肪酶活性，从而抑制脂肪分解；④增加体内大多数组织对葡萄糖的利用，从而减少脂肪的利用。胰岛素严重缺乏时，由于脂肪酸分解增多，生成大量酮体，可引起酮症酸中毒，甚至昏迷。

3. 对蛋白质代谢的作用　胰岛素可通过以下途径促进蛋白的合成：①促进氨基酸跨膜转运进入细胞；②促进 DNA 的复制和转录过程，增加 mRNA 和蛋白质的数量，特别是增加蛋白质生成有关酶的合成；③作用于核蛋白体，加速 mRNA 的翻译过程，增加蛋白质的合成；④抑制蛋白质分解，减少氨基酸从组织细胞释放入血；⑤抑制糖异生，使血中氨基酸用于蛋白质合成。

4. 对电解质代谢的作用　促进 K^+、Mg^{2+} 及磷酸根离子进入细胞，使血钾降低。临床上可注射胰岛素以降低高血钾。

5. 对生长的作用　胰岛素与生长激素对促进机体生长具有协同作用，但胰岛素单独作用时，其促生长作用并不明显。

由上述可见，胰岛素除能加强葡萄糖的分解并释放能量外，尚能加强糖原、脂肪和蛋白质的合成与储存，因此，可以把它看作一个储存营养物质的激素。胰岛素的这些作用有利于组织细胞的再生及修复。

（三）胰岛素的分泌调节

胰岛素可影响体内营养物质的代谢，而机体的营养物质代谢状况及神经体液等因素又可影响胰岛素分泌（图 11-10）。

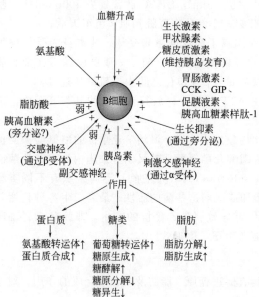

图 11-10　胰岛素分泌调节及作用示意图
CCK—缩胆囊素；GIP—抑胃肽

1. 营养成分的调节作用

（1）血糖水平　血中葡萄糖水平是调节胰岛素分泌的最重要因素。血糖↑→胰岛素分泌↑，血糖↓→胰岛素分泌↓。在持续的高血糖刺激下，胰岛素分泌呈现双相反应：先在 1min 胰岛素分泌达到高峰，然后降至基础水平；随着高血糖的持续刺激，10min 后，又逐渐升至高峰，并维持数小时。第一相胰岛素的分泌可能由于 B 细胞内储存的胰岛素被分泌释放，而第二相可能是高血糖刺激 B 细胞的胰岛素合成酶系，促进了胰岛素的合成与释放。

（2）氨基酸和脂肪酸　血中氨基酸（特别是精氨酸、赖氨酸）水平↑，血中脂肪酸、酮体↑，胰岛素分泌↑。血中氨基酸与葡萄糖刺激胰岛素分泌有协同作用。

2. 激素的调节作用

（1）胃肠激素　口服葡萄糖或氨基酸引起的胰岛素分泌反应比静脉注射更大，提示胃肠道黏膜分泌的胃肠激素有刺激胰岛素分泌的作用。在胃肠激素中，缩胆囊素（CCK）、抑胃肽（GIP）、胰高血糖素样肽-1（glucagon like peptide-1，GLP-1）及促胰液素，特别是 GLP-1 及 GIP 都具有刺激胰岛素分泌的作用，因此有"肠促胰岛素（incretin）"之称，而 GIP 又称为葡萄糖依赖性促胰岛素肽（glucose-dependent insulinotropic peptide）。其意义在于使得食物尚在肠道中，胰岛素分泌便已增多，为即将从食物中吸收来的葡萄糖、氨基酸及脂肪酸的利用做好准备，所以这是一种前馈调节。

（2）其他激素　胰高血糖素可通过对 B 细胞的直接作用及升高血糖的间接作用刺激胰岛素分泌。生长激素、糖皮质激素及甲状腺激素通过升高血糖而间接刺激胰岛素分泌。肾上腺素和去甲肾上腺素作用于 α_2 受体抑制胰岛素分泌，这可防止血糖过低，特别是运动时。生长抑素、瘦素也有抑制胰岛素分泌作用。

3. 神经调节　胰岛素受迷走神经和交感神经支配。迷走神经兴奋通过 M 受体直接促进胰岛素分泌，还可通过刺激胃肠激素释放，间接促进胰岛素分泌。交感神经兴奋通过 α 受体抑制胰岛素分泌，通过 β 受体刺激胰岛素分泌，但以前一作用为主。运动时交感神经兴奋抑制胰岛素分泌，可防止低血糖的发生。

二、胰高血糖素

胰高血糖素（glucagon）是由胰岛 A 细胞分泌的由 29 个氨基酸残基组成的直链多肽，分子量约为 3.5kD。它在血浆中的浓度为 50～100ng/L，半衰期为 5～10min，主要在肝中灭活，部分在肾内降解。

（一）胰高血糖素的生理作用

胰高血糖素的作用在许多方面与胰岛素相反，它使血糖水平升高，是一种促进物质分解代谢的激素。其生理作用包括：①促进肝糖原分解，加速糖异生，使血糖升高；②促进脂肪分解，促进释放的甘油经肝转化为糖；促进脂肪酸氧化，使酮体生成增多；③促进肝蛋白质分解，抑制其合成；加速氨基酸进入细胞，并脱去氨基经糖异生作用转化为糖。

药理剂量的胰高血糖素通过升高心肌细胞的 cAMP 水平，增强心肌收缩力，增加心输出量，升高血压，用于心源性休克的治疗。

（二）胰高血糖素的分泌调节

1. 血糖浓度的调节　血糖水平是调节胰高血糖素分泌的重要因素。当血糖降低，胰高血糖素分泌增加；反之则分泌减少。

2. 氨基酸的作用　血中氨基酸浓度升高，刺激胰高血糖素分泌，然后胰高血糖素促进氨基酸转化为葡萄糖，提供更多的葡萄糖供组织利用，同时可防止因胰岛素分泌增加所致的低血糖的发生。

3. 激素的调节　缩胆囊素、促胃液素促进胰高血糖素分泌，促胰液素和生长抑素则抑制胰高血糖素的分泌。胰岛素既可以旁分泌的方式直接作用于邻近的 A 细胞，抑制胰高血糖素分泌，又可通过降低血糖间接地刺激胰高血糖素分泌。

4. 神经调节　刺激交感神经（通过 β 受体）和副交感神经促进胰高血糖素分泌，这对增强 A 细胞对低血糖的反应具有重要作用。在应激、运动及感染等情况下，胰高血糖素分泌增加，至少部分是通过交感神经作用的结果。

第六节　肾上腺内分泌

一、肾上腺皮质激素

肾上腺皮质激素简称为皮质激素（corticoids），是胆固醇的衍生物，是维持生命所必需的激素。肾上腺皮质自外向内分为球状带、束状带和网状带。球状带合成和分泌以醛固酮（aldosterone）为代表的盐皮质激素，束状带和网状带分泌以皮质醇（cortisol）为代表的糖皮质激素，网状带还分泌少量的以脱氢表雄酮（dehydroepiandrosterone）为代表的雄激素。肾上腺皮质也分泌少量的雌激素。

（一）肾上腺皮质激素的合成与代谢

合成类固醇的原料是胆固醇。胆固醇除了少量是由乙酸合成外，大部分从循环中的低密度脂蛋白（LDL）摄取。在皮质细胞线粒体内膜或内质网中所含碳链裂解酶与羟化酶等酶系的作用下，胆固醇先转变成孕烯醇酮，然后才进一步转变为各种皮质激素。

血中皮质醇 90％与皮质醇结合球蛋白（corticosteroid-binding globulin，CBG），又称皮质激素运载蛋白（transcortin）结合，6％与白蛋白结合，游离的仅占4％，结合型和游离型可以互相转化，维持动态平衡，从而可防止游离激素浓度大的波动。游离的皮质醇进入细胞发挥作用。血中醛固酮 60％与血浆蛋白结合，40％以游离状态存在和运输。皮质醇半衰期为60～90min，主要在肝中降解，主要生成四氢皮质醇和皮五醇，其代谢物随尿排出，仅不足1％皮质醇以原形从尿排出。醛固酮半衰期为 20min，其代谢与皮质醇相似。

（二）糖皮质激素

1. 糖皮质激素的生理作用 正常人血浆中的糖皮质激素主要为皮质醇，其次为皮质酮，后者仅为前者的 1/20～1/10。糖皮质激素的主要生理作用及分泌异常时的临床表现见表 11-4。

表 11-4 糖皮质激素的生理作用及分泌异常时的临床表现

	生理作用	分泌过多的表现	分泌不足的表现
代谢 糖代谢	糖异生↑，糖原合成↑，糖的氧化利用↓，维持血糖	血糖↑，甚至出现糖尿	血糖↓，严重者出现低血糖昏迷
脂肪代谢	脂肪（特别是四肢脂肪）分解↑，血脂肪酸↑，脂肪分解产物用作糖异生原料，脂肪合成↓	脂肪重新分布：腹部、面部、躯干脂肪沉积↑，向心性肥胖	
蛋白质代谢	肝外组织蛋白质分解↑，肝外组织氨基酸摄取和蛋白质合成↓，肝内蛋白质合成↑，抑制胶原合成	肌肉消瘦，无力，骨质疏松，皮肤变薄，淋巴组织萎缩	
水盐代谢	肾小球滤过率↑，抑制 ADH 分泌，促进水的排泄，肾小管重吸钙、磷↓	血钠轻度↑，血钾轻度↓	排水能力↓，严重时水中毒
血细胞	红细胞、中性粒细胞、血小板↑，淋巴细胞、嗜酸性粒细胞↓	红细胞、Hb 可能高于正常，淋巴细胞↓，嗜酸性粒细胞↓	红细胞、血小板、中性粒细胞轻度↓，淋巴细胞、嗜酸性粒细胞相对↑
心血管系统	维持心肌的收缩性能，维持小动脉对儿茶酚胺、Ang Ⅱ 的反应性，降低毛细血管的通透性和维持血容量	血压偏高	血管对儿茶酚胺、Ang Ⅱ的反应性↓，毛细血管扩张，通透性↑，血压↓
消化系统	消化液特别是胃酸分泌↑，胃腺细胞对迷走神经反应性↑	胃酸分泌↑，诱发或加重胃溃疡	胃酸↓
肺	在胎胎发育期促进肺泡发育和肺泡表面活性物质的生成		
神经系统	提高 CNS 的兴奋性	思维不能集中、烦躁不安、失眠	CNS 兴奋性↓，精神萎靡、淡漠
骨	促进骨吸收，抑制骨形成	骨质脱钙	
免疫[①]	增加抗炎细胞因子产生，降低致炎细胞因子产生，抑制 PG 及白三烯产生而降低炎症，抑制缓激肽及 5-HT 的炎症作用，减弱细胞免疫		

① 高水平时起作用。

2. 糖皮质激素在应激反应中的作用 在创伤、手术、寒冷、饥饿、疼痛、缺 O_2、大失血等有害刺激时，可使机体产生应激反应（stress response），此时血液中 ACTH 及糖皮质激素的浓度急剧增高，以提高机体对应激刺激的耐受力和生存能力。在应激反应中，交感-肾上腺髓质系统的活动也大大增强，血中儿茶酚胺浓度也升高。生长激素、催乳素、血管升压素、胰高血糖素、β-内啡肽及醛固酮分泌也增加，说明应激反应是多种激素参与的一种非特异性全身反应。

糖皮质激素作用广泛而复杂，大剂量（药理剂量）糖皮质激素具有抗炎、抗毒、抗过敏和抗休克等作用。

3. 糖皮质激素的分泌调节　糖皮质激素的分泌主要受下丘脑-腺垂体-肾上腺皮质轴的调节（图 11-11）。

（1）下丘脑-腺垂体-肾上腺皮质轴的调节

① 下丘脑促肾上腺皮质激素释放激素的作用：下丘脑分泌的 CRH 通过垂体门脉系统作用于腺垂体，促进腺垂体 ACTH 细胞合成和释放 ACTH。人体处于应激状态时，各种应激性刺激传入中枢神经系统，最后信息汇集于下丘脑，使下丘脑-腺垂体-肾上腺皮质轴的活动加强，血中 ACTH 和糖皮质激素水平明显升高。

② 腺垂体促肾上腺皮质激素的作用：肾上腺皮质直接受腺垂体释放的 ACTH 的调节，ACTH 促进肾上腺皮质合成和释放糖皮质激素，也能促进束状带和网状带细胞的生长发育，因此，当腺垂体功能低下时，ACTH 分泌减少，肾上腺皮质网状带和束状带萎缩。正常情况下，腺垂体每天分泌一定量的 ACTH，以维持糖皮质激素的基础分泌。ACTH 的分泌具有昼夜波动性，在清晨（6～8 时）水平最高，白天维持较低水平，入睡后更低，

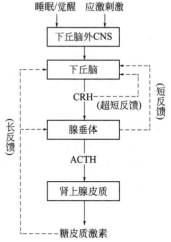

图 11-11　糖皮质激素分泌调节
示意图
实线箭头表示促进作用或分泌
活动；虚线箭头表示抑制作用

午夜最低，随后又逐渐升高，至觉醒起床前进入分泌高峰。ACTH 分泌的昼夜节律性受下丘脑 CRH 节律性释放的控制，并使糖皮质激素的分泌也呈现出相应的周期性波动。

（2）负反馈调节　当血液中糖皮质激素浓度升高时，通过负反馈作用既可抑制腺垂体 ACTH 的分泌，又可作用于下丘脑使 CRH 分泌减少。此外，血中 ACTH 的升高也可通过反馈作用抑制 CRH 释放（图 11-11）。由于糖皮质激素对 ACTH 和 CRH 的分泌存在上述的负反馈抑制，因此，长期大量使用糖皮质激素的患者，腺垂体 ACTH 分泌受抑制，会引起肾上腺皮质萎缩，分泌功能降低。在这种情况下，若突然停药，可能出现糖皮质激素分泌不足的症状，甚至危及生命。故长期大量使用糖皮质激素需要停药时应逐渐减量，缓慢停药，以便肾上腺皮质逐渐恢复其分泌功能。在应激状态下，可能由于下丘脑和腺垂体对反馈刺激的敏感性降低，使这些负反馈作用暂时失效，ACTH 和糖皮质激素的分泌明显增加。

（3）应激性调节　当机体受到各种应激性刺激时，下丘脑 CRH 神经元分泌 CRH 增加，刺激腺垂体分泌 ACTH 增加，导致肾上腺皮质激素大量分泌，以提高机体对伤害性刺激的耐受能力。在应激情况下，由于中枢神经系统增强下丘脑-腺垂体-肾上腺皮质轴的活动，使其活动不受上述轴系的负反馈影响。

（三）盐皮质激素

盐皮质激素主要包括醛固酮、11-去氧皮质酮和 11-去氧皮质醇等，其中以醛固酮的生物活性最大。

1. 盐皮质激素的生理作用　醛固酮的主要作用是促进肾脏的远曲小管和集合管对 Na^+ 及水的重吸收和对 K^+ 的排泄，即有保 Na^+ 保水和排 K^+ 作用，这对机体维持细胞外液量和循环血量的稳态具有重要意义。醛固酮对汗腺、唾液腺及胃肠道亦有"保钠排钾"作用，能使汗液、唾液及粪便中排出的钠减少，而钾的排出增加。另外，醛固酮能增强血管平滑肌对儿茶酚胺的敏感性，这一作用比糖皮质激素的作用更强。当醛固酮分泌不足时（醛固酮减少症），Na^+、水排出过多，可出现低血钠，高血钾、细胞外液量（血容量）减少和低血压，由于 K^+-Na^+ 交换增强，

H^+-Na^+ 交换减弱，导致酸中毒；醛固酮分泌过多时（如原发性醛固酮增多症），则引起钠、水潴留，引起高血钠、低血钾、碱中毒及顽固的高血压。

2. 盐皮质激素分泌的调节 ①肾素-血管紧张素-醛固酮系统：肾素-血管紧张-醛固酮系统是调节醛固酮分泌的主要因素，醛固酮的合成和分泌主要受 Ang 的调节，特别是 Ang Ⅱ（详见第八章）。②血钾和血钠：血钾升高或血钠降低均可引起醛固酮分泌，其中以血钾升高的影响较大。③ACTH：一般情况下，ACTH 对醛固酮分泌的调节作用不明显。但在应激反应中，ACTH 对醛固酮的分泌起重要支持作用，促进其分泌。

（四）肾上腺雄激素

肾上腺网状带可持续合成活性较弱的雄激素，主要有脱氢表雄酮、雄烯二酮，但在外周组织可转化为作用更强的雄激素睾酮。肾上腺皮质也产生很少量的睾酮及雌激素。肾上腺合成的雄激素是女性雄激素的主要来源，具有刺激和维持女性阴毛、腋毛生长，维持性欲和性行为的作用；而肾上腺雌激素则是绝经后妇女重要的雌激素来源。

二、肾上腺髓质激素

肾上腺髓质嗜铬细胞在功能上相当于交感神经节后神经元，分泌的激素主要为肾上腺素（epinephrine，E）和去甲肾上腺素（NE），两者的比例约为 4∶1，此外还有少量的多巴胺（dopamine，DA）。三者总称为儿茶酚胺（catecholamine，CA）。儿茶酚胺在循环中的半衰期约为 2min，它们大部分经单胺氧化酶和儿茶酚胺氧位甲基转移酶降解，降解产物主要由尿排出。

（一）肾上腺髓质激素的生理作用

血液中 E 和 NE 通过与靶细胞膜上的 β 和 α 受体结合而发挥作用。它们对各组织器官的作用已在有关章节中分别介绍，在此主要强调它们对物质代谢的影响和在应急反应中的作用。

1. 调节物质代谢 肾上腺髓质激素基本属于促分解代谢的激素，通过不同的受体调节机体的物质代谢活动，如促进肝糖原和肌糖原分解，促进糖异生，升高血糖；促进脂肪分解，酮体生成增加；增加机体的耗氧量和产热量，提高基础代谢率。

2. 参与应急反应 肾上腺髓质细胞直接受交感神经节前纤维的支配，交感神经兴奋时，髓质激素分泌增多。肾上腺髓质激素的作用与交感神经兴奋时的效应相似。交感神经与肾上腺髓质共同组成交感-肾上腺髓质系统。当人体遇到紧急情况时，如恐惧、愤怒、搏斗、焦虑、剧痛、失血、低血糖、暴热、寒冷和剧烈运动等，这一系统的活动明显增强，肾上腺髓质激素大量分泌，引时中枢神经系统兴奋性增高，人体处于警觉状态，反应灵敏；心率加快，心肌收缩力加强，心输出量增加，血压升高；内脏血管收缩，骨骼肌血管舒张；呼吸加深加快，肺通气量增加；糖原和脂肪分解增加，为骨骼肌、心肌等活动提供更多的能量。总之，动员体内许多器官的功能储备，提高机体的适应能力，以适应体内外环境的急剧变化，使机体度过紧急时刻，维持内环境的相对稳定。以往将这种紧急情况下，交感-肾上腺髓质系统发生的适应性反应称为应急反应（emergency reaction）。

由交感-肾上腺髓质系统引起的应急反应与主要由下丘脑-腺垂体-肾上腺皮质系统引起的应激反应既有联系又有区别。引起应激反应的大多数刺激也引起应急反应，并且循环血液中糖皮质激素有维持血管对儿茶酚胺反应性的作用，使儿茶酚胺充分发挥其动用游离脂肪酸的能力。二者不同的是应激反应主要是通过 ACTH 和糖皮质激素发挥作用，反应较为缓慢，应激刺激更为剧烈有害，直接危及生命；应急反应主要通过交感神经系统及肾上腺素发挥作用，提高中枢神经系统的兴奋性，加强循环、呼吸等功能，反应较为迅速，主要是使机体适应体内外环境的紧急变化。在代谢方面，两者都升高血糖、血脂，以满足机体能量的需要。

现在许多学者都认为由交感-肾上腺髓质系统引起的应急反应与主要由下丘脑-腺垂体-肾上腺皮质系统引起的应激反应，都是机体在受到伤害性刺激时，通过中枢神经系统整合，经协调神经-内分泌调节而实现的自我保护性反应，以应对并适应内外环境的紧急变化。应急反应提高了机体的警觉性和对环境突变的应变力，而应激反应重在增强机体对有害刺激的耐受性和抵抗力。

（二）肾上腺髓质激素的分泌调节

1. 交感神经的作用　肾上腺髓质接受内脏大神经交感神经节前纤维支配，交感神经兴奋时，末梢释放 ACh，作用于肾上腺髓质嗜铬细胞上 N 型胆碱能受体，使 E 和 NE 分泌增加。

2. ACTH 的作用　ACTH 可通过糖皮质激素的直接或间接作用提高嗜铬细胞中多巴胺 β-羟化酶与苯乙醇胺氮位甲基移位酶的活性，促进肾上腺髓质 CA 的合成。

3. 儿茶酚胺的反馈作用　当肾上腺髓质细胞内 CA 浓度增加到一定程度时，可抑制某些合成酶的活性，通过自身调节方式使 CA 合成减少。如当髓质细胞内 NE 或 DA 含量达到一定水平时，可反过来抑制 CA 合成的限速酶——酪氨酸羟化酶的活性，从而以内分泌的方式反馈抑制肾上腺髓质激素的进一步合成。

三、肾上腺髓质素

肾上腺髓质嗜铬细胞还合成和分泌一种称为肾上腺髓质素（aderenomedulin，ADM）的多肽激素。血中的 ADM 主要来源于血管内皮细胞。ADM 通过 ADM 受体及降钙素基因相关肽受体使靶细胞内的 cAMP 增多而发挥作用。ADM 的作用十分广泛，它具有舒张血管、降低外周阻力、利尿、利钠以及抑制血管紧张素Ⅱ和醛固酮的释放等作用。

第七节　其他激素

一、前列腺素

（一）前列腺素的生物合成

前列腺素（PG）由花生四烯酸（arachidonic acid，AA）转化而成，是由一个五碳环和两条侧链构成的 20 碳不饱和脂肪酸。首先是细胞膜的磷脂在磷脂酶 A_2 的作用下释放花生四烯酸。

合成的第一步是通过磷脂酶的作用，AA 从膜磷脂裂解。游离的 AA 迅速经两种途径被代谢：一是在环加氧酶作用下，形成 PG 环内过氧化物，即 PGG_2 和 PGH_2。PGG_2 和 PGH_2 分别经不同的异构酶代谢转变为 PGD_2、PGE_2、PGI_2 及血栓素 A_2（TXA_2）。PGI_2 及 TXA_2 的化学性质不稳定，迅速被酶促分别分解为稳定的相对无生理活性的终产物 6-酮 PGF_{1a} 和 TXB_2。另一代谢途径是通过脂加氧酶的作用，形成氢过氧甘碳四烯酸的（HPETE），后者还原为羟甘碳四烯酸（HETE）或分子重排形成不稳定白三烯 A_4（Loukotrines A_4，LTA_4）。LTA_4 经有关酶作用生成 LTB_4、LTD_4、LTE_4、LTF_4。人白细胞合成的 HPETE 在脂加氧酶作用下还可生成脂氧素 A（Lipoxin A，LXA）和脂氧素 B（LXB）。糖皮素激素通过抑制磷脂酶 A_2 的激活，可抑制某些组织和细胞的 PG 合成，阿司匹林类药物（非甾体抗炎药，NSAID）则可抑制环加氧酶活性，因此可抑制整个 PG 系列的合成（图 11-12）。

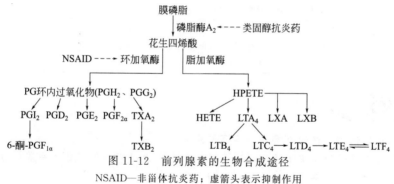

图 11-12　前列腺素的生物合成途径

NSAID—非甾体抗炎药；虚箭头表示抑制作用

（二）前列腺素的生理作用（表 11-5）

表 11-5　前列腺素的生理作用

作用的器官系统	作用
神经系统	脑内 PGE 对中枢神经系统具有镇静、安定和抗惊厥作用；PGE 使体温调定点上移，能致发热；影响神经递质的释放，有致痛作用
循环系统	血小板产生的 TXA_2 具有强烈的聚集血小板和缩血管作用，血管内膜产生的 PGI_2 抑制血小板聚集和舒张血管作用；PGI_2 引起心率减慢、血管舒张，导致血压下降，PGE_2 和 $PGF_{2\alpha}$ 使心率加快，心肌收缩力加强；PGE_2 和 PGI_2 使血管舒张，$PGF_{2\alpha}$ 则使血管收缩
消化系统	PGE_2 具有抑制胃酸分泌和促进胃肠运动的作用，对胃黏膜细胞具有保护作用
泌尿系统	肾合成的 PGE_2 和 PGI_2 使肾血管舒张，增加肾血流量、肾小球滤过率，促进排钠利尿
呼吸系统	PGE_2 和 PGI_2 有扩张支气管作用，而 $PGF_{2\alpha}$ 和 TXA_2 则收缩支气管
生殖系统	作用于男性和女性生殖管道，促进精子的运行，参与排卵及分娩过程；PGE_2 和 PGI_2 促进子宫收缩，两者产生过多可引起胎儿早产、子宫内膜异位症及痛经
内分泌系统	增加皮质醇分泌，影响许多组织对激素的反应性
脂肪组织	抑制脂肪分解
防御系统	参与炎症过程，如发热和疼痛的发生等

二、脂肪激素

　　脂肪组织不但是机体储存能量的主要载体，而且还是一个活跃的内分泌器官。已有研究发现脂肪组织可分泌多种激素或脂肪因子（adipokines），参与摄食调节、物质代谢及影响胰岛素敏感性等过程，并与肥胖、2 型糖尿病、心血管疾病及免疫反应密切相关。

　　脂肪细胞分泌的激素主要有瘦素（leptin）、脂联素（adiponectin）、抵抗素（resistin）、肿瘤坏死因子-α（tumor necrosis factor-alpha，TNF-α）及视黄醇结合蛋白 4（retinol binding protein 4）。这些脂肪因子能进入血液，作用于远距离靶器官，因此把它们视为激素。它们的作用见表 11-6。

表 11-6　脂肪激素的作用

激素	特性和主要作用
瘦素	① 肥胖时生成增加 ② 是体内能量储存的信号，体内能量储存减少时，瘦素水平降低，作用于下丘脑，引起食欲增加，能量消耗减少 ③ 外周脂肪调节作用：作用于脂肪细胞，抑制脂肪合成，增加外周组织脂肪的氧化，阻止外周组织太多的脂类积聚和脂肪组织储存过多的热量 ④ 是维持女性生殖，增加红细胞、淋巴细胞和骨骼细胞生成足够能量的信号。神经性厌食女患者，瘦素水平非常低，引起卵巢激素水平降低、闭经、贫血和免疫功能异常
脂联素	① 肥胖时生成增加 ② 增加牙周组织游离脂肪酸氧化 ③ 增加外周组织对胰岛素的敏感性 ④ 对抗血管壁有抗动脉粥样硬化作用
肿瘤坏死因子-α	① 肥胖时生成增加 ② 促进脂肪组织游离脂肪酸的释放（抑制脂肪生成基因的表达） ③ 降低外周组织对胰岛素的敏感性

同步练习

1. 激素分泌的反馈性调节机制有哪些？各有何意义？
2. 甲状腺功能亢进导致甲状腺激素分泌过多时，患者会出现哪些生理功能异常？为什么？
3. 正常情况甲状腺激素水平是如何维持相对稳定的？

4. 当钙升高或降低时，甲状旁腺激素、1,25-二羟维生素 D_3 以及降钙素是如何协同作用维持血钙相对稳定的？

5. 根据胰岛素的生理学作用，解释糖尿病患者为何会出现多尿、多饮、多食、体重减轻等症状？

6. 调节血糖水平的激素有哪些？简述它们是如何影响血糖水平的。

7. 糖皮质激素分泌增多（库欣综合征）或不足（艾迪生病）患者可有哪些生理功能异常？为什么？

8. 应激反应和应急反应有哪些区别和联系？各具有什么生理意义？

9. 碘是合成甲状腺素的原料，为什么在甲亢危象和毒性甲状腺肿手术前准备中反而要服碘？

10. 长期大量使用糖皮质激素类药物的患者，为什么不能突然停药，而必须逐渐减量？

11. 饮食中长期缺碘为什么会导致甲状腺肿大？

参考答案

1. 见本书第 216～217 页。

2.（1）基础代谢率增加，体温升高，怕热多汗；原因：细胞氧化速率提高，产热量增多。

（2）代谢作用　①血糖升高；原因：增加糖酵解和糖异生，增加肠道对糖的吸收。②体脂减少，血胆固醇水平降低；原因：增加脂肪分解大于增加脂肪合成，增加胆固醇降解大于增加胆固醇合成。③肌肉消瘦无力、骨质疏松、体重减轻；原因：蛋白质特别是骨骼肌和骨蛋白质分解增加。④注意力不集中、神经过敏、易激动、失眠多梦、肌肉震颤；原因：甲状腺素对中枢神经系统有明显的兴奋作用。⑤心动过速、血管舒张、脉压增大；原因：心率加快、心肌收缩力增加、心输出量增加，耗氧量增加，CO_2 产生增加，小动血管舒张。⑥食欲增加、常感饥饿、胃肠运动增加；原因：消化腺和消化管运动加强。

3. 正常情况下甲状腺激素的分泌主要受到下丘脑 TRH 对腺垂体 TSH 细胞的刺激作用以及外周血中 TH 水平对 TRH 和 TSH 的反馈抑制作用的双重调节。两种作用相互影响、抗衡，决定了 TSH 的分泌水平，再加上甲状腺的自身调节，从而维持了外周血中 TH 水平相对稳定。

4. 血钙水平降低，引起 PTH 合成与分泌增加；PTH 促进肾髓袢升支粗段和远端小管重吸收 Ca^{2+} 和抑制近端小管重吸收磷，使血钙升高、血磷降低；PTH 还作用于肾脏，促进 1,25-二羟维生素 D_3 生成，后者促进肠吸收、骨吸收和肾重吸收 Ca^{2+}（和磷），使血钙升高。当血钙水平升高时，刺激甲状腺滤泡旁细胞分泌 CT 增加，后者对骨的作用与 PTH 相反，它抑制破骨细胞的活性，使骨吸收降低、骨钙释放减少、骨形成增加；CT 作用于肾脏，减少 Ca^{2+}（和磷）的重吸收，使尿钙、尿磷排出增加，导致血钙、血磷升高。

5. 糖尿病患者的代谢发生以下改变。①糖代谢：

胰岛素既可减少血糖的来路，又可增加血糖的去路，从而降低血糖。胰岛素分泌不足或出现胰岛素受体抵抗时，血糖浓度升高，当超过肾糖阈时，葡萄糖由尿排出，出现糖尿；肾小管滤液葡萄糖浓度增加，产生渗透性利尿，尿量增多；由于多尿导致脱水而烦渴多饮水。葡萄糖进入细胞减少，细胞内葡萄糖缺乏，引起多食。②脂肪代谢：由于胰岛素能促进脂肪的合成与储存，同时抑制脂肪的分解和利用，降低血中脂肪酸的浓度。胰岛素缺乏可导致脂肪代谢紊乱，脂肪和脂肪酸分解加强，大量脂肪酸在肝氧化生成过多酮体，引起酮血酸中毒，甚至昏迷。③蛋白质代谢：胰岛素能使氨基酸进入细胞的速度加快，促进细胞内蛋白质的合成和储存，抑制蛋白质分解。当胰岛素分泌不足时，蛋白质分解增加，血中氨基酸浓度升高，糖异生增加，加剧高血糖，体内蛋白质储存总量减少，出现负氮平衡，体重减轻。

6. 调节血糖水平的激素主要有胰岛素、肾上腺素、糖皮质激素和胰高血糖素。此外，甲状腺激素、生长激素等对血糖水平也有一定的作用。分述如下。

①胰岛素促进组织细胞对葡萄糖的摄取和利用，加速葡萄糖合成为糖原，并抑制糖异生，因而使血糖水平下降。②肾上腺素使糖原分解和加强，它还能抑制胰岛素分泌。使血糖水平升高。③糖皮质激素可促进糖异生。此外，它还抑制外周组织对葡萄糖的利用。对糖代谢起"开源节流"的作用，从而使血糖升高。④胰高血糖素具有很强的促进糖原分解和糖异生作用，使血糖明显升高。⑤甲状腺激素大剂量时可促进小肠黏膜对糖的吸收，增强肝糖原分解，抑制糖原合成，引起血糖升高；但它也能加速外周组织对糖的利用，降低血糖，故血糖耐量试验可在正常范围内。⑥生长激素对糖代谢的影响较复杂，可因剂量不同、使用时间长短不同而结果不同。生理水平的生长激素可刺激胰岛素分泌，加强

糖的利用，使血糖水平趋于下降；过量生长激素则抑制糖的利用，使血糖趋于升高。

7. 见本章表 11-4。

8. 见本章第 234 页。

9. 甲状腺存在一定程度的自身调节，即是当机体缺碘时甲状腺滤泡细胞的碘泵作用加强，而当碘过多时，则因细胞内高浓度的碘抑制了碘的转运和甲状腺过氧化酶的活性，使细胞的摄碘能力减弱，这称为 Wolff-Chaikoff 效应。其机制可能是：①大剂量的碘使 cAMP 形成障碍，造成碘的转运机制受到抑制；②过量的碘化物与二价碘分子结合形成三价碘分子，后者不能被利用，因而使甲状腺激素的合成暂时受到抑制。临床上，用大剂量碘处理甲亢危象和做毒性甲状腺肿手术前准备，其作用机制可能与过量碘产生上述抗甲状腺效应有关。

10. 长期大量使用糖皮质激素的患者，腺垂体 ACTH 分泌受抑制，会引起肾上腺皮质萎缩，分泌功能降低。在这种情况下，若突然停药，可能出现糖皮质激素分泌不足的症状，甚至危及生命。故长期大量使用糖皮质激素需要停药时应逐渐减量，缓慢停药，以便肾上腺皮质逐渐恢复其分泌功能。

11. 碘是合成甲状腺激素的原料。饮食长期缺碘，甲状腺激素合成减少，血中甲状腺激素水平下降，对垂体的负反馈作用减弱，从而使腺垂体的 TSH 的分泌增加。TSH 除具有促进甲状腺激素合成和释放外，还可促进腺体增生，导致甲状腺代偿性肿大。

（温二生）

第十二章　生　殖

第一节　男性生殖功能及其调节

一、睾丸的功能

睾丸由生精小管和间质细胞所组成。生精小管上皮由支持细胞和 5～8 层生精细胞组成，是产生精子的部位。间质细胞可合成和分泌雄激素。

（一）睾丸的生精功能

1. 精子生成过程　精子的生成是在生精小管内进行的。原始生精细胞（精原细胞）紧贴于生精小管的基底膜。青春期开始后，在腺垂体分泌的促卵泡激素（FSH）和黄体生成素（LH）的作用下，精原细胞依次经历初级精母细胞、次级精母细胞、精子细胞、精子等各个不同阶段，最终发育为脱离支持细胞进入管腔的成熟精子。整个过程约需两个半月。

影响精子的因素：①年龄，从青春期到老年期，睾丸都具有生精能力，但在 60 岁之后，生精能力逐渐减弱。②温度，正常情况下，睾丸位于阴囊内，其温度约较腹腔内低 2℃ 左右（32℃），是精子生成的适宜温度。隐睾症患者的睾丸由于停留在腹腔内或腹股沟内而未降入阴囊，造成睾丸周围温度升高而影响精子生成。③其他因素，如接触放射性物质、疾病状态、吸烟、酗酒、环境雌激素等均可导致精子活力降低，畸形率增加，少精或无精。

2. 支持细胞在生精中的作用

（1）支持、保护和营养作用。

（2）形成血-睾屏障　支持细胞之间的紧密连接是形成血-睾屏障的主要结构基础。血-睾屏障能阻止血液中有害物质进入生精小管管腔中影响生精细胞的发育，同时又能防止生精细胞分泌的抗原物质进入血液循环而引起自身免疫反应；此外还选择性地允许某些物质（如睾酮）进入生精小管内以刺激生精。

（3）分泌功能　支持细胞分泌多种蛋白，如雄激素结合蛋白（androgen-binding protein，ABP）、抑制素（inhibin）、芳香化酶等。ABP 与雄激素（睾酮）结合，可提高睾酮在生精小管中的浓度，有利于生精作用；抑制素可负反馈抑制腺垂体 FSH 的分泌；芳香化酶可使间质细胞产生的睾酮转化为雌二醇，可能具有反馈调节间质细胞分泌雄激素的作用。

（4）吞噬功能　吞噬精子变形阶段丢失的多余胞质及退化、死亡的精子。

（二）睾丸的内分泌功能

1. 雄激素　雄激素是几种激素的总称，主要包括睾酮（testosterone，T）、雄烯二酮（androstenedione）、脱氢表雄酮（dehydroiepiandrosterone，DHEA）和雄酮（androsterone）等，其中睾酮的生物活性最强。睾酮进入组织转变为双氢睾酮（dihydrotestosterone，DHT）后其活性可成倍增加。

（1）睾酮的合成、运输和代谢　睾酮是含 19 个碳原子的类固醇激素。胆固醇是合成睾酮的原料，胆固醇在间质细胞线粒体中经羟化、侧链裂解，形成孕烯醇酮，后者经羟化、脱氢等转化为雄烯二酮，再经 17-羟类固醇脱氢酶的作用转化为睾酮。在部分靶细胞中，睾酮经 5α-还原酶作用形成双氢睾酮后再发挥作用。在某些器官（如脑、脂肪），睾酮经芳香化酶转化成雌二醇发挥作用（图 12-1）。

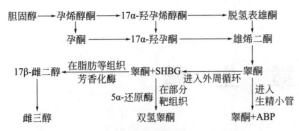

图 12-1 睾丸间质细胞生成类固醇的途径
ABP—雄激素结合蛋白；SHBG—性激素结合球蛋白

睾酮分泌入血后，其中约 65％ 与性激素结合球蛋白结合，约 33％ 与白蛋白结合，而游离形式的睾酮仅为 1％～2％。只有游离形式的睾酮才能发挥其生物学作用。睾酮主要在肝脏被转化为 17-酮类固醇并随尿液排出，少部分经胆汁进入肠道随粪便排出。

(2) 雄激素的生理作用

① 对胚胎性别分化的影响：机体在胚胎 7 周时分化出睾丸，并分泌雄激素，进而诱导含有 Y 染色体的胚胎向男性分化。

② 促进男性第二性征发育：雄激素能刺激附属性器官的生长发育，促进男性第二性征的出现并维持在正常状态。

③ 对生精过程的影响：睾酮进入生精小管后可直接转变为活性更强的双氢睾酮，与生精细胞的雄激素受体结合，促进并维持生精过程。

④ 对性行为和性欲的影响：睾酮与男性的性行为及正常性欲有关，睾丸功能低下的患者，血中雄激素水平降低，常出现阳痿和性欲减退。用雄激素治疗效果较好。

⑤ 对代谢的影响：a.促进蛋白质的合成，特别是肌肉、骨骼和生殖器官的蛋白质合成。b.促进骨骼生长和钙盐沉积，使身高迅速增长，当身高增长到一定程度又导致骨骺和长骨的融合，最终终止长骨的生长过程，故性征发育过早的男孩身材通常不会太高。c.参与水和电解质代谢，可引起水、钠适度潴留。

⑥ 其他作用：刺激肾脏生成促红细胞生成素，或直接刺激骨髓造血功能，促进红细胞生成；刺激皮脂腺分泌，青春期睾酮分泌过多，产生痤疮；抑制头顶头发的生长，睾酮过多易发生秃顶。

2. 抑制素 抑制素是由睾丸支持细胞分泌的一种糖蛋白激素，可直接作用于腺垂体，强烈抑制 FSH 的合成和分泌，从而参与对下丘脑-腺垂体-睾丸轴功能的调节。

二、睾丸功能的调节

睾丸的生精功能和内分泌功能均有赖于下丘脑-腺垂体-睾丸轴的调节（图 12-2），此外还受睾丸内部复杂的局部调节机制的调节。

(一) 下丘脑-腺垂体-睾丸轴对睾丸活动的调节

下丘脑合成与分泌的促性腺激素释放激素（GnRH）经垂体门脉系统直接作用于腺垂体，促进腺垂体合成与分泌 FSH 和 LH。FSH 主要作用于生精小管，影响精子的生成，LH 主要作用于睾丸间质细胞，调节睾酮的分泌。

1. 对睾丸生精功能的调节 在 FSH 作用下，支持细胞分泌 ABP，ABP 可与雄激素结合并转运至生精小管内，提高生精小管内的雄激素浓度，有利于生精过程。LH 通过刺激睾丸间质细胞分泌睾酮而间接调控生精过程。

2. 对睾丸内分泌功能的调节 腺垂体分泌的 LH 可与睾丸间质细胞膜上的 LH 受体结合，通过 G 蛋白-AC-cAMP 信号途径，促进睾酮合成。同时，LH 可使睾丸间质细胞线粒体和滑面内质网中与睾酮合成的有关酶系的活性增强，加速睾酮合成。此外，LH 还能促进睾酮

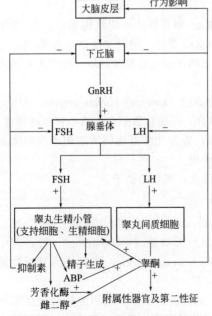

图 12-2 下丘脑-腺垂体-睾丸激素系统的功能及睾酮的反馈作用示意图
ABP—雄激素结合蛋白；
＋ 促进；— 抑制

的分泌。

（二）睾丸激素对下丘脑-腺垂体-睾丸轴的反馈调节

1. 雄激素 当血中睾酮浓度达到一定水平后，可作用于下丘脑和腺垂体，通过负反馈机制抑制 GnRH 和 LH 的分泌，对 FSH 的分泌无影响。

2. 抑制素 当睾丸生精过程达到一定水平时，支持细胞在 FSH 的作用下分泌抑制素，抑制素对腺垂体 FSH 的分泌具有负反馈调节作用。由于下丘脑不存在抑制素受体，因此抑制素对下丘脑 GnRH 的分泌无影响。

（三）睾丸内的局部调节

在支持细胞与生殖细胞、间质细胞与支持细胞之间，存在有复杂的局部调节机制。例如间质细胞合成睾酮作用于支持细胞，支持细胞能合成芳香化酶，能将间质细胞合成的睾酮转变为雌二醇，后者有反馈调节间质细胞分泌雄激素的作用；支持细胞也合成生长因子和其他旁分泌物，作用于间质细胞，促进其生长发育和增殖；增加精原细胞、精母细胞和精子细胞的数量和运动能力。

第二节 女性生殖功能及其调节

一、卵巢的功能及其调节

（一）卵巢的生卵功能及其周期性变化

卵巢的发育有明显的年龄变化。出生时两侧卵巢约有 100 万～200 万个原始卵泡，青春期约 40 万个，至 40～50 岁时仅剩下几百个。在下丘脑-腺垂体-卵巢轴的控制下，女性从青春期起即开始有生卵功能。在一个月经周期中有 15～20 个原始卵泡同时开始生长发育，但通常只有 1 个优势卵泡发育成熟并排卵。其他卵泡均先后退化并形成闭锁卵泡。卵泡在成熟过程中逐渐移向卵巢表面。卵泡成熟后破裂，次级卵母细胞和它周围的放射冠等随卵泡液一起排入腹膜腔的过程，称为排卵（ovulation）（图 12-3）。排卵后的卵泡发育成为黄体，黄体退化转变成白体。卵巢这种在形态和功能上发生周期性变化的过程称为卵巢周期（ovarian cycle）（图 12-4）。习惯上将卵巢周期分为卵泡期与黄体期两个阶段。

1. 卵泡期 此期对应于月经周期的第 1 至第 13 天。在卵泡期开始时（卵泡早期），血中雌激

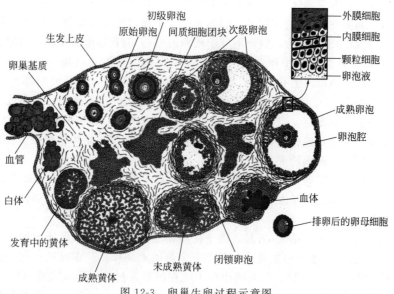

图 12-3 卵巢生卵过程示意图

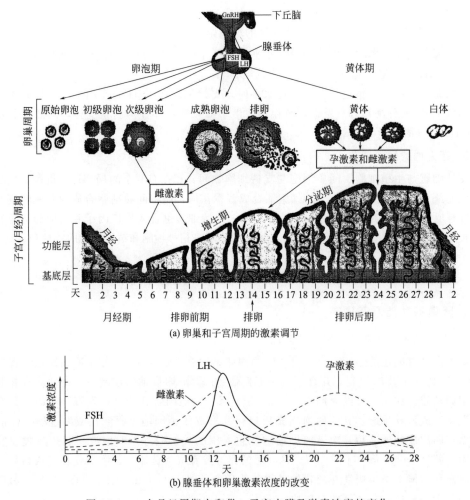

图 12-4　一个月经周期中卵巢、子宫内膜及激素浓度的变化

素和孕激素浓度很低，对腺垂体分泌 FSH 和 LH 的负反馈作用很弱，血中 FSH 和 LH 水平呈现逐渐升高的趋势。卵巢在 FSH 的作用下，引起 6～12 个卵泡生长（卵泡周围的颗粒细胞体积增大、数量增多），初级卵泡发育为次级卵泡（出现卵泡腔）。随着卵泡的生长，卵泡颗粒细胞分泌的雌激素也明显增加，血循环中雌激素水平升高。到卵泡后期，其中一个卵泡（优势卵泡，dominant follicle）比其他卵泡生长更快，因此分泌更多的雌激素，使卵泡局部的雌激素浓度较高，颗粒细胞膜上的 FSH 受体数量大量增加，卵泡对 FSH 的作用更敏感，从而进一步加速该卵泡的生长及分泌更多的雌激素。当雌激素分泌达到一定水平时，它与颗粒细胞分泌的抑制素一起对下丘脑和腺垂体起负反馈作用，抑制 FSH 的分泌（图 12-5），结果使那些生长较慢的卵泡停止生长，最后变成闭锁卵泡而消失。

如果卵泡发育早期优势卵泡选择机制异常，可导致多胎妊娠。也可人为地在此期给育龄妇女注射高纯度的促性腺激素，可达到 2 个或多个卵泡同时发育成优势卵泡，如排卵后受孕，可导致双胎或多胎妊娠。

2. 排卵　约从月经周期的第 10 天起，由于优势卵泡分泌的雌激素迅速增加。在月经周期的第 12 天左右，血中雌激素水平急速升高，形成一个雌激素高峰，并正反馈作用于腺垂体，使它分泌大量的 LH（增加 6～12 倍），使血液中的 LH 在雌激素高峰后形成高峰（LH 高峰），同时出现一个较小的 FSH 高峰（FSH 分泌增加 2～3 倍）（图 12-4）。在这两种激素的作用下，卵泡迅速胀大，并且 LH 使颗粒细胞及内膜细胞转变为分泌孕酮较多、分泌雌激素较少的细胞，因此排卵前一天雌激素分泌开始减少，并开始分泌少量的孕酮。在 LH 高峰开始后的 18h，相当于月经周期的第 14 天左右，触发排卵。排卵是一个多因素控制的过程：LH 在孕酮的配合下，一方面使卵泡壁释放蛋白溶解酶（胶原酶），使卵泡壁溶化变薄，整个卵泡膨大；另一方面新血管长入卵泡壁，卵泡组织分泌 PG，PG 引起血管扩张、血浆渗出，卵泡进一步膨大，最终导致卵泡破裂而排卵。

3. 黄体期　排卵后在 LH 的作用下，塌陷卵泡的颗粒细胞和内膜细胞黄体化，成为黄体。在黄体早期，黄体分泌功能低下，血中雌激素水平降低，因此取消了对 LH 的正反馈作用，从而终止了 LH 高峰。之后在 LH 的作用下黄体分泌大量的孕酮和较少量的雌激素，血中这两种激素水平升高，形成孕激素高峰和雌激素第二高峰（图 12-5）。黄体细胞分泌的雌激素及孕酮对腺垂体分泌的 FSH 及 LH 发生负反馈作用，使血液中的 FSH 及 LH 浓度降低，从而又导致黄体退化，最后于黄体期的第 12 天，月经开始前 2 天黄体消失。结果血中雌激素、孕酮的水平显著下降，一方面由于子宫内膜失去雌激素及孕酮的支持，子宫内膜血管发生痉挛性收缩，随后出现子宫内膜脱落与流血，出现月经。另一方面雌激素和孕激素分泌减少，消除了对腺垂体的负反馈作用，腺垂体 FSH 及 LH 的分泌又开始增加，发动新的卵泡生长，开始另一卵巢周期。如受孕，胎盘分泌绒毛膜促性腺激素，作用于黄

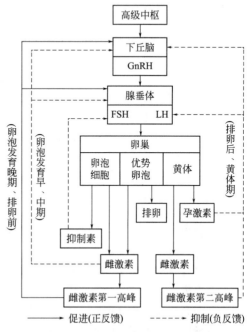

图 12-5　下丘脑-腺垂体-卵巢轴

体，继续维持其功能活动一定时间（4～6 个月），称为妊娠黄体，适应妊娠的需要。然后也退化为白体。

（二）卵巢的内分泌功能

卵巢主要分泌**雌激素**（estrogen）和**孕激素**（progestogen）和少量抑制素及雄激素。在卵泡期由颗粒细胞和内膜细胞分泌雌激素，而在黄体期则由黄体细胞分泌雌激素和孕激素。雌激素和孕激素主要与血浆中的蛋白结合而运输，游离型很少。两者都主要在肝脏被降解，其降解产物大部分经尿排出，小部分随粪排出。

1. 雌激素　人类的雌激素包括雌二醇（estradiol，E_2）、雌酮（estrone，E）和雌三醇（estriol，E_3），其中雌二醇的生物活性最强，雌酮的生物活性仅为雌二醇的 10%，雌三醇的生物活性最低。

（1）雌激素的合成　雌激素由卵泡的内膜细胞和颗粒细胞共同参与合成。卵泡内膜细胞在 LH 作用下产生的雄激素（雄烯二酮和睾酮），通过扩散进入到颗粒细胞中，在 FSH 作用下，颗粒细胞中的芳香化酶被激活，

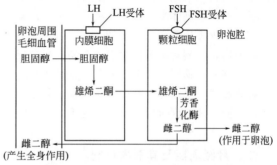

图 12-6　内膜细胞与颗粒细胞在合成雌二醇中的相互作用——雌激素分泌的双重细胞学说

将雄烯二酮转变为雌二醇，然后进入卵泡腔和血液循环，分别作用于卵泡和产生全身作用。此为雌激素合成的双重细胞学说（图 12-6）。

（2）雌激素的生理作用 雌激素主要调节女性生殖系统的形态和功能，同时对机体其他系统也有重要影响。

① 对生殖器官的作用：a.加速卵巢组织生长，协同 FSH 促进卵泡发育，诱导排卵前 LH 高峰的出现而诱发排卵。b.促进输卵管黏膜上皮细胞增生和分泌，增强输卵管的节律性收缩，有利于将受精卵运送至子宫。c.促进子宫发育，使子宫内膜发生增生期变化，使宫颈分泌稀薄的黏液，利于精子穿行。d.刺激阴道上皮细胞增生、黏膜增厚并出现皱褶，促进表层细胞角化，使上皮细胞糖原合成增加。e.促进外生殖器的发育，使阴唇丰满、色素沉着加深等。

② 对乳腺和第二性征的作用：促进乳腺导管发育和乳房脂肪组织沉积，产生乳晕，促进女性其他第二性征形成并维持其正常状态。

③ 对代谢的影响：a.加速蛋白质合成，增加血浆中高密度脂蛋白而降低低密度脂蛋白含量，促进胆固醇代谢和转运，降低血中胆固醇，可防止动脉硬化。b.促进醛固酮的分泌，有轻度水、钠潴留作用，这可能是某些妇女经前水肿的原因之一。c.增强成骨细胞的活动，促进钙、磷在骨质沉积，加速骨的生长，促进骨的成熟，使骨骺愈合。因而青春期女性身高的增长较男性快，但由于雌激素促进长骨骨骺愈合，最终身高矮于男性。妇女进入绝经期后，随着雌激素水平下降，骨钙大量流失导致骨质疏松而易发生骨折。

④ 其他作用：a.对中枢神经系统有保护作用，抑制低氧或其他损伤引起的神经细胞死亡；促进神经细胞的生长、分化、存活和再生，增加树突和突触终结的数量。b.对心血管系统有保护作用：通过增加局部 NO 的合成，产生快速的舒血管作用，促进血管内皮细胞修复，抑制血管平滑肌增生。c.使皮脂腺分泌较多的液体，因此可对抗睾酮的作用，抑制粉刺和痤疮的形成；增加皮肤的丰满度及胶原产生，降低皮肤皱纹深度，保持皮肤弹性。

2. 孕激素 人类的孕激素主要为孕酮（progesterone，P）和 17α-羟孕酮，以孕酮的生物活性最强。孕激素主要由黄体细胞分泌，在排卵后 5～10 天孕激素可达峰值，以后逐渐降低。

孕激素的生理作用：孕激素主要作用于子宫内膜和子宫平滑肌等，为受精卵着床和妊娠的维持提供基本保障。

（1）对生殖器官的作用 ①使子宫内膜进一步增厚，并出现分泌期变化，利于受精卵着床。②降低子宫平滑肌的兴奋性和对催产素的敏感性，抑制子宫收缩，防止妊娠期胚胎排出。③使子宫颈黏液分泌减少，阻止精子穿行。④抑制母体对胎儿的免疫排斥反应，保证胚胎发育。

（2）对乳腺的作用 促进乳腺小叶和乳腺腺泡发育成熟，并与其他相关激素共同为分娩后的泌乳作充分准备。

（3）产热作用 增强能量代谢，也可作用于下丘脑体温调节中枢，使调定点上移，因而排卵后基础体温较卵泡期升高 0.2～0.5℃，并在黄体期一直维持这一水平。妇女在绝经后或卵巢摘除术后，这种基础体温的特征性变化消失，注射孕酮可使基础体温升高。

（4）对腺垂体激素分泌的调节 排卵前，孕酮可协同雌激素诱发腺垂体 LH 分泌高峰的出现；排卵后，孕酮对腺垂体激素的分泌产生负反馈调节作用。

3. 抑制素 抑制素是由卵泡颗粒细胞分泌，可负反馈作用于腺垂体，抑制 FSH 的合成与分泌。

4. 雄激素 女性体内有少量雄激素，是由卵泡内膜细胞和肾上腺皮质网状带细胞产生的。适量雄激素配合雌激素可刺激女性阴毛和腋毛的生长。如女性的雄激素分泌过多，可出现男性化特征及多毛症。

二、月经周期及其形成机制

女性从青春期开始至更年期（除妊娠和哺乳期外），伴随卵巢周期性变化出现子宫内膜功能层周期性变化，子宫内膜出现周期性的剥脱出血、增生、修复的过程。其中最明显的变化是每月有一次血液由阴道流出的现象称为月经（menstruation）。子宫内膜的这种周期性变化过程称为**月经周期**（menstrual cycle）。第一次月经称为月经初潮。规律性月经的建立是生殖系统功能成熟的主要标志。月经周期的长短因人而异，一般为 21～35 天，平均为 28 天。每个月经周期是从月经的第一天起至下次月经来潮前一天止。一般分为 3 期，即增生期、分泌期和月经期（图 12-4）。

月经周期的形成主要是在下丘脑-腺垂体-卵巢轴的调控下，使卵巢分泌的激素出现周期性变化的结果。

1. 增生期 为月经周期的第 5～14 日。此时期是卵巢内卵泡发育成熟阶段，故又称卵泡期或排卵前期。由于卵巢中的卵泡发育与成熟，并不断分泌雌激素。雌激素促使月经后的子宫内膜修复增厚，血管增多和增粗、腺体增生变大、增多和弯曲但尚未出现分泌现象。在此期末，血浆雌激素水平达到高峰，通过正反馈作用诱发 LH 峰而引起排卵。因此，增生期是雌激素作用于子宫内膜的结果。

2. 分泌期 为月经周期的第 15～28 日。此时期卵巢黄体形成，故又称黄体期或排卵后期。子宫内膜在黄体分泌的雌激素和孕激素的作用下继续增厚，子宫腺进一步变长、弯曲、腺腔扩大，腺腔内充满含糖原等营养物的黏稠液体。螺旋动脉增长并更弯曲。在分泌期，一切为妊娠作好准备，"迎接"受精卵，为胚泡着床和发育做好准备。随着黄体不断增长，血浆中雌激素与孕激素也不断增加，通过负反馈作用抑制下丘脑和腺垂体功能，导致 GnRH、FSH 和 LH 分泌减少。在分泌期末，由于 LH 减少，月经黄体开始退化、萎缩。因此，分泌期是以孕激素为主的雌激素与孕激素协同作用于子宫内膜的结果。

3. 月经期 为月经周期的第 1～4 日。由于月经黄体退化、萎缩，导致血浆中雌激素和孕激素浓度迅速下降到最低水平，子宫内膜的生长突然失去了雌激素、孕激素的支持，功能层的螺旋小动脉持续痉挛（收缩），内膜缺血，造成子宫内膜功能层组织变性、坏死、脱落，与血液一起由阴道排出，形成月经。

随着月经期内雌激素、孕激素浓度的降低，其对下丘脑、腺垂体的抑制作用解除，卵泡又在 FSH 和 LH 的共同作用下生长发育，开始了新的月经周期。到 50 岁左右，卵巢功能退化，没有卵泡再发育，雌激素、孕激素分泌减少，子宫内膜不再呈现周期性变化，月经停止，进入绝经期。

综上所述，在月经周期的形成过程中，子宫内膜的周期性变化是卵巢分泌的激素引起的。卵巢的周期性变化，则是在大脑皮层的控制下由下丘脑-腺垂体调节的结果（图 12-4）。因此，月经周期比较容易受社会及心理因素影响，对身体健康状况也比较敏感。强烈的精神刺激、急剧的环境变化以及体内其他系统的严重疾病，常常能引起月经失调。

三、卵巢功能的衰退

女性一般到了 45～50 岁月经停止，进入绝经期（menopause）。这是由于卵巢卵泡数量是有限的，一旦卵巢卵泡被耗竭，便失去对腺垂体促性腺激素（TSH、LH）反应的能力，卵巢周期及月经周期即停止。在绝经期之前有一段时间卵巢功能进行性衰退，称为围绝经期（perimeno-pause），也称更年期。表现为不规则月经周期增加，雌激素水平降低。虽然外周组织通过芳香化酶能将雄激素转化为雌激素，血浆仍存在少量雌激素，但其浓度不足以维持雌激素依赖组织的需要，以致产生许多身体和精神上的改变，如阴道干燥、性交不适（甚至疼痛）、性器官逐渐萎缩、脸部潮红（小动脉扩张）、出汗增多等（围绝经期综合征）。但停经后的妇女仍具有性欲，因为存在肾上腺雄激素。绝经期的妇女，由于失去雌激素对骨质和心血管的保护作用，可引起骨量明显减少（骨质疏松）和心血管疾病发病率增加。给绝经期的妇女适当补充雌激素有预防和治疗这些病症的作用。但有报告称用雌激素治疗有增加发生子宫内膜癌和乳腺癌的危险。

男性不会产生像女性那样的性腺功能完全衰竭的原因是：第一，男性的精原细胞的来源是没有限制的，因为精原细胞是持续有丝分裂的；第二，男性性腺激素（雄激素）分泌不像女性那样，一定要依赖于配子生成，而可由与控制配子生成无关的其他组织（肾上腺皮质）产生。

第三节　妊娠

妊娠（pregnancy）是指母体内新个体的产生和孕育的过程，包括受精、着床、妊娠的维持以及胎儿分娩。

一、受精与着床

（一）受精

受精是指精子穿入卵子并相互融合的过程。精子从阴道经过子宫颈、子宫腔、输卵管到达输卵管壶腹部与卵子相遇，精子与卵子相融合即成为受精卵。一次射精能排出上亿个精子，但最后只有数十个能到达受精部位，而最后只有一个精子可使卵子受精。

人类和大多数哺乳动物的精子必须在子宫或输卵管内停留一段时间，才能获得使卵子受精的能力，称为精子获能。当精子与卵子相遇后，精子释放出顶体酶，将卵子外围的放射冠及透明带溶解，这一过程称为**顶体反应**。与此同时，进入卵子的精子尾部迅速退化，细胞核膨大形成雄性原核，随即与雌性原核融合，形成受精卵。

（二）着床

受精卵在输卵管内不断进行细胞分裂形成桑椹胚，与此同时，借助输卵管的蠕动和输卵管管腔上皮纤毛的摆动，桑椹胚逐渐向宫腔方向移动，在受精 3～5 天后到达宫腔并继续分裂成为胚泡。胚泡植入子宫内膜的过程称为**着床**（implantation）。着床包括定位、黏着和穿透三个阶段。

二、妊娠的维持与激素调节

正常妊娠的维持有赖于垂体、卵巢和胎盘分泌的各种激素的相互配合。着床发生后，胚泡滋养层细胞和母体蜕膜细胞迅速增生形成胎盘。胎盘是母体与胎儿之间进行物质交换的重要器官，胎儿发育所需的各种营养物质和 O_2 都从母体的血液循环通过胎盘提供给胎儿，同时胎儿代谢产生的 CO_2 和其他废物也通过胎盘进入母体的血液循环。此外，胎盘还可分泌大量的蛋白质激素、肽类激素和类固醇激素，对妊娠的维持和胎儿的生长发育具有重要作用。

1. 人绒毛膜促性腺激素　人绒毛膜促性腺激素（human chorionic gonadotropin，hCG），与 LH 在结构和功能上基本相似。受精后 6 天左右，胎盘开始分泌 hCG，至妊娠 8～10 周时 hCG 分泌达高峰，随后逐渐下降，到妊娠 20 周左右降至较低水平，并一直维持到妊娠末期（图 12-7）。在妊娠早期，hCG 可防止黄体退化并使之发育为妊娠黄体，继续分泌大量的孕激素和雌激素以维持妊娠。妊娠黄体只能维持 12 周后便萎缩退化，此时由胎盘分泌的孕激素和雌激素逐渐取代妊娠黄体的作用。

2. 类固醇激素

（1）孕激素　在妊娠第 6 周，胎盘开始分泌孕酮，母体血中孕酮浓度随孕期而稳步上升，到妊娠第 12 周后孕酮含量迅速升高，至妊娠末期达到高峰。妊娠期高浓度的孕激素可抑制子宫收缩，防止流产；可刺激子宫内膜蜕膜化，为早期胚胎提供营养物质；可促进乳腺的发育，为授乳做准备。

（2）雌激素　胎盘分泌的雌激素 90% 是雌三醇，而雌酮和雌二醇很少。雌激素是胎儿和胎盘共同参与合成的，胆固醇在胎盘合成孕烯醇酮，部分孕烯醇酮进入胎儿肾上腺皮质，与来自胎儿肝脏的

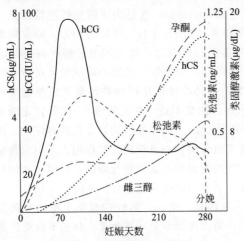

图 12-7　妊娠期间的激素水平

hCG—人绒毛膜促性腺激素；hCS—人绒毛膜生长激素

孕烯醇酮一起合成 16-羟脱氢表雄酮硫酸盐，再返回胎盘，转化为雌三醇。雌三醇最终由孕妇尿排出。因此，妊娠晚期孕妇尿中雌三醇突然减少，可能表明胎儿已经死亡。妊娠期胎盘雌激素可进一步促进子宫和乳腺的发育，同时可松弛盆腔韧带和关节，有利于胎儿的娩出。

3. 其他蛋白质激素和肽类激素　胎盘还可分泌人绒毛膜生长激素（human chorionic soma-toomammotropin，hCS）、绒毛膜促甲状腺激素、ACTH、TRH、GnRH 和 β-内啡肽等。hCS 的氨基酸组成 96% 与人生长激素相同，可调节母体与胎儿的糖、脂肪与蛋白质代谢，促进胎儿生长等。

三、分娩

分娩（parturition）是指成熟胎儿及其附属物从母体子宫经阴道排出体外的过程。一般发生在妊娠 40 周左右。分娩是一个极其复杂的生理过程，其启动机制至今仍不清楚。动物实验表明，糖皮质激素、雌激素、孕激素、催产素、松弛素及儿茶酚胺等都参与了分娩的启动和完成。

第四节　性生理与避孕

一、性成熟

性成熟是指生殖器官的形态、功能以及第二性征已发育成熟，且具备正常的生育能力。

（一）性的成熟和特征

青春期是从少年到成年的过渡阶段，也是从性不成熟到发育成熟的时期。女性的第一次月经来潮和男性第一次夜间遗精是性成熟的标志。在青春期，由于机体迅速发育成熟，男孩和女孩在性器官、体格形态及第二性征等方面都将发生很大变化。

性器官发育如下。

（1）男性性器官发育　睾丸体积增大，睾丸间质细胞分泌睾酮增加，使阴囊、阴茎、前列腺等附属性器官快速生长。大约在 15 岁以后，睾丸及附属性器官已接近成人大小，精子的数量和睾酮的分泌也与成人基本相同。

（2）女性性器官发育　卵巢体积增大，并开始有卵泡发育，卵巢开始分泌雌激素。在雌激素的作用下，子宫体增大，阴道长度也由青春前期的 8cm 增加到月经初潮时的 11cm。大阴唇、小阴唇及阴蒂均开始发育。

（二）体格形态的变化

进入青春期后，男孩和女孩的身高上升速度明显加快，称为青春期突长。女孩的青春期突长开始于青春期的早期，多数到月经初潮时结束，在此阶段身高约增长 25cm。男孩的青春期突长接近青春期的末期，故男孩青春期突长的平均年龄比女孩大 2 岁左右。男孩在青春期阶段身高约增长 28cm。由于青春期突长前身高的差异以及突长程度的不同，使成年男女的平均身高约相差 12cm 左右。

在青春期，男孩和女孩在机体构成方面亦存在显著变化。发育成熟前，二者的骨量、净体重以及身体脂肪等基本相同，但在发育成熟后，男性的骨量、净体重和肌肉约为女性的 1.5 倍，而女性的脂肪则为男性的 2 倍。

（三）第二性征的出现

青春期阶段，在性激素作用下开始出现第二性征。生理状态下，男性平均在 3.5 年内完成第二性征发育，而女性平均在 4.2 年内完成第二性征发育。

（四）性成熟的调节

进入青春期后，由于中枢神经系统逐渐成熟，下丘脑-腺垂体的功能被激活，GnRH、FSH 和 LH 的释放增加，可引起青春期的一系列变化。下丘脑-腺垂体分泌活动的增强对青春期的生理变化起着启动作用。

在青春期前，下丘脑-腺垂体的分泌对性激素的负反馈作用敏感性较高，低水平的性激素即可以抑制下丘脑 GnRH 的分泌。进入青春期后，下丘脑-腺垂体对性激素的敏感性降低，GnRH、FSH、LH 的分泌增多，从而促进性腺的发育和性激素的分泌；同时，血浆中雌二醇和睾酮的浓度逐渐升高，并刺激男女生殖器官的发育和第二性征的出现。

此外，肾上腺皮质的功能也与性成熟有关，肾上腺皮质分泌的脱氢表雄酮、硫酸脱氢表雄酮及雄烯二酮与青春期阴毛和腋毛的生长有关。如果在青春期生殖内分泌紊乱，则可引起青春期发育异常，如出现性早熟或青春期延迟等。

二、性兴奋与性行为

当人在精神或肉体上受到有关性的刺激时，性器官和身体其他相关部位会出现一系列的生理变化，称为性兴奋（sexual excitation）。性行为（sexual behavior）主要是指在性兴奋的基础上，男女两性发生器官的接触或性交（sexual intercourse）的过程，也可包括虽无两性器官的接触，但与性器官有关系的行为，如性自慰等。

（一）男性的性兴奋与性行为

男性的性兴奋除心理活动外，主要表现为阴茎勃起和射精。

1. 阴茎勃起　阴茎受到性刺激时可迅速胀大、变硬并挺伸的现象，称为阴茎勃起（erection）。勃起是由于副交感神经舒血管纤维兴奋，释放 NO 等，引起阴茎内动脉扩张，导致阴茎的血流量明显增加，阴茎海绵体内的压力增大，阴茎静脉受压，血液回流减少。阴茎的勃起除受性刺激的影响外，还可受其他一些因素的影响，如睡觉时过热、内裤过紧以及一些疾病等。

2. 射精　男性性高潮时精液经尿道射出体外的过程称为射精（ejaculation）。射精的过程分为移精和排射两个阶段。首先是腹下神经（交感神经）兴奋，附睾、输精管平滑肌按一定的顺序收缩，将精子输送至尿道，并与前列腺和精囊腺的分泌物混合组成精液，此过程称为移精（emission）。然后，阴部神经兴奋，使环绕阴茎基底部的尿道海绵体肌发生节律性收缩，压迫尿道，使精液射出。射精的同时伴有一种强烈的欣快感，即性兴奋达到性高潮。

射精是一种反射活动，其传入冲动起源于生殖器，基本中枢位于脊髓腰骶段，而高位中枢在大脑皮层。

（二）女性的性兴奋与性行为

女性的性兴奋主要包括阴道润滑、阴蒂勃起及性高潮。

1. 阴道润滑　女性在受到性刺激后，阴道的分泌液增多，润滑阴道及外阴，有利于性交。

2. 阴蒂勃起　阴蒂是女性的性感受器之一，其头部有丰富的感觉神经末梢。性兴奋时，阴蒂充血、膨胀、勃起、敏感性升高，使女性获得性快感并达到性高潮。

3. 性高潮　当外阴和阴道受到的刺激达到一定程度时，子宫、阴道、会阴及骨盆部的肌肉会突然出现自主的节律性收缩，并伴有一些全身性反应，类似男性射精时的兴奋状态，称为女性性高潮。

（三）性行为的调节

人类的性行为主要受神经和内分泌激素的调节，此外也受环境及心理等因素的影响。

1. 神经调节　人类性行为是在中枢神经系统的控制下，通过条件反射和非条件反射来实现的。勃起反射的初级中枢在腰骶髓，同时受大脑皮层的性功能中枢及间脑、下丘脑的皮层下中枢调节。人的精神和心理因素也可干扰性中枢的活动。

2. 激素调节

（1）性激素　在男性，雄激素可刺激性欲，引起阴茎勃起。在女性，雌激素有刺激性欲的作用，但女性性欲的维持需要雄激素的存在。孕激素有降低性欲的作用。

（2）催乳素和催产素　催乳素对大脑性中枢有直接抑制作用。在男性，高泌乳素血症可引起男子阳痿和性欲低下。在女性,高泌乳素血症亦能引起性欲低下和月经紊乱。催产素对男女两性的性功能及性行为也有明显的抑制作用。

三、避孕

避孕是指采用一定的方法使育龄妇女暂时不受孕。其方法很多。避孕的各种方法及成功率见表 12-1。

表 12-1 常用避孕方法

方法	第一年失败率	避孕的生理机制
安全期避孕法	25%	避开排卵期一周性交
屏障方法	12%	
避孕套(男、女)		阻止精子进入子宫
隔膜(子宫颈帽)		
杀精子剂(女)	20%	杀死阴道内的精子(授精后)
绝育手术	<0.5%	阻止精子进入精液,阻止精子与卵子相遇
输精管切除(断)		
输卵管切断		
宫内避孕器(IUD)(女)	3%	阻止胚泡植入
雌激素和/或孕激素		抑制 LH 高峰阻止排卵;使宫颈黏液变黏稠
口服避孕丸(女)	3%	阻止精子进入子宫;改变内膜阻止胚泡植入
注射或植入酮(女)	<0.5%	
经皮埋入(皮肤膜片)(女)	1%~2%	
阴道环(女)	1%~2%	

同步练习

1.简述雄激素、雌激素和孕激素的生理作用。

2.支持细胞在精子生成中起何作用?

3.比较睾丸精子发生与卵巢卵子发生有何异同?

4.为什么有生育要求的育龄男性不能滥用雄激素?

5.试分析可致卵泡发育及排卵障碍的原因。

6.为什么检测血或尿中 hCG 浓度可作为早期妊娠的重要指标?

7.为什么青春期后女性生殖系统会出现周期性变化?

8.为什么说胎盘的形成才能使妊娠得以维持?

9.根据所学的生理学知识,解释常用避孕方法的原理。

参考答案

1.见本书第 240 页和第 244 页。

2.见本书第 239 页。

3.两性配子生成的基本步骤是相同的,包括分裂过程中染色体的分配方式,但胞质(胞浆)的分配、配子生成所需的时间及结局明显不同。每个初级精母细胞与初级卵母细胞(二倍体细胞)都产生四个子代单倍体细胞(如果初级卵母细胞在完成第二次减数分裂之前第一极体没有降解)。在精子发生中,每个子代精子细胞发育成一个高度特化的活动的精子,然而在卵子发生中 4 个子代卵细胞仅一个获得充足的胞质成为成熟的卵子,其他三个缺少胞质的子细胞迅速解体。其次,完成配子发生所需的时间完全不同。一个精原细胞发育成有充分运动能力的精子约需 2 个月左右,而一个卵原细胞的发育(在出生前)到成熟的卵子需要 11 年(青春期开始排卵)到 50 年(绝经期排卵开始结束)。

4.有生育要求的育龄男性滥用(大剂量使用)外源性雄激素会使血中雄激素水平升高,负反馈抑制腺垂体分泌 LH,但睾丸内睾酮水平达不到正常精子发生所需浓度(生精小管内睾酮浓度比血浆高 100

倍）；而 LH 水平降低可使间质细胞分泌睾酮减少，导致精子生成减少。

5. 由于卵泡发育及排卵受到下丘脑促性腺激素释放激素（GnRH）及促卵泡激素（FSH）和黄体生成素（LH）的调节，以及卵巢激素的反馈调节，因此凡影响下丘脑-腺垂体-性腺轴的因素均可影响卵泡发育和排卵障碍。例如，女子患严重消耗性疾病或精神长期受到严重打击时，可影响到下丘脑-腺垂体-性腺轴的功能，可使卵泡发育和排卵延缓甚至停止，表现为闭经。另外，女子体脂太少，瘦素和雌激素生成减少，也可影响卵泡发育和排卵。原始卵泡的数量是有限的（卵巢储备），因此静止的原始卵泡闭锁或开始发育的速率决定了妇女的生殖年限；这除了受遗传因素影响外，也受环境因素的影响，例如吸烟可明显减少卵巢储备。卵泡发育早期 FSH 分泌不足，导致黄体颗粒细胞上的 LH 受体数量不足，或排卵前 LH 峰值不足，不能诱导黄体充分黄体化（黄体功能不全），均可导致孕酮分泌不足，从而不能维持妊娠。卵泡发育早期优势卵泡选择机制异常，可导致多胎妊娠。也可人为地在此期给育龄妇女注射高纯度的促性腺激素，可达到 2 个或多个卵泡同时发育成优势卵泡，如排卵后受孕，可导致双胎或多胎妊娠。

6. 人绒毛膜促性腺激素（hCG）是由胎盘绒毛组织的合体滋养层分泌的一种糖蛋白激素，卵子受精后第 6 天左右，胎盘开始分泌 hCG，到妊娠 8～10 周时达高峰。随后分泌逐渐下降，到妊娠 20 周时降至较低水平。并一直维持至妊娠末期。因为 hCG 在妊娠早期出现，并由尿排出，因此检测母体血或尿中的 hCG 浓度，可作为诊断早期妊娠的一个指标。

7. 青春期后女性生殖系统出现周期性变化是由于女性青春期开始，下丘脑 GnRH 神经元发育成熟，分泌 GnRH，作用于腺垂体分泌 FSH 和 LH，二者促进卵巢中的卵泡发育、排卵、黄体形成的周期性变化，卵巢中的雌激素和孕激素也相应发生周期性变化，进而引起生殖器官（如子宫内膜）周期性变化。卵巢分泌的激素的周期性变化一方面引起子宫内膜的周期性变化，另一方面又作用于下丘脑-腺垂体，对它们进行反馈调节，从而使这种周期性变化能持续下去。一直持续到更年期下丘脑功能减退，卵巢萎缩，这种周期性变化才消失。

8. 见本书第 246 页。

9. 见表 12-1。

（邹晓琴）

综合模拟试卷

综合模拟试卷（一）

一、选择题（请从 A、B、C、D、E 五个选项中选择一个最佳答案。每小题 1 分，共 40 分）

1. 维持内环境稳态最重要的调节方式是（   ）
   A. 神经调节   B. 体液调节   C. 自身调节   D. 负反馈调节   E. 正反馈调节

2. 正常细胞膜外 Na^+ 浓度约为膜内 Na^+ 浓度的（   ）
   A. 1 倍   B. 18 倍   C. 5 倍   D. 20 倍   E. 12 倍

3. 有机磷农药中毒时，可使（   ）
   A. 乙酰胆碱释放增加   B. 乙酰胆碱释放减少
   C. 胆碱酯酶活性增加   D. 胆碱酯酶活性降低
   E. 骨骼肌终板处的乙酰胆碱受体功能障碍

4. 关于钠泵的叙述，下列哪项不正确（   ）
   A. 转运 Na^+、K^+ 过程是耦联的   B. 对细胞膜内、外 Na^+、K^+ 浓度变化敏感
   C. 是一种 ATP 酶   D. 可被河豚毒素所阻断
   E. 将 Na^+ 移至膜外，K^+ 移至膜内

5. 细胞外 Na^+ 浓度降低时，静息电位和动作电位的变化是（   ）
   A. 静息电位水平降低   B. 静息电位水平升高   C. 动作电位幅度升高
   D. 动作电位幅度降低   E. 动作电位幅度不变

6. 内源性和外源性凝血的凝血过程激活的区别在于（   ）
   A. 血小板第 3 因子是否参与   B. Ca^{2+} 是否参与   C. 纤维蛋白形成过程不同
   D. 凝血酶形成过程不同   E. 凝血因子 X 被激活的途径不同

7. 引起血小板聚集第二时相的因素是（   ）
   A. 受损组织释放 ADP 和 TXA_2 B. 受损组织释放 ATP 和 PGI_2
   C. 血小板释放内源性 ADP   D. 血小板释放 PGI_2
   E. 血小板磷脂（PL）

8. 某人的红细胞与 B 型血的血清凝集，而其血清与 B 型血的红细胞不凝集，此人的血型为（   ）
   A. A 型   B. B 型   C. AB 型   D. O 型   E. 难以确定

9. 心室功能曲线说明的是下述哪两个因素之间的关系（   ）
   A. 心率与搏功   B. 搏功与心输出量
   C. 心率与心输出量   D. 搏功与心室舒张末期压力
   E. 心室舒张末期压力与肌小节初长度

10. 下列哪种拮抗剂可拮抗迷走神经对心脏的作用（   ）
    A. 丁氧胺   B. 阿托品   C. 筒箭毒碱   D. 酚妥拉明   E. 普萘洛尔

11. 窦房结细胞的 4 期自动去极化的离子基础是（   ）
    A. K^+ 递减性外流   B. K^+ 递减性内流
    C. K^+ 外流衰减＋T 型 Ca^{2+} 内流   D. L 型 Ca^{2+} 激活，Ca^{2+} 内流

E. K^+ 外流衰减＋T 型 Ca^{2+} 电流＋I_f 电流

12. 心脏射血能力增强，静脉回心血量增多，其原因是（　　）

    A. 血流速度加快　　　　　　　　B. 心舒期室内压较低　　　　　　　C. 心输出量增多

    D. 动脉血压升高　　　　　　　　E. 外周静脉压升高

13. 急性大失血时，血中最先升高的化学物质是（　　）

    A. 血管升压素　　　　　　　　　B. 血管紧张素　　　　　　　　　C. 内皮素

    D. 肾上腺素　　　　　　　　　　E. 醛固酮

14. 舒张冠脉血管作用最强的代谢产物是（　　）

    A. 腺苷　　　　　B. CO_2　　　　　C. 乳酸　　　　　D. H^+　　　　　E. ADP

15. 人过度通气后可发生呼吸暂停，其主要原因是（　　）

    A. 呼吸肌过度疲劳　　　　　　　B. 血中 O_2 分压升高　　　　　　　C. 血中 CO_2 分压降低

    D. 血液 pH 值过低　　　　　　　E. 脑血流减少

16. 缺 O_2 使呼吸活动加强，主要通过下列哪一部位引起（　　）

    A. 颈动脉体和主动脉体　　　　　B. 颈动脉弓和主动脉弓　　　　　C. 延髓化学敏感区

    D. 中枢化学感受器　　　　　　　E. 脑桥呼吸组

17. 维持胸内负压的必要条件是（　　）

    A. 肺内压低于大气压等于大气压　　　　　　　B. 胸膜腔密闭

    C. 呼气肌收缩　　　　　　　　　　　　　　　D. 吸气肌收缩

    E. 呼吸道内存在一定阻力

18. 胆汁与消化有关的成分是（　　）

    A. 胆固醇　　　B. 水和无机盐　　　C. 脂肪酸　　　D. 胆色素　　　E. 胆盐

19. 消化液中最重要的一种是（　　）

    A. 唾液　　　　　B. 胃液　　　　　C. 胆汁　　　　　D. 胰液　　　　　E. 小肠液

20. 下面关于铁的吸收，错误的是（　　）

    A. Fe^{2+} 比 Fe^{3+} 易吸收　　　　　B. 胃酸能促进铁的吸收

    C. 出血后铁的吸收率降低　　　　　D. 吸收的主要部位是小肠上部

    E. 胃大部分切除后的患者常伴有缺铁性贫血

21. 食物的氧热价是指（　　）

    A. 某物质氧化时，消耗 1L O_2 所产生的热能　　　B. 1g 食物氧化时所产生的热能

    C. 1g 食物氧化时所产生的 CO_2 量　　　　　　D. 1g 食物氧化时消耗的 O_2 量

    E. 以上都不是

22. 当人体发热时，体温每升高 1℃，基础代谢率将升高（　　）

    A. 13％　　　　　B. 23％　　　　　C. 18％　　　　　D. 15％　　　　　E. 20％

23. 参与尿液浓缩和稀释调节的主要激素是（　　）

    A. 前列腺素　　　B. 抗利尿激素　　　C. 血管紧张素　　　D. 肾素　　　　　E. 醛固酮

24. 注射去甲肾上腺素引起少尿的主要原因是（　　）

    A. 肾小球毛细血管压明显降低　　　　　　　B. 抗利尿激素分泌增多

    C. 囊内压升高　　　　　　　　　　　　　　D. 血浆胶体渗透压升高

    E. 滤过膜的通透性降低

25. 给家兔静脉内注入 20％葡萄糖 20mL，尿量增加的原因是（　　）

    A. 肾小管溶质浓度增加　　　　　B. 肾小球滤过率增加

    C. 肾小球有效滤过压增加　　　　D. ADH 分泌减少

    E. 醛固酮分泌增多

26. 正常情况下，成人的肾小球滤过率为（　　　）

    A. 100mL/min   B. 125mL/min   C. 250mL/min

    D. 1L/min   E. 50mL/min

27. 关于近视眼的叙述错误的是（　　　）

    A. 平行光线聚焦于视网膜之前   B. 近点比正常眼近   C. 眼的折光力低于正常

    D. 可用凹透镜矫正   E. 眼球前后径过长

28. 能引起耳蜗底部的基底膜产生最大振幅的是（　　　）

    A. 高强度声波   B. 低强度声波   C. 高频声波   D. 中频声波   E. 低频声波

29. 绒球小结叶的主要功能是（　　　）

    A. 运动随意协调   B. 调节肌紧张   C. 维持身体平衡

    D. 参与随意运动的设计   E. 调节眼球运动

30. 患者出现静止性震颤时，其病变部位是在（　　　）

    A. 小脑   B. 纹状体   C. 中脑黑质   D. 前庭器官   E. 以上都不是

31. 慢波睡眠的主要生理意义是（　　　）

    A. 促进记忆   B. 促进生长和体力的恢复   C. 促进食欲和消化

    D. 促进记忆和体力的恢复   E. 促进记忆和幼儿神经系统成熟

32. 维持躯体姿势最基本的反射活动是（　　　）

    A. 腱反射   B. 肌紧张   C. 屈肌反射   D. 对侧伸肌反射   E. 节间反射

33. 下列哪项不是交感神经兴奋时产生的效应（　　　）

    A. 心输出量增加   B. 瞳孔扩大   C. 汗腺分泌

    D. 肺通气量增加   E. 膀胱逼尿肌收缩

34. cAMP 作为第二信使，它先激活（　　　）

    A. 腺苷酸环化酶   B. 蛋白激酶   C. 磷酸二酯酶

    D. 鸟苷酸环化酶   E. 磷酸化酶

35. 调节胰岛素分泌的最重要因素是（　　　）

    A. 血中氨基酸水平   B. 血脂水平   C. 血钙水平

    D. 血糖水平   E. 血钾水平

36. 硫氧嘧啶类药物抑制甲状腺激素分泌是因为（　　　）

    A. 抑制 T_3、T_4 释放   B. 使 T_3、T_4 的破坏增多

    C. 抑制过氧化物酶的活性   D. 阻止 T_3、T_4 进入腺泡细胞

    E. 抑制碘的摄取

37. 下列哪种前列腺类物质具有较强的抑制血小板聚集和缩血管作用（　　　）

    A. PGI_2 B. TXA_2 C. PGE_2 D. PGD_2 E. $PGF_{2\alpha}$

38. 血中下列哪种激素出现高峰可作为排卵的标志（　　　）

    A. 催乳素   B. 黄体生成素   C. 促卵泡激素

    D. 催乳素释放因子   E. 孕激素

39. 下列有关睾酮的生理作用哪项不正确（　　　）

    A. 刺激男性副性征的出现   B. 促进红细胞生成

    C. 刺激男性生殖器官的发育与成熟   D. 提高性欲

    E. 抑制皮脂腺分泌

40. 妊娠三个月后，诊断死胎的化验指标是孕妇尿中的（　　　）

    A. 雌酮突然减少   B. 孕酮突然减少   C. 雌二醇突然减少

    D. 雌三醇突然减少   E. 绒毛膜促性腺激素突然减少

二、填空题（每空只有一个答案，记1分，总计10分）

1. 细胞内 cAMP 可以激活一种依赖于 cAMP 的_____，后者进而使多种功能蛋白质发生_____反应。

2. 青春期后，男性的红细胞数比女性_____，主要是由于_____水平较高。

3. 正常情况下，窦房结可通过_____及_____两种方式对潜在起搏点实现控制作用。

4. 乙酰胆碱、_____和_____是三种主要的直接作用于壁细胞兴奋胃酸分泌的内源性物质。

5. 谷氨酸是_____性递质，γ-氨基丁酸是_____性递质。

三、名词解释（每小题3分，共15分）

1. 稳态

2. 全或无现象

3. 胆盐的肠-肝循环

4. 中枢延搁

5. 肾糖阈

四、简答题（每小题5分，共15分）

1. 简述血液凝固的基本过程。

2. 肺泡表面活性物质有何作用？

3. 小肠吸收的有利条件包括哪些方面？

五、论述题（每小题10分，共20分）

1. 何谓动脉血压？影响动脉血压的因素有哪些？

2. 睡眠有哪两种不同时相？试述两个不同时相睡眠的特点及其生理意义。

综合模拟试卷（一）答案

一、选择题

1. D　2. E　3. D　4. D　5. C　6. E　7. C　8. C
9. D　10. B　11. E　12. B　13. D　14. A　15. C
16. A　17. E　18. E　19. D　20. C　21. A　22. A
23. B　24. A　25. A　26. B　27. C　28. A　29. C
30. A　31. B　32. B　33. E　34. B　35. D　36. C
37. B　38. B　39. E　40. D

二、填空题

1. 蛋白激酶 A　磷酸化
2. 高　雄激素
3. 抢先占领　超速驱动压抑
4. 促胃液素　组胺
5. 兴奋　抑制

三、名词解释

1. 稳态是指机体内环境的理化特性（温度、渗透压、酸碱度、各种化学成分等）和各种生理功能维持相对稳定的状态。

2. 全或无现象是指阈下刺激不产生动作电位，阈值以上的刺激强度可使组织细胞产生最大的动作电位，再增加刺激强度，动作电位的幅值不会再增大。动作电位沿细胞膜传导时，其大小也不随传导

距离的增加而衰减。

3. 胆盐发挥作用后，绝大部分在回肠末端吸收入血，通过门静脉回到肝脏，再组成胆汁的过程称为胆盐的肠-肝循环。

4. 中枢延搁就是突触延搁，是指兴奋通过突触处要消耗比较长的时间，包括突触前膜递质释放和递质扩散至突触后膜发挥作用等环节所需的时间。

5. 当血液中葡萄糖浓度增加到使尿中开始出现葡萄糖时，这时血中的葡萄糖浓度为肾糖阈，正常为 180mg/100mL 血液。

四、简答题

1. 凝血酶原激活物的形成；凝血酶原转变成凝血酶；纤维蛋白原转变为纤维蛋白。

2. 肺泡表面活性物质的主要作用是降低肺泡表面张力，这种作用具有以下意义：①有助于维持肺泡的稳定性；②减少肺组织液生成，防止肺水肿；③降低吸气阻力，减少吸气做功。

3. ①小肠长5～6m，有环状皱襞，有指状绒毛，吸收面积大；②小肠绒毛内有平滑肌纤维、神经丛、毛细血管、毛细淋巴管；③小肠内具有将食物分解为可吸收物质的各种酶；④分解的食物在小肠内停

留时间较长。

五、论述题

1.动脉血压是指血管内流动的血液对血管壁的压强。影响动脉血压的因素主要有以下几个。

① 每搏输出量增大，心缩期血管壁所承受的张力也增大，主要表现为收缩压的升高，舒张压升高不多，脉压增大。反之，搏出量减少，主要使收缩压明显降低，脉压减小。

② 心率加快，心舒期明显缩短，主要表现为舒张压升高，而收缩压升高不多，故脉压减小。当心率减慢时，舒张压明显降低，故脉压增大。

③ 外周阻力增大，主要影响舒张压，使舒张压明显升高。收缩压虽有升高，但不如舒张压明显，故脉压减小。反之，外周阻力减小，也以舒张压降低更为明显，故脉压增大。

④ 主动脉和大动脉的弹性贮器作用减弱，对动脉血压的缓冲作用减弱，故收缩压升高，舒张压降低，脉压增大。

⑤ 循环血量和血管系统容量的比例失调，常使循环系统平均充盈压改变而影响动脉血压。如失血使循环血量减少，或血管广泛扩张造成血管系统容量增加，均可造成动脉血压下降。当循环血量增多或血管系统容量减小时，则发生相反变化。

2.睡眠时相分为慢波睡眠和快波睡眠，二者相互转化。慢波睡眠，循环、呼吸系统和交感神经系统的活动水平都轻度降低，且相当稳定。肌张力也轻度降低，较易唤醒。生长激素分泌明显增高，所以该时相可促进生长和体力恢复；快波睡眠是正常生活中所必需的生理活动过程，在此期睡眠，脑电图的特点与觉醒时相似，呈去同步化的低振幅快波，但在行为表现上却处于熟睡状态；肌张力进一步降低，但某些肌肉出现阵发性收缩，特别是上眼肌，结果引起眼球快速运动；各种感觉功能进一步减退，较难唤醒；血压、心率、呼吸出现明显而不规则的短时变化，这可能与某些疾病的夜间发作有关；约有80%的人在此期做梦。在快波睡眠期间脑内蛋白质合成加快，这对幼儿神经系统的成熟和新的突触联系的建立有密切关系，可促进学习记忆活动和精力的恢复。

综合模拟试卷（二）

一、选择题

（一）A型题（单选题，每小题1分，共30分）

1. 机体的内环境是指（　　）

   A. 细胞内液　　　B. 细胞外液　　　C. 淋巴液　　　D. 血液　　　E. 组织液

2. 常用的钙通道阻断剂是（　　）

   A. 箭毒　　　B. 四乙基铵　　　C. 维拉帕米　　　D. 阿托品　　　E. 河豚毒素

3. 如果某神经纤维的绝对不应期为2ms，理论上每秒内所能产生和传导的动作电位数最多不超过（　　）

   A. 5次　　　B. 50次　　　C. 100次　　　D. 250次　　　E. 500次

4. 增加细胞外液中的K^+浓度，静息电位有何变化（　　）

   A. 增大　　　B. 减小　　　C. 不变　　　D. 先增大后减小　　　E. 先减小后增大

5. 筒箭毒碱作为肌肉松弛剂是由于（　　）

   A. 它与乙酰胆碱竞争终板膜上的受体　　　　B. 抑制Ca^{2+}进入接头前膜

   C. 抑制囊泡移至接头前膜　　　　D. 抑制Ca^{2+}进入接头前膜

   E. 抑制终板膜的离子通道开放

6. 肝素抗凝的主要作用机制是（　　）

   A. 抑制因子Ⅹ的激活　　　　B. 抑制血小板的聚集　　　　C. 抑制凝血酶原的激活

   D. 促进纤维蛋白吸附凝血酶　　　　E. 增强抗凝血酶Ⅲ与凝血酶的亲和力

7. 下列哪一种血型的人不易找到合适的供血者（　　）

   A. AB型，Rh阴性　　　　B. A型，Rh阴性　　　　C. B型，Rh阳性

   D. AB型，Rh阳性　　　　E. O型，R阳性

8. 房室瓣开放见于（　　）

   A. 等容舒张期末　　　　B. 等容收缩期末　　　　C. 等容舒张期初

   D. 等容收缩期初　　　　E. 心室收缩期末

9. 压力感受性反射的生理意义是（　　）

   A. 减慢心率　　　　B. 增加冠脉血流　　　　C. 降低平均动脉压

   D 重新分配各器官血流量　　　　E. 稳定快速波动的动脉血压

10. 下列因素可使组织液生成增加的是（　　）

    A. 毛细血管血流速度减慢　　　　B. 毛细血管压升高　　　　C. 组织液静水压升高

    D. 血浆胶体渗透压升高　　　　E. 组织液胶体渗透压降低

11. 调节冠脉血流量的最重要因素是（　　）

    A. 心迷走神经　　　　B. 心交感神经　　　　C. 心肌代谢水平

    D. 肾上腺素　　　　E. 去甲肾上腺素

12. 肺泡表面活性物质的生理作用是（　　）

    A. 增加肺泡表面张力　　　　B. 降低肺的顺应性　　　　C. 增强肺的回缩力

    D. 降低吸气阻力，减少吸气做功　　　E. 促进肺泡和肺间质组织液的生成

13. 慢性肺源性心脏病患者常有长时间CO_2潴留，若吸入纯氧可致呼吸暂停，因为这种患者呼吸中枢性的维持主要靠（　　）

    A. 缺O_2刺激外周化学感受器　　　　B. 高CO_2刺激中枢化学感受器

  C. 高 CO_2 刺激外周化学感受器 D. 缺 O_2 刺激中枢化学感受器

  E. 缺 O_2 直接刺激呼吸中枢

14. 下列因素哪一项不能刺激胃酸分泌（ ）

  A. 促胰液素   B. 迷走-迷走反射   C. 胃局部神经丛反射

  D. 化学物刺激胃窦 G 细胞 E. 食物机械刺激扩张胃幽门部

15. 在消化期引起肝胆汁分泌最重要的刺激是（ ）

  A. 促胰液素 B. 缩胆囊素 C. 胆盐   D. 盐酸   E. 副交感神经兴奋

16. 食物特殊动力效应最显著的食物是（ ）

  A. 蛋白质   B. 维生素   C. 糖   D. 脂肪   E. 混合食物

17. 大量出汗时尿量的减少主要是由于（ ）

  A. 血容量减少引起的醛固酮分泌增多

  B. 血浆晶体渗透压升高引起的抗利尿激素分泌增多

  C. 交感神经兴奋所致抗利尿激素增多

  D. 血容量减少导致的肾小球滤过率下降

  E. 血浆胶体渗透压升高引起的抗利尿激素分泌增多

18. 下列结构中，哪种细胞可感受肾小管液中 Na^+ 的含量变化（ ）

  A. 球外系膜细胞   B. 球旁细胞   C. 致密斑

  D. 近端小管上皮细胞   E. 远端小管上皮细胞

19. 肾脏维持体内水平衡的功能，主要靠下列哪项活动来实现（ ）

  A. 肾小球滤过量   B. 肾小管的分泌功能

  C. 近端小管与髓袢的重吸收水量 D. 远端小管与集合管的重吸收水量

  E. 近端小管重吸收水量

20. 通过视力检查可以帮助了解（ ）

  A. 视网膜的普遍感光能力   B. 视网膜周边的视光功能   C. 中央凹的精确视力

  D. 瞳孔的变化能力   E. 眼的调节能力

21. 随意运动的指令起源于（ ）

  A. 中央前回 B. 运动前区 C. 皮质联络区 D. 基底神经节 E. 皮层小脑

22. 脑内 DA 主要由下列哪一部分结构合成（ ）

  A. 尾核   B. 苍白球   D. 黑质   E. 丘脑底核

23. 下列致痛刺激中哪项通常不易引起内脏痛（ ）

  A. 牵拉   B. 缺血   C. 切割   D. 痉挛   E. 炎症

24. 特异性投射系统的功能是（ ）

  A. 维持和改变大脑皮层兴奋状态 B. 引起特定感觉，激发大脑皮层产生传出冲动

  C. 体内所有特异感觉的上传途径 D. 为视听觉的上行通路

  E. 为皮肤的不同感觉的上传途径

25. 关于儿茶酚胺与 β 受体结合后产生的反应，下列哪项叙述是错误的（ ）

  A. 支气管舒张   B. 血管舒张   C. 小肠平滑肌舒张

  D. 子宫平滑肌舒张   E. 膀胱逼尿肌收缩

26. 除促黑激素外，具有微弱促进黑色素细胞产生黑色素作用的激素是（ ）

  A. 生长激素   B. 催乳素   C. 促甲状腺激素

  D. 促肾上腺皮质激素   E. 促性腺激素

27. 下列哪种激素不能提高血糖水平（ ）

  A. 肾上腺素 B. 胰高血糖素 C. 胰岛素 D. 糖皮质激素 E. 生长素

28. 血管升压素的主要生理作用是 （　　　）

A. 使血管收缩，升高血压　　　　　　　　B. 促进肾的保钠排钾作用

C. 增加肾远曲小管和集合管对水的通透性　　D. 降低肾远曲小管和集合管对水的通透性

E. 促进肾小管对 NaCl 的重吸收

29. 孕激素的作用中哪项不正确 （　　　）

A. 抑制子宫肌的收缩性，利于"安胎"　　　B. 促进能量代谢，有产热作用

C. 与雌激素一起促进乳腺发育　　　　　　　D. 刺激子宫内膜呈增生期变化

E. 使平滑肌松弛

30. 月经周期中，月经来潮是由于 （　　　）

A. 血中的前列腺素浓度降低　　　　　　　　B. 血中雌激素和孕激素浓度降低

C. 血中雌激素和孕激素浓度升高　　　　　　D. 血中 FSH 和 LH 浓度升高

E. 血中 FSH 和 LH 浓度降低

（二）X 型题（多选题，每题 1 分，共 10 分）

1. 可作为第二信使的物质有 （　　　）

A. Ca^{2+}　　　　　B. cAMP　　　　C. IP_3　　　　D. DG　　　　E. 钙调蛋白

2. 在肝内依赖于维生素 K 的凝血因子有 （　　　）

A. 因子 Ⅱ　　　　B. 因子 Ⅶ　　　　C. 因子 Ⅸ　　　　D. 因子 Ⅹ　　　　E. 因子 Ⅻ

3. 决定和影响心肌兴奋性的因素有 （　　　）

A. 静息电位水平　　　　　B. 阈电位水平　　　　　　　C. Na^+ 通道状态

D. Ca^{2+} 通道状态　　　E. 最大复极电位水平

4. 可增加气道阻力的因素有 （　　　）

A. 儿茶酚胺　　　B. ACh　　　　C. $PGF_{2\alpha}$　　　D. TXA_2　　　E. 白三烯

5. 下列因素哪些不能引起胰液分泌 （　　　）

A. 迷走神经兴奋　　　　　B. 促胃液素　　　　　　　　C. 生长抑素释放

D. 促胰液素释放　　　　　E. 交感神经中的肾上腺素能纤维兴奋

6. 快速静脉输注大量生理盐水，尿量增多的原因是 （　　　）

A. 肾小球滤过率增加　　　B. 血浆胶体渗透压降低　　　C. ADH 分泌减少

D. 肾血浆流量增加　　　　E. 动脉压升高

7. 儿茶酚胺类递质包括 （　　　）

A. 去甲肾上腺素　　　　　B. 肾上腺素　　　　　　　　C. 5-HT

D. 异丙肾上腺素　　　　　E. 多巴胺

8. 人使用阿托品容易引起 （　　　）

A. 静息心率减慢　　　　　B. 唾液分泌减少　　　　　　D. 腹泻

C. 支气管收缩　　　　　　E. 排尿困难

9. 糖皮质激素的作用有 （　　　）

A. 促进肾脏排水　　　　　　B. 促进蛋白质分解

C. 可使糖尿病患者病情加重　　D. 提高机体对有害刺激的耐受力

E. 使嗜酸性粒细胞和淋巴细胞数目增多

10. 胎盘分泌的激素有 （　　　）

A. 催产素　　　　　　　　B. 雌激素　　　　　　　　　C. 孕激素

D. 人绒毛膜促性腺激素　　E. 人绒毛膜生长激素

二、填空题（每空只有一个答案，记 1 分，共 10 分）

1. 心肌自律性，以_____细胞的最高，而_____细胞的自律性最低。

2. 当神经细胞受刺激，局部发生去极化达到_____水平时，膜对_____的通透性突然增大，从而产生了动作电位上升相。

3. 球-管平衡的机制与管周毛细血管压和_____的改变有关。

4. 无论是何种能量形式的刺激作用于相应的感受器后都将转变为相应传入神经纤维上的_____，这种作用称为_____。

5. 合成血红蛋白的原料是_____和_____。保证红细胞进行正常细胞分裂和发育成熟的因子是_____。

三、名词解释（每小题3分，共15分）

1. 血细胞比容

2. 心指数

3. 氧离解曲线

4. 胃容受性舒张

5. 水利尿

四、简答题（每小题5分，共15分）

1. 简述影响静脉回心血量的因素。

2. 简述影响基础代谢率的因素。

3. 简述胃酸的作用。

五、论述题（每小题10分，共20分）

1. 试述小脑功能及损伤后的表现。

2. 试述甲状旁腺激素、降钙素和维生素 D_3 在钙稳态调节中的作用。

综合模拟试卷（二）答案

一、选择题

（一）A型题

1. B 2. C 3. E 4. B 5. A 6. E 7. A 8. A
9. E 10. B 11. C 12. D 13. D 14. A 15. C
16. A 17. B 18. C 19. D 20. C 21. C 22. D
23. C 24. B 25. E 26. D 27. C 28. C 29. D
30. B

（二）X型题

1. ABCD 2. ABCD 3. ABC 4. BCDE 5. CE
6. ABCDE 7. ABE 8. ABE 9. ABCD
10. BCDE

二、填空题

1. 窦房结 浦肯野纤维

2. 阈电位 Na^+

3. 血浆胶体渗透压

4. 动作电位 换能作用

5. 蛋白质 Fe离子 促红细胞生成素

三、名词解释

1. 血细胞比容是指红细胞在血液中所占容积的百分比。

2. 每平方米体表面积的心输出量，称为心指数。

3. 氧离曲线是表示 PO_2 与 Hb 结合氧或 Hb 氧饱和度关系的曲线，反映不同 PO_2 下，O_2 与 Hb 的分离情况或 O_2 的结合情况。

4. 胃容受性舒张是指当咀嚼和吞咽时，由于迷走神经的反射性调节使胃底和胃体肌肉出现舒张。

5. 大量饮水后，使血浆晶体渗透压降低，抗利尿激素分泌减少，尿量增多，这一现象叫水利尿。

四、简答题

1. ①体循环平均充盈压升高，静脉回流量和速度加快。反之则减少。②心脏收缩力量增强，心舒末期室内压较低，促进静脉回流。反之，静脉回心血量减少。③体位改变，从卧位转为立位时，身体低垂部位静脉扩张，容纳血量增多，回心血量减少。从立位转为卧位时，回心血量增多。④骨骼肌的挤压作用。骨骼肌节律性收缩加上静脉瓣，共同对静脉回流起着"泵"的作用，使静脉回流加速。⑤呼吸运动，吸气时，胸腔容积增大，胸膜腔负压值增大，使中心静脉压降低，静脉回流加快，导致回心血量增加；呼气时，则相反。

2. ①肌肉活动：肌肉活动对能量代谢的影响最为显著。②环境温度：人体在安静时，在 $20\sim30℃$

的环境中能量代谢比较稳定。当环境温度低于20℃时，代谢率即开始增加，如低于10℃时，代谢率增加更为显著。③食物特殊动力效应：在进食后食物刺激机体产热增加的现象称为食物特殊动力效应；三种营养物质中以蛋白质刺激产热的作用最强。④精神活动。

3.①激活胃蛋白酶原，为胃蛋白酶原提供适宜的酸性环境；②使蛋白质变性而易于消化；③杀死进入胃内的细菌；④盐酸进入小肠后能促进胰液、肠液和胆汁的分泌；⑤有利于铁和钙的吸收。

五、论述题

1.（1）前庭小脑（绒球小结叶），其功能与身体的平衡和正常姿势的维持有关，前庭小脑损伤后表现为平衡失调、站立不稳，常有眼震颤。

（2）脊髓小脑，主要功能有两方面，调节肌紧张和协调随意运动。①小脑前叶对调节肌紧张作用较大，其中前叶蚓部抑制同侧肌紧张；前叶两侧部加强同侧肌紧张（占优势）。人类小脑损伤后表现为肌张力降低，四肢无力。②小脑后叶中间带主要协调随意运动。损伤这部分小脑后则出现小脑性共济失调。

（3）皮层小脑（后叶外侧部），其功能主要参与复杂运动计划形成及运动程序的编制，此区受损，可丧失精巧运动能力。

2.甲状旁腺激素（PTH）的分泌主要受血浆钙浓度变化的调节，血钙降低可刺激其分泌，而PTH分泌增多则使血钙升高到正常。PTH主要通过下列3种机制升高血钙，以维持钙稳态：①动员骨钙入血；②促进肾远端小管重吸收钙；③激活肾近端小管上皮细胞内的 α-羟化酶，促进活性维生素 D_3 形成，因而间接促进小肠吸收钙等，使血钙浓度升高。

降钙素（CT）的分泌也主要受血钙浓度调节：血钙升高引起CT分泌，CT分泌增多，转而使血钙恢复到正常。CT降低血钙的机制为：①抑制原始骨细胞向破骨细胞转化，抑制破骨细胞活动和促进破骨细胞转化为骨细胞，即使破骨细胞的数量和活动减低、溶骨过程减弱；②抑制肾小管对钙的重吸收，使尿钙排出增加。

活性维生素 D_3 可促进小肠黏膜上皮细胞吸收钙，使血钙增高。它对骨钙动员和骨盐沉积均有作用，促进骨质更新重建。此外，它能增强PTH对骨的作用。